国家科学技术学术著作出版基金资助出版

积水潭
脊柱外科手术学

主　编 何　达　刘　波

副主编 刘亚军　茅剑平　郎　昭

编　者（以姓氏笔画为序）

于　杰	马　赛	王　含	王永庆	王华栋	韦　祎	冯　硕
行勇刚	刘　波	刘亚军	江晓舟	安　岩	孙宇庆	李　楠
李加宁	李志宇	李星野	肖　斌	吴昕峰	吴静晔	何　达
何　蔚	张　宁	范明星	茅剑平	周　雁	郑　山	郎　昭
赵经纬	胡　临	袁　宁	袁　强	徐云峰	陶晓晖	黄越龙
崔冠宇	阎　凯	蒋继乐	韩　骁	韩晓光	曾　成	

编写秘书 马　赛　吴佳源

人民卫生出版社
·北京·

图书在版编目（CIP）数据

积水潭脊柱外科手术学 / 何达，刘波主编. —北京：人民卫生出版社，2024.6
ISBN 978-7-117-34871-3

Ⅰ.①积… Ⅱ.①何…②刘… Ⅲ.①脊柱病 – 外科手术 Ⅳ.①R681.5

中国国家版本馆 CIP 数据核字（2023）第 098439 号

| 人卫智网 | www.ipmph.com | 医学教育、学术、考试、健康，购书智慧智能综合服务平台 |
| 人卫官网 | www.pmph.com | 人卫官方资讯发布平台 |

积水潭脊柱外科手术学

Jishuitan Jizhu Waike Shoushuxue

主　　编：何　达　刘　波
出版发行：人民卫生出版社（中继线 010-59780011）
地　　址：北京市朝阳区潘家园南里 19 号
邮　　编：100021
E - mail：pmph @ pmph.com
购书热线：010-59787592　010-59787584　010-65264830
印　　刷：北京瑞禾彩色印刷有限公司
经　　销：新华书店
开　　本：889×1194　1/16　　印张：29
字　　数：919 千字
版　　次：2024 年 6 月第 1 版
印　　次：2024 年 6 月第 1 次印刷
标准书号：ISBN 978-7-117-34871-3
定　　价：299.00 元

打击盗版举报电话：**010-59787491**　E-mail：**WQ @ pmph.com**
质量问题联系电话：**010-59787234**　E-mail：**zhiliang @ pmph.com**
数字融合服务电话：**4001118166**　　E-mail：**zengzhi @ pmph.com**

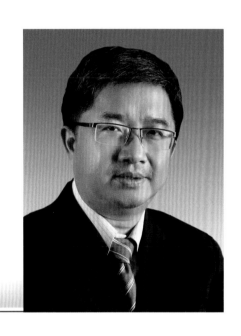

何 达

首都医科大学附属北京积水潭医院脊柱外科主任，主任医师，教授，博士生导师。中华医学会骨科学分会脊柱外科学组委员、秘书，中国医师协会骨科医师分会脊柱外科学组委员、秘书，中国生物医学工程学会医用机器人工程与临床应用分会候任主任委员，吴阶平医学基金会创新骨科学部副主任委员，中国医疗保健国际交流促进会脊柱医学分会副主任委员，中国中西医结合学会脊柱医学专业委员会常务委员，北京医师协会骨科专科医师分会常务理事、总干事，"退行性脊柱疾病规范化诊疗项目"专家委员会副主任委员，亚太颈椎外科学会（Asia-Pacific Cervical Spine Society，APCSS）执行委员。《骨科临床与研究杂志》《实用骨科杂志》《生物骨科材料与临床研究》《机器人外科学杂志》编委，《中华医学杂志》《中华骨科杂志》《中华外科杂志》《中国组织工程研究》、*Orthopaedic Surgery* 等期刊审稿专家。

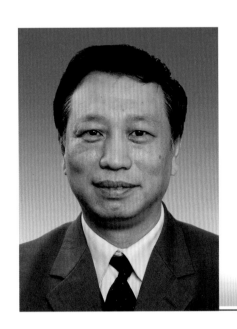

刘 波

　　首都医科大学附属北京积水潭医院脊柱外科主任医师，清华大学副教授，北京大学副教授。中国医师协会医学机器人医师分会常务委员兼总干事，中国医师协会骨科医师分会委员、脊柱学组副组长，中国医药生物技术协会计算机辅助外科技术分会常务委员，中国老年医学会骨与关节分会常务委员，中华医学会骨科学分会脊柱外科学组委员，中国医师协会骨科医师分会脊柱创伤专业委员会委员，北京医学会骨科学分会委员、脊柱学组副组长，北京中西医结合学会脊柱微创专业委员会副主任委员，北京康复医学会骨科分会常委。担任国际矫形与创伤外科学会（SICOT）中国部脊柱外科专业委员会常务委员。*Spine*（中文版）《中国脊柱脊髓杂志》《中国组织工程研究》《山东医药》等期刊编委。

　　获得首都医学发展科研基金，国家体育总局、北京市科学技术委员会等多项科研课题，取得了良好的社会效益和众多科研成果。

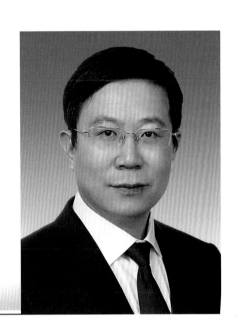

刘亚军

首都医科大学附属北京积水潭医院副院长，脊柱外科主任医师、教授、博士生导师，享受国务院特殊津贴专家，国家重点研发计划首席科学家。入选国家级科技创新领军人才、国家百千万人才工程、青年北京学者，英国爱丁堡皇家外科学院 Fellow（Fellow of Royal College of Surgeons，FRCS）。中国医学装备协会骨与软组织修复分会主任委员、中国研究型医院学会冲击波医学专业委员会副主任委员、北京生物医学工程学会秘书长。

近 5 年先后主持包括国家重点研发计划和国家自然科学基金重大研究计划在内的多项国家 / 省部级科研项目。获国际专利 4 项，国家发明专利 12 项和实用新型专利 20 项；参与制定国际指南 1 项，全国学会指南 5 项。获国家科学技术进步奖二等奖 1 项、北京市科学技术进步奖一等奖 3 项、北京市自然科学奖二等奖 1 项、中华医学科技奖二等奖 1 项。

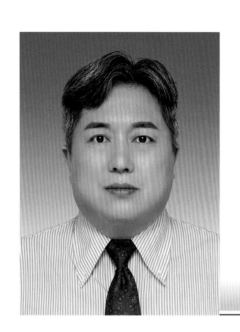

茅剑平

　　首都医科大学附属北京积水潭医院脊柱外科副主任，主任医师，副教授。1998年毕业于北京医科大学，分配至北京积水潭医院骨科工作。2007年在北京大学医学部获得在职硕士学位。2009—2010年在新加坡中央医院骨科学习脊柱外科微创手术。擅长脊柱创伤、脊柱退行性疾病，脊柱畸形等脊柱外科常见疾病的诊断和治疗；熟练掌握脊柱外科常规手术、微创手术、显微镜下手术技术，熟练掌握脊柱导航下手术和脊柱机器人辅助手术的操作。能够独立完成脊柱外科疑难疾病的诊断和疑难复杂手术的操作。现为中华医学会骨科学分会微创脊柱外科学组委员。并开展了相关的骨科临床及应用基础研究。近5年主持国家自然科学基金面上项目1项，北京市自然科学基金面上项目1项，发表相关学术论文10余篇，其中SCI论文5篇，获国家实用新型专利2项。参与编写多部骨科专业书籍。

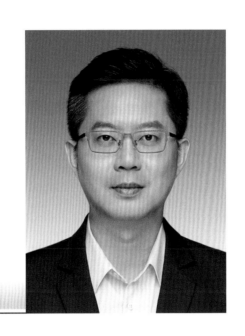

郎 昭

首都医科大学附属北京积水潭医院脊柱外科副主任医师,副教授,硕士生导师,医学博士,哈佛大学麻省总医院博士后。2009年毕业于北京大学医学部。现任中国康复医学会骨伤康复专业委员会青年常务委员,中国医疗保健国际交流促进会脊柱医学分会委员,中国医药教育协会转化医学专业委员会常务委员,中国医药卫生文化协会医工融合分会委员,北京市科学技术委员会科技项目评审专家库专家,北京市劳动能力鉴定委员会医疗卫生专家,国际计算机辅助骨科学会会员,欧美同学会会员。获北京市优秀人才青年骨干,北京市医管局"青苗"人才,北京积水潭医院学科骨干称号。主持及参与国家重点研发计划、北京市自然科学基金等多项课题。

前　言

随着我国步入老龄化社会，脊柱疾病的发病率呈逐年上升趋势，疾病诊断和治疗的需求也在迅速增长。同时，新技术、新方法的涌现也为我们解决脊柱外科疾病提供了更多更好的选择。北京积水潭医院作为全国骨科专科排名第一的医院，一直秉承着"精诚、精心、精艺"的医疗理念，不断地在临床实践中归纳总结、开拓创新。本书是北京积水潭医院脊柱外科团队多年临床及科研工作的经验总结，是北京积水潭医院奉献给广大医务工作者的一本力作。编写团队中高级职称者21人，为成功编写该专著提供了强大的技术支持。

本书以脊柱外科或神经外科医师，或对该领域感兴趣的其他科医师为读者对象。几乎涵盖了脊柱外科所有的常用术式，每一个术式都通过发展历史、适应证及禁忌证、手术步骤、手术要点、典型病例几个方面进行详细介绍，编写内容全面、翔实。外科手术的适应证、手术技巧等是外科医师最为关心的问题，因此本书紧扣实际临床需求，重点针对脊柱外科相关常见术式进行描述及总结。

本书主要亮点包括：①在手术要点中编者将详细介绍每一种术式的实际手术经验及心得，对读者而言具有极强的临床指导意义。②内容编写中包含了当前最新技术的介绍及总结。包括前外侧入路及侧方入路腰椎间盘切除融合术、椎间孔镜技术、超声引导下神经根封闭术等，紧扣世界医学发展前沿，具有很强的先进性。③手术术式的编写包含了计算机导航及机器人辅助等方式，对人工智能在脊柱外科领域的应用进行了介绍，为有能力开展此项技术的单位提供参考。

最后，希望本书的撰写与出版可以让更多的脊柱外科或神经外科医师得到最专业和前沿的指导，提高手术指征的判断能力和手术技巧的掌握能力，服务于广大患者。

何　达　刘　波
2024 年 5 月

目 录

第一章　总　论

第一节　脊柱外科手术解剖要点

脊柱外科手术可按照部位分为颈椎、胸椎和腰椎手术。本节按照手术部位的划分进行手术解剖要点的介绍。

一、颈椎前路解剖要点

区分不同的颈椎前路入路重要的解剖标志是胸锁乳突肌、颈动脉鞘和颈长肌。利用体表标志来确定切口对应的脊柱节段：① $C_3 \sim C_4$，甲状软骨上方 1cm；② $C_5 \sim C_6$，环状软骨。其他需要确认的体表标志包括下颌角、胸锁乳突肌、舌骨、环状软骨、甲状软骨上缘和胸锁乳突肌锁骨止点。

舌骨大致位于 C_3 水平，在颈部前方起到划分肌肉区域的作用。舌骨上区由外层封套筋膜覆盖，肌肉包括二腹肌。二腹肌位于下颌骨下方，起于乳突止于舌骨，二腹肌中间腱纤维将其分为前腹和后腹，它将二腹肌的中间部固定于舌骨大角。二腹肌协助形成了颈动脉三角，其上界为二腹肌后腹，下界为肩胛舌骨肌，后界为胸锁乳突肌。手术入路基本上都是从该三角区域进入的。茎突舌骨肌位于二腹肌后腹的前上方，起于茎突止于舌骨。

茎突舌骨韧带是一个韧带束，与茎突舌骨肌并行起于茎突止于舌骨，下颌舌骨肌起于下颌骨止于舌骨。所有起于茎突止于舌骨和起于下颌骨止于舌骨的结构需要向头侧牵开或切断。颈外动脉的分支从尾侧到头侧分别是甲状腺上动脉、舌动脉和面动脉。颈外动脉继续向上走行穿过腮腺，一个终末支为颞浅动脉，其搏动可在耳前触及，另一终末支为上颌动脉，向前走行穿过腮腺。枕动脉在面动脉水平由颈外动脉后方发出，它于二腹肌后腹和茎突舌骨肌的下方走行，穿过舌下神经，在 C_1 横突和乳突之间的间隙上行（图 1-1-1）。

除了舌下神经，喉上神经也是由迷走神经下神经节发出并向下内侧走行，从颈内动脉下方至甲状软骨上缘，与甲状腺上动脉毗邻。喉上神经包含外支和内支，外支走行更低。右喉返神经在锁骨下动脉下方绕行，从其后内侧至气管食管旁。行走于锁骨下动脉和右气管食管沟之间的右喉返神经易损伤。

左喉返神经于主动脉弓下方绕行，更多地受到左侧气管食管沟的保护。双侧喉返神经均是与甲状腺下动脉一起经环甲膜进入喉部，因此在更近端的显露中看不到喉返神经。第七对脑神经（面神经）从茎乳孔发出，向前走行穿入腮腺跨过颈外动脉。尽管这部分的解剖位置很高，但术中仍要很小心避免向头侧牵拉面神经。重要的骨性标志是乳突和茎突，茎突更小更尖从颞骨发出位于乳突内侧。茎突是茎突舌骨肌及茎突舌骨韧带的起点，茎乳孔位于茎突内侧，是面神经的出口。颈静脉孔位于枕骨和颞骨之间，是舌咽神经、迷走神经和副神经的出口。舌下神经管位于枕骨，是舌下神经的出口（图 1-1-2）。

二、颈椎后路解剖要点

骨性标志可以帮助判断手术节段及选择手术切口。枕颈部后方可触及的骨性突起包括枕外隆凸、枢椎和 C_7 棘突。

颈椎后方覆盖肌层较厚，采用后正中切口肌肉损伤及出血较少。颈部筋膜浅层向后包裹斜方肌并与肌间隔和棘突融合，椎前筋膜经肌间隔向后延续并止于棘突。项韧带是仅含少量弹性纤维的纤维分隔，附着于棘突和枕外隆凸及枕外嵴。棘上韧带在后方与项韧带连续，在前方则与棘突间韧带相混合，这些

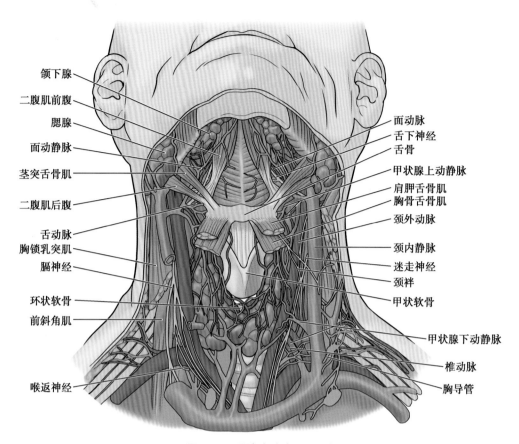

图 1-1-1 颈部解剖（正面观）

颌下腺
二腹肌前腹
腮腺
面动静脉
茎突舌骨肌
二腹肌后腹
舌动脉
胸锁乳突肌
膈神经
环状软骨
前斜角肌
喉返神经

面动脉
舌下神经
舌骨
甲状腺上动静脉
肩胛舌骨肌
胸骨舌骨肌
颈外动脉
颈内静脉
迷走神经
颈袢
甲状软骨
甲状腺下动静脉
椎动脉
胸导管

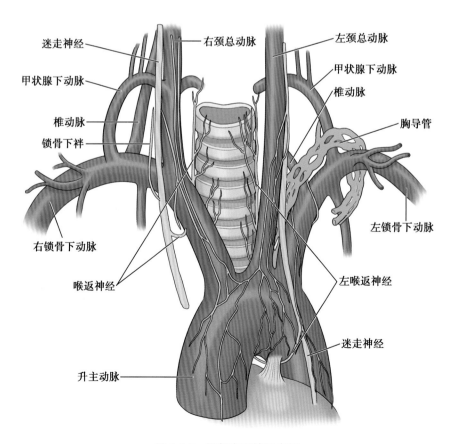

迷走神经
甲状腺下动脉
椎动脉
锁骨下袢
右锁骨下动脉
喉返神经
升主动脉

右颈总动脉
左颈总动脉
甲状腺下动脉
椎动脉
胸导管
左锁骨下动脉
左喉返神经
迷走神经

图 1-1-2 颈部主要神经走行

韧带在上颈椎很难区分开。项韧带是颈椎后方大部分肌肉的起点或附着点。

斜方肌位置最表浅，位于浅筋膜深层。小菱形肌和后锯肌起自 C_7 棘突并向远端延伸。斜方肌深面的中层肌肉包括头夹肌和颈夹肌，深部肌群包括头半棘肌和颈半棘肌，其中有枕大神经穿过。最深层的肌群是颈髂肋肌和最长肌。在枕颈交界区域还有一组辅助头后伸的小肌群，包括头后大直肌、头后小直肌、头上斜肌和头下斜肌，都附着于枢椎棘突或横突。

在上颈椎的暴露中，需要注意的是椎动脉的走行。椎动脉在 C_6 进入横突孔向头侧上行，自寰椎横突孔穿出，沿寰椎上缘的椎动脉沟向后内侧走行，然后伴随脊髓向头侧走行进入枕骨大孔，从中线向外侧显露超过 1.5cm 时，容易穿透寰枕膜损伤椎动脉。C_1 后弓外侧重要的标志就是 C_2 神经节，位于寰椎椎板外侧约 1.5cm 的椎动脉沟内（图 1-1-3）。

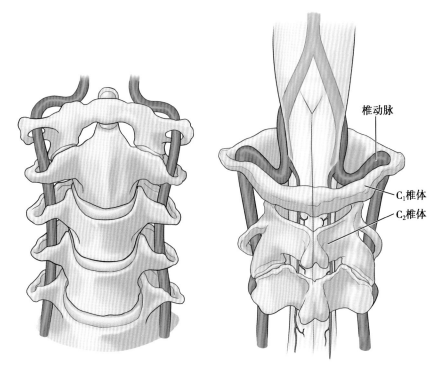

图 1-1-3　椎动脉颈部走行

颈椎后路利用后正中线处的无神经区域，该区域由节段性颈神经左右后支分别支配两侧肌肉，因此沿该区域切开不会损伤肌支，出现肌肉失神经支配。

三、胸椎前路解剖要点

胸椎前路可选择右侧入路或左侧入路，除非病情需要，一般选择右侧，但脊柱侧凸患者，选择凸侧更好。

胸壁固有肌群主要是肋间肌，肋间肌封闭肋间隙，分为 3 层，即肋间外肌、肋间内肌和肋间最内肌。肋间外肌在浅层，肌纤维起点附着于上一肋骨的下缘，向前下方，止于下一肋骨的上缘。肋间内肌贴在肋间外肌的深面，肌纤维起点附着于下一肋骨的上缘，斜向上方，止于上一肋骨的下缘。肋间最内肌位于肋间隙中份，肋间内肌的深面，两者之间有肋间血管、肋间神经通过，肌纤维方向与肋间内肌相同。

胸壁入路中涉及的血管主要包括肋间动脉、肋间后静脉、奇静脉和半奇静脉。肋间动脉分为肋间前动脉和肋间后动脉，多数沿上一肋骨的下缘前行（图 1-1-4）。肋间后静脉，与肋间动脉相伴行。奇静脉和半奇静脉，分别为两侧腰升静脉向上的延续，分别走行于脊柱右前方和左前方。奇静脉在 T_4 高度，向前绕过右肺根上方，汇入上腔静脉，半奇静脉接纳左下部肋间后静脉和副半奇静脉，在 $T_7 \sim T_9$ 高度，向右越过脊柱汇入奇静脉（图 1-1-5，图 1-1-6）。

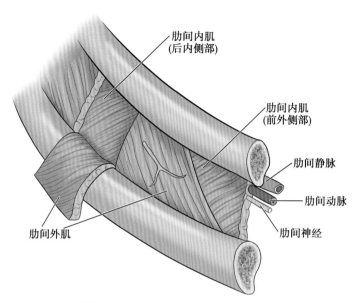

图 1-1-4　肋间肌肉、血管及神经解剖

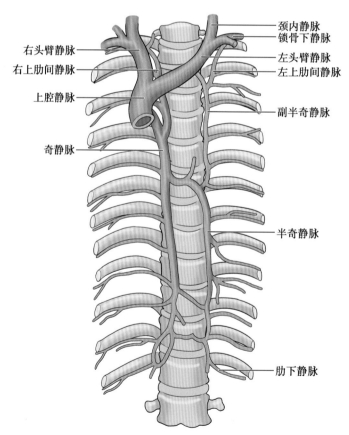

图 1-1-5　胸内主要静脉走行

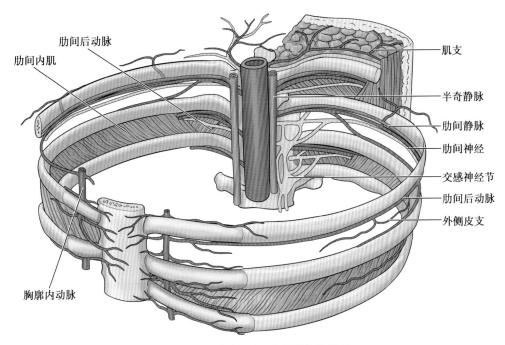

图 1-1-6 胸内肌肉、血管及神经解剖

胸膜是浆膜,分为脏胸膜和壁胸膜。脏胸膜覆盖于肺表面,并深入肺叶之间。壁胸膜根据覆盖部位分为 4 部分,胸膜顶覆盖于肺尖,肋胸膜覆盖于胸壁内面,膈胸膜覆盖于膈上面,纵隔胸膜贴附在纵隔的两侧。壁胸膜、脏胸膜在肺根互相移行,并在肺根下方形成肺韧带。

膈肌是胸腰段入路的重要标志。膈肌为穹隆形,顶端接近 T_7 水平,低端连接胸骨剑突,T_6～T_{12} 肋软骨内侧面。膈脚分为右膈脚和左膈脚,右膈脚较大,从 L_1、L_2 和 L_3 椎体右侧向下延伸;左膈脚较小,连接 L_1 和 L_2 椎体左侧。

四、胸腰椎后路解剖要点

胸腰椎后路解剖结构相连续。胸腰椎后路的皮肤和浅筋膜在正中部位血管较少,皮下筋膜层较薄。深筋膜分为浅深两层,浅层位于背阔肌表面,深层又称胸腰筋膜,在腰区较厚,分为前中后三层,后层覆盖于竖脊肌后面,向下附着于髂嵴,内侧附着于腰椎棘突和棘上韧带,外侧于竖脊肌外侧缘与前层汇合;中层位于竖脊肌和腰方肌之间,内侧附着于腰椎横突尖和横突间韧带,外侧在腰方肌外侧缘与前层愈合,形成腰方肌鞘(图 1-1-7)。

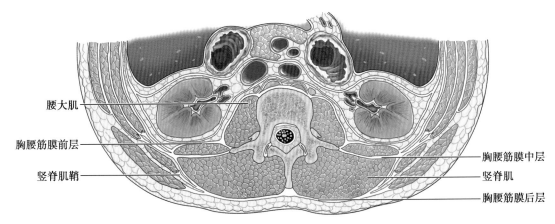

腰大肌

胸腰筋膜前层

竖脊肌鞘

胸腰筋膜中层

竖脊肌

胸腰筋膜后层

图 1-1-7 腰背部主要肌群解剖

腰背部肌群根据位置可分为浅深两层,根据对脊柱的作用可分为伸肌和屈肌。浅层肌肉包括背阔肌和下后锯肌。深层肌肉包括横突间肌群和棘突间肌群,横突间肌群包括横突棘肌和横突间肌,横突棘肌又包括回旋肌、多裂肌及半棘肌;棘突间肌群包括腰方肌、腰大肌及竖脊肌,其中竖脊肌是背肌中最强大的肌肉,尤其是在腰部,下端起自骶骨背面、腰椎棘突、髂嵴后部和腰背筋膜。

五、腰椎前路解剖要点

腹主动脉又称主动脉腹部,为胸主动脉的延续,在 T_{12} 下缘前方略偏左,经膈肌主动脉裂孔进入腹膜后隙,沿脊柱的左前方下行,至 L_4 下缘水平分为左右髂总动脉,椎间盘前方手术操作间隙通常在两侧髂血管之间。当椎间盘前方存在此间隙时,可以考虑在该节段行前路手术。主动脉分叉大多位于 $L_4 \sim L_5$ 椎间盘的上方,而髂总静脉汇合处多位于 $L_4 \sim L_5$ 椎间盘或 L_5 椎体水平。椎前大血管分叉位置会随着年龄增长而下降。

在前路 $L_4 \sim L_5$ 椎间盘的手术中,涉及的血管包括腹主动脉、下腔静脉壁支,以及第四腰动脉、第四腰静脉、髂腰静脉、骶正中动脉和腰升静脉,其中第四腰动脉相对位置恒定,术中容易辨别,而第四腰静脉则具有较高的变异性。髂腰静脉不但有位置上的变异,还有数量的变异,腰升静脉是变异最为显著的血管结构。

前方结构中腰丛位于腰大肌深面,除了发出肌支支配髂腰肌和腰方肌外,还发出以下分支分布于腹股沟区和大腿前部和内侧部,包括髂腹下神经、髂腹股沟神经、股外侧皮神经、股神经、闭孔神经和生殖股神经,除此之外该区域还有腰交感神经。腰交感神经节共有 4 对,位于腰椎椎体前外侧与腰大肌内侧缘之间,其分支包括灰交通支、腰内脏神经等(图 1-1-8)。

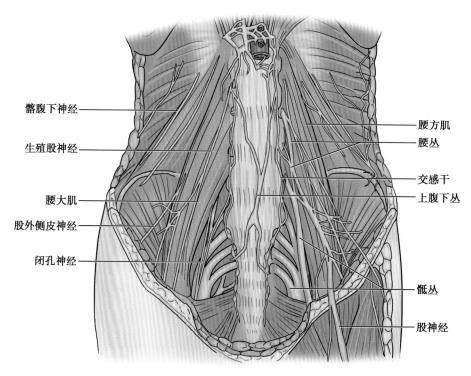

图 1-1-8 腰部主要神经解剖

（蒋继乐 刘波）

第二节 脊柱外科常用手术器械

脊柱外科在中国属于骨科的一个分支，但是在历史上很多是伴随神经外科逐渐演化和发展而来。现代脊柱外科中还融合了包括口腔颌面外科、耳鼻咽喉头颈外科及显微外科的技术和设备，是一门交叉融合学科。随着技术的进步，近20年还融合了术中影像导航技术，使脊柱外科的手术方式有了划时代的变化。北京积水潭医院脊柱外科在国内创新设计并大规模临床应用了手术机器人，在中国脊柱外科的发展史上写下了点睛之笔。下文将介绍脊柱外科的经典手术器械，其中很多是以人名命名，相信专业脊柱外科医师对这些工具一定耳熟能详，它们的使用方法也不用过多赘述，但其所包含的含义及历史渊源很多人并不清楚。回顾这些以人名命名的经典工具背后学科发展的历史脉络，对把握脊柱外科的发展方向是极有帮助的，特此我们为大家梳理了脊柱外科常用手术器械命名的历史缘由。

一、Kerrison 椎板咬骨钳

Kerrison 椎板咬骨钳是脊柱外科医师最熟悉的专用工具（图 1-2-1）。但很多人不知道的是，Kerrison 椎板咬骨钳最初用于耳科，其发明者 Philip D. Kerrison（1872—1944）出生于美国南卡罗来纳州的查尔斯顿，24 岁时毕业于南卡罗来纳州立医学院，2 年后在纽约大学完成了住院医师培训。同年他前往欧洲进行耳鼻喉科学习，回到美国后，他成为专业耳鼻喉科医师，在 36 岁时成为纽约大学的助理外科医师。

Kerrison 在《喉镜》（*Laryngoscope*）杂志上发表了他设计的咬骨钳，能够在保护深部组织的同时，咬除骨质，在治疗化脓性中耳炎中能够安全地去除

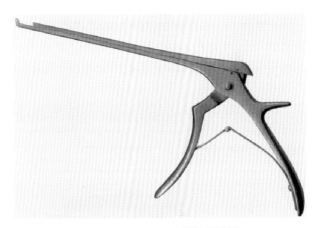

图 1-2-1　Kerrison 椎板咬骨钳

面神经降支表面所覆盖的骨质，较传统的骨刀和骨凿可以降低术中面神经损伤和面神经麻痹的发生率。Kerrison 认为由里而外地去除骨质比由外而里地去除骨质更加安全，能够避免面神经损伤。当时 Kerrison 去除骨质的技术与现代脊柱外科采用的技术很类似。术中将器械伸入鼓室，尖端朝上，逐步伸入直至触及内听道顶壁，然后缓慢握紧把手直至出现骨质被挤碎的感觉，撤出咬骨钳，这样就咬开了内听道顶壁。Kerrison 还强调"嵌入咬骨钳头端的骨渣要及时清理，否则容易造成咬骨钳损坏"，这一点为当时很多脊柱外科医师所赞同。

关于 Kerrsion 咬骨钳具体何时开始在脊柱外科手术中使用的历史并不清楚。目前 Kerrison 咬骨钳已成为脊柱外科不可或缺的器械，在原始设计的基础上，现在也设计了专门针对微创手术下使用的枪形 Kerrison 咬骨钳，以及可旋转 Kerrison 咬骨钳。Kerrison 后来继续在纽约大学任教，并在曼哈顿眼耳鼻喉医院担任耳外科顾问。在此期间，他编写了耳科学的教科书。另外，Kerrison 还活跃于美国耳科协会，并于 1925 年担任美国耳科协会副主席。

二、Penfield 剥离子

Wilder G. Penfield（1891—1976）教授是 20 世纪具有重要影响力的神经外科专家之一。Penfield 出身于医学世家，曾获罗德奖学金（Rhodes Scholarship），前往英国牛津大学学习生理学，从那时起 Penfield 认识到神经生理是尚未被深入研究的学科，这段经历使他与神经外科结缘。

在约翰斯·霍普金斯大学，Penfield 获得医学学位，随后在波士顿的布莱汉姆医院实习，在那里他认

识了另一位神经外科大师,Harvey Cushing 教授。1921 年,在 Allen Whipple 教授的指导下,Penfield 于纽约长老会医院成为低年资主治医师。在此期间,他定期去波士顿、巴尔的摩、费城观摩神经外科手术,学习临床技能。1928 年,在德国布莱劳斯跟随 Otfrid Foerster 教授学习治疗创伤性癫痫,在惊叹 Foerster 教授精湛手术技艺的同时,Penfield 发现当时缺乏剥离神经组织的可靠手术工具。于是在返回美国前,他找工匠打造了 5 把精细的剥离子。这就是后来久负盛名的 Penfield 剥离子。术中常用的 Penfield 剥离子是一种钝头的剥离子,用于术中轻柔剥离神经组织,共有 5 种型号。其中脊柱外科常用的是 4 号 Penfield 剥离子。

后来 Penfield 教授于 1934 年创建蒙特利尔神经科学研究所。他采用在脑电图监测和局部麻醉下进行癫痫灶切除。借助这项脑电图技术,Penfield 教授发现了大脑运动皮层功能分布图,直至今日,该运动功能分布图依然经典实用。退休后,Penfield 教授视自己为探险家,"先辈们使用指南针和独木舟来发现未知土地",而他用手术刀来探索和绘制人类的大脑。

三、McCulloch 牵开器

John A. McCulloch(1938—2002)生于加拿大,在多伦多大学完成医学及骨科专业学习,随后又在 Ian Macnab 教授指导下进行脊柱外科研究。在成为东北俄亥俄州立大学医学院的骨科教授之前,他一直就职于多伦多圣·迈克尔医院。McCulloch 教授一直强调显微镜在脊柱外科的运用,并出版了一些显微外科的专著。1990 年左右,McCulloch 设计出了著名的 McCulloch 牵开器(图 1-2-2),用以克服当时所用牵开器的种种弊端,McCulloch 牵开器至今仍是腰椎微创椎间盘切除术术中牵开暴露的重要工具。McCulloch 牵开器是模块化组件,这种牵开器带有一个钩子用来牵拉棘突间韧带,以及一个带齿的叶片用来牵拉肌肉,钩子的尖部恰好可以置于棘突间韧带的中后部,这部分韧带最坚韧能够最大发挥牵开作用。McCulloch 牵开器的步进齿轮导轨呈方形,这样能够提供更大的牵开力。此外,牵开器最初被设计成黑色,可减少术中显微镜光源反光。

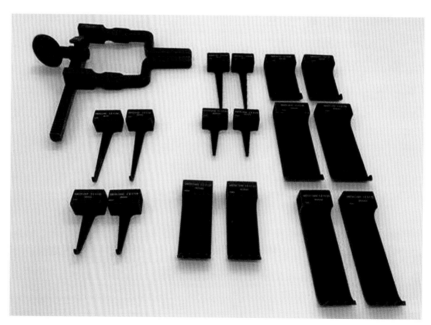

图 1-2-2 McCulloch 牵开器

McCulloch 还是一位优秀的教育者。他平生出版了 7 部专著,进行了 304 场学术汇报和教学讲课。他还与 Paul Young 教授一起负责全美第一门尸体解剖课程。McCulloch 教授获得了两次卓越研究奖,分别是 1975 年国际腰椎研究学会 Volvo 奖及 2001 年北美脊柱学会威尔特奖。

四、Caspar 撑开系统

1938 年 Wolfhard Caspar 出生于拉脱维亚，出身于医学世家。Caspar 在德国洪堡的萨尔大学获得医学学士学位，并在匈牙利布达佩斯获得博士学位。他在萨尔大学完成了神经外科培训，并在那里度过了他整个职业生涯。然而，Caspar 自认为自己爱上神经外科纯属偶然。

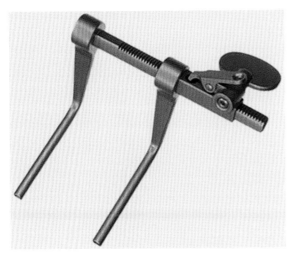

图 1-2-3　Caspar 撑开系统

1979 年，Caspar 设计了颈椎前路钛板内固定系统，Caspar 撑开钉和椎体撑开器是这套系统的一部分。这是第一套颈椎前路手术的标准化手术器械（图 1-2-3）。Caspar 撑开钉和椎体撑开器至今仍然是颈椎前路椎间盘切除融合术（anterior cervical discectomy and fusion，ACDF）术中行椎间隙准备的重要利器。最初的 Caspar 撑开钉有两种长度，分别为 14mm 和 16mm，与现在没有什么不同。

自 1958 年 Smith-Robinson 和 Cloward 推广 ACDF 以来，脊柱外科医师将 ACDF 的适应证从退行性病变逐步扩展到肿瘤和创伤的治疗，并开始采用前路钛板进行固定。然而，Caspar 认为现代颈椎前路手术的三个基本步骤：①暴露；②脊柱序列恢复、减压及融合；③固定，仍然缺乏标准化的工具。正因如此，术中经常出现螺钉位置不佳、螺钉松动或出现相关误伤并发症。Caspar 撑开钉 - 椎体撑开系统不同于以往经常使用的椎体间撑开器，术中将要撑开钉置入椎体，而不是椎间盘，这样有助于获得更大椎间隙暴露。在处理创伤或切除肿瘤时 Caspar 撑开器可以撑开两个间隙以便置入更大的融合器，同时避免终板损伤。Brodke 和 Zdeblick 在 1992 年证实了 Caspar 的观点，并认为撑开钉牵开系统"简化了前路椎间孔减压过程中的骨赘切除"。

Caspar 还是显微外科手术的开创者之一。Caspar 与 Gaze Yasargil 及 Robert Williams 一起，将显微外科手术应用于腰椎间盘切除，并证明了显微外科手术在脊柱操作中的实用性。此后，超过 200 位来自世界各地的外科医师前往德国学习 Caspar 的显微外科技术，为脊柱外科的发展做出了重要贡献。

五、Leksell 咬骨钳

Lars G.F.Leksell（1907—1986）出生于瑞典法斯贝格教区。父亲是商人，母亲是才华横溢的陶瓷装饰家。Leksell 最初的梦想是长大后当一名律师，但一次交通事故导致他接受了整形手术治疗，从那时起，他的梦想转而成为一名医师。Leksell 在瑞典卡罗琳斯卡研究所完成了医学教育，并于 1935 年在 Herbert Olivercrona 教授的指导下开始了神经外科手术培训。Leksell 对神经外科的热爱源于他对神经生理的兴趣。正是这种热爱促使他发现了 γ 运动神经元，并于 1945 年在其博士论文中进行了详细阐述。

1940 年，Leksell 志愿参加了芬兰的冬季战争（1939—1945）。Leksell 咬骨钳也就是在这期间被发明出来的。Leksell 椎板咬骨钳通常用于咬除棘突、打薄椎板，有时还用于进行椎管减压（图 1-2-4）。Lesksell 设计该咬骨钳是为了提高在椎板切除术中去除椎管内弹片的效率。这种经典设计随后被大家广泛使用。Leksell 的成就不仅于此，1954 年，他开发了用于头部外伤的超声脑成像检查技术。他还推动了放射外科的发展，发明了伽马刀。在降低开颅

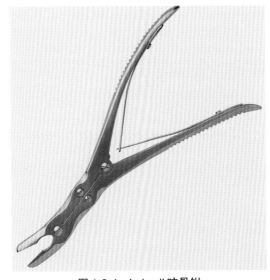

图 1-2-4　Leksell 咬骨钳

手术的死亡风险的强烈愿望驱使下,Leksell在放射外科领域不断辛勤耕耘,成果丰硕。

六、Cloward 手持牵开器

Ralph B.Cloward(1908—2000)出生于美国犹他州盐湖城,Cloward在犹他州的家庭农场长大。他是一位很有才华的单簧管演奏家,高中时曾在盐湖交响乐团演奏。1926年,他随家庭移居夏威夷,Cloward的父亲是在那里的耳鼻喉科大夫。1930年,Cloward在犹他大学毕业,并进入了为期2年的临床预科项目。然后,他在Rush医学院和芝加哥圣卢克医院完成了几年的医学学习和临床实习。他对神经系统的迷恋始于临床预科学习解剖学,在导师Eric Oldberg教授的指导下,他对神经系统的这种痴迷想法越演越烈。随后,Cloward在Percival Bailey教授的带领下完成了在芝加哥大学的3年住院医师培训,于1938年回到夏威夷,加入了他父亲的多学科医疗团队。在第二次世界大战期间,Cloward是太平洋战区唯一的美国神经外科医师。Cloward为ACDF独立地设计了一套技术和器械,并于1958年发表了他的成果。该仪器包括Cloward椎体撑开器和Cloward手持式牵开器(图1-2-5)。Cloward手持牵开器主要用于颈椎前路手术术中暴露、牵开椎体及颈长肌。时至今日,Cloward手持式牵开器仍然被临床使用,部分外科医师更喜欢用Cloward椎体撑开器。

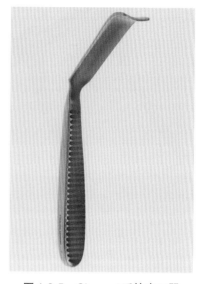

图 1-2-5 Cloward 手持牵开器

Cloward对脊柱外科手术最著名的贡献就是椎体融合技术和器械,包括腰椎后路椎体融合术。此外,他在美国建立了第一家骨库,从骨库中可获得新鲜的冷冻骨移植物用于融合。不幸的是,像以前的许多先驱一样,Cloward创新最初遇到了不小的阻力,最终,Cloward因其在脊柱外科手术方面的突出贡献而受到学科内认可,并于1990年被神经外科医师大会(Congress of Neurological Surgeons,CNS)/美国神经外科医师协会(American Association of Neurological Surgeons,AANS)联合会授予首个终身成就奖。设立的Cloward奖学金和Cloward奖就是为了铭记Cloward教授做出的突出贡献。

七、Hibbs 牵开器

Russell A. Hibbs(1869—1932)出生于美国肯塔基州的伯德斯维尔。其父亲是一个农场主、银行家及党派领袖。Hibbs曾就读于范德比尔特大学,1890年毕业于路易斯维尔大学医学院。最开始,他当过乡村医师,1893年,移居纽约,在纽约综合医院的妇产科实习。次年,成为纽约骨科医院的住院医师。5年后,成为主治医师,当时他年仅31岁。

Hibbs是运用关节内固定术治疗关节附件结核性骨髓炎的先驱。1909年,他开创了一种膝关节内固定术。从这项技术中,他发现采用骨桥移植和保留骨膜能够有效促进新骨形成。1911年,他成功将这种治疗理念运用于结核性脊柱炎的治疗。最初的Hibbs脊柱融合技术是在棘突之间进行的,很快这项技术衍生为椎板间和关节突间融合。有趣的是,Hibbs教授的这种高产状态是被纽约骨科医院的Fred Albee医师所激发,他们几乎同时各自分别开创了脊柱融合技术。最终,脊柱外科医师普遍接受Hibbs技术。Hibbs牵开器通常用于手动牵开椎旁肌肉,以暴露小关节和侧方关节突。Hibbs牵开器具体是何时发明的并不清楚,只知道它是Hibbs在进行融合时被来进行椎板间暴露的。在脊柱融合术的早期,Hibbs牵开器是主流牵开器(图1-2-6)。

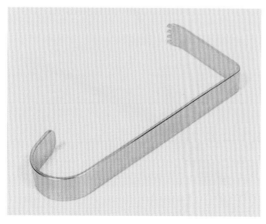

图 1-2-6 Hibbs 牵开器

Hibbs 不仅是一个开创者,也是一名强有力的领导者和认真负责的老师。他是哥伦比亚大学骨科学教授,他鼓励学生从事骨科专业。此外,他还在社会中寻找资金以支持年轻医师在实习后接受骨科培训。1927 年,他的努力得到了回报,纽约骨科医院获得 100 万美元捐赠用于每年对 8 名学生进行有偿的临床及科研培训,并启动了骨科住院医师培训计划。同年,Hibbs 教授捐赠 1 万美元在纽约骨科医院建立一所图书馆。1947 年,骨科住院医师培训计划的毕业生在 Hibbs 逝世后以其名义成立讲师团,进行骨科学教育。该讲师团目前是脊柱侧凸研究协会的一个分支机构。脊柱侧凸协会还以 Hibbs 教授的名义设立了一个年度研究成果奖项。

八、Woodson 牙科器械

E.W.Woodson 于 1874—1885 年在美国肯塔基州伍兹威尔从事家庭内科医师工作,其后,他又在堪萨斯州的帕森斯先后从事内科医师、外科医师及牙科医师工作。1885 年,他放弃牙科,转而去堪萨斯州的埃尔多拉多从事全职内科医师工作。从那时起,他一直是堪萨斯州医学协会的一名活跃分子。1880 年,Woodson 手术器械获得专利,最初是作为牙科填充器械,它被引入脊柱外科用作探子和剥离子。Woodson 牙科器械是何时被引入脊柱外科并不清楚,该器械有两个工作端,一端为成特定角度的刮匙,用于装载填充物,另一端为扁平圆头,用于压实填充物。如今,在脊柱外科术中该器械这种双角度设计非常实用,符合人体力学,有助于术中安全地探查椎弓根或剥离硬脊膜(图 1-2-7)。

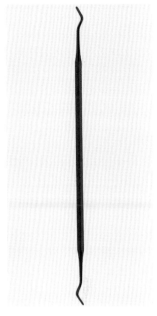

图 1-2-7 Woodson 牙科器械

九、Freer 起子

如同将 Woodson 牙科器械运用于脊柱外科,其他牙科器械在脊柱外科的应用并非少见。如骨科经常用到的 Freer 起子就是一种牙科刮匙(图 1-2-8)。近年来,这种牙科和脊柱外科间的学科交叉更加频繁。

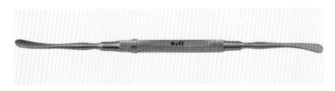

图 1-2-8 Freer 起子

上述这些器械是脊柱外科医师耳熟能详的经典手术工具,脊柱外科的进步伴随手术工具的不断改进而不断升级。学习工具器械使用方法的同时,也应该学习先辈们的开创精神。现今,传统脊柱外科与新科技相结合,并借鉴神经外科、口腔颌面外科、耳鼻咽喉头颈外科的技术方法,推动脊柱外科向微创化和精准治疗的方向不断发展,大大提高了传统脊柱疾病的治疗效果。在此回顾这些先驱们的工作,以史鉴今,希望激发当代中国脊柱外科医师的才智,在学科发展的未来写下中国人的光辉一页。

(江晓舟 刘波)

参 考 文 献

[1] BRODKE D S, ZDEBLICK T A. Modified Smith-Robinson procedure for anterior cervical discectomy and fusion[J]. Spine, 1992, 17(10 Suppl): S427-S430.

[2] CASPAR W. Anterior cervical fusion and interbody stabilization with the trapezoidal osteosynthetic plate technique(D-78532)[M]. 10th ed. Tuttlingen: Aesculap AG & Co., 1997.

[3] HARROD C C, KLARE C, ALBERT T J. Anterior cervicothoracic approach[M]// ZDEBLICK T A, ALBERT T J. Master techniques in orthopaedic surgery: the spine. 3th ed. Philadelphia: Wolters Kluwer Health, 2014.

[4] CHU M. The 3 stages of truth in life[EB/OL]. (2016-07-28)[2018-06-08]. http://www.huffingtonpost.com/melissa-chu/the3-stages-of-truth-in-_b_11244204.html.

［5］CLOWARD R B. The anterior approach for removal of ruptured cervical disks［J］. J Neurosurg, 1958, 15（6）: 602-617.

［6］CONLEY A, TYE G W, WARD J D, et al. Occult spinal dysraphism and the tethered spinal cord［M］// iBENZEL E C. Spine surgery: techniques, complication avoidance, and management. 3th ed. Philadelphia: Saunders Elsevier, 2012: 1141-1154.

［7］DELAMARTER R, MCCULLOCH J. Microdiscectomy and microsurgical laminotomies［M］// FRYMOYER J W. The adult spine: principles and practice. 2th ed. Philadelphia: LippincottRaven, 1997: 1961-1986.

［8］ECCLES J C, FEINDEL W. Wilder Graves Penfield, 26 January 1891–5 April 1976［J］. Biogr Mem Fellows R Soc, 1978, 24: 473-513.

［9］EKLÖF B, LINDSTRÖM K, PERSSON S. Ultrasound in clinical diagnosis: from pioneering developments in lund to global application in medicine［M］. Oxford: Oxford University Publishing, 2012: 44-46.

［10］FRASER R D. In memoriam: John McCulloch, MD, FRCSC 1938–2002［J］. Spine, 2002, 27（21）: 2418.

［11］FREER O T.The window resection operation for the correction of deflections of the nasal septum［J］. J Am Med Assoc, 1903, 61（23）: 1391-1398.

［12］GOODWIN G M, LAMBERT S W, VOGEL K M. Russell A. Hibbs Pioneer in orthopedic surgery, 1869-1932［M］. New York: Columbia University Press, 1935.

［13］BURAIMOH M, BASHEER A, TALIAFERRO K, et al. Origins of eponymous Instruments in spine surgery［J］. J Neurosurg Spine, 2018, 29（6）: 696-703.

第三节　脊柱外科手术融合相关植骨材料的选择

脊柱融合手术于 1911 年首次报道,用于治疗脊柱结核导致的严重后凸畸形。经过一百多年的发展,脊柱融合手术已经广泛应用于脊柱外科的各个领域,如脊柱退行性疾病、脊柱畸形、脊柱创伤、脊柱肿瘤、脊柱感染等。脊柱融合成功的必备条件包括:植骨区存在充足的骨生成细胞,存在具备骨传导功能的骨基质,存在骨诱导信号因子,充足的血供,以及局部合适的力学环境。植骨区域的制备处理对融合至关重要,在此基础上,合理地选择植骨材料才能显著提高融合手术的成功率。

理想的植骨材料需要具备以下三种成分:骨生成细胞、骨传导基质、骨诱导因子。骨生成细胞包括成骨细胞、骨祖细胞、间充质干细胞等。骨传导基质具有结构和表面特性,提供成骨支架,促进骨生成细胞附着、迁移、增殖、分化,从而实现骨长入。骨诱导因子通过与骨祖细胞表面相应受体结合激发细胞内信号通路,促进新骨生成,常见的骨诱导因子包括:骨形态生成蛋白（bone morphogenetic protein, BMP）、转化生长因子-β（transforming growth factor-β, TGF-β）、胰岛素样生长因子（insulin-like growth factor, IGF）、碱性成纤维细胞生长因子（basic fibroblast growth factor, bFGF）、表皮生长因子（epidermal growth factor, EGF）、血小板源性生长因子（platelet-derived growth factor, PDFG）。

一、自体骨松质

自体骨松质（取自体髂骨）,目前仍然是植骨材料中的“金标准”,是最可靠最有效的植骨材料,可以同时提供三种成分:骨生成细胞、骨传导基质和骨诱导因子。然而,自体髂骨骨松质仍然存在一些局限性和缺点:①最大的缺点来自取髂骨过程,需要额外的手术时间、更多的出血和供区疼痛。②还可能增加感染风险、损伤皮神经,甚至可能造成局部骨折。文献报道的取髂骨发生严重并发症的发生率为 5%～10%。③自体骨松质存在生物学的局限性,即自体骨松质中有效的骨生成细胞仅占骨髓总细胞数的 1/20 000,局部充斥着巨大数量的对成骨无效的细胞,真正有效的骨生成细胞需要与其他细胞竞争养分。自体骨松质植骨,只有表面 1～2mm 的细胞可以成活,其余深层细胞均无法逃脱坏死的命运,最终反而增加了局部代谢的负担。

二、自体骨皮质

自体骨皮质相对于自体骨松质,生物活性更差,因为骨皮质中骨生成细胞数量更少;骨单元中的细胞被厚厚的骨基质和矿物质包裹,养分渗入更难;骨皮质的相对表面更小,骨诱导因子进入更难,血管长入和骨重塑更难。自体骨皮质相对于自体骨松质唯一的优势在于其可以提供更好的机械强度并填充骨缺损。自体骨皮质可以提供非常好的即刻稳定性，但其机械强度并非一成不变，会随着骨爬行替代过程中出现孔隙增多的现象而逐渐下降，一般会在植入后 12～24 个月时明显下降，可能会出现植骨塌陷失效的并发症。

三、同种异体骨

同种异体骨可以提供骨传导支架及微量的骨诱导因子，但不具有骨生成细胞。同种异体骨的使用已有数十年的历史，它具有以下优点：①可以避免取自体髂骨相关的各种并发症；②相对于自体骨，同种异体骨的植骨量可以是无限的；③同种异体骨的来源可以是任意骨，而不是局限于髂骨或胫腓骨，其可以提供足够的机械强度和任意形状；④同种异体骨可以被预处理成各种形态，如骨条、骨粒、楔形、环形、粉末等，可以针对不同的植骨部位个性化处理。同种异体骨的灭菌处理方式对其骨传导、骨诱导、机械强度及免疫源性均有显著影响。同种异体骨中的供体细胞及细胞碎片是免疫源性最大的物质，在加工处理过程中需要尽可能地清除。–20℃冷冻处理可以降低免疫源性，而冻干处理可以进一步降低免疫源性，但是付出的代价是其会降低 50% 的机械强度。以目前同种异体骨的处理保存技术，发生明显的免疫反应非常罕见。同种异体骨的另一大顾虑是传染性疾病的传播，灭菌处理非常重要，目前同种异体骨导致的传染性疾病传播发生率约为 1/1 667 000。然而不同的二次消毒方式会对其生物活性造成不同程度的影响，如环氧乙烷会造成骨诱导能力显著下降，高温或高压会破坏同种异体骨中的基质蛋白从而降低骨传导能力。同种异体骨植骨在临床中最有价值的应用在于其作为支撑植骨提供的机械稳定性，同时联合使用其他植骨材料，进一步促进植骨融合。

四、异种异体骨

相对于同种异体骨，异种异体骨最大的优势在于其来源更为广泛，而且同样可以提供较强的力学强度及骨传导支架以供成骨细胞爬入和血管长入。然而异种异体骨的抗原性可能会产生较强的免疫反应，对其去蛋白化的加工处理工艺要求很高，目前临床应用并不常见。

五、去矿化骨基质

去矿化骨基质是将同种异体骨进行去矿化处理，牺牲了机械强度但提高了骨基质的骨诱导活性，使生长因子更容易包埋附着于骨基质内。1989 年 Senn 首次报道了使用盐酸处理过的脱钙的异体骨治疗一例慢性骨髓炎患者的骨缺损，虽然使用盐酸处理异体骨的初衷是为了增强抗菌性，但是随后发现骨缺损处很快有大量的新骨形成，提示去矿化骨基质可能是一种非常有用的植骨材料。随后大量的学者研究并证实了去矿化骨基质具有很强的骨诱导特性，类似于软骨内成骨的过程，骨基质中的活性生长因子促进成骨干细胞的活化迁移增殖及局部的再血管化。去矿化骨基质并不具备机械强度，不能抵抗外部应力，因此去矿化骨基质只能应用于有内固定保护的包容性骨缺损或植骨区，或者与其他具备机械强度的同种异体骨或合成材料联合使用从而避免移位压缩。

六、人工骨陶瓷

人工骨陶瓷是将含磷酸钙的生物材料高温烧结，从而增强其稳定性并降低生物吸收性。目前常用的人工骨陶瓷包括羟基磷灰石和磷酸钙，具有很强的生物相容性。人工骨陶瓷通常只提供骨传导功能，其表面及内部充满微孔结构，有效骨长入需要的最小孔径为 100μm，目前生产的常用人工骨陶瓷的微孔孔径一般为 100～400μm。羟基磷灰石对很多生长因子具有很强的亲和吸附力，如 BMP、TGF-β、IGF 等，可以在羟基磷灰石表面创造一个成骨微环境，诱导成骨干细胞的活化、迁移、增殖，诱导骨形成。在使用人工骨陶瓷作为植骨材料时，植骨床的处理及骨陶瓷界面的稳定性非常重要，骨长入、骨融合能否发生，与局部微动、机械应变密切相关，因此只有局部微动和机械应变可以很好控制的部位才可以使用人工骨陶瓷。人工骨陶瓷的另一个缺点是其脆性大，抗冲击、抗骨折能力弱，在骨爬行替代完成之前，力学强度相对较差。目前已有一些临床研究证实其可单独应用于颈椎前路椎体间融合术及腰椎后外侧融合术。

七、骨诱导因子

骨形态生成蛋白最早是 1978 年 Urist 报道从骨基质中分离出了一种疏水低分子蛋白片段，其具有非常强的骨诱导活性。随后多个具有类似功能的蛋白被分离出来，构成了 BMP 家族，目前已知的 BMP 家族成员包括 BMP-1 到 BMP-15，骨诱导活性最强的是 BMP-2、BMP-4、BMP-6、BMP-7 和 BMP-9，其中 BMP-2 和 BMP-7 已被广泛应用于临床。随着生物组织工程技术的发展，人类重组 BMP（recombinant human bone morphogenetic protein，rhBMP）的生产效率大大提高。迄今为止大量的临床研究已经证实了 BMP-2 和 BMP-7 的有效性和安全性。但需要注意的是，研究发现使用 rhBMP-2 的颈椎前路手术患者，局部肿胀及吞咽困难的发生率较高，因此 BMP 应用于颈椎前路手术需要慎重。

八、间充质干细胞

间充质干细胞是能够自我更新和具有多种分化潜能的干细胞，存在于多种组织中，如骨髓、肌肉、骨膜及脂肪组织，目前临床应用的主要来源是骨髓。理论上间充质干细胞可以分化为成骨细胞，从而增加植骨区域成骨细胞的数目和活性，从而促进成骨、加速骨性融合，尤其有利于成骨细胞储备较少的老年患者，因此具有很大的应用前景。目前已有一些商品化的富含间充质干细胞的骨基质供临床使用，多数都是间充质干细胞和去矿化骨基质的混合。然而目前在有限的一些临床研究中，间充质干细胞应用于颈椎、腰椎融合手术的融合率和传统的同种异体骨及人工骨陶瓷 +BMP-2 相比较并无显著优势，因此如何充分发挥间充质干细胞促进成骨的能力以获得满意的临床疗效还有待于进一步研究和开发。

（阎凯 刘波）

参 考 文 献

[1] ALBEE F H. Transplantation of a portion of the tibia into the spine for Pott's disease：a preliminary report[J]. J Am Med Assoc, 1911, 57(11): 885-886.

[2] ACKERMAN S J, MAFLIOS M S, POLLY D W, Jr. Economic evaluation of bone morphogenetic protein versus autogenous iliac crest bone graft in single-level anterior lumbar fusion: an evidence based modeling approach[J]. Spine, 2002, 27(16 Suppl 1): S94-S99.

[3] BURWELL R G. The fate of bone graft[M]// APLEY G A. Recent advances in orthopaedics. London: J. & A. Churchill Ltd, 1969: 115-207.

[4] ENNEKING W F, BURCHARDT H, PUHL J J, et al. Physical and biological aspects of repair in dog cortical-bone transplants[J]. J Bone Joint Surg Am, 1975, 57(2): 237-252.

[5] SWENSON C L, ARNOCZKY S P. Demineralization for inactivation of infectious retrovirus in systemically infected cortical bone: in vitro and in vivo experimental studies[J]. J Bone Joint Surg Am, 2003 85-A(2): 323-332.

[6] SENN N. On the healing of aseptic bone cavities by implantation of antiseptic decalcified bone[J]. Am J Med Sci, 1889, 98(3): 219-247.

[7] ZDEBLICK T A, COOKE M E, KUNZ D N, et al. Anterior cervical discectomy and fusion using a porous hydroxyapatite bone graft substitute[J]. Spine, 1994, 19(2): 2348-2357.

[8] DAI L Y, JIANG L S. Single-level instrumented posterolateral fusion of lumbar spine with beta-tricalcium phosphate versus autograft: a prospective, randomized study with 3-year follow-up[J]. Spine, 2008, 33(12): 1299-1304.

[9] URIST M R, MIKULSKI A, LEITZ A. Solubilized and insolubilized bone morphogenic protein[J]. Proc Natl Acad Sci USA, 1979, 76(4): 1828-1832.

[10] MCANANY S J, AHN J, ELBOGHDADY I M, et al. Mesenchymal stem cell allograft as a fusion adjunct in one-and two-level anterior cervical discectomy and fusion: a matched cohort analysis[J]. Spine J, 2016, 16(2): 163-167.

[11] OVERLEY S C, MCANANY S J, ANWAR M A, et al. Predictive factors and rates of fusion in minimally invasive transforaminal lumbar interbody fusion utilizing rhBMP-2 or mesenchymal stem cells[J]. Int J Spine Surg, 2019, 13(1): 46-52.

第四节 脊柱外科手术常用促凝血药及止血材料

脊柱外科手术中出血会使患者围手术期并发症发生率及死亡率增高。因此,脊柱术中的止血技术非常重要。在传统的电凝、缝合和结扎技术之外,术中还应根据实际情况采用局部止血材料和全身促凝血药以减少出血。本节将对脊柱外科手术中常用的促凝血药及止血材料进行介绍。

一、全身促凝血药

静脉应用的全身促凝血药即抗纤溶药物,主要包括氨甲环酸和氨基己酸。该类药物为赖氨酸衍生物,与纤维蛋白酶和纤维蛋白酶原分子上的赖氨酸结合位点作用,阻断其纤溶作用。氨甲环酸起始剂量为 10mg/kg,并以 1mg/(kg·h)持续给药;氨基己酸起始剂量为 100mg/kg,并以 10mg/(kg·h)持续给药。

既往的研究表明,氨甲环酸和氨基己酸能有效减少脊柱外科手术中出血。目前没有证据显示氨甲环酸及氨基己酸会使围手术期血栓的发生率增高,但肾衰竭和既往有血栓病史的患者应慎用。

二、局部止血材料

(一)骨蜡

骨蜡可以通过物理填塞的方式有效处理骨面渗血。但骨蜡不会被组织吸收,会阻止骨生成作用,因此不能用于需要融合的骨表面。此外,骨蜡因其异物性质还会造成炎症反应及感染的发生率增高。因此,术中应当尽量减少其用量。

(二)基质类止血材料

基质类止血材料可以激活凝血反应,并作为支架促进血小板聚集和血栓形成。基质类止血材料的用法一般是用于出血部位,并用棉片轻轻按压。该类止血材料通常对小量渗血较为有效,如果出血速度过快会减弱其效果。脊柱外科手术中常用的基质类止血材料包括以下几种。

1. 明胶 包括固体明胶和液体明胶。明胶材料由猪胶原水解制成,可吸收大量液体,术中遇到血液后,可膨胀至原体积的 200%,因此对周边组织产生机械压迫作用。其优点是 pH 为中性,不影响骨生成,也不影响和凝血酶联用的效果。但其缺点是移除明胶时可能会剥离凝血块,材料膨胀也有神经压迫的风险。有研究显示,在腰椎后路手术中,用氨甲环酸浸泡明胶海绵相比单纯应用明胶海绵可以显著减少术后引流。

2. 氧化再生纤维素 是一种网状材料,用于各类止血纱布中。其作用除体积膨胀产生机械压迫外,还可以通过较低的 pH 减少细菌定植。

3. 微纤维胶原 是一种酸性盐,由牛胶原制备而来。其胶原纤维能够提供血小板附着的支架,促进凝血。其优点是快速止血、快速吸收、无体积膨胀反应。

(三)生物活性止血材料

生物活性止血材料一般是由凝血酶或纤维蛋白原制成的冻干粉末,在局部使用可以促进凝血。在骨科手术止血材料中,单纯应用凝血酶冻干制剂较少,通常和明胶止血材料共同制备为各种形态的止血凝胶、海绵或纱布,以达到更好的止血效果。既往的凝血酶产品为牛凝血酶制剂,存在一定的免疫原性,而现在的产品一般都为人源性或重组凝血酶。脊柱手术中常用的凝血酶制剂包括以下几种。

1. 凝血酶基质 即凝血酶及明胶材料的复合制剂,为凝胶状材料。其作用机制是明胶基质颗粒膨胀起到压迫止血作用,凝血酶促进纤维蛋白原转换为纤维蛋白。其优点是起效快速,材料可吸收。

2. 纤维蛋白黏合剂 由冻干纤维蛋白原和冻干凝血酶两种血浆蛋白成分组成,一般附有灭菌注射用水及氯化钙水溶液作为配制用稀释液,在应用时配制为胶体。胶体内的凝血酶可以直接将纤维蛋白原转换为纤维蛋白,起到凝血作用。即使在血液肝素化的患者中,纤维蛋白黏合剂也可以起到凝血作用。研究显示,在全膝置换术中应用纤维蛋白黏合剂和对照组相比,可以降低 50% 的围手术期输血率(18% vs. 38%)。

脊柱手术应最大限度地减少失血，这样可减少输血需求，并减少术后血肿、神经压迫等并发症。术中应当积极止血，结扎或电凝可见的出血点，并使用氨甲环酸等全身抗凝血药。局部止血材料是辅助止血的有效方法。物理止血材料包括骨蜡和基质类止血材料，主要通过物理填塞止血。应用时不应填塞过多，以免材料体积膨胀造成神经压迫。以凝血酶为基础的生物活性止血材料和物理止血材料相配合使用可以更有效地达到止血目的。

（李星野　何达）

参 考 文 献

[1] VERMA K, ERRICO T, DIEFENBACH C, et al. The relative efficacy of antifibrinolytics in adolescent idiopathic scoliosis: a prospective randomized trial[J]. J Bone Joint Surg Am, 2014, 96(10): e80.

[2] CHERIYAN T, MAIER S P, BIANCO K, et al. Efficacy of tranexamic acid on surgical bleeding in spine surgery: a meta-analysis[J]. Spine J, 2015, 15(4): 752-761.

[3] GIBBS L, KAKIS A, WEINSTEIN P, et al. Bone wax as a risk factor for surgical-site infection following neurospinal surgery[J]. Infect Control Hosp Epidemiol, 2004, 25(4): 346-348.

[4] HONG Y M, LOUGHLIN K R. The use of hemostatic agents and sealants in urology[J]. J Urol, 2006, 176(6 Pt 1): 2367-2374.

[5] LIANG J Q, LIU H Z, HUANG X W, et al. Using tranexamic acid soaked absorbable gelatin sponge following complex posterior lumbar spine surgery: a randomized control trial[J]. Clin Neurol Neurosurg, 2016, 147: 110-114.

[6] SHINKAWA T, HOLLOWAY J, TANG X Y, et al. Experience using kaolin-impregnated sponge to minimize perioperative bleeding in norwood operation[J]. World J Pediatr Congenit Heart Surg, 2017, 8(4): 475-479.

[7] GILL I S, RAMANI A P, SPALIVIERO M, et al. Improved hemostasis during laparoscopic partial nephrectomy using gelatin matrix thrombin sealant[J]. Urology, 2005, 65(3): 463-466.

[8] BOU MONSEF J, BUCKUP J, WALDSTEIN W, et al. Fibrin sealants or cell saver eliminate the need for autologous blood donation in anemic patients undergoing primary total knee arthroplasty[J]. Arch Orthop Trauma Surg, 2014, 134(1): 53-58.

第五节　脊柱外科手术术前影像学规划

脊柱解剖结构复杂，个体差异大，尤其遇到严重退变、畸形或复杂损伤的患者，使用常规 X 线、CT 及 MRI 时，需要较强的空间想象能力才能理解局部解剖特点。大量研究已证实，利用术前影像学资料进行手术规划可以加强术者对疾病的认识、缩短手术时间、减少手术出血。以下主要介绍北京积水潭医院脊柱外科在相关领域所做的工作。

一、多平面重组及三维重建

利用术前 CT 进行多平面重组（multi-planar reformation，MPR）及三维重建是目前脊柱外科广泛应用的技术。影像科常规将横断位片调整至平行椎间隙的水平，有利于观察椎间盘水平突出及狭窄。临床工作中，还可以使用各种不同的切面来观察，如椎间孔的切线位观察椎管狭窄情况，沿椎体后缘的弧面重建观察椎管内神经根分布，沿神经根走行做弧形切面观察指定节段神经根在椎管内及椎管外的连续图像等。影像科常规给出的三维重建图像也有一些不足：①图像数量较少，观察角度有限；②只能观察整体外观，不能提供局部细节的拆分；③通常不提供周围软组织重建（除了做相关血管 CTA），对血管、脏器、神经与骨性结构的空间位置关系缺乏直观认识。北京积水潭医院脊柱外科在手术前除了使用院内 PACS 系统进行常规阅片，还会采集患者 CT 的 DICOM 数据，导入软件进行图像处理，若有需要，还可以使用相关软件进行渲染使图像更为逼真。以下为部分患者资料。

图 1-5-1 为一例腰椎间盘突出症的患者。患者 $L_4 \sim L_5$ 椎间盘突出（图 1-5-1A，图 1-5-1B），但患者有 L_5 及 S_1 双根受累表现。在 L_5 椎体中段水平，可显示两组神经根（图 1-5-1C）。考虑患者存在 S_1 神经根早发的情况，因此采用沿神经根走行进行冠状位的曲面重建（图 1-5-1D），可以显示双侧 S_1 神经根在 $L_4 \sim L_5$

椎间盘下缘水平即已发出,突出的椎间盘位于 L_5 神经根的"腋下",S_1 神经根的"肩上",故导致双根症状,解释了临床症状。

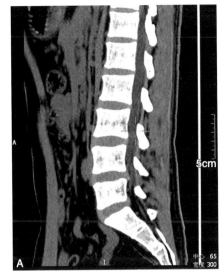
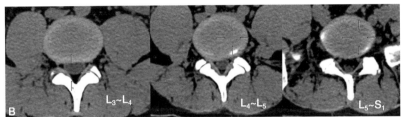
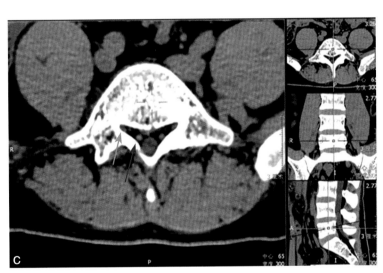
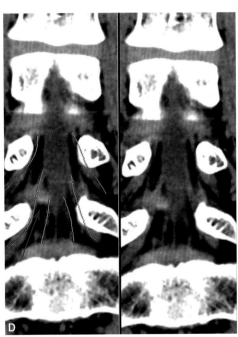

图 1-5-1 腰椎间盘突出症患者的影像学表现

A、B. L_4~L_5 椎间盘突出;C. 黄色箭头所示为 L_5 神经根,红色箭头所示为 S_1 神经根;D. 沿神经根走行进行冠状位的曲面重建(白线所示为双侧 L_4、L_5 及 S_1 神经根的走行,红色箭头所示为突出的 L_4~L_5 椎间盘)。

　　图 1-5-2 为一例腰椎先天畸形合并椎管狭窄的患者。患者 L_5 部分椎板缺失,右侧 L_4、L_5 及 S_1 共同构成了一个大的关节突关节。在平扫 CT 上难以分辨局部解剖结构,三维重建能够清晰观察局部形态。为了了解内部关节突关节的构成,去除了部分 L_4 椎板下缘,即可显示深部 L_5 及 S_1 上关节突的情况。同时图中标识了椎弓根钉入点及方向(图 1-5-2)。

　　图 1-5-3 为一例拟行 L_3~L_4、L_4~L_5 斜外侧椎体间融合术(oblique lateral interbodyfusion,OLIF)手术的患者。在术前 CT 上勾勒出肾脏、输尿管、腰大肌、腹主动脉、下腔静脉及节段血管的轮廓并进行三维重建。由于腹膜后脂肪有良好的对比效果,肾脏、大血管、输尿管等结构的轮廓从平扫 CT 即可获得,无须行增强 CT 或 CTA。重建之后即可观察手术入路周围的结构。L_4~L_5 水平血管已分叉,左侧肾静脉中

段有一异常的静脉分支,与输尿管伴行,走行于腰大肌前方(图 1-5-3)。术者充分了解入路存在的异常,术中可以更好地规避风险。

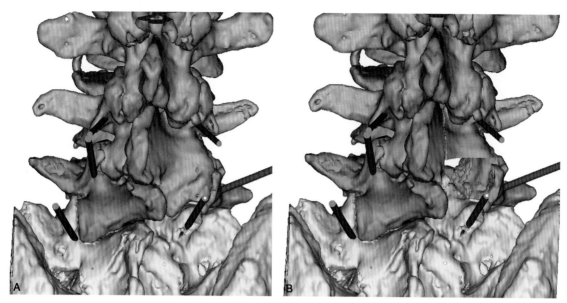

图 1-5-2 腰椎先天畸形合并椎管狭窄患者的三维重建影像
A. 三维重建影像能够清晰观察局部形态;B. 椎弓根钉入点及方向。

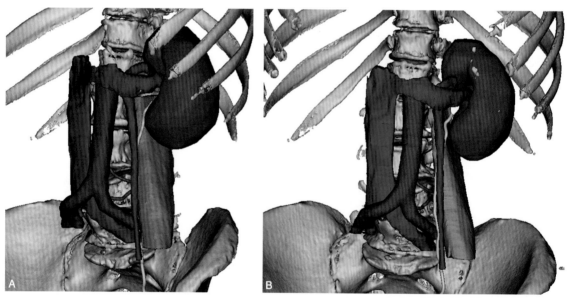

图 1-5-3 拟行 $L_3 \sim L_4$、$L_4 \sim L_5$ 节段 OLIF 患者的三维重建影像
$L_4 \sim L_5$ 水平血管已分叉,左侧肾静脉中段有一异常的静脉分支,与输尿管伴行,走行于腰大肌前方。

图 1-5-4 为一例 $L_5 \sim S_1$ 峡部裂拟行减压内固定手术的患者。在术前 CT 上将椎板与椎体进行分割,同时勾画出硬膜囊及神经根的走行,分别进行建模,最后在软件中进行渲染,可以显示重建后骨性结构的形态,去除椎板后硬膜囊及神经根的形态(图 1-5-4)。大部分患者的硬膜囊及神经根形态可以通过平扫 CT 逐层勾勒外形提取,并不都需要进行 MRI 神经成像,可节约患者花费,也可减少术前检查时间。

图 1-5-5 为一例 $C_5 \sim C_6$ 节段间盘突出合并椎管狭窄患者。C_5 及 C_6 椎体后缘均可见骨赘。术前重建颈椎骨性结构的形态后去除后方椎板,可从椎管内视野观察后缘骨赘位置及椎间孔狭窄情况(图 1-5-5)。

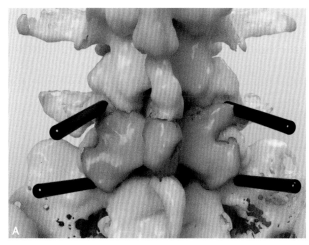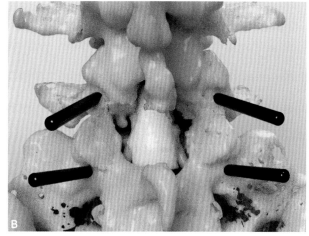

图 1-5-4 L₅~S₁ 峡部裂拟行减压内固定手术患者的三维重建影像

重建后骨性结构的形态以及去除椎板之后硬膜囊及神经根的形态。

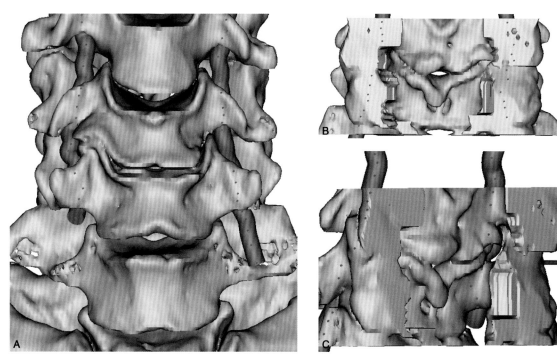

图 1-5-5 C₅~C₆ 节段间盘突出合并椎管狭窄患者的三维重建影像

术前重建颈椎骨性结构的形态后去除后方椎板,可从椎管内的视野观察后缘骨赘的位置以及椎间孔狭窄的情况,橙色部分为模拟的椎动脉。

二、内置物规划

脊柱内固定技术是每位脊柱医师都应当掌握的技术,已经有大量关于内固定物置入位置、方法及强度的研究。由于脊柱解剖结构存在较大的个体差异,通过经验归纳总结的内固定置入方法不可避免地在特殊情况下会出现错误。基于患者 CT 构建出的骨骼形态是确定且已知的,可以依据实际需求设计内置物的入点、方向、长度及直径。

以最为常见的腰椎椎弓根螺钉为例,图 1-5-6 为一例拟行 L₄~L₅ 减压内固定手术的患者。依据术前横断位、矢状位及冠状位设计直径 6mm 的螺钉,确认螺钉位于椎弓根中心并测量长度(图 1-5-6A)。之后,就可以在三维视图上显示椎弓根钉的入点和方向(图 1-5-6B)。由于该患者的椎体存在一定程度的旋转,预期术中透视片不会完全对称,可以模拟出置钉后的螺钉大致位置,供术中透视后对比参考(图 1-5-6C)。

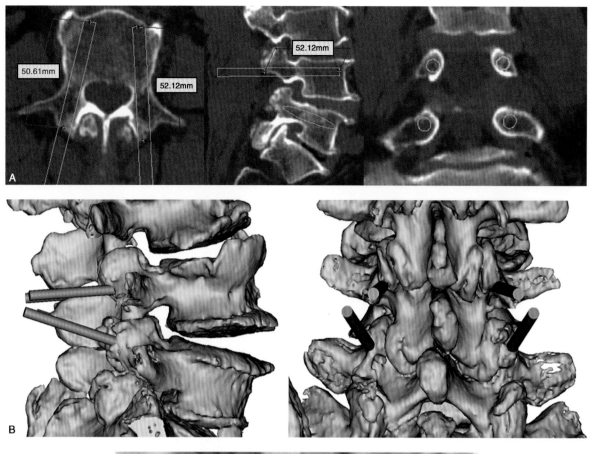

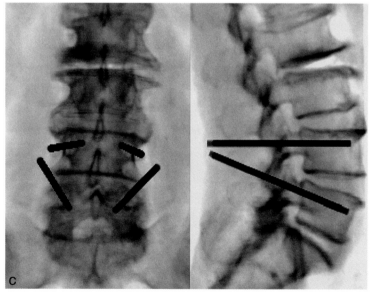

图 1-5-6　拟行 $L_4 \sim L_5$ 节段减压内固定手术患者的内置物模拟方案

A. 测量螺钉长度；B. 在三维视图上显示椎弓根钉的入点和方向；C. 模拟置钉后的螺钉大致位置。

图 1-5-7 是一例拟行寰枢椎后路内固定患者。C_2 椎弓根螺钉通道较细且左侧外展角较大术中受到肌肉阻挡不易实现，故对 C_2 椎体设计了椎弓根钉和椎板钉两套方案。椎板螺钉因角度特殊，术中即便透视后也不易确认位置是否理想，此时可参照模拟的术后螺钉位置，真实透视图像与模拟图一致，则认为螺钉位置满意（图 1-5-7）。

现阶段计算机导航和手术机器人越来越多地用于临床手术，这些技术可以实时显示解剖位置，甚至可以完成术中可视化置钉，那么术前规划是否还重要？回答是肯定的。给定的单个椎体，只要内置物在骨性结构内且不损伤神经,都是合理的(图 1-5-8A)。但是放在整体螺钉序列内,过于不一致的设计会导致安装连杆困难,甚至在强行安装连杆的过程中引起椎体旋转(图 1-5-8B)。在长节段内固定手术中,一侧的术者使用计算机导航先置入所有螺钉后再由另一侧的术者置钉,两位术者都依照单个椎体的个人偏好方案置钉而没有顾及整体序列,就容易出现这种情况。术前规划不能取代计算机导航和手术机器人的功能,但是能起到一定的辅助作用。

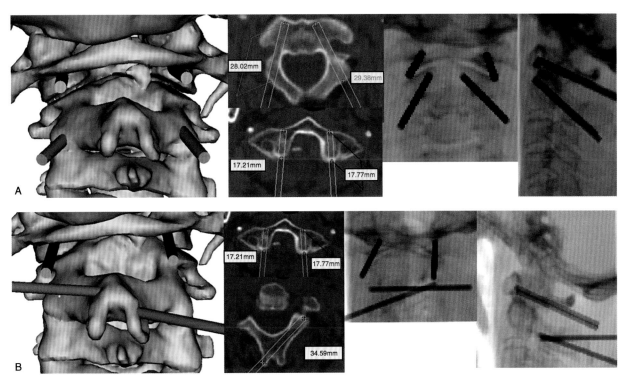

图 1-5-7 拟行寰枢椎后路内固定患者的内置物模拟方案
A. 椎弓根钉方案;B. 椎板钉方案。

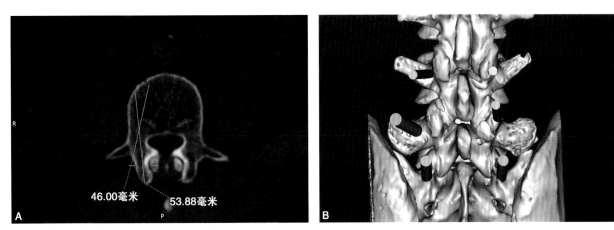

图 1-5-8 螺钉三维重建
A. 不同的置钉通道;B. 螺钉序列不一致,安装连杆困难。

三、手术步骤模拟

理想的外科医师,应对手术患者的解剖结构及手术步骤了然于胸。但是现今的医疗工作节奏变快,工作量大幅增加,很多既往的复杂手术向日间手术发展,给术者提出了难题。北京积水潭医院脊柱外科使用术前影像学资料进行手术步骤模拟可以很好地解决这个问题。利用患者的影像资料重建术区模型，之后在电脑上依次进行手术步骤操作并截图，术前上传至手术室电脑，手术过程中术者就可以在手术室大屏幕上观看该患者的手术步骤演示。不但要"看着解剖书做手术"，还要"看着这个患者的解剖书做手术"，甚至"看着这个患者的手术图谱做手术"。

图 1-5-9 展示了腰椎减压内固定手术患者置钉后、切除部分椎板及下关节突后、切除上关节突及部分黄韧带显露硬膜囊、神经根及突出间盘后的模拟手术效果图。手术需要切除的范围，切除后可见的深层组织均一目了然。

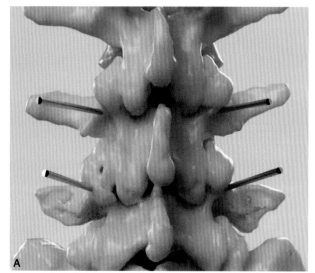
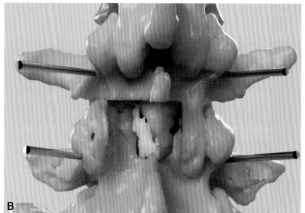
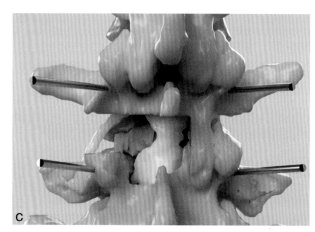

图 1-5-9 腰椎减压内固定模拟手术效果图

A. 腰椎减压内固定手术患者置钉后；B. 切除部分椎板及下关节突后；C. 切除上关节突及部分黄韧带显露硬膜囊、神经根及突出间盘后。

图 1-5-10 展示了颈后路棘突纵割式椎管扩大人工骨桥成形术（spinous process splitting laminoplasty using coralline hydroxyapatite，SLAC）的模拟手术过程。首先切除 C_3 椎板及 C_7 部分椎板，之后使用线锯纵劈 $C_4 \sim C_6$ 棘突（图 1-5-10A）。在双侧椎板与侧块关节交界处磨制侧沟，向双侧掰开椎板，植入人工骨（图 1-5-10B）。另外，还能模拟钉皮及放置引流管后的形态并模拟术后 X 线（图 1-5-10C）。

图 1-5-11 展示的是 1 例 L_4 退行性滑脱的患者，L_5 的上关节突与 L_4 神经根关系密切（图 1-5-11A）。滑脱复位过程中 L_5 上关节突与 L_4 神经根发生相对运动，通过增加椎间隙的高度间接减压是否可使 L_4 神经根避免 L_5 上关节突的压迫。经过模拟复位后发现，复位后 L_5 上关节突与 L_4 神经根的关系依然很密切，该患者需直接减压，切除 L_5 上关节突（图 1-5-11B）。

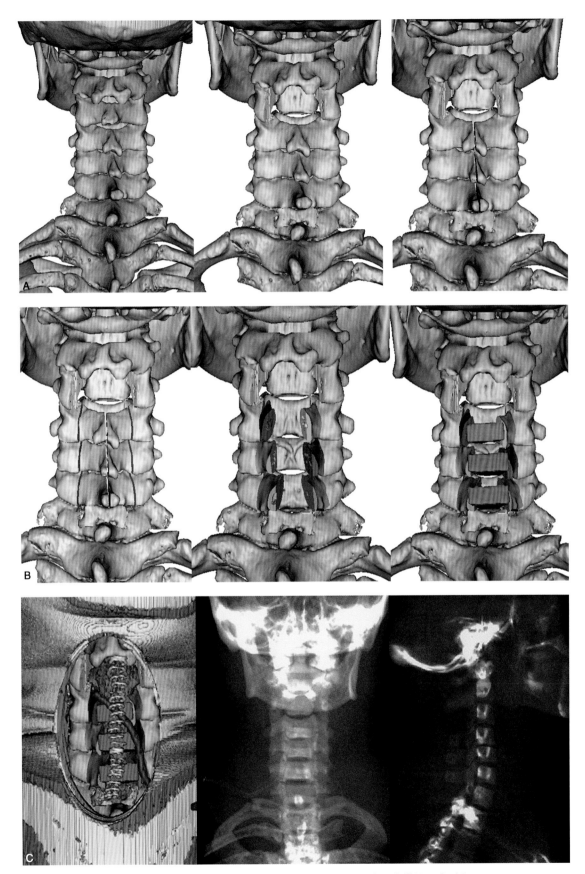

图 1-5-10 颈后路棘突纵割式椎管扩大人工骨桥成形术模拟手术过程

A. 切除椎板, 纵劈棘突; B. 植入人工骨; C. 钉皮及放置引流管后形态并模拟术后 X 线。

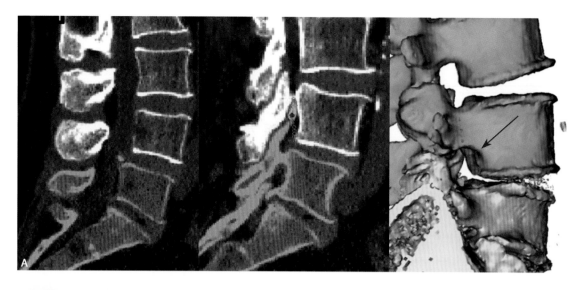

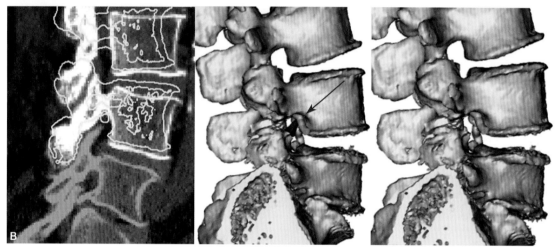

图 1-5-11　L₄退行性滑脱术前手术模拟

A. 红箭头所示为受挤压的 L₄神经根；B. 红箭头所示为 L₄神经根, 深红色部分为需要切除的 L₅上关节突尖部。

图 1-5-12 展示的是一例齿突小骨合并寰枢椎不稳定的患者。手术前需设计螺钉通道来确定采用寰枢椎后路经关节螺钉固定(Magerl 手术)还是 C₁侧块螺钉加 C₂椎弓根钉固定(Harms 手术)。后路经关节螺钉在 C₁的部分是否有充足的骨量, 需要模拟出 C₁复位后的位置再行螺钉规划。采用患者术前的过伸位 X 线作为背景(过伸位 X 线中患者 C₁复位的位置是术中一定能够实现的位置), 用 CT 在 X 线背景上做投影, 调整 C₂与 C₁的相对位置, 直至 C₁和颅底部分, 以及 C₂和下颈椎部分的投影基本与 X 线上相应部分重合(图 1-5-12A)。此时, 再返回 CT 上观测螺钉通道, 发现在脱位情况下使用 Magerl 手术固定牢固, 复位后 C₁部分固定不确切(图 1-5-12B)。该患者最终行 Harms 手术。

四、穿刺路径规划

微创手术穿刺路径规划是术前设计很重要的一部分, 准确的定位可以减少手术中穿刺次数。

图 1-5-13 展示的是一例拟行椎体成形术的患者。在横断位 CT 上规划了单侧及双侧的穿刺通道, 测量穿刺点距离中线的距离及穿刺角度, 同时模拟出穿刺通道与皮肤交点的位置及接触到骨面的位置(图 1-5-13A)。实际穿刺过程中, 体表位置与接触到骨面时穿刺针的位置若与设计的 X 线位置相符, 则穿刺通路是正确的(图 1-5-13B)。

图 1-5-14 展示的是一例拟行 L₄～L₅椎间孔镜下间盘切除术的患者。首先我们使用 CT 做骨性结构、神经、硬膜囊、间盘、黄韧带的建模, 并设计穿刺通道, 确认其目标区域为突出的间盘(图 1-5-14A)。

建立神经、硬膜及间盘的模型后，可以在虚拟的 X 线中将其显示出来，术中对照实际透视结果，提示神经的位置（图 1-5-14B）。设计好通道后可以使用布尔运算的功能，模拟关节突成形后效果（图 1-5-14C）。

五、截骨矫形规划

Surgimap 是一款免费软件，具有图像处理、数据测量及手术模拟等多种功能，可以较为便捷地测量多种脊柱参数并且模拟多种截骨效果。

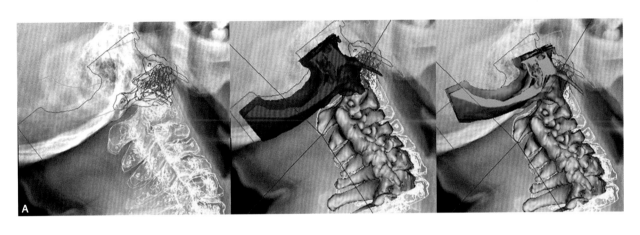

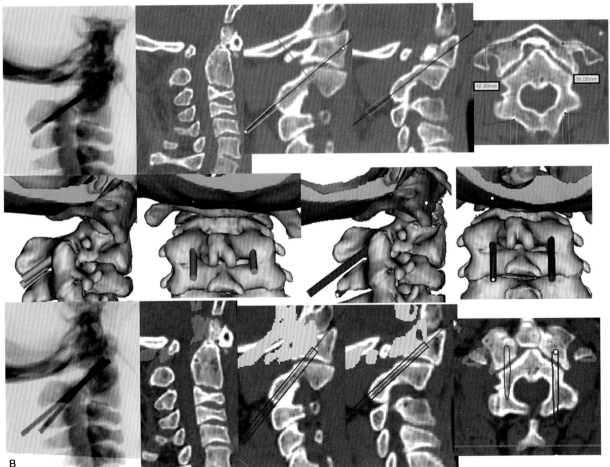

图 1-5-12　齿突小骨合并寰枢椎不稳定患者术前手术模拟

A. C_1 和颅底部分，以及 C_2 和下颈椎部分的投影基本与 X 线上相应部分重合；B. 最下面一行中黄色部分为模拟复位后 C_1 的位置。

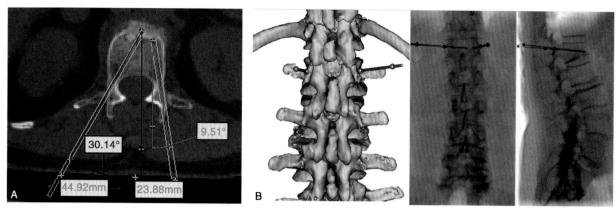

图 1-5-13 拟行椎体成形术患者的穿刺路径模拟

A. 测量穿刺点距离中线的距离及穿刺角度,模拟穿刺通道与皮肤交点的位置及接触到骨面的位置;B. 显示穿刺通路正确。

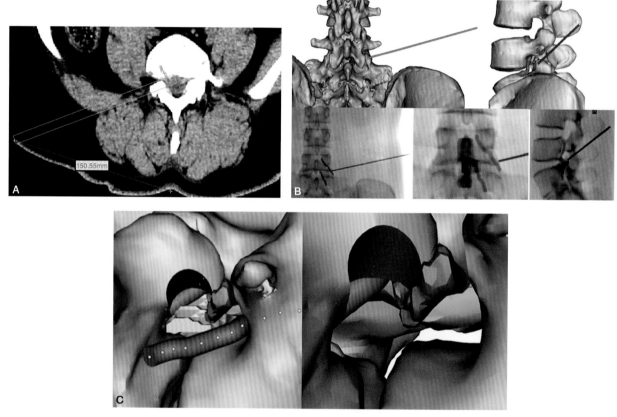

图 1-5-14 拟行 $L_4 \sim L_5$ 椎间孔镜下间盘切除术患者的穿刺路径模拟

A. 建模并设计穿刺通道,确认其目标区域为突出的间盘;B. 在虚拟的 X 线中显示神经;C. 橙色是 L_4 及 L_5 神经根,白色是突出间盘,黄色是黄韧带,蓝色是硬膜囊。

图 1-5-15 展示的是一例胸腰段后凸畸形的患者,拟行胸腰段截骨矫形术。同时采用 Mimics 及 Surgimap 模拟了截骨矫形的术后效果。不同点在于 Surgimap 基于站立位全长片,Mimics 基于卧位 CT,两者模拟出的全长 X 线存在一定差异。Surgimap 模拟手术截骨效果更为便捷,但细节部分在全长片上难以辨识。Mimics 基于 CT 可以很好地设计截骨平面、规划手术步骤、模拟闭合效果,对实际手术过程更具指导意义。

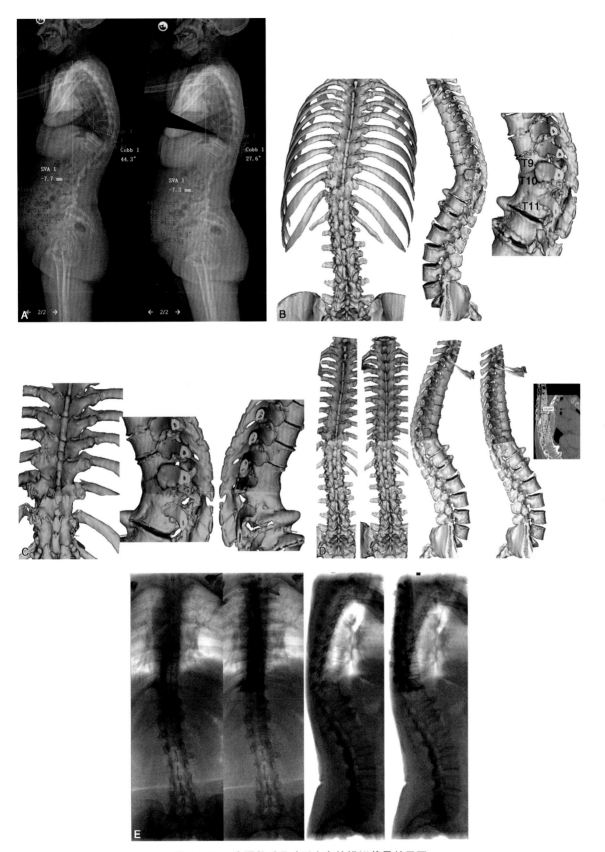

图 1-5-15 胸腰段后凸畸形患者的模拟截骨效果图

A. Surgimap 测量及模拟截骨效果图；B～E. Mimics 软件模拟的截骨效果图。

（张宁）

第六节 计算机导航辅助脊柱外科手术

脊柱外科手术部位深在,脊柱结构复杂、毗邻重要神经及血管,且脊柱发育变异、畸形或退变常见,因此如何提高脊柱外科手术安全性和精准性一直是临床关注的重要问题。自 1995 年计算机导航技术应用于脊柱外科手术,显著提高了脊柱外科手术的置钉精确性,降低了术中辐射剂量,并明显提高了脊柱微创手术的安全性。近年来,随着"精准医疗"概念的兴起,作为骨科精准医疗重要应用的脊柱外科导航技术也随着立体定向、图像配准、机器人及计算机技术等的不断发展而日益成熟。

为促进计算机导航技术规范化应用和推广,2016 年,中华医学会骨科学分会牵头制定了《计算机导航辅助脊柱外科手术指南》,并发表于《中华骨科杂志》;2018 年,《计算机导航辅助脊柱外科手术国际指南》由 CAOS-I 学会发布。本文以这两个指南为主要依据撰写。本文针对基于术中 CT 影像自动配准的导航手术制定。由于基于术前 CT 的导航技术的精确性高度依赖术中点 / 面匹配配准,操作复杂且精确性低,已逐渐被基于术中 CT 的导航技术取代,在此不再赘述。

一、适用人群

适用人群是参与计算机导航脊柱外科手术的医师、技师及护士等人员。

二、流行病学

采用传统手术技术与采用计算机导航辅助脊柱外科手术的精确度情况见表 1-6-1。研究结果显示:计算机导航辅助脊柱外科手术可显著降低术中医师和患者的辐射剂量,并提高脊柱外科微创手术的精确度及安全性。

表 1-6-1 采用传统手术技术与采用计算机导航辅助脊柱外科手术的精确度情况

分类	精确度 /%
传统手术技术	80.4～86.6
导航方式	
透视二维导航	81.0～92.0
透视三维导航	93.4～93.7
CT 导航	90.8～94.4

三、定义

(一)计算机导航技术

计算机导航技术(computer-assisted navigation technique)指融合现代计算机、立体定位和医学影像技术等的一种外科手术辅助技术,通过在医学图像上实时展示手术工具与患者的相对位置,引导手术医师进行精确的手术规划和操作。

(二)红外线光学导航系统

红外线光学导航系统(infrared optical navigation system)指采用红外线立体定位技术的光学导航系统,是目前脊柱外科计算机导航技术中应用最广泛的系统,分为:①主动红外线光学导航系统(active infrared navigation system),指红外线发光二极管安装在各个示踪器和智能手术器械的导航系统,其发射的红外线信号由位置传感器接收后传至导航工作站进行处理;②被动红外线光学导航系统(passive infrared navigation system),指红外线被动反射球安装在各个示踪器和智能手术器械上,红外线发射装置安装在位置传感器上的导航系统,位置传感器发射的红外线被反射球反射后再折返至位置传感器,由位置传感器接收后传至导航工作站进行处理。

(三)示踪器

示踪器(tracker)指在手术过程中通过发射或反射红外线信息至位置传感器,用于追踪坐标信息的器械。包括追踪患者位置的示踪器,追踪电动 C 臂 X 线机(以下简称 C 臂)位置的示踪器和追踪工具位置的示踪器等。

(四)智能手术器械

智能手术器械(smart tool)指安装有示踪器的手术器械,可在导航图像中显示手术器械与患者的相对位置。

（五）位置传感器

位置传感器（camera）指将通过跟踪示踪器发射或反射的红外线信号传输至导航工作站，确定相应坐标信息的硬件。

（六）配准

配准（registration）指通过一定算法在术中解剖结构的实际坐标系与导航影像的虚拟坐标系间寻找匹配关系的过程。

（七）术中即时三维图像导航

术中即时三维图像导航（intraoperative real-time three-dimensional fluoroscopy-based navigation）即基于术中 CT 自动配准的导航。在手术过程中，校准良好的导航设备，可以追踪 C 臂等采集术中 CT 图像时的位置，从而建立图像与患者的位置关系。

（八）图像偏移

图像偏移（image drift）又称图像漂移，指由各种原因导致的图像位置与实际位置不符，精确性降低。

（九）计算机导航辅助微创脊柱外科手术

计算机导航辅助微创脊柱外科手术（computer assisted minimal invasive spine surgery，CAMISS），指将计算机导航辅助外科技术与微创脊柱外科技术相结合的手术方法，能保障微切口手术在精确安全的条件下实施。

四、计算机导航辅助脊柱外科手术适应证

计算机导航辅助技术适用大部分脊柱外科手术领域，包括脊柱创伤性疾病、退行性疾病、脊柱畸形、脊柱肿瘤及脊柱感染性疾病等，主要作用是提高内固定置入的精准性及明确病灶范围。在骨性解剖标志不明确或骨性解剖变异、畸形的情况下，计算机导航辅助技术更能显现其优越性。尤其适用于脊柱微创手术及脊柱翻修手术。

五、计算机导航辅助脊柱外科手术禁忌证

1. 不能接受术中射线辐射。
2. 示踪器安放位置无法满足手术要求。
3. 无法获得满足手术要求的图像质量。

六、学习曲线

计算机导航是一项手术辅助技术，使用该技术需要通过一定量的训练，并掌握其要领，才能真正掌握该技术。在使用计算机导航初期，手术时间及置钉准确性会受到学习曲线的影响，经过一段时间的积累，术者熟练掌握后可缩短手术时间并提高置钉准确性。

七、计算机导航设备与患者的摆放位置

最核心的要求是保障位置传感器与示踪器之间没有遮挡，根据具体手术灵活安排。一般而言，位置传感器置于手术床头侧（或尾侧），位置高于并朝向术野；仔细安排设备位置，以满足各种设备，如电生理监护、自体血回输的摆放要求。典型导航设备与患者的摆放见图 1-6-1。

八、计算机导航辅助脊柱外科手术操作流程

（一）术前设计

基于术中 CT 的导航通常无须术前设计。复杂手术可使用导航系统术前设计螺钉、截骨或肿瘤切除范围，术中通过图像融合，将术前设计与术中 CT 结合使用。

1. CT 图像采集导入　将术前薄层 CT 的 DICOM 格式数据，经移动存储或网络连接导入计算机导航系统。

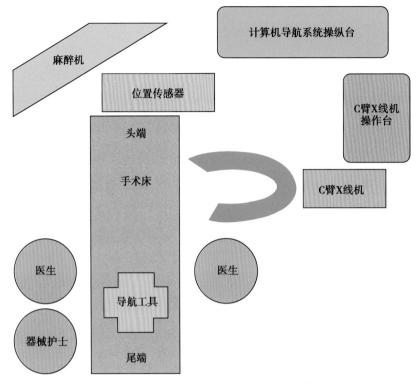

图 1-6-1　典型导航手术中的设备摆放示意图

2. 预览图像　在导航软件中点击进入"图像预览"界面,检查图像的标记顺序和图像所示患者位置方向之间是否匹配。

3. 载入图像　当图像被选中并按顺序排列后,将图像载入患者记录中,并自动进行冠状位、矢状位重建。

4. 手术设计　按手术目的,通过软件设计截骨部位、病灶切除或减压范围、虚拟螺钉置入位置、长度和直径等。

（二）术中操作

1. 患者体位　患者体位同传统手术,根据手术具体部位采取俯卧位、仰卧位或侧位。

2. 系统连接

（1）安装患者示踪器:夹钳是连接骨骼和患者示踪器的固定装置。选择合适形状的夹钳,一端在体内固定到显露的棘突上,另一端在体外连接患者示踪器。通常选择上固定椎近端邻椎的棘突。部分颈椎手术可将示踪器固定于 Mayfield 头架;腰骶部手术可将示踪器固定于髂嵴。拧紧两端的螺栓,安装牢固,并将患者示踪器开关打开。患者示踪器尽量不妨碍术者操作且不易被术者或助手遮挡。需要注意的是,皮肤牵扯可能造成夹钳轻微位移,故夹钳不应紧挨皮肤。

（2）调整位置传感器位置,面向术野和患者示踪器。

（3）注册并校准导航工具(指点器、尖锥、开路器),打开工具开关,打开注册校准工具开关,将工具尖端对准注册校准工具的校准靶心,依次对每一件导航工具进行注册和校准。非智能工具可使用通用示踪器,通过通用注册台进行注册和校准。

（4）注册 C 臂示踪器,使用网线连接导航系统和 C 臂。

（5）将 C 臂示踪器、患者示踪器及智能工具安放到最佳可视位置——三者之间无障碍物遮挡,三者均显示于导航系统图像显示器的中心区域,患者示踪器与位置传感器相距 1～1.5m。患者示踪器必须牢固固定,避免术中移动。

3. 图像采集和注册　在计算机操作界面选择需扫描的部位、患者体位和 C 臂位置。按照计算机操作界面的提示手动旋转 C 臂,确定扫描结束位置和扫描起始位置,踩住足踏开关开始三维扫描。C 臂自动连续旋转 190°采集 100 幅 X 线图像并自动重建 CT 图像。C 臂旋转采集过程耗时 1～2 分钟。图像传输至导航系统，系统自动配准。胸椎手术扫描过程中可按需减小潮气量甚至暂停呼吸。

4. 置钉 / 减压操作

（1）将导航工具移入导航区域并按任意键激活工具，在 CT 图像上即出现导航工具。通常显示以该导航工具为基准的三个正交切面的重建 CT 图像。此过程可重复进行。

（2）根据骨性标志点粗略估计入钉点，将导航工具尖端放置于入钉点附近，在 CT 图像上确定入钉点位置，使用尖锥刺破入钉点处的骨皮质。如果入钉点处陡峭，使用磨钻或咬骨钳处理平整后，再用尖锥刺破骨皮质。

（3）将开路器尖端放置在入钉点处，在矢状位和横断位图像上选择钉道，按照确定好的角度，使用开路器进行钻孔。开路器前进过程中，可随时停顿和调整。在重建图像上确认钉道位置是否合适，并使用导航软件测量螺钉直径和长度。

（4）用椎弓根探子探查孔壁无误后，将合适的螺钉拧入钉道，之前可用丝攻攻丝。

（5）待置钉完毕后，透视确认置钉效果，视病情需要行椎板减压和融合术。

除部分老旧型号外，大部分导航系统在该阶段允许移动位置示踪器、升降床等操作，以便实时调整可视范围，以应对复杂情况。

根据手术需要，截骨术或肿瘤病灶切除术，可将术前 CT 或 MRI 与术中影像融合，进行导航操作。

九、计算机导航辅助脊柱外科手术的优势

与传统切开技术相比，脊柱外科计算机导航辅助技术可以提高椎弓根螺钉等内置物置入的准确性，并降低对医护人员的电离辐射剂量；熟练掌握后使用，并未增加出血量和延长手术时间。在脊柱微创、翻修、畸形及胸椎手术中，计算机辅助导航技术更具有优势。

十、注意事项及推荐解决方案

（一）手术医师基本要求

应用计算机导航辅助脊柱外科手术的医师需有传统手术经验，术中应具有相关解剖知识判断导航系统是否准确，并在导航系统出现硬件或软件故障无法继续使用时有能力转为传统手术。

（二）手术台基本要求

手术台应能透过 X 线，推荐使用全碳素手术台，避免金属伪影对手术操作产生影响。此外，手术台底座不应妨碍术中影像设备采集术中图像。

（三）导航系统定期维护

导航系统需要定期校准以保持精准稳定的自动配准。C 臂示踪器需牢固固定，若拆下再安装则必须重新校准。另外，数据线、电池、导航工具等也应定期维护。

（四）图像偏移

手术医师应具备判断导航图像有无偏移的能力。具体做法是当怀疑存在图像偏移时，选择明显解剖标志点，如棘突顶点、关节突关节或横突根部进行验证，若导航准确则可继续使用；否则，需重新采集术中 CT 配准。

常见的图像偏移原因包括以下几点。

1. 患者示踪器与骨骼出现相对位移　误碰触示踪器致其移位是图像偏移最常见的原因。皮肤牵拉等也可能造成示踪器移位。应充分培训术者、助手和护士避免相关情况。鼓励碰触后及时告知术者复核精确性。

2. 示踪器固定的椎体与目标操作椎体之间的相对移动会造成图像偏移　大力操作、减压、截骨、体位变化、呼吸等因素会造成相对移动，可采用临时固定，分段采集图像等方式减小影响，尽量缩小示踪器到目标椎体的距离。及时复核精确性。

3. 导航系统校准失效 导航系统自动配准功能依赖良好的校准,该校准精度会随时间降低,具体原因包括各零部件衔接处的松动(主要是位置传感器和 C 臂示踪器)和刚性部件的微小形变。若反复出现固定方向的图像偏移,则高度提示校准失效。

(五)导航系统硬件或软件故障

导航系统出现故障,需首先联系专业工程师,并在工程师指导下进行初步排查。若故障无法解决,需停止使用导航设备,转为传统手术方式。

常见故障原因:①图像无法传输,检查数据线连接是否牢固;②C 臂扫描失败,检查 C 臂初始和结束位置是否均可被位置传感器探测;③系统拒绝再次扫描,检查 C 臂主机内存是否已满。

精准医疗是医疗领域未来的发展趋势。计算机导航辅助脊柱外科手术是精准医疗的重要组成部分。融合导航技术的骨科手术机器人已逐渐成为计算机辅助脊柱外科手术技术的主流,但计算机导航技术由于其经济性和灵活性,在很多手术中仍然具有很强的应用价值。

(赵经纬)

参 考 文 献

[1] AMIOT L P, LABELLE H, DEGUISE J A, et al. Computer-assisted pedicle screw fixation. A feasibility study[J]. Spine, 1995, 20(10): 1208-1212.

[2] TIAN N F, XU H Z. Image-guided pedicle screw insertion accuracy: a meta-analysis[J]. Int Orthop, 2009, 33(4): 895-903.

[3] VERMA R, KRISHAN S, HAENDLMAYER K, et al. Functional outcome of computer-assisted spinal pedicle screw placement: a systematic review and meta-analysis of 23 studies including 5,992 pedicle screws[J]. Eur Spine J, 2010, 19(3): 370-375.

[4] TIAN N F, HUANG Q S, ZHOU P, et al. Pedicle screw insertion accuracy with different assisted methods: a systematic review and meta-analysis of comparative studies[J]. Eur Spine J, 2011, 20(6): 846-859.

[5] SHIN B J, JAMES A R, NJOKU I U, et al. Pedicle screw navigation: a systematic review and meta-analysis of perforation risk for computer-navigated versus freehand insertion[J]. J Neurosurg Spine, 2012, 17(2): 113-122.

[6] GELALIS I D, PASCHOS N K, PAKOS E E, et al. Accuracy of pedicle screw placement: a systematic review of prospective in vivo studies comparing free hand, fluoroscopy guidance and navigation techniques[J]. Eur Spine J, 2012, 21(2): 247-255.

[7] HELM P A, TEICHMAN R, HARTMANN S L, et al. Spinal navigation and imaging: history, trends, and future[J]. IEEE Trans Med Imaging, 2015, 34(8): 1738-1746.

[8] GEBHARD F T, KRAUS M D, SCHNEIDER E, et al. Does computer-assist-ed spine surgery reduce intraoperative radiation doses?[J]. Spine, 2006, 31(17): 2024-2027.

[9] KRAUS M D, KRISCHAK G, KEPPLER P, et al. Can computer-assisted surgery reduce the effective dose for spinal fusion and sacroiliac screw insertion?[J]. Clin Orthop Relat Res, 2010, 468(9): 2419-2429.

[10] BANDELA J R, JACOB R P, ARREOLA M, et al. Use of CT-based intraoperative spinal navigation: management of radiation exposure to operator, staff, and patients[J]. World Neurosurg, 2013, 79(2): 390-394.

[11] SMITH H E, WELSCH M D, SASSO R C, et al. Comparison of radiation exposure in lumbar pedicle screw placement with fluoroscopy vs computer-assisted image guidance with intraoperative three-dimensional imaging[J]. J Spinal Cord Med, 2008, 31(5): 532-537.

[12] KIM C W, LEE Y P, TAYLOR W, et al. Use of navigation-assisted fluoroscopy to decrease radiation exposure during minimally invasive spine surgery[J]. Spine J, 2008, 8(4): 584-590.

[13] WU J, MAO J B, KONG X Y, et al. Contrast analysis of the radiation between navigation and fluoroscopy in the operating room[J]. Journal of Medical Imaging, 2013, 23(10): 1631-1634.

[14] VILLARD J, RYANG Y M, DEMETRIADES A K, et al. Radiation exposure to the surgeon and the patient during posterior lumbar spinal instrumentation: a prospective randomized comparison of navigated versus non-navigated freehand techniques [J]. Spine, 2014, 39(13): 1004-1009.

[15] YU E, KHAN S N. Does less invasive spine surgery result in increased radiation exposure? A systematic review[J]. Clin Orthop Relat Res, 2014, 472(6): 1738-1748.

［16］ KLINGLER J H, SIRCAR R, SCHEIWE C, et al. Comparative study of C-arms for intraoperative 3-dimensional imaging and navigation in minimally invasive spine surgery part Ⅱ: radiation exposure[J]. Clin Spine Surg, 2017, 30(6): E669-E676.

［17］ SPETZGER U, VON SCHILLING A, WINKLER G, et al. The past, present and future of minimally invasive spine surgery: a review and speculative outlook[J]. Minim Invasive Ther Allied Technol, 2013, 22(4): 227-241.

［18］ YU X, XU L, BI L Y, et al. Application of spinal navigation with the intra-operative 3D-imaging modality in pedicle screw fixation for congenital spinal deformity or spinal revision[J]. Chinese Journal of Spine and Spinal Cord, 2008, 18(7): 522-525.

［19］ ZOU D, ZHANG K N, REN Y J, et al. Three-dimensional image navigation system-assisted anterior cervical screw fixation for treatment of acute odontoid fracture[J]. Int J Clin Exp Med, 2014, 7(11): 4332-4336.

［20］ HOTT J S, PAPADOPOULOS S M, THEODORE N, et al. Intraoperative Iso-C C-arm navigation in cervical spinal surgery: review of the first 52 cases[J]. Spine, 2004, 29(24): 2856-2860.

［21］ LEE H Y, LEE S H, SON H K, et al. Comparison of multilevel oblique corpectomy with and without image guided navigation for multi-segmental cervical spondylotic myelopathy[J]. Comput Aided Surg, 2011, 16(1): 32-37.

［22］ NAKASHIMA H, SATO K, ANDO T, et al. Comparison of the percutaneous screw placement precision of isocentric C-arm 3-dimensional fluoroscopy-navigated pedicle screw implantation and conventional fluoroscopy method with minimally invasive surgery[J]. J Spinal Disord Tech, 2009, 22(7): 468-472.

［23］ LUO W, ZHANG F, LIU T, et al. Minimally invasive transforaminal lumbar interbody fusion aided with computer-assisted spinal navigation system combined with electromyography monitoring[J]. Chin Med J(Engl), 2012, 125(22): 3947-3951.

［24］ GUPPY K H, CHAKRABARTI I, BANERJEE A. The use of intraoperative navigation for complex upper cervical spine surgery[J]. Neurosurg Focus, 2014, 36(3): E5.

［25］ UGHWANOGHO E, PATEL N M, BALDWIN K D, et al. Computed tomography-guided navigation of thoracic pedicle screws for adolescent idiopathic scoliosis results in more accurate placement and less screw removal[J]. Spine, 2012, 37(8): E473-E478.

［26］ RUF M, WAGNER R, MERK H, et al. Preoperative planning and com-puter assisted surgery in ankylosing spondylitis[J]. Z Orthop Ihre Grenzgeb, 2006, 144(1): 52-57.

［27］ KALFAS I H. Image-guided spinal navigation: application to spinal metastases[J]. Neurosurg Focus, 2001, 11(6): e5.

［28］ ARAND M, HARTWIG E, KINZL L, et al. Spinal navigation in tumor surgery of the thoracic spine: first clinical results[J]. Clin Orthop Relat Res, 2002(399): 211-218.

［29］ MOSES Z B, MAYER R R, STRICKLAND B A, et al. Neuronavigation in minimally invasive spine surgery[J]. Neurosurg Focus, 2013, 35(2): E12.

［30］ RYANG Y M, VILLARD J, OBERMULLER T, et al. Learning curve of 3D fluoroscopy image-guided pedicle screw placement in the thoraco-lumbar spine[J]. Spine J, 2015, 15(3): 467-746.

［31］ WOOD M J, MCMILLEN J. The surgical learning curve and accuracy of minimally invasive lumbar pedicle screw placement using CT based computer-assisted navigation plus continuous electromyography monitoring-a retrospective review of 627 screws in 150 patients[J]. Int J Spine Surg, 2014, 8: 27.

［32］ BAI Y S, ZHANG Y, CHEN Z Q, et al. Learning curve of computer-as-sisted navigation system in spine surgery[J]. Chin Med J(Engl), 2010, 123(21): 2989-2994.

［33］ LAINE T, LUND T, YLIKOSKI M, et al. Accuracy of pedicle screw in-sertion with and without computer assistance: a randomised controlled clinical study in 100 consecutive patients[J]. Eur Spine J, 2000, 9(3): 235-240.

［34］ HOLLY L T, FOLEY K T. Intraoperative spinal navigation[J]. Spine, 2003, 28(15 Suppl): S54-S61.

［35］ MENDELSOHN D, STRELZOW J, DEA N, et al. Patient and surgeon radia-tion exposure during spinal instrumentation using intraoperative computed tomography-based navigation[J]. Spine J, 2016, 16(3): 343-354.

［36］ RAJASEKARAN S, VIDYADHARA S, RAMESH P, et al. Randomized clinical study to compare the accuracy of navigated and non-navigated thoracic pedicle screws in deformity correction surgeries[J]. Spine, 2007, 32(2): E56-E64.

［37］ HÄRTL R, LAM K S, WANG J, et al. Worldwide survey on the use of navigation in spine surgery[J]. World Neurosurg, 2013, 79(1): 162-172.

［38］ LANGOLTZ F, NOLTE L P. Computer-assisted surgery[M]//AEBI M, ARLET V, WEBB JK. AOSpine manual: principles and techniques. New York: Thieme, 2007: 571-587.

第七节 机器人辅助脊柱外科手术

智能、精准、微创治疗是 21 世纪骨科手术发展的主旋律,已成为骨科临床治疗的发展趋势,其中手术机器人是医疗领域"新技术革命"的典型代表,具有高度的战略性、成长性和带动性。机器人辅助脊柱外科手术通过术中实时导航,精准定位,能够以微创方式完成精准手术操作,实现了"高危手术安全化、复杂手术精确化、手术操作智能化"的目标,成为目前研究的热点和发展趋势。

一、脊柱外科手术机器人系统

2004 年,SpineAssist® 是美国食品药品监督管理局(Food and Drug Administration,FDA)批准的首款脊柱外科手术机器人系统(图 1-7-1)。它是基于术前 CT 的小型 6 自由度并联机械臂,可自动沿着规划轨迹定位,然后由医师按照指定通道进行置钉等操作。Renaissance® 是 2011 年出品的第二代脊柱手术机器人系统,它优化的部分主要在于:升级的图像识别算法,以及医师在置入导针前可将入点周围骨质磨平。目前这两款机器人已在全球 40 余国家 / 地区的 250 家医院使用,已完成了 29 000 多例脊柱手术。但这两种机器人都基于术前 X 线或术前 CT,无法实时跟踪术中的位置,可能降低机器人手术的准确性与安全性。Mazor X® 是 2016 年推出的第三代脊柱手术机器人系统。与前两代机器人具有明显不同,它引入了光学导航系统和固定在手术台上的串联式机械臂。可兼容两种配准模式:术前扫描规划和术中扫描规划。理论上具有更高的准确性与安全性,但仍有待于进一步临床验证。

ROSA® 脊柱手术机器人于 2016 年获得美国食品药品监督管理局批准(图 1-7-2)。它利用固定在地面可移动基座上的机械臂和导航传感器,来引导置钉的入点和方向,可使用术前 CT 和术中透视或 CT 图像来辅助椎弓根螺钉置入。将术前与术中影像学数据融合后,医师可基于三维影像进行手术规划。可实时跟踪机械臂和手术器械的位置。

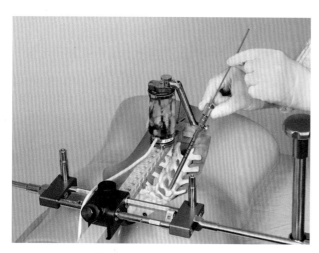

图 1-7-1 SpineAssist 系统

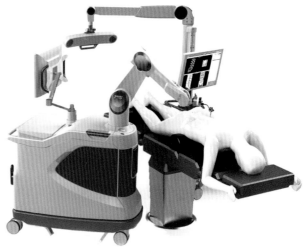

图 1-7-2 ROSA Spine 机器人系统

天玑® 机器人系统是我国自主研发的骨科手术机器人,2016 年获得中国食品药品监督管理局批准(图 1-7-3)。它由移动式 6 自由度串联式机械臂系统、光学跟踪系统和手术规划及导航系统组成,医师基于术中的三维 CT 影像,通过手术规划软件设计螺钉置入的路径。是国际首台通用性骨科手术机器人,可完成脊柱、骨盆、四肢骨折等多种手术,2015 年,北京积水潭医院应用该机器人系统完成了世界首例机器人辅助上颈椎畸形内固定手术,取得了十分满意的手术效果,大大提高了采用传统手术方法风险极高的复杂手术的安全性。

Excelsius GPS® 于 2017 年获得美国食品药品监督管理局批准,用于机器人辅助脊柱手术。它利用影

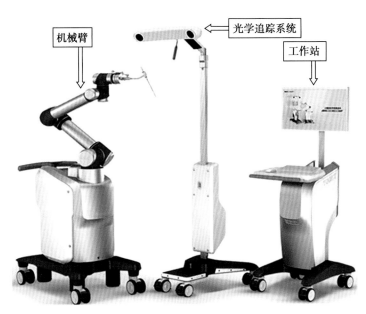

机械臂 光学追踪系统 工作站

图 1-7-3 天玑机器人系统

像学图像(术前 CT、术中 CT 和透视扫描),动态示踪器和定位跟踪系统,实时引导置钉通道的位置。该机器人系统避免了置入导针的步骤,可直接置入螺钉。由于它获得临床应用批准的时间较短,因此对其准确性的临床研究很少。

二、机器人辅助脊柱手术临床应用结果

目前脊柱手术机器人系统主要用于辅助定位及螺钉置入,目前对机器人辅助脊柱手术的应用研究中,研究结果主要包括螺钉准确性、辐射暴露、手术时间和并发症等。

1. 螺钉准确性 大多数研究使用 Gertzbein 与 Robbins 分级标准来评估螺钉置入的准确性,准确性评价指标主要为螺钉位置优秀率(螺钉完全在椎弓根内)和螺钉位置临床可接受率(螺钉完全在椎弓根内或侵袭椎弓根<2mm)。截至目前,大部分研究证实机器人辅助螺钉的精度要高于徒手操作,机器人辅助椎弓根螺钉的准确性为 93.4%～100%,而徒手组为 88.9%～99.2%。此外,融合节段近端螺钉侵袭小关节,将影响邻近节段的载荷能力,从而导致邻近节段加速退变,并最终导致邻椎病变的发生,研究发现机器人辅助可以降低小关节侵袭的发生率。因此,机器人辅助手术不仅可以提高椎弓根螺钉置入的精确性,还可以降低小关节侵袭率。

2. 辐射暴露 手术中的辐射暴露会对患者和骨科医师产生额外的远期风险。与骨科的其他亚专业相比,脊柱外科医师和患者在手术过程中受到的有害电离辐射暴露明显更多。因为 SpineAssist 及 Renaissance 系统使用术前 CT 进行螺钉规划和引导,因此,大部分研究证实可显著降低术中辐射暴露剂量及时间。ROSA 和天玑机器人系统主要依靠术中三维扫描进行螺钉规划,可能导致术中辐射时间增长。但是,Han 等发现与徒手技术相比,机器人组减少了对外科医师的辐射剂量,主要因为外科医师在术中 CT 时可以躲避。因此,机器人是否可以降低术中辐射暴露主要与机器人的图像配准及引导方式有关。

3. 手术时间 机器人手术通常需要更多的术前与术中准备工作,因此手术可能需要更长的时间。大部分研究发现,相较于徒手手术,机器人辅助脊柱手术会延长手术时间,但也有文献发现机器人辅助手术没有增加手术时间,甚至可减少手术时间。这种结果的不一致可能与不同类型手术机器人、医师徒手操作经验、医师对机器人使用熟练程度等相关。由于手术机器人是一项相对较新的技术,随着熟练程度的提高,手术时间应该会逐渐缩短。

4. 术后并发症 由于机器人系统提高了脊柱手术的精度,机器人辅助脊柱手术的并发症发生率可能有所降低。Zhang 研究发现,机器人辅助手术技术有可能降低术后因螺钉位置不良而翻修的风险。此外,

在机器人辅助下微创手术可以更加精准、安全地开展,因此患者出血量、术后疼痛评分都可以得到明显改善。

机器人技术在脊柱外科手术中的应用,虽然目前仍处于早期阶段,主要用于引导内固定置入的操作,但是这些机器人系统已经显示出了巨大的潜力,可以提高手术结果,尤其是在螺钉准确性等方面。未来,需要持续的技术创新,进一步拓展与推广机器人技术在脊柱手术中的应用。

（韩晓光）

参 考 文 献

[1] PECHLIVANIS I, KIRIYANTHAN G, ENGELHARDT M, et al. Percutaneous placement of pedicle screws in the lumbar spine using a bone mounted miniature robotic system: first experiences and accuracy of screw placement[J]. Spine, 2009, 34(4): 392-398.

[2] HYUN S J, KIM K J, JAHNG T A, et al. Minimally invasive robotic versus open fluoroscopic-guided spinal instrumented fusions: a randomized controlled trial[J]. Spine, 2017, 42(6): 353-358.

[3] KHAN A, MEYERS J E, SIASIOS I, et al. Next-generation robotic spine surgery: first report on feasibility, safety, and learning curve[J]. Oper Neurosurg, 2019, 17(1): 61-69.

[4] LEFRANC M, Peltier J. Evaluation of the ROSA Spine robot for minimally invasive surgical procedures[J]. Expert Rev Med Devices, 2016, 13(10): 899-906.

[5] VARDIMAN A B, WALLACE D J, CRAWFORD N R, et al. Pedicle screw accuracy in clinical utilization of minimally invasive navigated robot-assisted spine surgery[J]. J Robot Surg, 2020, 14(3): 409-413.

[6] ZHANG Q, HAN X G, XU Y F, et al. Robotic navigation during spine surgery[J]. Expert Rev Med Devices, 2020, 17(1): 27-32.

[7] HANSEN-ALGENSTAEDT N, CHIU C K, CHAN C Y W, et al. Accuracy and safety of fluoroscopic guided percutaneous pedicle screws in thoracic and lumbosacral spine: a review of 2000 screws[J]. Spine, 2015, 40(17): E954-E963.

[8] KIM H J, CHUN H J, KANG K T, et al. The biomechanical effect of pedicle screws' insertion angle and position on the superior adjacent segment in 1 segment lumbar fusion[J]. Spine, 2012, 37(19): 1637-1644.

第八节　脊柱外科手术加速康复外科理念

一、加速康复外科理念的形成和发展

1997年,丹麦医师 Dr. Kehlet 发现接受胃肠手术的患者经常出现疼痛、恶心、呕吐、神经精神障碍、重要器官功能不全等一系列问题,严重影响了术后康复进程,进而,他首先提出了多模式多学科协作、降低手术应激的理念。经过20余年的发展,这一理念不断丰富,其名称从快速通道外科(fast track surgery, FTS)、加速康复计划(enhanced or rapid recovery program)、加速围手术期管理(enhanced perioperative care, EPOC)等多种命名,现基本统一改称为加速康复外科(enhanced recovery after surgery, ERAS)。目前,ERAS 已成为基于循证临床证据,内容涉及术前、术中、术后等各个围手术期的优化措施,以减少患者生理或心理应激、缩短住院时间、降低再入院风险、促进术后康复、减少手术并发症和降低死亡风险、提高患者满意度为目的,多模式多学科(包含外科、麻醉科、护理及其他学科)共同参与的一门重要学科。

2007年,中国工程院院士、胃肠外科专家黎介寿教授团队首先将 ERAS 理念引入中国,并且逐渐从胃肠外科推广到各个外科专科领域。骨科领域内,关节外科人工关节置换手术的规律性较强,适合率先将 ERAS 理念应用其中,已经取得了良好的效果,可以缩短住院时间、降低住院花费、再入院率、并发症率和死亡率。

二、脊柱外科 ERAS 的发展现状

脊柱外科手术术式繁多,很多手术需要较长时间、较广泛的软组织剥离,有较多的术中出血和术后隐性失血。因此,患者术后应激反应通常较严重,造成全身炎症反应状态和分解代谢状态,进而造成机体液体不平衡、代谢改变、胰岛素抵抗等一系列不良改变。这些改变在大手术之外,额外增高了术后的合并症发生率和死亡率,延长了患者的住院时间。此外,脊柱外科手术以中老年人为主,择期手术居多,因此也更应该参考 ERAS 标准进行治疗。

脊柱外科 ERAS 相关研究仍处于初级阶段,目前尚没有权威性脊柱外科 ERAS 指南发布。这也从侧面表现出脊柱外科 ERAS 相关研究数量、质量仍有欠缺,无法对许多要素点形成共识。现有的多个脊柱外科 ERAS 标准在术前、术中、术后等方面的差异较大。

Tong 等在 2020 年发表的系统综述显示,在纳入的 22 篇较高质量英文文献中,13 篇比较了 ERAS 和传统治疗的效果,比较的不同方面包含住院时间、住院花费、阿片类镇痛药用量、术后疼痛、术中时间、患者满意度、并发症发生率、再住院率等。其中,以住院时间、住院花费、阿片类镇痛药用量这三个指标的研究居多。综合分析,没有任何一项研究表明,按 ERAS 标准治疗的效果比传统方法更差,10 项研究证明其缩短了住院时间,4 项研究证明其降低了住院花费,5 项研究证明其减少了阿片类镇痛药用量。

三、不同手术时期的 ERAS 优化措施

1. 术前 术前 ERAS 措施定义为任何在手术当天之前的干预措施,意义是调整患者身体和心理,使之更适应手术。

(1)患者教育:是术前 ERAS 的重要组成部分。内涵中最重要的一项是,设定真实的手术目标,管理患者对手术和康复的期望。其他教育内容包括,推荐术前营养方案和运动方案,指导疼痛管理方案(术中与术后多模式镇痛、如何疼痛评级、疼痛评分如何指导镇痛药选择),告知 ERAS 构成和施行方法。在形式上,影音、手册、口头告知等都可使用,一些机构使用了 24 小时协助热线用于患者教育,获得了很好效果。良好的术前患者教育可以优化身心功能、减少焦虑、增进医患信任。

(2)合并症评估与全身状况改善:需要择期脊柱手术的患者,经常合并糖尿病、心血管疾病等全身疾病,再加上手术带来的生理应激,会显著增高术中和术后并发症发生率。多个 ERAS 标准建议术前筛查项目包括糖尿病、心血管疾病、肥胖或消瘦、吸烟状况、麻醉药或酒精滥用、贫血、营养状况、睡眠呼吸暂停等。如果出现合并症控制不佳或美国麻醉医师协会(American Society of Anesthesiologists, ASA)分级不符合手术标准,建议推迟手术。多数研究建议术前戒烟和术前针对性锻炼以改善机体功能。

(3)改良术前进食时间表:传统采用的让患者手术前夜开始禁食的方法既缺乏科学依据,又可强化手术应激反应和术后胰岛素抵抗。多个脊柱 ERAS 标准更改了禁食指南,禁食固体食物 6~12 小时,禁食液体 2~8 小时。有证据表明,术前 2 小时进食清液体是安全的。此外,术前 2 小时给予碳水负荷,包括口服和静脉输注碳水液体,也被多个标准推荐,一些研究证明其可以降低术后胰岛素抵抗、减少住院时间。

2. 术中 术中 ERAS 措施定义为任何在手术当天到气管插管拔出和进入麻醉恢复室的干预措施。

(1)预先镇痛:指的是在麻醉诱导之前给予非阿片类镇痛药,研究证明其有降低术后疼痛级别和减少阿片类使用的效果。通常使用药物包括联用对乙酰氨基酚和加巴喷丁,一般在术晨口服,也有在术前夜口服的报道。有研究表明,术前 1 小时给予塞来昔布 200mg、普瑞巴林 75mg、对乙酰氨基酚 500mg、羟考酮缓释剂 10mg 的鸡尾酒方案,可以明显降低术后疼痛,且不增加并发症。但也有研究得出术后疼痛无差别的结果,所以在此方面仍需更多的高质量研究。

(2)术中多模式镇痛:指采用多种作用机制药物,联合术中镇痛。术中多模式镇痛方案繁多,丙泊酚、胺碘酮、右美托咪定、美沙酮、对乙酰氨基酚、局部麻醉药等都被提出可联合使用,达到减少阿片类镇痛药使用和降低术后疼痛的效果。长效作用的局部麻醉药,如布比卡因,可以在术后延长镇痛效果长达 72 小时。

（3）微创手术：可以减少术中软组织侵扰和失血。一些研究证明经椎间孔腰椎椎体间融合术（transforaminal lumbar interbody fusion, TLIF）可以减少住院花费、住院时间和失血量，但仍存在争议。ERAS 标准中，推荐尽量使用小切口、管状工作通道和内镜技术，经皮螺钉置入、可膨胀椎间融合器、显微镜技术和机器人导航技术也被更多采用。

（4）维持内环境稳定：包括控制失血、补液和体温，可以减少术后并发症，促进正常机体功能尽快恢复。减少术中出血可以降低低血压、终末器官损伤、凝血异常、输血相关并发症。氨甲环酸在减少术中出血和围手术期输血方面被证明有效，但其使用剂量仍存在不同观点。术前动脉栓塞高出血风险病灶、自体血贮存式回输、口服补铁等都可以减少术中出血和围手术期输血。维持正常液体容量可以减少术中出血和围手术期输血、促进术后呼吸功能和肠道功能恢复、减少住院时间。方法包括使用血流动力学监测和目标导向补液治疗，目标是做到等容量液体平衡。监测和维持体温可以促进机体功能恢复、降低切口感染风险，方法包括热毯、液体加温、对流加热设备等。

（5）预防深静脉血栓形成：有研究推荐术中使用弹力袜或加压装置、低分子量肝素。术后推荐早期多次下地活动，针对一般性择期手术采用下肢加压装置，针对前后联合入路、创伤、脊髓损伤、肿瘤、高凝状态等情况，加用抗凝血药。

（6）预防感染：有研究推荐患者在术前使用氯己定淋浴或泡浴，以减少细菌负荷。围手术期预防性使用抗生素推荐种类包括头孢呋辛、克林霉素、头孢唑啉、万古霉素等。

（7）预防术后恶心呕吐：术中可使用地塞米松、昂丹司琼、东莨菪碱皮贴等方法预防。术后可静脉使用 10mg 甲氧氯普胺或 4mg 昂丹司琼，如反复出现可加用东莨菪碱皮贴。

（8）尿管和引流管：多个 ERAS 标准强调免除尿管和引流管的好处，建议尽量避免留置，或在术后早期拔除（术后 24～48 小时拔除尿管）。这样既有利于预防泌尿系统感染和切口感染，又可方便患者下地活动。

3. 术后 术后 ERAS 措施定义为患者进入麻醉恢复室及之后的所有干预措施。

（1）术后多模式镇痛：是预先镇痛和术中多模式镇痛的延续。不同多模式镇痛组合可用来补充自控镇痛泵内的阿片类镇痛药，包括加巴喷丁、普瑞巴林、对乙酰氨基酚、塞来昔布等。也有使用地塞米松、对乙酰氨基酚、胺碘酮的报道。为了减少阿片类镇痛药用量，推荐避免使用长效阿片类、术后早期停用镇痛泵。单节段或双节段腰椎融合术，有报道称术后多模式镇痛可以将镇痛泵使用率降低至 0、长效阿片类使用率降低至 5.2%。

（2）早期活动和康复：早期下地活动是出院的前提，是 ERAS 的重要目标之一。目前定义为在手术当天或术后第 1 天下地，并可进行物理治疗和适当锻炼，达到每天 3 次独立滚筒样翻身、爬起、移动至座椅的短期目标。一些标准推荐在椎板开窗、显微间盘切除术后 90 分钟内就开始下地活动。但脊柱手术变化大，目前尚不存在术后活动和康复共识。

（3）早期营养：早期给予术后肠内营养非常重要，可以降低感染率、缩短住院时间和花费、减少术后肠梗阻。一些研究建议在手术当天或术后 1 天给予清液体饮食，另有研究更加激进，建议直接给予常规固体和液体饮食，或者在麻醉苏醒后尽快进食。

（4）早期出院标准：目前尚无统一共识，但现有标准包括疼痛受控、可自主活动、可耐受进食、可行物理治疗、Aldrete 和 Chung 评分达标等。

四、不同术式的 ERAS 优化措施

1. 颈椎前路/后路手术

（1）颈椎前路手术：切口较小、组织剥离较少，但是其入路邻近结构复杂，可能发生的并发症后果较严重，需要格外注意。术前应对患者进行颈椎压迫神经的精准定位，明确责任节段；采用 VAS 评分、JOA 评分和 NDI 评分等评估术前疼痛和颈椎功能；对绝经后女性和 65 岁以上男性进行骨密度评估；评估患者上肢肌力、生活质量。患者教育方面，应如实告知术后症状缓解不明显或进行性加重的可能性，调整手术预期；应要求患者进行气管推移训练，学会颈托的穿戴方法和颈椎康复训练方法。麻醉方面，应提前评估

患者颈椎活动度和稳定性,预防由困难气道或插管时颈椎不稳定导致的严重并发症。麻醉清醒 2 小时后可下床活动。术后需密切观察患者可能出现的血肿、喉痉挛等并发症。

(2)颈椎后路手术:切口较大,软组织破坏较重,可对患者造成较严重的应激反应。术前评估方法类似颈椎前路手术。患者教育方面,应充分告知脊髓存在不可逆病理损害的可能,充分介绍术后轴性疼痛和神经根麻痹等情况的发生原因和治疗方法。术中缝合切口时,应逐层对合、消除死腔,尤其是项韧带层的严密缝合最为关键,是预防切口感染的重要环节。

2. 腰椎融合手术

(1)腰椎后路短节段融合术:是目前脊柱外科最常见的手术之一。术前应通过症状、体征、影像学检查明确受累节段和神经根,必要时可使用高选择性神经根封闭、小关节封闭、椎间盘封闭等方法协助定位诊断。不要忽视短节段手术的失血,体位要求腹部悬空以降低椎管内静脉丛压力,必要时使用术前或术中红细胞收集回输方法,如术前血红蛋白<100g/L,建议备异体血。术中尽量减少对皮肤和肌肉的损伤,减少不必要的骨关节韧带切除,保护硬膜囊,避免长时间大范围牵拉神经根。是否留置引流存在争议,如留置,建议前 6 小时可负压引流,之后关闭负压,尽早拔出。

(2)腰椎后路长节段融合术:指涉及 3 个或以上节段的减压内固定融合手术,有时伴有截骨矫形。术前精确诊断和设计非常重要,建议完善脊柱全长和双下肢全长正侧位 X 线、左右侧屈位脊柱全长及下肢关节 X 线等以综合评估。术前应请麻醉科评估患者全身状态,做好相关预案。充分与患者沟通,确保了解患者想解决的问题和手术目的一致,并告知长节段固定后患者可能的功能丧失情况。术后应给予多模式镇痛,确保患者能有效咳痰、早期下床活动。应注意胃肠道功能,警惕肠系膜上动脉综合征的可能。

3. 脊柱畸形矫正手术 以常见的青少年特发性脊柱侧凸(adolescent idiopathic scoliosis, AIS)为例。AIS 患者常伴有心肺功能不良、骨骼内脏神经结构异常、低体重、低骨量等影响手术安全的合并症,术前需要详细评估。通过病史、查体和影像学检查,鉴别继发性脊柱侧凸(如先天脊柱畸形、神经肌肉病、神经纤维瘤病、结缔组织病等)。患者教育方面,应帮助患者和家长了解 AIS 的疾病进展、手术目的、手术存在较大风险。尽量减少术中出血,积极预防术后切口感染,积极控制疼痛。

4. 经皮内镜手术 以经皮腰椎内镜手术为例。手术切口小、软组织破坏少,术后康复迅速,但在适应证选择和神经损伤风险方面,仍需要医师重视。患者教育方面,应在门诊开始告知开放和微创手术的利弊,告知 ERAS 相关措施,寻求患者配合,尽量减少术后住院时间,或进行日间手术。出院后持续给予镇痛和康复治疗,指导预防腰椎间盘突出复发的保护措施和锻炼方法。

五、脊柱外科 ERAS 的发展方向

1. 以医院为平台整合学科 ERAS 是一个多学科多模式的患者管理理念,ERAS 的成功开展必须由医院层面牵头推进,整合手术科室、内科、麻醉科、输血科、手术室、营养科、康复科等多个科室,需要医院的医疗管理部门积极介入。国家卫生健康委办公厅在 2019 年 11 月印发《关于开展加速康复外科试点工作的通知》,通知开展 ERAS 诊疗模式试点工作,并首先将骨科作为第一批试点科室。全国共有 100 余家医院成为首批试点单位,北京积水潭医院作为参与医院,已组建了由吴新宝副院长领导负责的医院 ERAS工作委员会,负责管理医院 ERAS 相关工作。医务部、护理部等职能部门积极参与组织该项工作,整合临床资源,更好地为患者服务。

2. 多做高质量临床研究 ERAS 能够给患者带来获益的前提是基于循证医学证据。目前国内外脊柱外科 ERAS 相关文献的循证等级较低,缺乏设计较好的大样本前瞻性随机对照研究。这也造成了目前国内缺乏脊柱外科 ERAS 相关指南,只有少数可靠的专家共识可供临床参考。

3. 发展智慧化、精准化手术 任何 ERAS 措施都离不开成功、精准的手术。近年来,智慧骨科手术在全世界迅速发展,尤其以机器人辅助骨科手术的进展最受关注。骨科手术机器人可以辅助完成多数骨科手术,已经成为微创化、智能化手术的重要引擎,极大地促进了 ERAS 理念在骨科手术的应用。

(王含 何达)

参 考 文 献

［1］KEHLET H. Multimodal approach to control postoperative pathophysiology and rehabilitation［J］. Br J Anaesth, 1997, 78（5）: 606-617.

［2］江志伟, 李宁, 黎介寿. 快速康复外科的概念及临床意义［J］. 中国实用外科杂志, 2007, 27（2）: 131-133.

［3］裴福兴, 谢锦伟. 关节外科加速康复的发展［J］. 中华医学杂志, 2020, 100（37）: 2885-2888.

［4］TONG Y X, FERNANDEZ L, BENDO J A, et al. Enhanced recovery after surgery trends in adult spine surgery: a systematic review［J］. Int J Spine Surg, 2020, 14（4）: 623-640.

［5］DIETZ N, SHARMA M, ADAMS S, et al. Enhanced recovery after surgery（ERAS）for spine surgery: a systematic review ［J］. World Neurosurg, 2019, 130: 415-426.

［6］PENNINGTON Z, COTTRILL E, LUBELSKI D, et al. Systematic review and meta-analysis of the clinical utility of enhanced recovery after surgery pathways in adult spine surgery［J］. J Neurosurg Spine, 2020, 34（2）: 1-23.

［7］孙天胜, 沈建雄, 刘忠军, 等. 中国脊柱手术加速康复——围术期管理策略专家共识［J］. 中华骨与关节外科杂志, 2017, 10（4）: 271-279.

［8］KIM S I, HA K Y, OH I S. Preemptive multimodal analgesia for postoperative pain management after lumbar fusion surgery: a randomized controlled trial［J］. Eur Spine J, 2016, 25（5）: 1614-1619.

［9］丁琛, 洪瑛, 王贝宇, 等. 颈椎前路手术加速康复外科实施流程专家共识［J］. 中华骨与关节外科杂志, 2019, 12（7）: 486-497.

［10］周非非, 韩彬, 刘楠, 等. 颈椎后路手术加速康复外科实施流程专家共识［J］. 中华骨与关节外科杂志, 2019, 12（7）: 498-508.

［11］张志成, 杜培, 孟浩, 等. 腰椎后路短节段手术加速康复外科实施流程专家共识［J］. 中华骨与关节外科杂志, 2019, 12（6）: 401-409.

［12］孙浩林, 越雷, 王诗军, 等. 腰椎后路长节段手术加速康复外科实施流程专家共识［J］. 中华骨与关节外科杂志, 2019, 12（8）: 572-583.

［13］蔡思逸, 陈峰, 王树杰, 等. 青少年特发性脊柱侧凸后路矫形融合手术加速康复外科实施流程专家共识［J］. 中华骨与关节外科杂志, 2019, 12（9）: 652-662.

［14］毛海青, 周非非, 蔡思逸, 等. 经皮腰椎内镜手术加速康复外科实施流程专家共识［J］. 中华骨与关节外科杂志, 2019, 12（9）: 641-651.

［15］张志成, 孙天胜. 加速推进脊柱外科加速康复的开展［J］. 中华医学杂志, 2020, 100（37）: 2889-2891.

第九节 脊柱手术常见并发症及处理

脊柱外科是难度最大、风险最高的外科学之一, 如何安全、有效完成手术, 是所有脊柱外科医师的毕生追求, 尽管目前对脊柱疾病的认识逐渐加深, 对手术器械的改善不断进步, 并且出现了很多先进的计算机辅助工具, 但脊柱手术并发症仍然是困扰脊柱外科医师和患者的临床难题, 了解并发症的发生原因、预防或处理方法在临床实践中有着重大意义。如果按照一定顺序总结, 手术并发症包括围手术期和远期并发症。围手术期包括：①外科手术相关全身并发症, 如麻醉意外、下肢深静脉血栓形成、尿潴留、呼吸道或尿路感染等；②与手术操作精细度相关的并发症, 如脑脊液漏、神经损伤、伤口血肿、术后感染等；③脊柱外科特殊并发症, 如颈椎术后 C_5 神经根麻痹、吞咽困难、轴性疼痛等。远期并发症包括内固定失效, 邻近节段退变等。如果按照解剖部位分类, 可以按照上颈椎、下颈椎、胸椎、腰椎等来分类。如果针对神经损伤, 可按解剖分为脊髓损伤、脊髓圆锥损伤、神经根损伤等。

一、围手术期并发症

1. 全身并发症　由于脊柱疾病患者年龄跨度大, 高龄人群多, 合并症复杂, 手术多采用全身麻醉、导尿, 术中为控制血压, 心脑等重要脏器处于低灌注状态, 患者术后下地活动晚等因素, 全身并发症的发生风险增高。Arinzon 等的研究结果表明, 75 岁以上高龄患者和 75 岁以下患者的总体并发症可达到 41% 和 47%。常见并发症包括尿路感染、急性肾衰竭、心血管事件、心律失常、脑血管意外、贫血、肺栓塞、肺炎、谵妄、尿潴留、肠梗阻及深静脉血栓形成等。影响全身各系统并发症的主要因素包括术前合并症和手术方式,其中术前合并症是高龄患者术后并发症的重要影响因素,如高血压、糖尿病、自身免疫性疾病、骨质疏松症等。术前全面评估和控制患者合并症,是减少术后并发症的必要方法,具体方式在此不具体叙述。另外,不同的手术方式,手术时间、围手术期出血量、胸廓形态的改变、脊柱力线等不同,同样会影响术后并发症的发生。

2. 脊柱手术相关并发症

(1)术后感染:较常见,并且可能对患者造成急性或慢性的严重影响,需要引起脊柱外科医师的高度重视。

一些相对复杂的手术,术前建议使用合适的抗生素进行预防性治疗,并且术前就应对患者的潜在感染风险进行有效判断,如糖尿病患者、肺部疾病患者、血液疾病患者等,当术后出现任何感染提示时,应立即行实验室检查。在治疗感染时,是持续使用抗生素,还是行清创术,目前仍有争议。

术后感染发生率据统计为 0.5%～20%,其中高龄、内固定手术及复杂手术是导致术后感染率高的主要因素。感染通常以局部症状为主,可表现为相应部位的疼痛,这种疼痛出现之前通常会有一段无痛期,之后出现无法解释的剧烈疼痛,除此之外,局部脓肿、切口渗液,也是常见表现。颈椎感染侵袭咽后壁时,患者可出现吞咽痛,可发展为纵隔炎;侵袭椎管时,患者可出现脊髓压迫表现。一旦怀疑感染,应立即行实验室检查,通常包括血常规、C 反应蛋白、血沉、降钙素原等,这些指标需要定期复查,通过指标的升降趋势,判断感染的控制情况。如果患者出现高热,在使用抗生素前进行血培养,是最直接提示病原学结果的方法,也有专家建议行影像学引导下穿刺活检,但应避免皮肤菌群造成标本污染。另外,如果行清创术,术中提取的培养标本也是直接证据,根据病原性结果,选择合适的抗生素治疗。X 线片通常不够清晰,椎间隙变窄通常在术后 4～6 周后才出现,CT 相比 X 线片,可以提供更多感染细节,并可引导穿刺,但 MRI 是判断感染灵敏度和特异度最高的检查。浅表伤口感染,口服 2 周抗生素通常可以治愈,而严重感染,需要行 6 周静脉输液及 6 周口服抗生素治疗。当行清创术时,应将组织每层结构仔细检查并清创,去掉所有松散的组织,如果骨移植物没有明显感染迹象,应保留。清创完毕后,伤口是否一期闭合,尚存在争论,但如果伤口敞开,存在进一步感染的风险,所以有学者采用闭合伤口负压吸引,解决了这一难题,但禁用于伴随脑脊液漏的患者。

(2)硬膜囊损伤和脑脊液漏:硬膜囊破裂在各个部位脊柱手术中均有一定的发生率,不同文献报道结果跨度大,1%～17%,高发于肥胖、后纵韧带骨化、黄韧带骨化、翻修手术等复杂手术,通常在进行分离、牵拉或切开操作时,硬膜囊周围粘连、纤维化或组织钙化,可引起硬脊膜损伤,或者硬膜囊表面椎板锋利,继而造成损伤。在翻修手术时,缺乏正常解剖结构、黄韧带缺如导致失去硬脊膜保护、粘连、瘢痕等,是硬膜囊损伤最容易出现的情况,无论是腰椎,还是颈椎和胸椎,硬膜囊损伤和脑脊液漏均有可能发生。术中硬膜囊损伤时,可观察到硬脊膜破口,清亮脑脊液从破口流出,有时会有神经束疝出,有时由于硬脊膜破口小,脑脊液与出血混在一起,术中不易发觉,而术后引流量无明显逐渐减少趋势,且流出物从血性逐渐转为清亮液体,明确提示存在脑脊液漏,并且也可通过做脑脊液 β-2 转铁蛋白电泳明确引流物性质,如果伤口周围有软性隆起,需考虑假性脑脊膜膨出的可能。脑脊液压力减低引起神经向尾侧移动,牵拉脑膜,导致患者术后严重头痛、眩晕、视物模糊、恶心、呕吐、发热及感染等。持续存在的脑脊液漏,需要注意脑膜炎、硬膜外脓肿、蛛网膜炎、伤口感染等;假性脑脊膜膨出会引起神经根卡压或粘连,引发根性症状。最重要的治疗方式是预防,尽量避免常规手术操作造成的硬脊膜损伤,如果术中发现,应当及时修补,并留置引流管。在修补时,蛛网膜和软脊膜通常很难分离并缝合,硬脊膜是唯一可以修补的层次。修补前,需充分暴露受损硬脊膜,适当咬除表面椎板并充分止血,操作时需注意只对硬膜进行缝合,不要对神经束造成二次损伤。关闭伤口时需尽量严密缝合,尤其是椎旁肌层和深筋膜层,避免术后假性脑脊膜膨出。术后应仔细观察引流液性质,当引流液逐渐变为清亮时,提示伤口内已无明显积血,引流液几乎为脑脊液,需要考虑拔除引流管时间,一般情况,术后第 7 天,开始定时夹闭引流管,如果伤口表面无明显渗出和红肿,可拔除引流。也有部分学者建议早期拔除引流管,但前提是伤口缝合足够严密,且患者无明显糖尿病或低蛋白血症。脑脊液漏患者术后引流管留置时间长,造成感染可能增高,需严密监测患者生命体征、腰痛症状及实验室检查,应选用可通过血脑屏障的抗生素进行预防性治疗,避免造成严重感染。

（3）血肿形成：脊柱手术术后硬膜外血肿是相对常见并发症，一旦确诊，需积极治疗。主要原因是局部出血过多而引流不畅，在硬膜表面形成血凝块，进而造成神经受压，出现典型的临床表现。其中较常见的是颈椎后路手术，术后 CT 检查发现硬膜外血肿的发生率为 33%～100%，大部分血肿并无临床症状，出现临床症状的发生率为 1% 左右。典型的临床表现为术后神经压迫症状进行性加重，引流不畅，颈椎前路术后患者表现为严重的憋气、呼吸困难、颈部异物感、濒死感等，MRI 提示伤口深方团块影，呈混杂信号。一旦确诊硬膜外血肿造成明显神经受压或呼吸功能障碍，应立即行手术治疗，尤其是颈椎前路手术患者，有时需要在床旁紧急行伤口切开，清除血肿，必要时行清醒下气管插管，避免造成气道梗阻。

3. 脊柱手术特殊并发症

（1）C_5 神经根麻痹：由 Scoville 等首先发现报道，多发生在术后即刻至术后 2 个月，女性及后纵韧带骨化患者多见，发生率为 0～2.5%。目前对产生 C_5 神经根麻痹的原因并不明确，颈椎术前曲度、手术导致脊髓向背侧过度漂移、C_4～C_5 椎间孔狭窄、术中对神经根的直接损伤等是其发生的可能机制。根据可能存在的发病机制，术前 CT 或 MRI 评估 C_4～C_5 椎间孔大小，围手术期预防性应用地塞米松，也可以行术中实时肌电图监测神经损伤，避免长时间过度牵拉颈部后方肌肉，必要时行预防性椎孔切开术，避免过大的开门角度，减少椎板切除宽度，术中使用高速磨钻避免热灼伤等。术后保持患者肘关节屈曲，肩关节轻微外展，以减少对 C_5 神经根的牵引。除了常规用激素、脱水等减轻神经根水肿及炎症反应，可行物理康复治疗来恢复肌肉力量和相关的关节运动。一项关于 C_5 神经根麻痹流行病学的多中心研究发现，超过 50% 的有症状患者在 6 个月内完全康复。

（2）轴性疼痛：以颈椎为例，通常被定义为颈椎术后从颈背至肩周或肩周区的疼痛，坐位和站位时轴性疼痛程度增加，仰卧位时轴性疼痛程度减轻，上肢向下移位可能会引起坐姿的轴性疼痛。术后轴性疼痛主要发生在颈椎后路手术，发生率为 7%～58%，目前产生术后轴性疼痛的病因并不清楚，可能与椎旁肌肉破坏，肌肉韧带复合体损伤有关。颈椎手术，应尽量保留重要骨结构的肌肉止点，如 C_2 棘突和 C_7 棘突；胸腰椎手术，应尽量行经肌间沟入路下内固定或减压操作，尽可能减少对椎旁肌的损伤，但这种微创操作，需要术者对脊柱解剖充分地认识，并且应尽可能应用计算机导航、手术机器人，以及微创拉钩，以增加手术的安全性和有效性。

（3）其他

1）椎动脉损伤：椎动脉毗邻神经根孔，在颈前路手术中有损伤的风险，其发生率为 0.3%～0.5%。椎动脉损伤有不同的表现，包括动静脉瘘、假性动脉瘤、迟发性出血、血栓形成、大脑局部缺血，甚至死亡。由于标准的颈椎前路椎间盘切除术操作主要集中在神经表面，很难对在两侧椎动脉孔内走行的椎动脉造成损伤，临床常见的损伤情况主要为上颈椎手术，由于椎动脉在上颈椎走行特异，且容易出现变异，如椎动脉高跨、椎动脉沟桥等，并且 C_1、C_2 螺钉置入时，椎动脉经常会与钉道交汇，容易造成损伤。一旦出现椎动脉损伤，首先应评估损伤位置和损伤程度，具体处理方式包括直接修补、结扎或血管造影下栓塞等，做这些处理时，一定要考虑基底动脉循环，避免盲目阻断单侧椎动脉血供，引发脑血管风险。另外，术前应仔细研究椎动脉解剖，可以通过 CTA 行三维重建，术中暴露时尽量采用钝性分离，行内固定时可依靠计算机辅助导航或手术机器人引导，尽量避免造成椎动脉损伤。

2）吞咽困难：是颈椎手术，尤其是颈椎前路手术较常见的并发症，有学者报道，发生率为 1.7%～7.1%。临床表现为吞咽困难（固体、液体，甚至唾液），反射性咳嗽等。术后出现吞咽困难，首先应通过影像学排除内固定移位、咽后壁脓肿，以及术后血肿和 / 或水肿。目前有学者认为一过性吞咽困难（4 小时以内）通常与术后咽部水肿有关，继发于术中牵拉及创伤。迟发性吞咽困难（48 小时以后）可能继发于咽部肌肉、神经损伤，通常与术中暴力操作、双极电凝频繁使用有关。术前气管推移训练及术后咽喉部局部激素应用（雾化吸入）均可以减少术后吞咽困难的发生。

二、远期并发症

1. 内固定失效 脊柱术后内固定失效是一个非常复杂的问题，可以从生物特性、生物力学、手术设计、手术操作等方面考虑。

（1）生物特性：内固定手术较非内固定手术更容易出现感染，虽然脊柱内固定材质由原来的不锈钢，改为钛合金，减少了细菌在内固定表面的生长机会，但钛合金容易产生磨削物，进一步引起炎症，形成假关节。脊柱内固定的牢靠依赖于骨性结构的治疗，所以骨质疏松是影响内固定稳定的重要制约因素，在骨愈合前，内固定可能出现松动。使用激素、吸烟、肿瘤、放疗、营养不良等均可导致骨性不愈合。

（2）生物力学：所有脊柱手术的成功骨性融合，都是基于骨愈合速度快于内固定松动速度，因此肥胖患者，由于负荷大，早期的稳定性更为重要，否则容易出现内固定松动、移位或断裂。脊柱内固定可以对脊柱畸形进行矫形，对骨折脱位进行复位，但是在这个过程中，需要承受强大的应力作用，并且头侧和尾侧节段更容易出现内固定失效，出现交界性后凸、术后螺钉松动、不融合和融合器移位等。

（3）手术设计：脊柱手术的实施需要有经验的专科医师对患者进行详细的临床资料收集，并确定手术目标，预估手术期望值。术前应对个体解剖、神经功能、合并症进行详细评估，并选择大小合适、设计合理的内固定材料。如椎弓根发育直径小、上颈椎畸形等情况，需要术前设计内固定，并设计合理的螺钉通道，避免损伤神经、血管、内脏等；如骨质疏松患者，应选用拔出力更大的螺钉或选择骨水泥强化螺钉；如计划行微创内固定，应尽可能使用计算机辅助设备，增加手术安全性。

（4）手术操作：合理的手术设计，是手术成功的前提，但具体手术操作时，更需要小心谨慎，在临床中，由螺钉误置导致神经损伤，内固定失效的病例时有发生。手术损伤邻近节段关节，可加快邻近节段退变，进而再次出现神经压迫症状或局部后凸，需要再次行手术治疗。椎间融合时，终板软骨刮除不彻底，椎间植骨不充分，导致远期节段不愈合，形成假关节或内固定失效。这些临床常见的问题均可导致远期并发症，因此手术操作的每一个步骤，医师应尽可能做到完美。

2. 邻近节段退变　颈椎、胸椎、腰椎融合术使融合邻近节段受力情况发生变化，承重增加。生物力学改变加速了退变的发生，出现椎管狭窄、椎间关节炎病变，但目前尚无有效方法阻断病变的发生。目前研究可以减少邻近节段退变的方法主要包括手术操作方法和内固定设计改进。手术操作时应尽量避免损伤邻近节段小关节和椎间盘，减少邻近节段稳定性影响；尽量从肌肉间隙手术，减少对后方韧带复合体损伤；尽量避免内固定物与邻近节段组织撞击，选择合理的内固定材料；在充分神经减压前提下，可行非融合手术，减少邻近节段应力作用。

（马赛　何达）

参 考 文 献

［1］ARINZON Z H, FREDMAN B, ZOHAR E et al. Surgical management of spinal stenosis：a comparison of immediate and long term outcome in two geriatric patient populations［J］. Arch Gerontol Geriatr, 2003, 36（3）：273-279.

［2］MEREDITH D S, KEPLER C K, HUANG R C, et al. Postoperative infections of the lumbar spine：presentation and management［J］. Int Orthop, 2012, 36（2）：439-444.

［3］SILBER J S, ANDERSON D G, VACCARO A R, et al. Management of postprocedural discitis［J］. Spine J, 2002, 2（4）：279-287.

［4］BHANDARI M, ADILI A, SCHEMITSCH E H, et al. The efficacy of low-pressure lavage with different irrigating solutions to remove adherent bacteria from bone［J］. J Bone Joint Surg Am, 2001, 83（3）：412-419.

［5］WEINSTEIN J N, TOSTESON T D, LURIE J D, et al. Surgical versus nonsurgical therapy for lumbar spinal stenosis［J］. New England J of Med, 2008, 358（8）：794-810.

［6］HANNALLAH D, LEE J, KHAN M, et al. Cerebrospinal fluid leaks following cervical spine surgery［J］. J Bone Joint Surg, 2008, 90（5）：1101-1005.

［7］GLOTZBECKER M P, BONO C M, WOOD K B, et al. Postoperative spinal epidural hematoma：a systematic review［J］. Spine, 2010, 35（10）：E413-E420.

［8］SCOVILLE W B.Cervical Spondylosis Treated by Bilateral Facetectomy and Laminectomy［J］. J Neurosurg, 1961, 18（3）：423-428.

［9］WANG T, WANG H, LIU S, et al. Incidence of C5 nerve root palsy after cervical surgery［J］. Medicine, 2017, 96(45): 423-428.

［10］OH K K, HONG J T, KANG D H, et al. Epidemiology of C5 palsy after cervical spine surgery: a 21-center study［J］. Neurospine, 2019, 16(3): 558-562.

［11］HOSONO N, SAKAURA H, MUKAI Y, et al. C3-6 laminoplasty takes over C3-7 laminoplasty with significantly lower incidence of axial neck pain［J］. European Spine J, 2006, 15(9): 1375-1379.

［12］BURKE J P, GERSZTEN P C, WELCH W. Iatrogenic vertebral artery injury during anterior cervical spine surgery［J］. Spine J, 2005, 5(5): 508-514.

［13］CHO S K, LU Y, D H. Dysphagia following anterior cervical spinal surgery: a systematic review［J］. Bone Joint J, 2013, 95(7): 868-873.

［14］WEINSTEIN M. Postoperative spinal wound infection: a review of 2, 391 consecutive index procedures［J］. J of Spinal Disorders, 2000, 13(5): 422-426.

第二章　颅颈交界区、上颈椎疾病及手术

第一节　颅颈交界区、上颈椎常见疾病

一、颅底凹陷症

【概述及病因】

颅底凹陷症是颅颈交界区常见的一种骨骼神经系统畸形，表现为上颈椎陷入颅底区，齿突顶端向头侧移位，严重时可以进入枕骨大孔。可合并部位的其他骨发育异常（如椎体分节障碍、寰椎融合障碍），或神经结构畸形（如小脑扁桃体下疝和脊髓积水等）。按照疾病的病因和自然病程，颅底凹陷症可以分成两型：①原发性颅底凹陷症，颅颈交界区先天性骨骼畸形，常合并椎体发育畸形，如寰枕融合、寰椎发育不良、寰椎后弓隐裂、齿突发育畸形、克利佩尔 - 费尔综合征（Klippel-Feil syndrome）和戈尔登哈尔综合征（Goldenhar syndrome）等。②继发性颅底凹陷症，在生长发育过程中，颅底骨组织逐渐变软，从而形成颅底凹陷。常继发于成骨不全、遗传性骨发育不良并肢端溶骨症［哈伊杜 - 切尼综合征（Hajdu-Cheney syndrome）］或其他骨软骨发育不良疾病。

【临床表现及诊断】

颅底凹陷症通常表现为头痛、肢体麻木和无力，合并小脑扁桃体下疝畸形（Chiari 畸形）时常出现小脑和锥体束征，如步态不稳、踩棉花感、头晕和眼球震颤。

颅颈交界区侧位 X 线片上，利用 Chamberlain 线、McGregor 线和 McRae 线等方法判断颅底凹陷程度（图 2-1-1）。Chamberlain 线是指硬腭后缘至枕骨大孔后缘的连线。因为侧位 X 线片上枕骨大孔后缘通常不清楚，因此这种测量方法目前使用很少。McGregor 线是指硬腭后缘至枕骨最低点的连线。齿突顶点不应超过 McGregor 线上方 4.5mm。McRae 线是指枕骨大孔开口的连线，齿突顶点不应该超过这条线。利用 CT 与 MRI 能够更准确地测量上述 3 条线和齿突之间的位置关系。

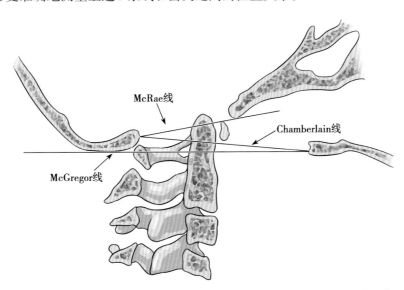

图 2-1-1　侧位 X 线片上测量 Chamberlain 线、McGregor 线和 McRae 线示意图

【治疗】

颅底凹陷症的治疗取决于神经压迫症状和畸形的僵硬程度。需要尽量恢复颅底和上颈椎之间正常的位置关系。闭合复位有效的患者可以行颅骨切除减压、上颈椎椎板减压、头颈融合术。牵引复位不能缓解脑干压迫的患者，需要行前路减压，切除寰椎前弓、齿突和远端斜坡，然后再行后路颈枕融合。单纯颅后窝减压只能获得神经功能暂时性缓解，症状很容易复发。有研究表明，骨软骨发育不良的患者，寰枕融合后病情依然可以进展，延长头颈部支具、终身随访有助于控制病情。

二、寰枢椎不稳定

【概述及病因】

寰枢椎不稳定是指在生理负荷情况下，寰枢关节出现过度活动。常见病因包括齿突畸形、寰枕融合、寰椎横韧带松弛等，最终导致颈椎管狭窄和脊髓撞击损伤。

【临床表现及诊断】

寰枢椎不稳定一般会出现头部疼痛、颈部僵直等症状。部分患者压迫神经后，还会引起手部不灵活、肢体无力、走路不稳、大小便异常等。随着疾病的进一步发展，还会导致延髓、高位脊髓受压、四肢麻木、有针刺感或者是烧灼感等，严重的甚至会出现四肢瘫痪、呼吸衰竭，危及生命。临床上经常用寰齿关节间隙（atlas-dens interval，ADI）来评估寰枢椎不稳定。儿童屈颈时 ADI 不应超过 4mm，成人不应超过 3mm。颈椎中立位时出现 ADI 增宽，常提示寰椎横韧带损伤。在一些慢性疾病中，ADI 异常增宽不是绝对的手术指征。如在颈椎先天畸形、类风湿关节炎或唐氏综合征中，会出现 ADI 异常增宽，但没有临床症状，这种情况并不都需要外科手术固定。脊髓有效容积（space available for the spinal cord，SAC）也是一项十分常用的测量参数。在齿突骨折不愈合和齿突小骨疾病中，ADI 通常在正常值范围内，这时测量 SAC 值更有优势（图 2-1-2）。

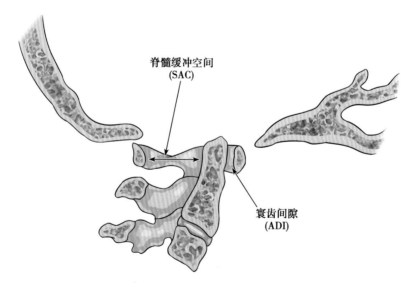

图 2-1-2 寰齿关节间隙和脊髓有效容积测量示意图

动态 MRI 可以更好地显示神经结构、脊髓受压和骨组织撞击情况，如 Chiari 畸形、脊髓空洞症等，还可以显示寰椎横韧带的完整情况。CT 加三维重建有助于评估上颈椎畸形，术前设计内固定物位置。

【治疗】

临床症状和影像学的精准评估是治疗寰枢椎不稳定的关键。术前利用体位和牵引对寰枢关节进行闭合复位，尽量避免术中切开复位。寰枢关节的固定技术包括椎板下钢丝固定、$C_1 \sim C_2$ 经关节螺钉、经口咽减压加后路固定、椎板切除加斯氏针固定寰枕融合等。术前需要仔细评估患者的呼吸功能，如果术前患者肺功能明显异常或呛咳反射减弱，需要考虑术前行气管切开。术后患者床旁需要配备呼吸支持设备和急救器材。

三、先天性齿突畸形

【概述及病因】

先天性齿突畸形会引起寰枢椎不稳定和脊髓压迫，可以分为齿突缺如、齿突发育不良和齿突小骨。齿突缺如是指脊柱发育过程中，齿突完全缺失；齿突发育不良是指齿突部分缺失，形成矮小、短粗或豌豆样的齿突；齿突小骨是指齿突尖端和基底部不连续。

【临床表现及诊断】

先天性齿突畸形的患者可以完全没有症状，或者表现为颈部疼痛、斜颈、轻微外伤后出现急性脊髓损伤和脊髓慢性压迫症状。如果患者仅表现为颈部疼痛和斜颈，没有神经系统损伤症状（约 40%），预后良好。外伤后出现一过性神经损伤和四肢肌力下降的患者，通常能够完全康复。但是脊髓慢性压迫的患者，常出现永久性神经功能损害。猝死的病例也有报道。有一些患者没出现颈部脊髓神经损伤的症状，但是出现脑供血不足的表现，如癫痫发作、眩晕、精神衰弱、晕厥和视力障碍等，可能是齿突畸形和寰枢关节不稳定，造成椎动脉在枕骨大孔处受压导致。

新生儿的颈椎 X 线上能够显示齿突和其基底部的生长板结构。通过开口相、过伸和过屈相、CT 三维重建和动态 CT 检查，可以确诊齿突畸形的类型和寰枢关节不稳定。需要注意的是，儿童的 C_1 前弓与齿突的骨化中心距离较远，避免误诊为齿突发育不良。

【治疗】

先天性齿突畸形的手术指征包括寰枢椎不稳定引起的顽固性颈枕区疼痛，C_1 后弓压迫或寰枢椎不稳引起的脊髓损伤。脊髓一过性损伤可以通过颈椎牵引和制动缓解。齿突畸形导致寰枢椎不稳定的患者，首选颈椎后路 C_1~C_2 固定融合术。颈椎后路 Gallie 或 Brook 植骨融合术能够获得满意的临床疗效。如果患儿的 C_2 棘突很小或发育不良，可以考虑克氏针固定融合技术。需要注意的是，齿突骨折和齿突小骨在临床上容易混淆。这种情况可以先行头颈部外固定或牵引治疗，如果出现骨折骨愈合或确诊为齿突小骨，再考虑行颈椎后路固定融合术。

四、寰枕融合

【概述及病因】

寰枕融合表现为寰椎和颅底部分或全部的先天性连接。包括不同程度的融合，可以是寰椎完全融入颅底，也可以是寰椎和颅底小范围的骨性或纤维性连接。通常合并颅底凹陷、克利佩尔 - 费尔综合征、枕髁发育不良等。是枕颈结合部最常见的发育异常之一。寰枕融合的发生率为 1.4‰~2.5‰，男孩占 80%。

【临床表现及诊断】

大部分患者的临床表现同克利佩尔 - 费尔综合征类似。短颈伴颈蹼、低发迹、斜颈、高肩胛、颈部活动受限，常伴有寰枢椎不稳定。脊柱后凸和侧凸常见，其他畸形包括侏儒、漏斗胸、高弓足、并指、腭裂、先天性耳畸形、尿道下裂等。

神经症状并不常见，病情缓慢进展，常因外伤或炎症诱发。前方齿突造成的压迫最为常见，因压迫位置和程度不同临床表现也不相同。锥体束征最为常见，包括肌肉痉挛、反射亢进、肌力下降、肌肉萎缩及步态异常。脑神经受累较少。如果是枕骨大孔后缘压迫，则会影响脊髓后索，导致本体感觉、振动觉及精细触觉受损。小脑受压会出现眼震。有时患者会出现椎动脉受压的症状，如晕厥、眩晕、癫痫及步态不稳。

有的患者会出现颈部钝痛伴周期性颈部僵硬。枕后压痛则是由枕大神经受激惹导致。神经受压，有些患者会表现为低通气和睡眠呼吸暂停，导致急性呼吸衰竭，甚至猝死。

影像学检查上，CT 或 MRI 是必须的。最常见的表现为寰椎前弓和枕骨融合，同时伴有后弓发育不良。由于齿突向上突入枕骨大孔，从而出现颅底凹陷症的表现。过伸和过屈位片常显示齿突向后方移位,齿突的形状常变得不规则,更长,同时与枢椎椎体之间形成向后方的成角。患者常合并 $C_2 \sim C_3$ 融合和寰枢椎不稳定。

【治疗】

1. 非手术治疗　包括颈托、石膏、牵引,对主诉轻微外伤、炎症后持续性头痛或颈痛的患者效果较好。如果出现神经受损症状,单纯制动仅能获得暂时性好转。

2. 手术治疗　手术风险很高。如果是因为寰枢椎不稳定造成临床症状,可行术前牵引复位,术中枕骨 -C_2 融合。如果压迫来源于齿突,而枕颈不能复位,则需要行经口齿突切除减压,但需要注意切除后上颈椎区域的不稳定。如果压迫来源于后方骨性结构或纤维条索,则需要行后方减压,枕骨 -C_2 融合。后方椎板切除会增加寰枢椎不稳定,从而导致继发性颈椎后凸,因此需要选用合适的内固定器械。

五、克利佩尔 - 费尔综合征

【概述及病因】

克利佩尔 - 费尔综合征是一种先天性发育异常,由颈椎肌节分节不良导致。患者通常合并泌尿生殖系统、神经系统或心血管系统异常。一些患儿同时合并听力损害。

【临床表现及诊断】

克利佩尔 - 费尔综合征患者外观上存在特征性表现,通常表现为短颈同时伴颈蹼、低发迹、颈部活动受限。约 1/3 的克利佩尔 - 费尔综合征患者同时合并先天性高肩胛畸形。60% 的患者合并脊柱侧凸,30% 的患者合并肋骨畸形。手部畸形在此类患者中常见,包括并指、拇指发育不良、多指等。其他骨性异常也很常见,包括半椎体、寰椎后弓缺如、颈椎脊髓脊膜膨出等。X 线片显示两节或以上下颈椎椎体融合。患者可能会出现神经症状,但症状来源主要在邻近节段,而非融合节段。由于下颈椎先天性融合,上颈椎部位容易活动度增加而出现寰枢椎不稳定。患者可因关节活动度增加而出现颈痛,或因不稳定出现相应的神经症状。部分患者伴脏器异常,包括肾脏和心脏呼吸系统异常。

本病的诊断一般多无困难,主要依据包括:①先天性,即从出生后即出现异常所见;②颈部畸形,主要是短颈畸形,注意观察发际高低及颈椎活动受限情况,并检查全身有无其他畸形;③影像学检查,绝大多数病例可通过 X 线片确诊。

【治疗】

融合的邻近节段会出现过度活动,如果患者出现相应神经症状可行颈椎前路或后路减压和 / 或融合手术,但需要首先明确症状来源,因为合并的脑干或脊髓异常也会导致症状发生。单纯颈痛的患者可以用颈托制动。无症状的患者无须治疗,但需要避免接触性体育运动,因为微小创伤后神经症状可能会突然恶化。骨性斜颈可行截骨矫形,或头环 - 背心加上颈椎后方融合。短颈及颈蹼可行双侧胸锁乳突肌切断术及 Z 成形改善外观。

六、唐氏综合征

【概述及病因】

唐氏综合征(Down syndrome)又称 21 三体综合征,是因为 21 号染色体的三体现象造成的遗传疾病。估计约每 800 个新生儿中就有一个患有此综合征,使之成为最常见的染色体变异。卵子形成过程中染色体不分离现象会随产妇年龄增长而增高,因此产妇生育唐氏患儿的风险随其年龄增长而增高。

【临床表现及诊断】

患者在出生时就可有特征性表现:头部长度较一般人短、眼角上挑、深重睑、扁鼻、宽唇、舌头较大并向外伸出。手掌的横向纹路只有一条,手指较短,拇指和示指之间间隔较远,小指缺少一个关节,向内弯曲。踇趾与第二趾之间间隔也较大。

大部分唐氏综合征患者均有轻至中度智力障碍,在适应能力及学习能力上均会有不同程度的发展迟缓。在生理上因为染色体变异会对健康产生不同程度影响,如患有心脏病、弱视、弱听、甲状腺功能减退等的概率较正常人高。

骨科方面,婴儿表现为肌肉张力偏低,骨骼发育迟缓。儿童身材矮小,伴有典型的面容改变。关节松弛导致患者容易出现扭伤和半脱位。外翻扁平足较为常见,一些患儿会出现先天性髋关节发育不良。超过 50% 的患者,特别是疾病程度较重的患者,会出现脊柱侧凸。尽管患者在身体上存在缺陷,但日常功能一般很好,无须过度治疗。

成人患者出现寰枢椎不稳定的概率较高,为 10%~30%,上颈椎 X 线片显示 ADI 大于 5mm。寰枢椎不稳定是因为寰椎横韧带和 C_1~C_2 关节囊松弛,很少会引起神经症状。MRI 可用于评价寰椎横韧带的完整性。

【治疗】

唐氏综合征没有根治性的治疗方法。在几十年前患者平均寿命只有 20 岁左右,现在如果对此综合征相关疾病进行治疗,可以使患者尽可能保持健康状态,平均寿命已经增加到 50 岁左右。

外科颌面部整形手术可以改善患者面容。如果患者寰枢椎不稳定出现神经症状,则可以考虑行寰枢椎融合术。但相关并发症发生率较高,包括假关节形成、伤口感染裂开、邻近节段退变和神经损伤等。

七、斜颈

【概述及病因】

一般所说的斜颈,是指先天性肌性斜颈,是小儿头颈部最常见的畸形,主要是生产过程中挤压胸锁乳突肌,最终引起胸锁乳突肌挛缩导致的,一般发生在出生后 6~8 周。其他原因也可导致斜颈,如颈椎骨折、寰枢椎旋转半脱位、颅底凹陷、半寰椎畸形、克利佩尔 - 费尔综合征、炎症、感染等。

【临床表现及诊断】

头倾斜向患侧,下颌指向对侧肩膀。有时在第 4 周即可触及胸锁乳突肌包块。B 超(高灵敏度、高特异度)显示患侧胸锁乳突肌内纤维条索或包块(均质高回声)。X 线片、CT 可除外骨性畸形、骨折等。MRI 可见胸锁乳突肌中类似于前臂或小腿骨筋膜隔室综合征的信号改变。

【治疗】

1. 非手术治疗　绝大多数患者在 1 岁前可通过非手术治疗获得很好的治疗效果。包括理疗及反向牵拉锻炼(下颌牵向患侧肩膀,患侧耳部远离患侧肩膀),当达到中立位后,再继续牵拉过程中将头部最大后伸以获得最大牵引。

2. 手术治疗　1 岁以上,畸形无改善,胸锁乳突肌明显紧张的患儿可考虑手术治疗,手术方式为胸锁乳突肌松解、切断或部分切除。

八、脊柱类风湿关节炎

【概述及病因】

类风湿关节炎是慢性、系统性炎症性疾病,会造成滑膜关节疼痛、发热、肿胀和破坏,脊柱类风湿关节炎一般发生在颈椎,腰椎很少累及。脊柱类风湿关节炎发生于所有种族所有民族,高发年龄为 40~70 岁。男女比例约为 1∶3。40%~80% 的类风湿关节炎患者表现为颈椎疼痛的临床症状。影像学检查发现 86% 的类风湿关节炎患者有颈椎异常者,其中不到 10% 会出现神经功能障碍。类风湿关节炎是免疫介导的慢性疾病,发病及存在主要是由于 T 淋巴细胞对未知抗原的免疫反应。

【临床表现及诊断】

临床表现为颈痛、头痛、肢体麻木,颈部僵硬活动度下降,C_2 棘突异常隆起,寰枢椎半脱位,甚至神经功能障碍。颈部触诊骨性结构感觉柔软,活动下降,头部向下斜向一侧,颈椎生理弯曲消失,屈颈时,寰枢椎脱位的患者枢椎棘突特别明显。

实验室检查:血红蛋白减少,血沉加快,血清球蛋白升高,血小板增多(类风湿关节炎活跃期),抗环瓜氨酸肽抗体升高,C 反应蛋白升高。关节液:低黏稠度,白细胞增多,葡萄糖减少,蛋白升高。影像学检查:X 线片示寰枢椎半脱位≥2.5mm,多发半脱位,不合并骨赘的关节间隙狭窄,椎体侵蚀尤其是终板侵蚀,齿突小、点状、缺少皮质,颅底凹陷,小关节模糊或侵蚀,颈椎骨质疏松,寰椎后弓距离 C_2 棘突间隙大于 5mm(过屈过伸位),寰枕寰枢复合体继发骨硬化。CT 能清楚地显示骨性结构破坏。MRI 能清楚地显示血管翳。

【治疗】

与常规类风湿关节炎治疗一致,非甾体抗炎药、缓解病情抗风湿药、生物制剂(包括肿瘤坏死因子类药物)、免疫抑制药等。

脊柱类风湿关节炎主要考虑非手术治疗,早期药物干预,避免关节破坏,避免发生寰枢椎半脱位,必要时联用柳氮磺胺吡啶、甲氨蝶呤、羟氯喹、泼尼松龙。

九、上颈椎骨折/脱位

(一)寰椎骨折

【概述及病因】

经常发生于 C_1 最为薄弱的前后弓,常发生于年轻人群(平均年龄 30 岁),最常见的致伤原因为垂直暴力或坠落时头部着地。需要注意的是 50% 的杰斐逊型寰椎骨折(Jefferson 骨折)合并其他的颈椎骨折,包括齿突骨折、枢椎创伤性滑脱(Hangman 骨折)、C_2 泪滴骨折、C_2 爆裂骨折或侧块骨折。

【临床表现及诊断】

最常见的表现为颈部不适或感觉颈椎不稳定。合并侧块损伤的病例,开口位 X 线片示侧块之间的距离增加 6.9mm 提示寰椎横韧带损伤。可通过 MRI 进一步判断寰椎横韧带损伤。寰椎横断位 CT 可以进一步明确骨折类型:单纯后弓骨折、侧块骨折、合并前后弓的爆裂骨折,其中最常见的是单纯后弓骨折。

【治疗】

稳定骨折和无移位骨折可以颈托制动,侧块移位大于 5mm 的骨折需要头环-背心制动(halo-vest)。C_1 单侧侧块矢状位劈裂为特殊情况,如果不行融合手术,很可能出现出现畸形和疼痛。C_1 爆裂骨折成为 Jefferson 骨折,C_1 前后弓均有 1~2 处骨折,最小移位小于 7mm 可以颈托治疗,超过 6.9mm 则需要 halo-vest 制动 3 个月。3 个月后去除 halo-vest,通过过伸过屈位 X 线片评价 C_1~C_2 稳定性,如有不稳定(过屈过伸位寰椎前结节与齿突之间的距离>5mm),可考虑行 C_1~C_2 后方融合。如果有骨折不愈合造成颈痛,建议行枕骨-C_2 的融合。

(二)寰枢椎半脱位、脱位

【概述及病因】

发生在儿童的寰枢椎旋转半脱位,又称格里塞尔综合征(Grisel syndrome),早期非手术治疗效果较好。

【临床表现及诊断】

成人的创伤性旋转半脱位或脱位表现为知更鸟颈部外观,即头倾斜向患侧,旋转远离脱位侧。开口位 X 线片显示侧块不对称,眨眼征。CT 需要中立位,双侧最大旋转位,可见单侧或者双侧 C1/2 侧块关节对位异常。

【治疗】

大多数儿童通过佩戴颈托 1 周可有改善,症状持续 2~4 周不改善的,可住院行头颈部系带牵引治疗,超过 1 个月的患者则需要行颅骨牵引治疗 3 周。牵引起始重量为 3kg,可以逐渐增加至 6~7kg,如果牵引治疗失败,可行切开复位,C_1~C_2 融合术。

成人复位通常需要颅骨牵引,可行表面麻醉,经口触摸确认是否复位,如果难以复位,可行 halo-vest 制动。大多数患者复位后硬颈托制动可。闭合复位失败,可考虑切开复位,并行 C_1~C_2 融合。

(三)齿突骨折

【概述及病因】

占颈椎骨折的 7%~13%。因除颈痛外无其他临床表现,经常被漏诊。屈曲损伤或后伸损伤均可导致齿突骨折,过屈损伤导致寰枢椎前脱位的齿突骨折,过伸损伤导致寰枢椎后脱位的齿突骨折。

【临床表现及诊断】

主要表现为颈痛。开口位或侧位 X 线片能够较好诊断移位的齿突骨折。Anderson-D'Alonzo 分型：Ⅰ型，齿突尖骨折；Ⅱ型，齿突基底骨折；Ⅲ型，齿突骨折线通过枢椎椎体。

【治疗】

Ⅰ型：颈托制动 3 个月。Ⅱ型：可考虑 halo-vest 制动 3 个月，超过 30% 的不愈合率，分离超过 5mm，成角 10°，后移位，40 岁以上的患者的骨折不愈合率更高，因此手术治疗是更推荐的治疗方式。可考虑行前路齿突螺钉、后路螺钉或线缆固定。Ⅲ型：halo-vest 制动 3 个月。

（四）枢椎创伤性滑脱（Hangman 骨折）

【概述及病因】

枢椎创伤性滑脱骨折线经过枢椎椎弓。各种作用机制均可造成枢椎创伤性滑脱，包括屈、伸、轴向压缩和牵张。

【临床表现及诊断】

主要表现为颈痛，部分合并神经损伤。

Effendi 分型：Ⅰ型，小于 3mm 移位，无成角。通常由过伸加轴向应力导致，椎间盘及前纵韧带完好；Ⅱ型，大于 3mm 移位，C_2 相对 C_3 成角，通常由轴向应力加过伸加屈曲导致；ⅡA 型，明显成角，无明显移位，通常由屈曲牵张应力导致；Ⅲ型，明显移位、成角，合并 $C_2 \sim C_3$ 关节脱位，经常合并神经损伤，通常由屈曲牵张应力加过伸导致。

【治疗】

Ⅰ型：硬颈托制动 8～12 周；Ⅱ型：后伸牵引加 halo-vest；ⅡA 型：严禁牵引，halo-vest 制动；Ⅲ型：手术复位，后路融合。

（郑山）

参 考 文 献

[1] HERKOWITZ H R, GARFIN S R, EISMONT F J, et al. 罗思曼 - 西蒙尼脊柱外科学[M]. 党耕町, 刘忠军, 张凤山, 等译. 6 版. 北京: 北京大学医学出版社, 2017.

[2] GHOLVE P A, HOSALKAR H S, RICCHETTI E T, et al. Occipitalization of the atlas in children[J]. J Bone Joint Surg Am, 2007, 89(3): 571-578.

[3] MCRAE D L. Bony abnormalities in the region of the foramen magnum: Correlation of the anatomic and neurologic findings [J]. Acta Radiol, 1953, 40(2-3): 335-354.

[4] MCRAE D L. Significance of abnormalities of the cervical spine[J]. Am J Roentgenol, 1960, 84(2): 3-25.

[5] MENEZES A H. Craniocervical developmental anatomy and its implications[J]. Childs Nerv Syst, 2008, 24(10): 1109-1122.

[6] HENSINGER R N, LANG J R, MACEWEN G D. The Klippel-Feil syndrome: a constellation of related anomalies[J]. J Bone Joint Surg Am, 1974, 56(6): 1246-1253.

[7] TRACY M R, DORMANS J P, KUSUMI K. Klippel-Feil syndrome: clinical features and current understanding of etiology [J]. Clin Orthop, 2004(424): 183-190.

[8] HALL J E, SIMMONS E D, DANYLCHUK K, et al. Instability of the cervical spine and neurological involvement in Klippel-Feil syndrome: a case report[J]. J Bone Joint Surg Am, 1990, 72(3): 460-462.

[9] SHEN F H, SAMARTZIS D, HERMAN J, et al. Radiographic assessment of segmental motion at the atlantoaxial junction in the Klippel-Feil patient[J]. Spine, 2006, 31(2): 171-177.

[10] THOMSEN M N, SCHNEIDER U, WEBER M, et al. Scoliosis and congenital anomalies associated with Klippel-Feil syndrome types Ⅰ-Ⅲ[J]. Spine, 1997, 22(4): 396-401.

[11] MOORE W B, MATTHEWS T J, RABINOWITZ R. Genitourinary anomalies associated with Klippel-Feil syndrome[J]. J Bone Joint Surg Am, 1975, 57(3): 355-357.

[12] BURKE S W, FRENCH H G, ROBERTS J M, et al. Chronic atlanto-axial instability in Down syndrome[J]. J Bone Joint Surg Am, 1985, 67(9): 1356-1360.

[13] FERGUSON R I, PUTNEY M E, ALLEN B L J. Comparison of neurologic deficits with atlanto-dens intervals in patients with Down syndrome[J]. J Spinal Disord, 1997, 10(3): 246-252.

[14] SEGAL L S, DRUMMOND D S, ZANOTTI R M, et al. Complications of posterior arthrodesis of the cervical spine in patients who have Down syndrome[J]. J Bone Joint Surg Am, 1991, 73(10): 1547-1554.

[15] PUESCHEL S M, SCOLIA F H. Atlantoaxial instability in individuals with Down syndrome: epidemiologic, radiographic, and clinical studies[J]. Pediatrics, 1987, 80(4): 555-560.

第二节　头环-背心外固定技术

【发展历史】

头环-背心外固定技术广泛用于颈椎创伤后或颈椎术后限制颈椎活动。头环-背心外固定器由两部分组成，头环是围绕患者头部的一个环，背心则是围绕患者胸部的外部支具，两者之间通过金属杆、高分子塑料或碳纤维杆相连接组成一个整体，这个整体中的任何一部分都是为了固定患者头部和颈椎的相对位置稳定。

头环-背心外固定技术的雏形早在第二次世界大战期间就出现了，当时美国医师 Frank Bloom 为治疗战争中出现的面部骨折移位，设计了名为"头颅夹钳"的外固定器，通过头环上的颅钉固定移位的面部骨折块，并通过调整头环位置保持整个头面部骨骼的相对结构稳定。

1959 年，Vernon Nickel 和 Jacqueline Perry 医师改良了 Bloom 设计的"头颅夹钳"，并报道了世界第一例应用头环-背心外固定技术固定颈椎的病例。Perry 和 Nickel 设计的头环-背心外固定器包含完整的头环和高于头环的金属框架，向下通过金属杆与石膏背心相连接（图 2-2-1），整体设计与现在普遍应用的头环-背心外固定器近乎相同。

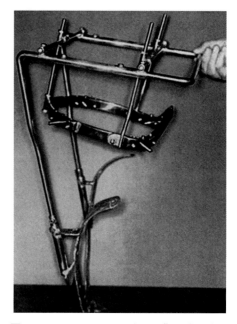

图 2-2-1　Perry-Nickel 头环-背心外固定器

Perry 和 Nickel 设计的头环-背心外固定器在当时主要用于治疗脊髓灰质炎患者，一部分脊髓灰质炎患者由于颈部肌肉无力，无法维持呼吸道通畅，需要使用头环-背心外固定器来维持呼吸通畅。另外，还可用于颈椎创伤、颈椎肿瘤术后、颈椎畸形矫正术后的患者，维持头颅及颈椎的整体稳定。

原始的头环-背心外固定器基本是由金属头环和石膏背心组成的，随着医学及材料学的发展，制作头环的材料多种多样，不仅在重量上大幅度减轻，甚至还可以透过 X 线及 CT 的射线，体积大小可以进入 MRI 扫描机器。更轻、更舒适的高分子塑料支具背心也取代了原始的石膏背心，高分子塑料支具通过绑带相连接，减少了石膏背心纵向的剪切力（图 2-2-2）。塑料支具还可以在患者背部棘突的位置开孔，从而减少棘突和支具之间的摩擦，提高了患者的舒适度（图 2-2-3）。头环和背心之间连接杆的材料也从金属演变为常见的高强度塑料杆或碳纤维杆，变得更加轻便和易于连接。

【适应证和禁忌证】

每位患者的情况都是不同的，有经验的骨科医师必须综合考虑患者的情况，从而选择最恰当的治疗方式。

1. 适应证　常见适应证为脊柱创伤，主要用于颈椎骨折复位固定，尤其是上颈椎骨折与脱位；脊髓损伤患者恢复椎管有效容积，使患者维持一定姿态；颈椎术后固定患者头颈相对位置等。

2. 相对禁忌证　包括颅骨骨折、胸部骨折及创伤、高龄等。

【手术步骤】

1. 根据患者头围及胸围选择合适的头环-背心外固定器。

2. 选择颅钉固定位置，相应区域应备皮，防止头发与颅钉缠绕。在备皮过程中需要保证患者头颈相对位置，尽量避免颈椎活动，造成患者进一步损伤。

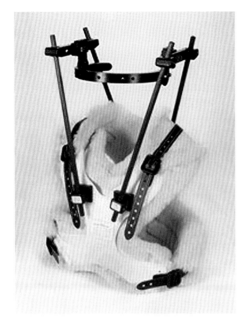

图 2-2-2 高分子塑料支具背心

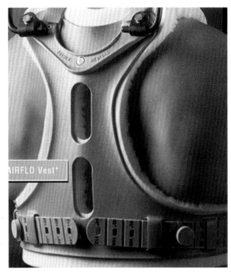

图 2-2-3 塑料支具背心在棘突位置

3. 选择合适的颅钉固定位置并进行固定

（1）小心地将头环戴在患者头部，并用塑料颅钉进行暂时固定，调整头环位置（图 2-2-4）。

（2）头环的下缘应与眉弓上缘平行，并不超过眉弓上缘 1cm，同时头环内缘距头皮的距离为 1～1.5cm（图 2-2-5）。

（3）前部颅钉选择眉弓外侧中外 1/3 作为标志点，保证颅钉位置位于眶上神经外侧（图 2-2-6）。

（4）后部颅钉位置应高于耳尖上方 1cm，位于耳后 5cm。同时颅钉的方向应与前部对侧颅钉的方向相对应（图 2-2-7）。

（5）再次查看头环位置，避免挤压头部软组织，尤其是外耳。

（6）成人头环固定需要至少 4 枚颅钉，儿童则根据需要选择 6～8 枚颅钉。头环整体位置应位于头颅赤道下方（图 2-2-8）。

4. 对选定的颅钉置入位置进行消毒，并进行局部麻醉。麻醉时应嘱患者闭眼，防止麻醉药溅入患者眼内。麻醉药应充分浸润局部骨膜从而最大限度减少患者疼痛。

5. 颅钉置入过程中应嘱患者闭眼，否则颅钉置入后由于固定了患者眶上皮肤及软组织，患者可能无法闭眼。螺钉应先手动旋入，直到突破皮肤再使用扭力改锥，安全的扭力在成人应小于 $0.56kg/cm^3$，在

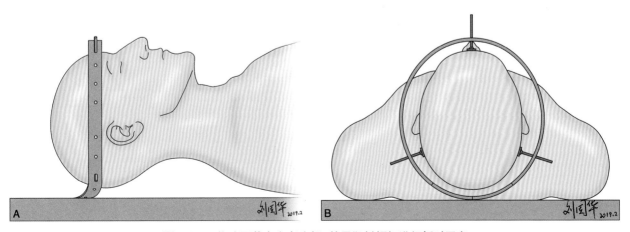

图 2-2-4 将头环戴在患者头部，并用塑料颅钉进行暂时固定
A. 侧面观；B. 上面观。

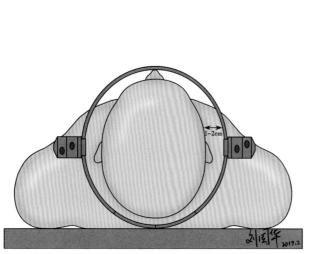

图 2-2-5　头环内缘距头皮距离 1 ~ 1.5cm

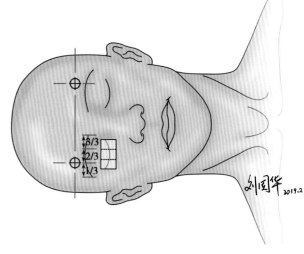

图 2-2-6　前部颅钉选择眉弓外侧中外 1/3 作为标志点

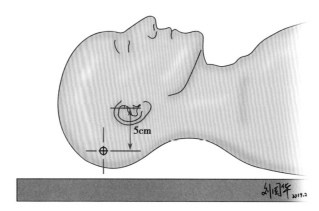

图 2-2-7　后部颅钉高于耳尖上方 1cm，位于耳后 5cm

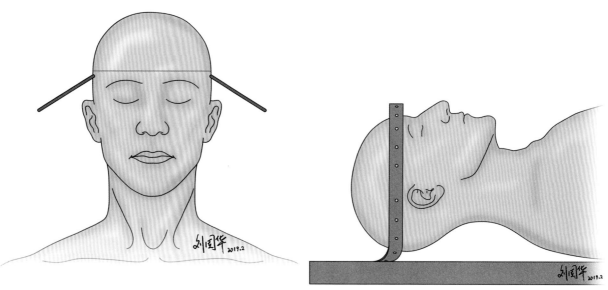

图 2-2-8　头环位于头颅赤道下方

儿童应小于 0.28kg/cm³。安装颅钉过程中应始终保持头环位于正确位置，颅钉置入时应先置入处于对角线位置的 2 枚颅钉（颅钉 1 和 2），再置入另外 2 枚处于对角线位置的颅钉（颅钉 3 和 4）（图 2-2-9）。

6. 移除用于临时固定的塑料颅钉，安装牵引环，并调整牵引环的位置，再次确认头环已经固定妥当，开始头颅牵引。如果患者有胸椎后凸，应予患者头部垫高。在牵引过程中应固定患者身体，防止患者移动对颈椎造成进一步损伤。

7. 调整滑轮位置，进行配重。配重应从 6kg 开始，每 6 小时增加 1kg，配重最大不能超过 15kg。每次配重增加时应摄床旁 X 线片，用以确认颈椎牵引是否有效。

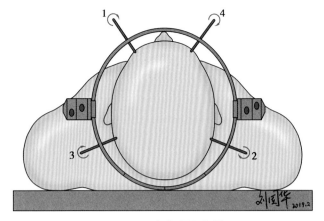

图 2-2-9　颅钉置入位置

8. 当 X 线片确认颈椎牵引有效，颈椎连续性达到要求时，可以安装背心。根据患者胸围选择合适的背心。

（1）缓慢抬起患者双肩，始终保持头颈胸相对位置，插入背心后板后缓慢将患者放平，患者抬高应小于 15cm（图 2-2-10）。

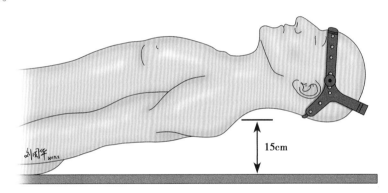

图 2-2-10　安装背心时缓慢抬起患者双肩，抬高应小于 15cm

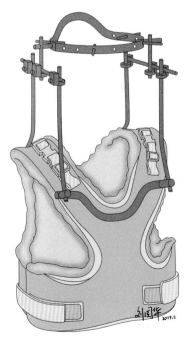

图 2-2-11　固定背心前后板并连接头环背心连接杆

（2）安装背心前板并固定背心前后板。连接头环背心连接杆，从而获得稳定固定效果（图 2-2-11）。

9. 每天应消毒颅钉置入位置，可以使用碘伏浸泡的纱布缠绕包裹颅钉外露部分。

10. 应周期性检查颅钉是否松动，推荐检查时间点为固定后 24 小时、3 天，此后每周检查一次即可，检查时应使用扭力改锥旋紧颅钉。

【手术要点】

1. 在使用头环 - 背心外固定技术时，一般选择钛合金或碳纤维的头环，头环上要有足够多的颅钉通道。在选择颅钉固定位置时要慎重，同时一定要避免颅钉穿透颅骨。颅钉进钉时要与颅骨成 90°，并使用扭力改锥进钉，安全的扭力在成人需小于 0.56kg/cm³，在儿童应小于 0.28kg/cm³。在选择背心的时候，尽量选择轻便而同时能保障坚强固定的背心。同时要考虑心肺复苏操作的可能。

2. 当患者存在严重骨质疏松或颅骨较薄时，操作应更仔细，防止造成进一步损伤。

3. 常规建议三名医师一起安装头环 - 背心外固定器，一名医师负责固定头环的位置，另外两名医师负责置入颅钉。

4. 如果患者是清醒的，在置钉过程中应嘱患者用力闭眼，尽可能防止术后无法闭眼的情况发生。如果患者处于昏迷状态，医师应尽可能强制患者闭眼。

5. 安装颅钉时应优先安装处于对角线位置的颅钉。

6. 通过每天消毒颅钉置入位置可以降低感染的风险，通过周期性检查颅钉松紧程度可以尽量避免螺钉滑脱，但是头环 - 背心外固定技术仍旧存在相应的并发症，其常见并发症包括颅钉松动（28%）、颅钉置入位置感染（18%）、压疮（11%）、压力性疼痛（11%）、神经损伤（2%）、血管损伤（1%）、吞咽困难（1%）、硬膜损伤（1%）。

【典型病例】

患者，男性，60岁。主诉：摔倒后颈部疼痛11天。体格检查：患者上颈部棘突压痛。四肢感觉正常，肌力Ⅴ级，双侧肱二头肌，肱三头肌反射正常，双侧霍夫曼征（Hoffmann sign）阴性，双侧巴宾斯基征（Babinski sign）阴性。影像学检查：术前CT示 C_1 椎体骨折（图 2-2-12）。治疗：行头环 - 背心外固定（图 2-2-13）。

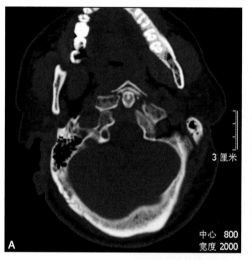
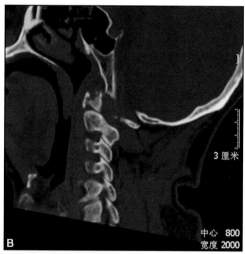
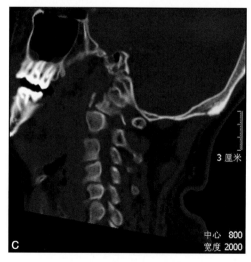

图 2-2-12　术前 CT 示 C1 椎体骨折
A. CT 轴位片显示 C_1 双侧前弓骨折；B. CT 右侧矢状位片显示 C_1 侧块骨折，C_1/C_2 无明显脱位；
C. CT 左侧矢状位片显示 C_1 侧块骨折，C_1/C_2 关节脱位。

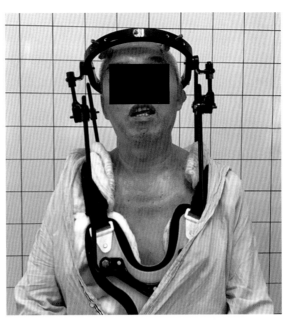

图 2-2-13　患者行头环 - 背心外固定

（刘波　范明星）

参 考 文 献

PERRY J, NICKEL V L. Total cervicalspine fusion for neck paralysis[J]. J Bone Joint Surg Am, 1959, 41-a(1): 37-60.

第三节　前路经口颅颈交界区及上颈椎松解术

【历史发展】

经口咽前路松解术是处理难复性寰枢椎脱位的基本方法之一。此手术要求彻底清除寰椎前弓与齿突间阻挡复位的增生组织，彻底打开寰枢椎侧块关节间隙，为复位创造条件。刘景发等首先开展经口咽前路松解手术，术后头颈双向牵引复位、二期后路治疗难复性寰枢椎脱位，取得良好效果。王超等在此基础上建立了一期经口咽前路松解，术中重力牵引复位联合后路固定技术治疗的新方法，治疗过程更加合理有效。

【适应证及禁忌证】

1. 适应证　前路经口颅颈交界区及上颈椎松解手术仅适用于难复性寰枢关节脱位。

寰枢关节的稳定性有赖于齿突与寰椎横韧带的完整，一旦上述结构因先天性、发育性或创伤性等原因而失用，可引起寰枢关节不稳定，严重者可形成固定性脱位。若在全身麻醉下，大重量颅骨牵引也不能使之复位，则可诊断为难复性寰枢关节脱位。

在接诊寰枢椎脱位的患者后，首先应行颈椎侧位过伸过屈 X 线片，以观察寰椎相对枢椎的移位情况。若前移位的寰椎在过伸情况下仍不能复位，则应行经口咽入路松解的准备。是否一定要做松解，则取决于全身麻醉后颅骨牵引下寰枢椎关节的对位状态。

2. 禁忌证　术前应常规行寰椎侧块关节的冠状位和矢状位 CT 重建，若脱位的关节已经骨性愈合，则不可能通过松解术获得复位。

【手术步骤】

1. 术前准备

（1）检查患者口腔卫生情况，有无牙根脓肿或牙周感染等导致术后感染的危险因素；注意门齿是否松动，是否为义齿，因术中用开口器撑开口腔时，患者的门齿会承受很大的压力。

（2）术前应排除低位脑神经功能异常，若合并声带、咽部及脑干功能异常时，需行术前气管切开。

（3）术前 3 天，使用对口腔黏膜没有刺激性的消毒水漱口。

2. 体位

（1）采用三钉固定法将颈部固定于轻度伸直位，也可使用Gardner-Wells牵引架或环形头枕。

（2）若患者合并颈椎后凸不适合颈部后伸体位，也可采用头低足高位。

（3）患者全身麻醉完成后，请麻醉医师在喉镜的指导下经鼻腔安置鼻饲管（图2-3-1）。

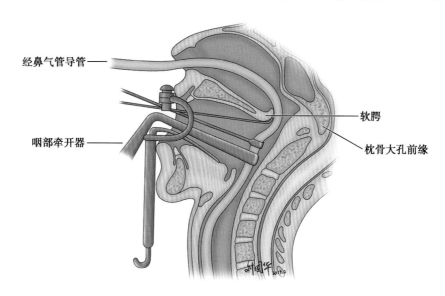

图2-3-1　经口入路牵开器下的矢状位观

3. 具体手术步骤

（1）用碘伏消毒面部和口腔，用开口器撑开口腔，用稀释的碘伏溶液冲洗鼻咽腔。

（2）用明胶海绵或纱布充填上段食管，防止术中盐水和血液流入消化道。

（3）用1%利多卡因（含肾上腺素）浸润麻醉口咽黏膜中线和软腭。用Crockard牵开器充分暴露口腔后部，将鼻气管插管和胃管移至一旁，以免阻碍手术入路。

（4）用压舌板和软腭牵开器可进一步扩大视野（图2-3-2）。

（5）做咽后壁正中纵切口，分开软组织，显露枢椎椎体前面。横断前纵韧带、颈长肌和头长肌（图2-3-3）。

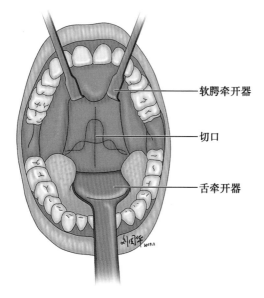

图2-3-2　用压舌板和软腭牵开器进一步扩大视野

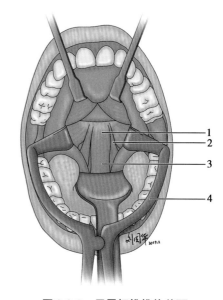

图2-3-3　显露枢椎椎体前面
1. 将垂直切口牵开为六边形切口，有利于显露寰椎前结节；2. 颈长肌；3. 前纵韧带；4. 咽牵开器。

（6）若齿突是不连的，则用刮匙和椎板咬骨钳切断齿突、枢椎椎体间的瘢痕组织及侧块关节内的粘连组织。

（7）将刮匙插入枢椎椎体后上缘，将枢椎体向前下方用力撬拨，使寰枢椎充分复位。

（8）若齿突是完整的，则将寰椎前弓的下半部分咬除，用刮匙和椎板咬骨钳切断侧块关节内的粘连组织。沿齿突两侧切断翼状韧带和齿突尖韧带，将齿突尖向前下方撬拨，使寰枢椎充分复位。

（9）咽后壁应使用3-0可吸收线双层缝合，尽管口腔存在细菌群，若硬膜完整，感染率低于3%。若硬膜不慎损伤，应严密缝合，同时辅助使用脂肪组织、肌膜和纤维蛋白胶缝合。

4. 术后护理

（1）术后保留经鼻气管插管24～48小时，没有明显的口唇及舌部肿胀时才能拔管。

（2）应鼓励患者坐位及下床活动，减少唾液在咽部聚集。

（3）术后禁食5天，术后5小时后可进行鼻饲。

（4）术后最初48小时内口腔内使用氢化可的松乳膏。

【手术要点】

1. 在寰椎前脱位的情况下，影响复位的解剖结构有前纵韧带、寰枢椎前方的颈椎内在肌和挛缩的侧块关节囊。将这些结构切断，在大重量颅骨牵引和器械撬拨的作用下有可能使寰枢关节解剖复位。

2. 松解复位文献切除顶压在硬膜上的骨质，损伤脊髓和撕破硬膜的危险可大大降低。

3. 由于咽后壁组织较薄，只能做全层缝合，一旦切口感染形成脓肿，脓液较易由伤口破溃自动引流，不会压迫脊髓使症状加重。

4. 后路寰枢椎的固定必须牢固，必须有三维稳定性，只有椎弓根螺钉技术才能维持满意的复位及植骨融合。

5. 并发症

（1）呼吸道并发症：是经口入路的常见并发症，应在口腔和舌的肿胀消退后再拔出气管插管。

（2）延迟性并发症：包括舌肿胀、咽部伤口裂开、神经功能恶化、咽后壁脓肿、脑膜炎、迟发性咽部出血及咽功能不全等。

（3）神经功能恶化：最常见原因是手术导致的颅颈交界区不稳定，故大多数患者都应行后路固定。

（4）脑膜炎：若患者术后出现神经状态异常，应首先考虑脑膜炎可能。

（5）迟发性咽部出血：应注意感染发生的可能，但需要排除骨髓炎和椎动脉假性动脉瘤的可能。

（6）腭咽关闭不全（说话时出现鼻音）：常见于儿童患者，多出现在术后4～6个月，可能是软腭和咽部软组织痉挛导致，治疗方法包括咽喉训练、硬腭假体置换和咽壁瓣移植术等。

（安岩）

参 考 文 献

［1］CROCKARD H A. Transoral surgery: some lessons learned［J］. Br J Neurosurg, 1995, 9（3）: 283-293.

［2］CROCKARD H A, SEN C N. Transoral approach for the management of intradural lesions at the craniovertebral junction: review of 7 cases［J］. Neurosurgery, 1991, 28（1）: 88-97; discussion 97-98.

［3］HARDLEY M N, MARTIN N A, SPETZLER R F, et al. Comparative transoral dural closure techniques: a canine model［J］. Neurosurgery, 2002, 22（2）: 392-397.

［4］MENEZES A H. Complication of surgery at the craniovertebral junction-avoidence and management［J］. Pediatr Neurosurg, 1991, 17（5）: 254-266.

第四节　前路经口齿突切除术

【历史发展】

经口手术入路到达颅颈交界区为处理其腹侧硬膜外中线附近的病变提供了直接的手术路径,使医生能对上颈椎区域脊髓腹侧进行充分减压。早期采用经口手术入路到达咽后壁主要是为了引流咽后脓肿,随着显微外科器械和技术的发展,经口手术入路术后疗效大大提高,从而使采用此入路治疗上颈椎畸形及病变得到了进一步发展。

【适应证及禁忌证】

1. 适应证

(1)本术式通常用于神经减压,造成神经压迫的原因可能为:①类风湿关节炎或退行性病变造成的颅底凹陷症;②假性肿瘤或风湿性血管翳;③位于硬膜外的原发性骨与软组织肿瘤;④先天性颅底凹陷症;⑤长期骨折不愈合导致的神经压迫。

(2)经口入路特别适用于累及斜坡下部至$C_2 \sim C_3$椎间盘的病变。术野暴露范围不超过中线两侧11mm,否则易伤及咽鼓管、舌下神经及椎动脉。

(3)此术式可为脊索瘤切除或其他颅颈交界区肿瘤切除术分次手术的一部分。

(4)偶尔也可用于硬膜内肿瘤切除。

2. 禁忌证　旋转半脱位是一个相对禁忌证,如难复性斜颈;开口困难是另一个相对禁忌,如果成人开口不能容纳三个手指,则不宜进行此手术。

【手术步骤】

(一)常规手术

1. 术前准备

(1)详细神经和骨骼肌肉系统检查。

(2)判断硬腭与病灶之间的相对关系,若病灶位于硬腭水平以下,则术野暴露好。

(3)口腔应能张开到25mm以上,以方便使用手术器械,检查患者有无颞下颌关节病变、颈部固定的屈曲畸形等影响开口程度的危险因素。

(4)注意患者有无牙根脓肿或牙周感染等引发术后感染的危险因素,并注意牙齿的排列情况,牙齿排列异常可导致撑开器安装困难。

(5)术前应排除低位脑神经功能异常,若合并声带、咽部及脑干功能异常时,需行术前气管切开。

(6)完善影像学资料,CT检查可提供矢状位和冠状位重建影像,MRI检查可清楚显示软组织变化和神经受压情况(图2-4-1)。磁共振血管成像(magnetic resonance angiography,MRA)可提供病灶血管分布情况,明确病变是否存在较大的血管供应。

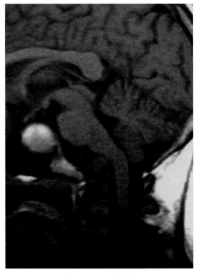

图2-4-1　术前MRI

(7)术中使用导航技术可以提高手术精度。

2. 体位

(1)采用三钉固定法,也可使用Gardner-Wells牵引架或环形头枕。

(2)若患者合并颈椎后凸不适合颈部后伸体位,也可采用头低足高位。

(3)另一种方法是采用Mayfield头架(图2-4-2)。这种体位的优点是方便清理术野的血液和分泌物,且由于Mayfield头架固定于患者头部的两侧,也有利于术者操作。

3. 入路

(1)术前做口腔拭子细菌培养以及口腔用1%聚维酮碘或西曲溴铵漱口,起到初步的消毒作用。

（2）用明胶海绵或纱布充填上段食管，防止术中盐水和血液流入消化道。

（3）用1%利多卡因（含肾上腺素）浸润麻醉口咽黏膜中线和软腭。用Crockard牵开器充分暴露口腔后部，将鼻气管插管和胃管移至一旁，以免阻碍手术入路（图2-4-3）。

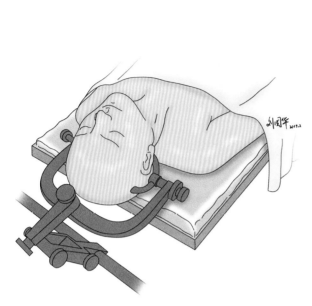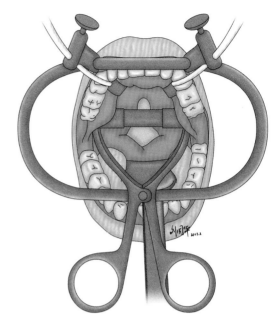

图2-4-2　用Mayfield头架将颈部固定于轻度后伸位　　　图2-4-3　用Crockard牵开器充分暴露口腔后部

（4）用压舌板和软腭牵开器可进一步扩大视野。

（5）切开咽后壁后，用Crockard牵开器向口腔两侧牵拉，暴露前纵韧带和颈长肌。

4. 具体手术步骤

（1）触及寰椎前结节（此可用颈椎侧位透视准确定位）。

（2）沿咽后壁中线垂直切开2.5cm，依次切开咽后壁黏膜、咽上缩肌和前纵韧带，必要时可切开软腭暴露斜坡下部。

（3）于寰椎前弓行骨膜下剥离，存在寰枢椎不稳时，可于前弓下缘及齿突前缘看到许多肉芽组织。

（4）用有齿牵开器向两侧牵拉切开的软组织，用磨钻切除寰椎前弓，切除范围包括中线两侧各1cm，以显露齿突两侧，用磨钻和刮匙从顶端向尾侧方向切除齿突。

（5）切除齿突后可见后纵韧带及寰椎横韧带，分开韧带后可以显露硬膜，此时可用角度刮匙、蝶骨钳等清除韧带和软组织，充分减压时可触及硬膜的搏动。

（6）咽后壁应使用3-0可吸收线双层缝合，尽管口腔存在细菌群，若硬膜完整，感染率低于3%。若硬膜不慎损伤，应严密缝合，同时辅助使用脂肪组织、肌膜和纤维蛋白胶缝合。术后还应行腰椎脑脊液引流5天。

（7）未行一期后路固定时，术后应使用Halo架、Minerva背心、硬围领制动，或行颅骨牵引。

5. 术后护理

（1）术后保留经鼻气管插管24～48小时，没有明显的口唇及舌部肿胀时才能拔管。

（2）应鼓励患者行坐位及下床活动，减少唾液在咽部聚集。

（3）术后禁食5天，术后5小时后可进行鼻饲。

（4）术后最初48小时内口腔内使用氢化可的松乳膏。

（二）计算机导航辅助手术

术前准备及患者体位同传统手术，消毒铺巾后，安装体外导航架，行术中三维C臂导航，在导航引导下确定咽后壁正中纵向切口的长度，依次切开黏膜和黏膜下组织，分离椎前软组织，显露C_1前弓、C_2齿突和C_3椎体。

将磨钻注册，在导航引导下用磨钻磨除 C_1 前弓、C_2 齿突和上部 C_3 椎体，显露至后侧软组织，可见充分减压后软组织明显膨起。

余下步骤同传统术式。

【手术要点】

1. 术中应十分小心，避免发生脑脊液漏，如果术中需要打开硬膜，则需要在腰椎放置脑脊液引流管。使用脂肪组织、肌肉组织、阔筋膜组织或皮肤脂肪片配合纤维蛋白胶修补损伤的硬膜。

2. 咽后部的血液循环丰富，术后可能形成血肿，因此术中应使用吸收性止血纱布、明胶海绵等仔细止血，并且术后采取头高位。

3. 为了避免伤口死腔，咽壁缝合时应双层缝合，软腭也应双层缝合。

4. 并发症　同本章第三节，前路经口颅颈交界区及上颈椎松解术的相关内容。

（安岩）

参 考 文 献

[1] APUZZO M L, WEISS M H, HEIDEN J S. Transoral exposure of the atlantoaxial region[J]. Neurosurgery, 1978, 3(2): 201-207.

[2] CROCKARD H A. Transoral surgery: some lessons learned[J]. Br J Neurosurg, 1995, 9(3): 283-293.

[3] CROCKARD H A, SEN C N. Transoral approach for the management of intradural lesions at the craniovertebral junction: review of 7 cases[J]. Neurosurgery, 1991, 28(1): 88-97; discussion 97-98.

[4] HARDLEY M N, MARTIN N A, SPETZLER R F, et al. Comparative transoral dural closure techniques: a canine model[J]. Neurosurgery, 2002, 22(2): 392-397.

[5] MENEZES A H. Complication of surgery at the craniovertebral junction-avoidence and management[J]. Pediatr Neurosurg, 1991, 17(5): 254-266.

第五节　前路齿突螺钉内固定术

【历史发展】

文献统计 7%～13% 的颈椎骨折会合并齿突骨折，但由于齿突骨折多仅出现颈痛的症状而容易漏诊，尤其是醉酒患者合并颈椎骨折。屈曲和过伸的受伤机制均可以导致齿突骨折，过屈可以导致齿突骨折后向前方移位，过伸则导致齿突骨折后向后方移位。

非移位性齿突骨折最容易被漏诊，但是开口位及侧位 X 线片能够增高齿突骨折的诊断概率。目前，最常用的齿突骨折分型是由 Anderson 和 D'Alonzo 提出的，此分型是依据齿突骨折位置将齿突骨折分为 Ⅰ 型、Ⅱ 型、Ⅲ 型（图 2-5-1）。

Ⅰ 型齿突骨折又称齿突尖骨折，为齿突尖韧带和一侧的翼状韧带附着部的斜行骨折，约占 4%，属于稳定型骨折；Ⅱ 型齿突骨折又称基底部骨折，为齿突与枢椎椎体连接处的骨折，最为常见，约占 65%，属于不稳定型骨折，不愈合率也较高；Ⅲ 型齿突骨折为枢椎椎体骨折，骨折端下方有骨松质基底，骨折线常涉及一侧或两侧的枢椎上关节面，约占 31%。Grauer 等在 Anderson-D'Alonzo 分型的基础上将 Ⅱ 型齿突骨折细分为 3 个亚型，Ⅱ A 型为基底部横行骨折，无移位；Ⅱ B 型为骨折线为前上后下的斜行骨折或移位超过 1mm 的横行骨折；Ⅱ C 型为骨折线为前下后上的斜行骨折或骨折端有粉碎性骨块的骨折。

Ⅰ 型齿突骨折可采用非手术治疗，行硬质颈托固定，但是非手术治疗前一定要除外枕颈不稳定的情况，因为 Ⅰ 型齿突骨折多合并至少一侧翼状韧带损伤，容易导致枕颈不稳定。经过硬质颈托 3 个月以上的固定后，复查中立位及过伸、过屈位 X 线片，用以评估骨折愈合情况。

Ⅱ 型齿突骨折是齿突骨折中最难处理的情况。在一系列的前瞻性研究中，Ⅱ 型齿突骨折的骨折不愈合率高达 32%，其骨折不愈合的危险因素主要包括骨折移位超过 5mm、骨折成角大于 10°、患者年龄大于 40 岁、骨折块向后方移位等。在 Hadley 的对比研究中发现，如果骨折移位大于 6mm，则骨折不愈合率为

I 型

II 型

III 型

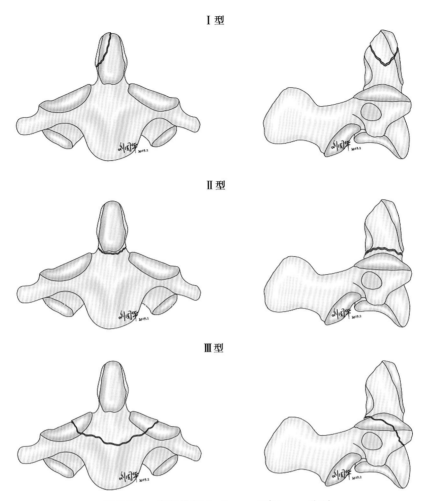

图 2-5-1　齿突骨折 Anderson-D'Alonzo 分型

78%；如果骨折移位小于 6mm，则骨折不愈合率仅为 10%。

　　II 型齿突骨折的治疗方案应根据患者的具体状况决定。非骨折移位型 II A 型齿突骨折且不伴有骨折不愈合相关危险因素的患者可以尝试非手术治疗。但是，需要与患者说明的是，即使经过 3 个月的头环 - 背心外固定，仍有大于 10% 的患者需要再行手术固定不愈合的齿突。如果患者骨折无移位，但是伴有成角，且年龄大于 40 岁，有抽烟的嗜好，头环 - 背心外固定失败的概率也显著增高。

　　如果患者非手术治疗骨折不愈合的危险因素过多，则可以尝试手术治疗。常用的手术方法包括后路 $C_1 \sim C_2$ 融合和前路齿突螺钉固定。如果选择后路 $C_1 \sim C_2$ 融合，患者颈椎旋转活动度将至少减少 50%，但是换来的却是超过 95% 的骨折融合率。前路齿突螺钉内固定术在理论上能够保留寰枢椎旋转活动度，但是手术要求较高，需要术前或术中将齿突骨折解剖复位，同时骨折不愈合的概率为 13%～17%。因此，可复位 II B 型齿突骨折建议行齿突螺钉内固定术；无法复位的 II B 型骨折无法置入螺钉，可行后路 $C_1 \sim C_2$ 融合术；II C 型骨折也需行后路 $C_1 \sim C_2$ 融合术。本节将着重讲解前路齿突螺钉固定术。

　　III 型齿突骨折可以根据骨折线位置高低分为浅型骨折和深型骨折，其中深型骨折属于稳定型骨折，可以尝试非手术治疗。浅型骨折因骨折线接近齿突颈部，治疗可以同 II B 型齿突骨折。

　　前路齿突螺钉内固定术最早由 Nakanishi 在 1980 年报道，Bohler 在 1982 年也进行了相关报道。颈椎前路齿突螺钉内固定术是对骨折的直接固定，对骨折断端有加压作用，保留了寰枢关节的正常结构和功能。这个技术从首次报道以来，尽管有不同的解释和争论，但是手术的基本步骤却并没有较大的改变。

　　【适应证和禁忌证】

　　选择合适的患者和进行仔细的术前设计是手术成功的基础。前路齿突螺钉内固定术的主要适应证是 II 型齿突骨折和浅型 III 型齿突骨折，无论患者年龄大小，都可以尝试该术式，但是，与患者术前谈话时要说清楚,有可能需要再次行后路颈椎融合术。

骨折的方向也是决定是否行前路齿突螺钉内固定术的重要考虑因素。前上后下的ⅡB型斜形骨折是前路齿突螺钉内固定术的最佳适应证,因为入钉通道可以与骨折线相垂直。前下后上的ⅡC型斜形骨折骨折线则与入钉通道近乎平行,不适于行前路齿突螺钉内固定术。

其他手术禁忌证还包括枢椎病理性骨折,重度骨质疏松,强直性脊柱炎颈椎后伸困难,短颈畸形、桶状胸等没有前路螺钉进针的角度,齿突骨折不愈合,骨折端为粉碎性,骨折术前术中无法牵引复位等。

齿突骨折手术治疗的核心原则是"越早融合,效果越好"。Apfelbaum报道,齿突骨折后6个月内手术的融合率没有明显差异,但是如果手术选择在受伤18个月后,融合率将显著降低。尽管尚缺乏6~18个月内手术的患者资料,Apfelbaum还是将手术时间分出了"早"和"晚"。6个月的时间窗口给了患者尝试非手术治疗的可能,即便非手术治疗未达到理想的治疗效果,患者仍有手术的条件。

尽管文献中对患者年龄与骨折融合率的关系仍有争论,但是患者年龄会影响齿突骨折融合率是毋庸置疑的。患者越年轻,骨折的融合率越高。相反,患者年龄越大,骨折融合率越低。年龄大于50岁的患者齿突骨折不融合率比年轻患者高21倍。在另一组年龄大于75岁的患者中,骨折形成假关节的概率高达85%。因此,年龄大于50岁的患者应更加积极手术,仅将患者不能耐受麻醉和严重的骨量减少作为禁忌证。

【手术步骤】

（一）传统手术

颈椎前路齿突螺钉内固定技术需要术者熟知寰枢椎局部解剖关系,熟练掌握颈前路手术和后路寰枢椎固定融合术的手术技巧,如果术中空心钉螺钉置入失败,应事先准备好备选方案。

1. 术前规划 齿突骨折患者术前应常规行颈部X线片、薄层CT及三维重建、MRI检查,并应对患者进行详细术前评估。利用术前影像学资料仔细观察骨折形态和骨折块间的相互关系。术前尝试模拟置钉,测量模拟空心螺钉的直径和长度,确定术中需要置入螺钉枚数,充分做好术前规划和准备。

2. 体位 手术床应当选择能透过X线的碳纤维床。患者取仰卧位,头部中立。安装Mayfield头架固定头部,避免因手术操作引起头颈部相对位移,同时患者的身体也应固定在手术床上。予患者肩部垫高,同时下颌充分上仰,使颈椎保持足够的前凸以提供螺钉置入路径,Mayfield头架应在手术前调整好位置,避免透视时下颌和牙齿对正位影像遮挡(图2-5-2)。

3. 设计切口位置 通过透视使用克氏针根据螺钉置入的方向确定皮肤切口位置(图2-5-3,图2-5-4)。一般位于C5椎体前方,从颈前中线延伸至胸锁乳突肌内侧缘左右。如皮肤切口位置不当,可能因为切口张力影响螺钉置入方向,或因切口张力过大被迫扩大切口而增加损伤。

4. 切开暴露 按照设计切口位置取颈前方切口,横向分开颈阔肌,钝性分离至颈前筋膜,再次确认螺钉置入方向是否可行,继续钝性分离直至C2椎体前下缘并透视确认位置。

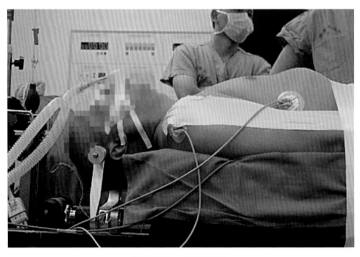

图2-5-2 患者体位

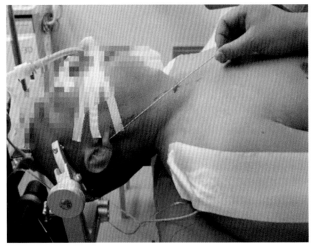

图 2-5-3 使用克氏针确定皮肤切口位置

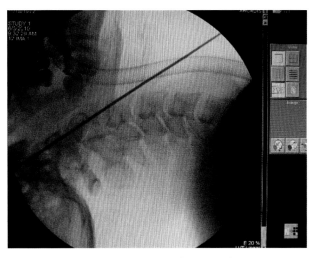

图 2-5-4 透视下可见螺钉置入方向

5. 置入导针 在透视引导下置入克氏针。齿突基底部横径较小,因此入针点要求必须准确定位于中心线和椎体的前下缘。由于局部有前纵韧带和 $C_2 \sim C_3$ 椎间盘前纤维环,必要时可以切开部分纤维环以防克氏针打滑。在克氏针通过骨折线时应仔细确认克氏针是否进入齿突,谨防克氏针滑移损伤后方脊髓。

6. 确认导针位置并扩大钉道 将克氏针沿设计路径置入后,需再次透视确认克氏针位置。克氏针应尽可能靠近齿突后侧皮质。确认位置无误后,使用空心钻继续扩大钉道。此过程需在透视下进行,防止空心钻穿透后侧皮质损伤脊髓。

7. 植入空心螺钉 测量螺钉置入深度,选择合适螺钉置入,一般置入直径为 3.5~4.5mm 的空心拉力螺钉。此过程仍需要在透视下进行,以保证手术安全。最后确认空心螺钉位置,以及齿突骨折固定后的位置是否满意。

（二）计算机辅助脊柱外科微创手术

前路齿突螺钉内固定 CAMISS 手术的术前规划、患者摆位和设计切口位置基本与传统手术相同。但 CAMISS 手术依赖术中实时三维影像导航或骨科手术机器人技术,无须进行反复正、侧位透视,因此患者摆位要求可较传统手术方式低,仅需下颌充分上仰,使颈椎保持足够前凸以提供螺钉置入路径即可。

1. 安装患者示踪器 患者示踪器的安装有两种方案。

（1）按照设计切口位置进行切开暴露,将患者示踪器安装在切口内骨性结构上固定,一般固定在下颈椎椎体上（图 2-5-5）。

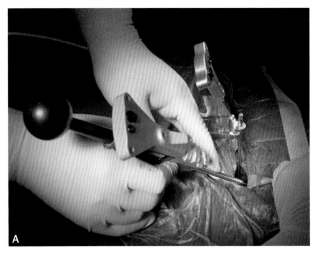

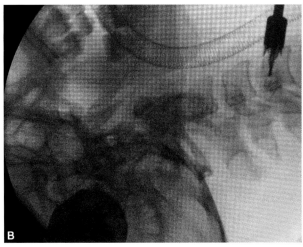

图 2-5-5 安装患者示踪器
A. 术中所见;B. 透视所见。

（2）使用自由臂，将患者示踪器安装在Mayfield头架上（图2-5-6）。

上述两种方案均能够保证手术顺利完成。但是方案1需要将患者示踪器安装在切口内，为保证手术术野不受干扰，切口就需要相应扩大，会增加患者的创伤。同时，为了保证手术顺利进行，在整个手术过程中，需要术者避免碰触患者示踪器，防止因患者示踪器移位导致的导航误差增大甚至失准。而按照方案2固定的患者示踪器不增加切口的大小，便于实现微创手术，同时其依靠连杆固定在Mayfield头架上不仅保证了固定的稳定性，而且也不会影响术者的操作。因此，目前北京积水潭医院目前多采用方案2固定患者示踪器。

2. 获取导航数据　再次透视确认患者手术节段，使用维C臂获取手术节段及相邻手术区域三维影像学信息，并将数据传输至导航系统/骨科手术机器人系统中（图2-5-7）。

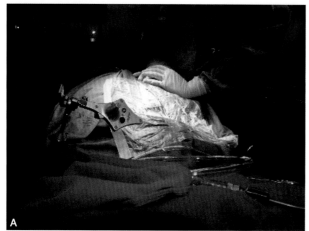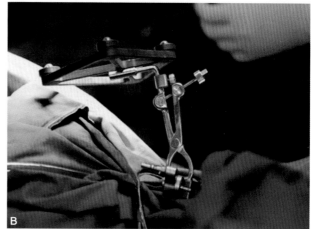

图2-5-6　使用自由臂将患者示踪器安装在Mayfield头架上
A. 计算机导航系统连接方法；B. 机器人系统连接方法。

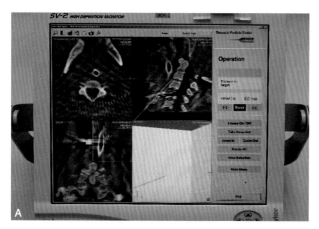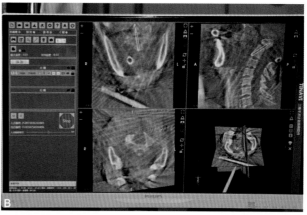

图2-5-7　获取导航数据
A. 导航系统图像；B. 机器人系统图像。

3. 规划手术路径　在计算机导航系统/骨科手术机器人系统中将术前规划的手术路径再现，并再次确定螺钉入点、螺钉长度及螺钉直径。

4. 确定切口位置（采用方案2固定患者示踪器）及切开暴露　手术切口位置的确认有两种方案。

（1）计算机导航引导方案：根据实时导航指示，使用指点器确认皮肤切口位置后（图2-5-8），做颈前方横向1～2cm切口，钝性分离至椎体前方，使用微创扩张器分级扩张，置入微创套筒（图2-5-9）。

（2）骨科手术机器人引导方案：骨科手术机器人自动执行导航上设计的螺钉置入路线，机械臂自主运行至螺钉置入位置（图2-5-10），沿骨科手术机器人机械臂导向器指引的路径确认皮肤切口后，做颈前方横向1～2cm切口，钝性分离至椎体前方，使用套筒扩张器分级扩张，置入引导套筒（图2-5-11）。

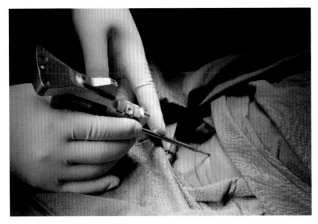

图 2-5-8 确认皮肤切口位置

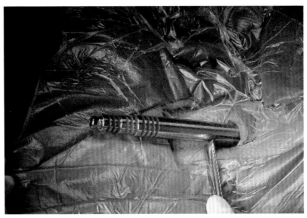

图 2-5-9 置入微创套筒

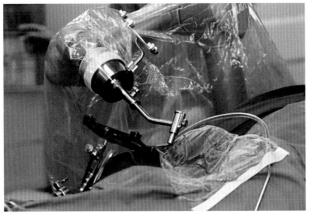

图 2-5-10 骨科手术机器人机械臂自主运行至螺钉置入位置

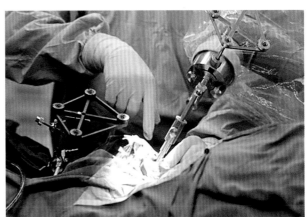

图 2-5-11 置入引导套筒

5. 置入导针 手术导针的置入有两种方案。

（1）计算机导航引导方案：使用导航尖锥确认克氏针入针点，再使用导航开路锥在枢椎椎体内和齿突内钻出钉道（图 2-5-12），然后在钉道内插入克氏针，透视确认克氏针位置良好。

（2）骨科手术机器人引导方案：骨科手术机器人自动执行导航上设计的螺钉置入路线，沿导航机器人机械臂导向器指引的路径使用空心钻打入导针，透视确认导针位置良好（图 2-5-13）。

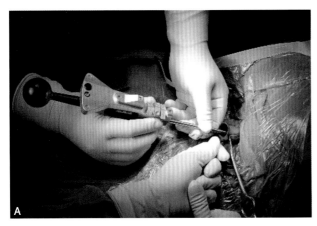

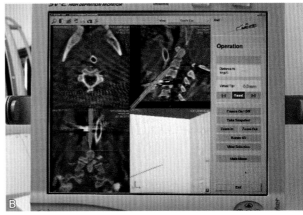

图 2-5-12 使用导航尖锥确认克氏针入针点，再使用导航开路锥在枢椎椎体内和齿突内钻出钉道
A. 术中所见；B. 导航图像所见。

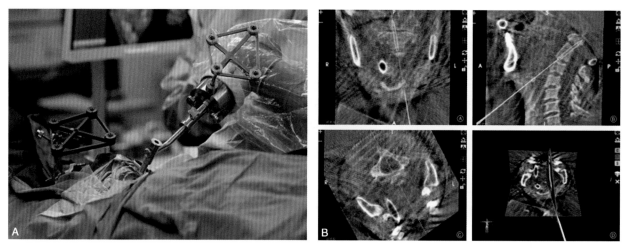

图 2-5-13　骨科手术机器人机械臂导向器指引导针路径
A. 术中所见；B. 机器人系统图像所见。

上述两种方案均能保证手术顺利进行，方案 2 比方案 1 有更高的导针置入精度。

6. 扩大钉道并置入螺钉　使用空心钻扩大钉道并按照设计置入相应空心螺钉，透视确认空心螺钉位置，以及齿突骨折固定后的位置是否满意（图 2-5-14）。

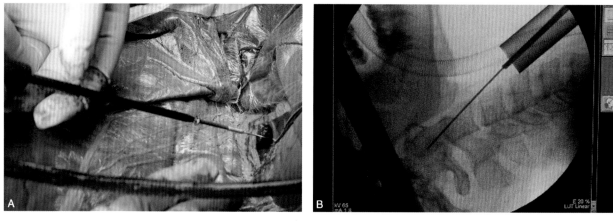

图 2-5-14　沿导针置入相应空心螺钉
A. 术中所见；B. 透视所见。

【手术要点】

1. 使用前路齿突螺钉内固定术前一定要详细评估患者的术前影像学资料，明确患者的齿突骨折是否适合使用前路固定术。所有患者的术前谈话都要涉及术后声嘶及术后吞咽困难等问题。

2. 术中需要使用克氏针在体外模拟螺钉置入路径，明确患者胸椎及颈椎曲度是否能够满足前路齿突螺钉置入。

3. 行 CAMISS 手术时，一定要保证患者示踪器的位置相对固定。在完成导航扫描后，应避免碰触患者示踪器，同时避免改变患者颈部的相对位置。在手术操作过程中应尽量轻柔，避免用力操作导致的颈部不可恢复的相对位移。避免人为遮挡导航器械上的示踪器，增大手术误差。

4. 一旦前路齿突螺钉内固定术后出现骨折不愈合，后路融合术仍可以作为补救方案，可行手术包括 $C_1 \sim C_2$ 经关节突螺钉固定、C_1 侧块 -C_2 椎弓根 / 侧块固定等手术方案。

5. 并发症　最常见的术后并发症为骨折不愈合。其他可能出现的并发症还包括导针或螺钉突破齿突后皮质导致脊髓损伤，老年人还容易出现术后吞咽困难、声嘶及术后血肿。

【典型病例】

患者，男性，55岁。主诉：外伤后颈部疼痛并活动受限6小时。体格检查：患者步态正常，颈胸头环保护，上颈部棘突压痛。四肢感觉正常，肌力Ⅴ级，双侧肱二头肌，肱三头肌反射正常，双侧霍夫曼征阴性，双侧巴宾斯基征阴性。影像学检查：术前CT示C_2齿突骨折，远端轻度向前移位（图2-5-15）。术前MRI示局部T_2加权像有轻度水肿信号，后方脊髓未见明显压迫（图2-5-16）。治疗：在全身麻醉下行机器人辅助颈椎前路微创齿突骨折空心钉内固定术（图2-5-17），手术顺利。术后：术后颈部疼痛症状缓解，伤口愈合好，术后CT示齿突骨折复位良好，空心螺钉位置满意（图2-5-18）。术后4天出院。

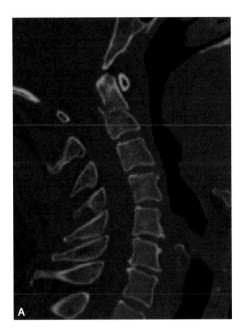
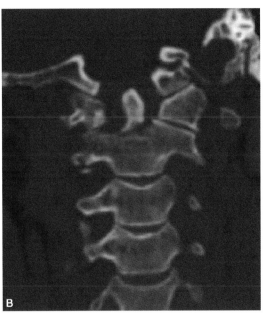

图2-5-15　术前CT
A. 矢状位；B. 冠状位。

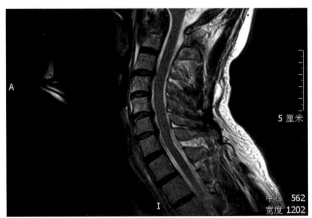
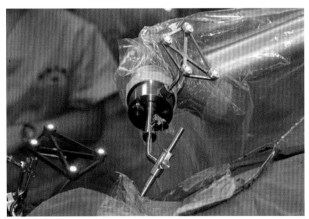

图2-5-16　术前MRI

图2-5-17　手术机器人机械臂导向器指引置钉路径

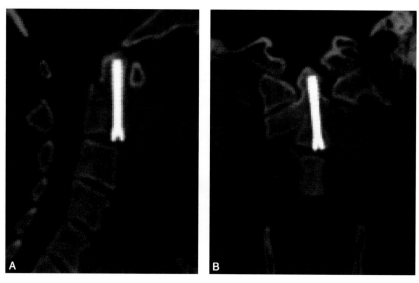

图 2-5-18　术后 CT
A. 矢状位；B. 冠状位。

（刘波　范明星）

参 考 文 献

[1] AMYES E W, ANDERSON F M. Fracture of the odontoid process: report of sixty-three cases[J]. Arch Surg, 1956, 72(3): 377-393.

[2] ANDERSON L D, D'ALONZO R T. Fractures of the odontoid process of the axis[J]. J Am Acad Orthop Surg, 1974, 56(8): 1663-1674.

[3] GRAUER J N, SHAFI B, HILIBRAND A S, et al. Proposal of a modified, treatment-oriented classification of odontoid fractures[J]. Spine J, 2005, 5(2): 123-129.

[4] ROBERTS A, WICKSTROM J. Prognosis of odontoid fractures[J]. Acta Orthop Scand, 1973, 44(1): 21-30.

[5] HADLEY M N, DICKMAN C A, BROWNER C M, et al. Acute axis fractures: a review of 229 cases[J]. J Neurosurg, 1989, 71(5 Pt 1): 642-647.

[6] CHIBA K, FUJIMURA Y, TOYAMA Y, et al. Treatment protocol for fractures of the odontoid process[J]. J Spinal Disord, 1996, 9(4): 267-276.

[7] VIEWEG U, MEYER B, SCHRAMM J. Differential treatment in acute upper cervical spine injuries: a critical review of a single-institution series[J]. Surg Neurol, 2000, 54(3): 203-210; discussion 210-211.

[8] BOHLER J. Anterior stabilization for acute fractures and non-unions of the dens[J]. J Bone Joint Surg Am, 1982, 64(1): 18-27.

[9] APFELBAUM R I, LONSER R R, VERES R, et al. Direct anterior screw fixation for recent and remote odontoid fractures[J]. J Neurosurg, 2000, 93(2 Suppl): 227-236.

[10] SHERK H H, NICHOLSON J T, CHUNG S M. Fractures of the odontoid process in young children[J]. J Bone Joint Surg Am, 1978, 60(7): 921-924.

[11] LENNARSON P J, MOSTAFAVI H, TRAYNELIS V C, et al. Management of type II dens fractures: a case-control study [J]. Spine, 2000, 25(10): 1234-1237.

[12] SMITH J S, KEPLER C K, KOPJAR B, et al. Effect of type II odontoid fracture nonunion on outcome among elderly patients treated without surgery: based on the AOSpine North America geriatric odontoid fracture study[J]. Spine, 2013, 38 (26): 2240-2246.

第六节 后路枕颈内固定融合术

【发展历史】

枕颈区域不稳，包括寰枕关节及寰枢关节不稳，如齿突骨折，寰椎横韧带断裂，上颈椎炎症、肿瘤以及先天性畸形等，均可引起枕颈区域的稳定性改变，临床上常需要外科手术治疗。枕颈融合术是常见的解决其稳定性的方法之一，虽然临床上已有 80 年的历史，但近 30 年才真正得以迅速发展。其中主要经历以下发展阶段。

（一）单纯植骨术

1935 年 Kahn 等首次报道，通过髂骨块及大量的碎骨块植骨，进行融合获得成功。之后，也提出一些其他不采用内固定的枕颈融合方法，如燕尾状髂骨块植骨枕颈融合术、枕骨骨瓣翻转融合术及自体髂骨移植融合术等。但由于植骨块与两端骨质接触面小，中间距离长，植骨块稳定性差，若发生植骨块移位可压迫上颈髓，导致高位截瘫，甚至危及生命。同时，可造成枕颈融合失败，文献报道植骨不愈合率为 14.3%～33.3%。为了防止发生植骨块移位及植骨不愈合等并发症，术后常需卧床 4～6 周，再改用头颈胸石膏固定 2～3 个月。

（二）植骨术辅以简单内固定

由于单纯植骨融合率很低，人们开始尝试用螺丝钉或不锈钢丝，将植骨块固定在枕骨、寰枢椎的椎弓及椎板上（Wiesel-Rothman 法），使植骨融合率增高。Grantham 等曾对这一技术进行了改良，使融合成功率显著增高。Mcafee 等曾对接受钢丝捆绑植骨融合术的患者进行了长达 2 年 10 个月的随访，结果显示融合率达到 85%。但该技术仍存在两个弊端：①钢丝捆绑植骨术后稳定性差，钢丝固定在中和旋转及水平作用力上效果不佳，假关节形成率仍较高；②手术易造成脑干、脊髓损伤，移植骨断裂等并发症。

（三）可塑性金属棒加钢丝捆绑植骨术

在钢丝捆绑植骨术的基础上，人们又进一步加入了可塑性金属棒技术，提高手术成功率。将金属棒（通常为 Luque 棒），弯曲成倒 U 形或 O 形等，手术时在枕骨的外板钻孔，将 U 形棒的一端以钢丝固定于枕骨，而另一端通过椎板下固定于颈椎棘突或椎板；同时通过棘突间或椎板下钢丝捆绑至金属棒上，以实现上颈椎后路融合。Fehlings 等曾对接受该手术，并在术后佩戴颈托固定的枕颈不稳患者进行回顾性研究，结果显示融合率达到 93%。但是，虽然此类固定的强度较通过钢丝直接固定植骨块要高，但钢丝与金属棒之间不可能达到紧密咬合，难免还有一定的活动，因此仍存在植骨不愈合的可能；同时，手术需行椎板下穿钢丝，因此操作时易造成脊髓和延髓损伤。枕颈融合术发展到此时，牢固性已经有了较大的改善，但假关节形成仍难以完全避免，而术后需要至少 3 个月以上的外固定，患者常难以耐受。因此，近年来临床上多采用坚强的内固定辅以植骨融合。

（四）植骨术辅以坚强内固定——钉板系统

坚强牢固的内固定有利于植骨融合，这一理念已被临床医师广泛认可。1986 年，Roy-Camille 等首先设计了枕颈固定角钢板，该钢板存在 105° 弯曲，以适应正常的枕颈弧度，枕颈端分别有 3 个螺孔，通过螺钉将钢板固定于枕骨及 C_2、C_3 关节突上。随着侧块螺钉技术的出现，到 20 世纪 90 年代初期，钉板系统发展迅速，并广泛应用于临床。钢板在设计上差异很大，包括 AO 钢板、Grob 设计的 Y 形钢板等。Grob 将 Y 形钢板的正中主干固定至枕骨中央，寰枢椎经关节螺钉置入远侧 Y 形钢板的两臂，并对采用 Y 形钢板固定和钢丝捆绑术的患者分别进行了超过 2 年的对照研究，比较结果显示，钢板组融合率可达 94%，而钢丝捆绑组仅 75%，说明行钢板及螺钉固定可能具有更好的寰齿间距减压及临床效果。Sasso 等采用 AO 钢板行枕颈固定治疗 23 例患者，术中共置入 78 枚枕骨螺钉，无硬脊膜、静脉窦损伤等并发症发生；共置入 64 枚 C_1～C_2 跨关节螺钉（Magerl 螺钉），其中 1 枚在钻孔时发生大出血，需采用骨蜡止血，但该患者术后无明显并发症发生，以上所有患者术后平均 13 周获得骨性融合，反映出钉板系统在成功率及安全性方面的优势。

后路枕颈钉板系统，具有能提供刚性固定、术后无须使用外固定、避免钢丝穿过椎板造成脊髓损伤等优点。同时也存在一些缺点，如钢板孔位置和患者颈后部解剖不匹配，无法置钉；钢板占据较大空间，植骨空间小；术中无法加压或撑开等。这也进一步促进更具有优势的钉棒系统的诞生。

（五）植骨术辅以坚强内固定——钉棒系统

20 世纪 90 年代中后期，钉棒系统逐渐取代了钉板系统。钉棒系统不仅能提供即刻刚性固定，还克服钉板系统的缺点，有较大的植骨空间，术中可以利用机械的力量撑开或加压，便于复位和矫形。Oda 等通过颈椎标本进行生物力学研究发现，后路钉棒系统的稳定性明显优于椎板下钢丝捆绑金属环或椎板夹固定。

钉棒系统中，枕骨侧的固定点可选用不同的枕骨钛板，C_1 固定点可选用 C_1 侧块螺钉或 C_1 椎弓根螺钉；C_2 固定点可选用 C_2 椎弓根螺钉、C_2 峡部螺钉、$C_1 \sim C_2$ 跨关节螺钉或 C_2 椎板螺钉。其中，C_2 椎弓根螺钉能提供牢固稳定性、较高的植骨融合率，已经广泛应用于枕颈固定，但其最大的风险是椎动脉损伤，单侧椎动脉阻塞或许还能代偿，但双侧椎动脉损伤将引起灾难性的后果。若椎动脉高跨无法置入 C_2 椎弓根螺钉，临床上常选择 C_2 椎板螺钉作为替代。为了验证该技术的稳定性，Gabriel 等对颈椎标本进行生物力学实验发现，在 $C_0 \sim C_2$ 的固定中，双侧 C_2 椎弓根螺钉和双侧 C_2 椎板螺钉的稳定性相当，因此在 C_2 椎弓根螺钉置入困难时，可用 C_2 椎板螺钉替代。另外，临床研究表明，C_2 椎弓根螺钉为固定点组成的钉棒系统中，即使没有 C_1 侧块螺钉，也能提供刚性固定，且有较高的植骨融合率。另外，由于受到枕骨骨质或面积限制，如枕骨切除减压后，常无法提供足够的固定区域；Chiari 畸形常导致枕骨的骨质较薄，枕骨侧无法置入螺钉；后路枕颈固定失败后翻修；枕骨侧内固定可导致枕后疼痛，需二次取出等，均无法选择枕骨侧作为固定点。此时，可应用枕髁螺钉，或 $C_0 \sim C_1$ 跨关节螺钉进行替代。

（六）计算机辅助骨科手术

计算机辅助骨科手术（computer assisted orthopedic surgery，CAOS）在脊柱外科中的应用始于 20 世纪 90 年代初，目前在 CAOS 所涉及的各领域中发展最快、应用最广。1992 年著名的神经外科专家 Kevin Foley 将 Steahhstation 导航系统应用于脊柱外科领域，自此 CAOS 在脊柱外科中被广泛应用于各节段椎弓根螺钉固定的导航手术中。传统的椎弓螺钉固定术是靠 C 臂或术中 X 线片提供形态学的监测方法，但对椎弓根螺钉三维位置无法作出准确的判断，随着术中三维计算机导航系统和医用机器人在脊柱外科的应用，也为枕颈交界区的复杂手术提供了技术保障，最大限度地在手术减压充分的同时，保证血管神经等重要结构的安全。

【适应证及禁忌证】

1. 适应证

（1）先天性颅颈交界区畸形：是导致上颈椎不稳的最重要也最常见原因。原则上，当 $C_0 \sim C_2$ 明显不稳，伴有脊髓或神经根受压时，应及时行减压和枕颈融合术。但先天性上颈椎畸形不一定都存在脊髓或神经根受压表现，有的患者可长期不出现任何症状，仅在偶然外伤时发病，也可自发性起病。因此，有些学者主张对此类患者，一旦发现畸形，就应采取积极措施尽早行手术干预。

（2）陈旧性创伤性颅颈交界区脱位：是导致上颈椎不稳的另一个重要原因。当此类不稳存在时，对脊髓有潜在的风险。部分患者可无神经症状，但只要受到轻微外伤，即可造成致命性损伤。陈旧性颅颈交界区脱位者，其上颈椎各节段之间有纤维组织形成，尝试术中复位难度大且风险高。因此，对此类损伤应采取 C_1 后弓切除减压加枕颈融合术为宜。

（3）上颈椎肿瘤术后不稳：近年来，随着诊疗及手术技巧的不断发展，切除上颈椎肿瘤已不是禁区，但肿瘤切除后易引起不稳，常需同时行枕颈融合术。

（4）强直性脊柱炎和上颈椎结核：是引起上颈椎不稳的病理因素，行枕颈融合术可达到稳定结构和促进病变恢复的目的。

2. 禁忌证

（1）患者存在严重的器官功能障碍，如心、肺、肝、肾等功能不全，不能耐受麻醉及手术。

（2）患者存在严重的全身性疾病，如代谢性疾病、凝血功能障碍等。

（3）患者存在活动性感染性疾病，包括中枢系统感染等。

（4）患者存在严重精神及认知障碍，不能配合治疗。

【手术步骤】

1. 体位和显露

（1）体位：通常使用 Mayfield 三点式头架，能够将患者的颈部固定在适合手术的体位。双臂用长布单固定，显露髂后上棘取骨用。手术床调至反 Trendelenburg 位，使患者头高足低，颈部抬平以方便术者操作。三点式头架安放方式，入钉点在颞上线周围，而不是颞上线上方，避免在颞骨鳞部入钉。摆体位前确认头钉不会滑移。摆好体位后，通过外耳道判断头部是否平衡，避免颈部旋转。尺神经处用垫子垫好。用胶带将患者双肩下拉并固定于体侧或床底部。从侧面证实患者矢状面位置良好。侧位拍片证实颈椎曲度合适。可屈曲膝关节，头高足低以方便术者操作。Military Tuck 体位对 $C_1 \sim C_2$ 经关节突峡部固定十分重要，有利于 C_2 侧块峡部螺钉安置。术中应避免术者压倒患者头部，可放置 Mayo 架进行保护。

（2）显露：枕颈融合术的显露范围，颈后正中切口，头端至枕外隆凸，尾端通常至 C_4 棘突头侧，具体取决于融合节段长度。该切口能够提供枕骨区和 $C_1 \sim C_3$ 的钢丝或螺钉固定范围。分离软组织时不宜用力过重，以防中线不易辨认。在枕骨与 C_1 之间，保持中线的无血管区分离可以减少术野出血。通过检查附着于枕骨上的肌肉来判断中线的位置。骨膜下剥离枕骨、C_1 及 C_2。C_1 与 C_2 间的距离较宽，暴露时要轻柔谨慎。暴露枕骨，C_2 及 C_1 后弓中部时，可使用电刀；而暴露 C_1 后弓外侧时，可用纱布做钝性分离，或使用 2 号 Penfield 剥离子。枕骨的剥离范围，上至枕外隆凸，下至枕骨大孔，两侧至枕髁。C_1 后弓暴露从中线向外 $1.5 \sim 2 cm$，避免伤及椎动脉。C_2 椎板常规骨膜下剥离。当患者存在 $C_1 \sim C_2$ 不稳定时，动作一定要轻柔，避免脊椎移动。

2. 不同手术方式的具体手术步骤

（1）枕颈后路环缆融合术：骨膜下充分剥离之后，用一个向前成角的刮匙沿 C_1 后弓的上、下缘潜行剥离。用咬骨钳去除 $C_2 \sim C_3$ 椎板间的所有软组织。用同样向前成角的刮匙去除枕骨大孔附近的软组织。用刮匙在 C_1 后弓下轻轻摆动剥离软组织，为椎板下钢丝做一个安全的通道。C_1 与 C_2 椎板下的剥离都是如此。

用钛环放置枕骨表面以便确定在枕骨上钻孔的位置。标记好钻孔位置后拿走钛环，钻孔的位置需骑跨在钛环两侧。钻孔前将钛环预弯并截断至合适长度。用高速磨钻在枕骨钻孔，应避免伤及硬膜。如有脑脊液溢出，用骨蜡封闭，该孔仍可使用。孔不能钻得太小，孔间距约 1cm，以保证钢丝易于穿过，若孔间距太小，骨质可能会被钛缆拉断。

将双头钛缆对折，并用针持做出一个小环。将双股钛缆按 C_1 后弓弧度弯成钩状。用针持将钛缆在 C_1 后弓深面穿过 C_1 后弓，用直角神经拉钩拉住。钛缆需尽量紧贴后弓。通过来回拉动钛缆，打磨掉后弓下方的软组织。并使钛缆可以移动到后弓外侧。在小环处切断钛缆，用止血钳夹好垂在外侧。以同样的方式，从枕骨至 C_2 椎板，双侧共穿过 6 根钛缆，其中枕骨用单股钛缆，颈椎则是双股钛缆。枕骨穿钛缆的方式，通常用刮匙伸至枕骨深面，将硬膜与枕骨分开，钻孔边缘可用椎板咬骨钳将深面咬成圆弧形，更利于钛缆穿过。

将所有钛缆都穿好后，将准备好的钛环置入，并用临时夹将钛缆拉紧，这时要确保钛环位置合适，避免钛环偏向一侧。然后将各条钛缆拉紧，每条钛缆都给予适当的拉力，从头端至尾端拉紧所有钛缆并锁定。钛缆螺帽夹紧后，切断多余部分钛缆。

最后，用高速磨钻打磨植骨区的骨皮质，将咬碎的自体骨植入植骨区表面。自体骨可取自切除的棘突，也可取自髂骨。冲洗术野，检查是否存在活动性出血，可留置引流管。逐层关闭伤口。手术结束。

（2）枕颈后路钉棒融合术：为避免枕颈融合中发生矢状面曲度不佳，或冠状面倾斜，术前摆体位时，需确认患者的头颈部在各个平面都处于最佳位置。通常需行侧位 X 线片以定位。

侧块螺钉的入钉点位于侧块中心偏内 1mm，用尖锥或高速磨钻打开骨皮质，攻丝钻孔。螺钉型号多为：枕骨 4.0mm×（10～12）mm，C_2 关节突 4.0mm×16mm，下颈椎 3.5mm×（14～16）mm。所有需固定节段的侧块螺钉置入完毕后，预弯模棒以适合所有螺钉的鞍状钉尾。在预弯之前，通常会剪掉钛板头端的一个孔，避免超过枕外隆凸。螺钉向内朝向枕外隆凸。将棒预弯以获得良好的骨 - 金属界面，减少应力增大。

弯好矢状面上的曲度，符合枕骨的后凸和枕颈部的前凸之后，将板弯向内侧接近枕骨中线，以便向内枕外嵴方向拧入螺钉。将弯好的棒安放在两侧，然后在枕骨上钻孔，攻丝，拧入螺钉。一旦拧入枕骨螺钉，就可以向下将颈椎的侧块螺钉陆续并交替地拧紧了。

用高速磨钻去除枕骨和颈椎椎板的骨皮质，提供植骨面，将剪碎的自体髂骨植骨，包括关节突关节。冲洗术野，检查是否存在活动性出血，可留置引流管。逐层关闭伤口。手术结束。

（3）计算机导航辅助和机器人辅助微创脊柱手术：导航设备应放置在合适位置，保证术中可持续接收信号。示踪器需固定牢固。手术操作需要轻柔，避免患者体位改变影响计算机导航系统及机器人的准确性，导致图像漂移。

（王永庆　李加宁　安岩）

参 考 文 献

［1］VALE F L, OLIWER M, CAHILL D W. Rigid occipito-cervicel fusion［J］. J Neurosurg, 1999, 91（2）: 144-150.

［2］GROB D, SCHUTZ U, PIOTZ G. Occipito-cervical fusion in patients with rheumatoid arthritis［J］. ClinOrhtop, 1999（366）: 46-53.

［3］侯铁胜, 李明, 赵杰, 等. 枕颈 CD 内固定系统在枕颈融合术中的应用［J］. 中国脊柱脊髓杂志, 200212（3）: 42-44.

［4］ITOH T, TSUJI H, KOTOH Y, et al. Occipital cervical fusion reinforced by LuIues segmental spinal instrumentation for rheumatoid disease［J］. Spine, 1988, 13（11）: 1234-1238.

［5］GROB D, JEANNERET B, AEBI M, et al. Atlanto-axial fusion with transarcular screw fixation［J］. J Bone Joint Surg Br, 1991, 73（6）: 972-976.

［6］侯铁胜, 李明, 赵杰, 等. APOFI 颈椎后路内固定系统治疗颈椎骨折脱位的初步报告［J］. 中国创伤骨科杂志, 2000, 2（1）: 25-27.

［7］侯铁胜, 傅强. 颈椎后路内固定技术及其进展［J］. 中国脊柱脊髓杂志, 2000, 10（6）: 58-60.

［8］TUITE G F, PAPADOBOULOS S M, SONNTAG V K. Caspar plate fixation for the treatment of complex Hangman fractures［J］. Neurosurgery, 1992, 30（5）: 761-764; discussion 764-765.

［9］HOWINGTON J U, KRUSE J, AWASTHI D. Surgical anatomy of the C_2 pedicle［J］. J Neurosurg, 2001, 95（1 Suppl）: 88-92.

［10］BORNE G M, BEDOU G L, PINAUDEAU M. Treatment of pedicular fractures of the axis: a clinical study and screw fixation techniIue［J］. J Neurosurg, 1984, 60（1）: 88-93.

［11］翟东滨, 钟世镇, 徐达传. 枢椎椎弓根及其内固定的临床应用解剖［J］. 中国临床解剖学杂志, 1999, 17（2）: 59-60.

［12］谭军, 贾连顺, 侯黎升, 等. C_2 椎弓根拉力螺钉选择性治疗 Hangman 骨折［J］. 中华骨科杂志, 2002, 22（11）: 16-19.

［13］FINN M A, BISHOP F S, DAILEY A T. Surgical treatment of occipito-cervical instability［J］. Nenrosurgery, 2008, 63（5）: 961-968.

［14］GARRIDO B J, SASSO R C. Occipito-cervical fusion［J］. Orthop Clin North Am, 2012, 43（1）: 1-9.

［15］KAHN E A, YGLESIAS L. Progressive atlanto-axial dislocation［J］. J Am Med Assoc, 1935, 105（5）: 348-352.

［16］SASSO R C, JEANNERET B, FISCHER K, et al. Occipitocervical fusion with posterior plate and screw instrumentation. A long-term follow-up study［J］. Spine, 1994, 19（20）: 2364-2368.

［17］GROB D, DVORAK J, PANJABI M, et al. Posterior occipitocervieal fusion. A preliminary report of a new technique［J］. Spine, 1991, 16（3 Suppl）: S17-S24.

［18］ODA I, AHUMI K, SELL L C, et al. Biomechanical evaluation of five different occipito-atlanto-axial fixation techniques［J］. Spine, 1999, 24（22）: 2377-2382.

［19］MCLAUGHLIN M R, HAID R W, RODTS G D. 颈椎外科手术图谱［M］. 韦锋, 党耕町, 译. 北京: 北京大学医学出版社, 2007.

［20］AKIGAWA T, SIMON P, ESPINOZA ORIAS A A, et al. Biomechanieal comparison of occiput-C_1-C_2 fixation techniques: C_0-C_1 transarticular screw and direct occiput condyle screw［J］. Spine, 2012, 37（12）: E696-E701.

［21］HELGESON M D, LEHMAN R A, Jr, SASSO R C, et al. Biomeehanical analysis of occipitocervical stability afforded by three fixation techniques［J］. Spine J, 2011, 11(3): 245-250.

［22］郝定均, 贺宝荣, 许正伟, 等. 寰椎椎弓根螺钉和侧块螺钉技术的临床疗效比较［J］. 中华骨科杂志, 2011 31(12): 1297-1303.

［23］HANKINSON T C, AVELLINO A M, HARTER D, et al. Equivalence of fusion rates after rigid internal fixation of the oceiput to C_2 with or without C_1 instrumentation［J］. J Neurosurg Pediatr, 2010, 5(4): 380-384.

［24］WOLFLA C E, SALERNO S A, YOGANANDAN N, et al. Comparison of contemporary occipitocervical instrumentation techniques with and without C_1 lateral mass screws［J］. J Neurosurgery, 2007, 61(3 Suppl): 87-93.

［25］SU B W, SHIMER A L, CHINTHAKUNTA S, et al. Comparison of fatigue strength of C_2 pedicle serews, C_2 pars screws, and a hybrid construct in C_1-C_2 fixation［J］. Spin, 2014, 39(1): E12-E19.

［26］WRIGHT N M. Posterior C_2 fixation using bilateral. crossing C_2 laminar screws: case series and technical note［J］. J Spinal Disord Tech, 2004, 17(2): 158-162.

［27］CLARKE M J, TOUSSAINT L R, KUMAR R, et al. Occipitocervical fusion in elderly patients［J］. World Neurosurg, 2012, 78(3=4): 318-325.

［28］SUN P P. Occipitocervical fixation with C_2 translaminar screws in children［J］. J Neurosurg Pediatr, 2008, 1(4): A355.

［29］GABRIEL J P, MUZUMDAR A M, KHALIL S, et al. A novel crossed rod configuration incorporating translaminar screws for occipitncervical internal fixation: an in vitro biomechanical study［J］. Spine J, 2011, 11(1): 30-35.

［30］HSU W, ZAIDI H A, SUK I, et al. A new technique for intraoperative reduction of oecipitocervical instability［J］. Neuro-surgery, 2010, 66(6 Suppl Operative): 319-324 ; discussion 323-324.

［31］OGIHARA N, TAKAHASHI J, HIRABAYASHI H, et al. Long-term results of computer-assisted posterior oeeipitocervical reconstruction［J］. World Neurosurg, 2010, 73(6): 722-728.

［32］杨文玖, 邹云雯, 褚言琛, 等. 枕骨髁螺钉固定的三维解剖学研究［J］. 中华创伤骨科杂志, 2013, 15(1): 45-49.

［33］URIBE J S, RAMOS E, VALE F. Feasibility of occipital condyle screw placement for occipitocervical fixation: a cadaverie study and description of a novel technique［J］. J Spinal Disord Tech, 2008, 21(8): 540-546.

［34］GONZALEZ L F, KLOPFENSTEIN J D, CRAWFORD N R, et al. Use of dual transarticular screws to fixate simultaneous occipitoatlantal and atlantoaxial dislocations［J］. J Neurosurg Spine, 2005, 3(4): 318-323.

［35］URIBE J S, RAMOS E, BAAJ A, et al. Occipital cervical stabilization using occipital condyles for cranial fixation: techni-cal case report［J］. Neurosurgery, 2009, 65(6): E1216-E1217 ; discussion E1217.

［36］DVORAK M F, SEKERAMAYI F, ZHU Q, et al. Anterior occiput to axis screw fixation: part Ⅱ: a biomechanical com-parison with posterior fixation techniques［J］. Spine, 2003, 28(3): 239-245.

［37］WU A M, CHI Y L, WENG W, et al. Percutaneous anterior occiput-to-axis screw fixation: technique aspects and case se-ries［J］. Spine J, 2013, 13(11): 1538-1543.

［38］余洋, 蔡贤华, 黄卫兵, 等. 前路经枕寰枢关节螺钉内固定力学的三维有限元分析［J］. 中国矫形外科杂志, 2010, 18(21): 1804-1808.

［39］CAI X H, YU Y, LIU Z C, et al. Three-dimensional finite element analysis of occipito-cervical fixation using an anterior occiput-to-axis locking plate system: a pilot study［J］. Spine J, 2014, 14(8): 1399-1409.

第七节　后路寰枢椎内固定融合术

【发展历史】

上颈椎畸形是指枕骨、寰椎、枢椎的骨性结构及其附属结构先天发育畸形, 造成局部结构异常, 可引起上颈髓神经及血管压迫、阻碍脑脊液循环及上颈椎部位关节间不稳定, 从而导致一系列脊髓损伤的症状。Winfield 等从影像学上按照畸形部位将上颈椎畸形分为以下几种类型: ①寰枕融合性畸形; ②扁平颅底和颅底凹陷症; ③枕骨和髁部发育不全; ④寰枕不稳; ⑤寰枢椎畸形, 包括寰椎缺如或发育不全、家族性颈椎发育不全、寰椎畸形、游离齿突小骨。

内固定和融合术是治疗上颈椎畸形的主要方式。经过数十年的进步与发展, 上颈椎畸形手术治疗中的内固定方式已经更新换代。最早使用钢丝、椎板夹进行内固定的方式固定强度小, 即使加上外固定辅助, 术后固定、融合失败率依然较高。目前较流行的牢固的上颈椎内固定方式主要为寰枢椎经关节突关节螺钉(Magerl 手术)、以寰椎侧块螺钉及枢椎椎弓根螺钉内固定术(Harms 手术)为代表的使用钉棒或钉板系统进行内固定的方式。上颈椎处于颅颈交界区, 其由寰枢椎、相关韧带及覆膜围绕延髓和上颈髓而成,解剖结构比较复杂,因此上颈椎部位手术的风险性较高。其中与内固定相关主要是骨性结构及椎动脉走行的变异导致的椎动脉损伤、置钉困难,而相关的研究表明这种变异在人群中存在的比例较高。这使安全、精确地完成上颈椎内固定成为一项难度较大的操作。

传统的开放式手术方式,术中需要广泛暴露来确定解剖结构,固定时要使用 C 臂反复确认内固定的位置。近年来,随着"精准医疗"概念的兴起,计算机导航辅助脊柱外科技术和手术机器人技术不断发展且日益成熟。作为计算机辅助骨科手术技术的一个重要组成部分,计算机导航技术的应用,使螺钉置入过程能在可视的状态下完成,使用导航技术可在术前和术中选择根据患者骨骼结构的具体情况设计最适宜的螺钉通道,并且在术中实时监测下完成,提高了此类脊柱外科手术的准确性和可操作性。因此,导航技术在上颈椎手术中的优势十分明显,相对于传统手术方式,术中实时三维透视导航使螺钉置入精度显著提高,并且可以减少术中出血量、降低手术过程中的辐射剂量。

【适应证及禁忌证】

1. 适应证　各种上颈椎畸形导致的寰枢椎关节不稳定伴或不伴神经受压。如颅底凹陷症,扁平颅底,Chiari 畸形,枕髁发育不良,寰椎发育异常(寰椎发育不良、寰枕融合、寰枢融合),枢椎发育异常(齿突畸形)。

2. 禁忌证　①全身性疾病,如严重出血性疾病、严重心脏疾病、严重呼吸系统疾病、其他不能耐受麻醉或手术者;②患者不能满足脊柱手术的体位要求;③患者不能接受放射线照射。

【手术步骤】

(一)寰枢椎经关节突关节螺钉内固定术(Magerl 手术)

1. 术前将 CT 图像原始数据拷贝至导航工作站,使用术前设计功能评估是否存在合适的螺钉通道,并测量估算需要螺钉的直径及长度。

2. 于手术室进行全身麻醉成功后,患者取俯卧位,Mayfield 架牵引固定颅骨,上肢用胶带固定于体侧。调整头架位置,在透视下确认 C_1、C_2 处于复位位置(图 2-7-1)。

3. 颈后及右侧髂后上棘处常规消毒铺单(图 2-7-2)。

4. 枕骨~C_2 正中横切口(图 2-7-3)。

5. 切开皮肤、皮下组织,暴露枕骨大孔周缘,剥离显露 C_1、C_2 棘突后弓及侧块(图 2-7-4)。

6. 小心分离 C_1、C_2 椎板和附着的韧带(图 2-7-5)。

7. 小心将钛缆从 C_1、C_2 椎板下穿过(图 2-7-6)。

8. 使用临时固定夹固定钛缆(图 2-7-7)。

9. 再次透视确认 C_1、C_2 复位良好,调整头架使颈部充分屈曲,并安装导航示踪器(图 2-7-8)。

10. 依次注册导航工具及电动 C 臂(图 2-7-9)。

11. 使用电动 C 臂自动扫描 C_2 椎体获取术中即时三维影像并传输至导航系统自动注册。

12. 在三维 C 臂导航引导下确认 C_1、C_2 经关节突螺钉入针点和入针方向(图 2-7-10、图 2-7-11)。

13. 从 C_2 侧块向 C_1 侧块穿入 1.2mm 克氏针(图 2-7-12)。

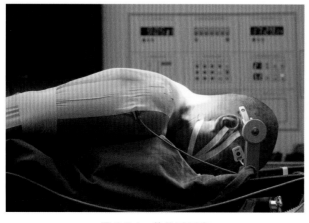

图 2-7-1　体位及固定

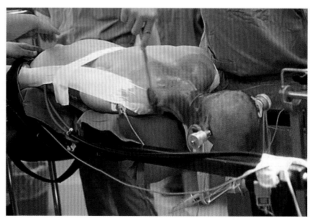

图 2-7-2　消毒铺单

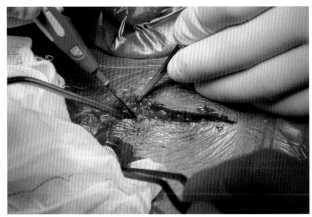

图 2-7-3 切口位置

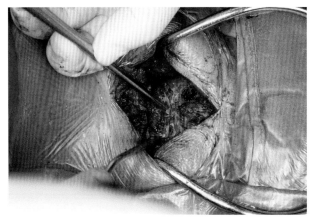

图 2-7-4 显露相关结构

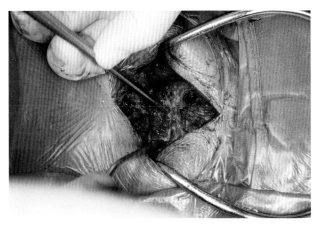

图 2-7-5 显露 C_1、C_2 椎板

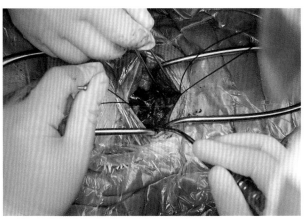

图 2-7-6 穿钛缆

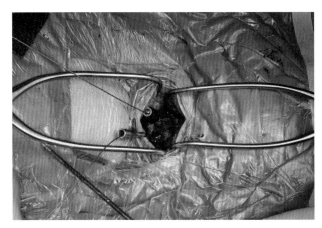

图 2-7-7 固定钛缆

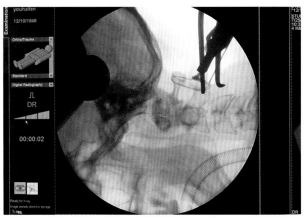

图 2-7-8 透视确认复位并安装导航示踪器

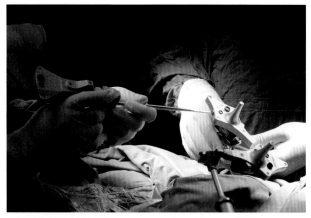

图 2-7-9 依次注册导航工具及电动 C 臂

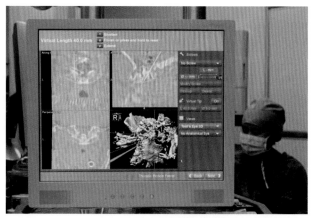

图 2-7-10 在导航引导下确认螺钉入针点和入针方向

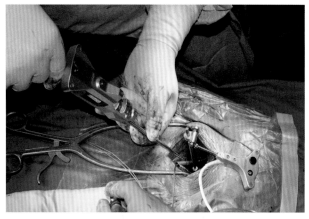

图 2-7-11 导航引导下确认入针点和入针方向

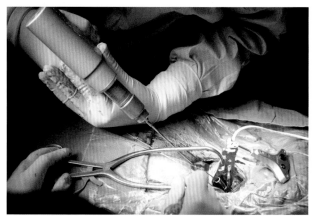

图 2-7-12 穿入 1.2mm 克氏针

14. 确定位置无误后,沿克氏针置入直径 3.5mm 半螺纹骨松质螺钉各一枚,并再次透视确定螺钉位置(图 2-7-13)。

15. 松开钛缆的临时固定夹,用磨钻去除 C_1 及 C_2 椎板后侧骨皮质制成植骨床(图 2-7-14)。

16. 从右侧髂骨取两条骨块(图 2-7-15)。

17. 将两条骨块植入,收紧钛缆固定,再次透视确定位置满意(图 2-7-16~图 2-7-18)。

18. 生理盐水冲洗伤口,清点纱布器械无误,放置引流管 1 根,用 1-0 可吸收线将头下斜肌重叠缝合,逐层缝合皮下、皮肤,关闭切口。

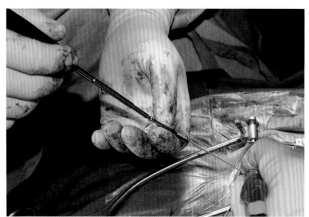

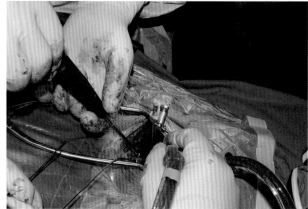

图 2-7-13 沿克氏针置入半螺纹松质骨螺钉

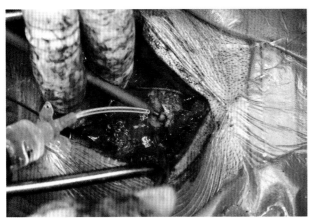
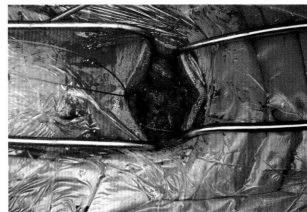

图 2-7-14　去除 C_1 及 C_2 椎板后侧皮质骨制成植骨床

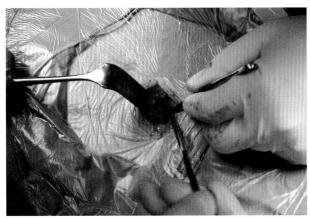
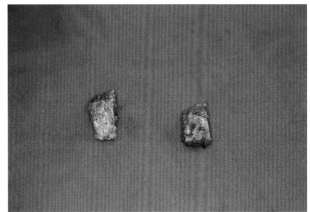

图 2-7-15　从右侧髂骨取两条骨块

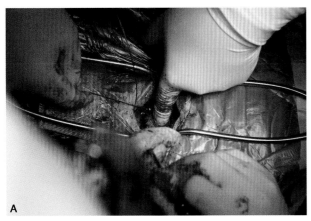
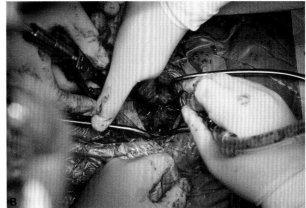

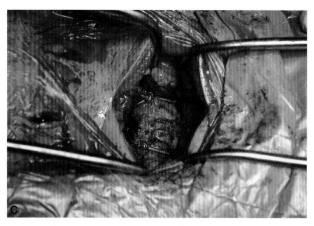

图 2-7-16 将两条骨块植入并收紧钛缆固定

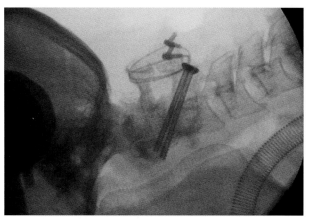

图 2-7-17 侧位透视确定位置满意

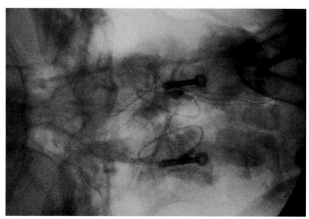

图 2-7-18 正位透视确定位置满意

（二）寰椎侧块螺钉及枢椎椎弓根螺钉内固定术（Harms 手术）

1. 患者取俯卧位,使用 Mayfield 头架颅骨牵引固定维持颈椎位置（图 2-7-19）。

2. 后正中切口切开皮肤及皮下组织,用自动拉钩牵开,用电刀沿中线切开,显露枕骨及 C_2、C_3 棘突（图 2-7-20）。

3. 用电刀和 Cobb 骨膜下剥离器剥离棘突及椎板,显露双侧 C_2、C_3 侧块,同时剥离相邻的枕骨,用深自动拉钩拉开（图 2-7-21）。

4. 用小 Cobb 骨膜下剥离器自 C_1 后结节向外骨膜下剥离 C_1 后弓（图 2-7-22）。

5. 向外剥离约 1.5cm 时,可见 C_1 后弓外侧的 C_2 神经节及椎动脉沟处的椎动脉和椎静脉,显露 C_1 后弓下方 C_2 神经根并向下牵开（图 2-7-23）。

6. 将患者示踪器牢固安装于 C_2 棘突上（图 2-7-24）。

7. 依次注册导航工具及电动 C 臂。

8. 使用电动 C 臂自动扫描获取术中即时三维影像并传输至导航系统自动注册。

9. 在导航图像引导下确认 C_1 螺钉入点及角度,并测量所需螺钉直径及长度（图 2-7-25）。

10. 在导航图像引导下确认 C_2 螺钉入点及角度,并测量所需螺钉直径及长度（图 2-7-26）。

11. 安装连杆即完成固定（图 2-7-27）。

12. 植骨可在 $C_1 \sim C_2$ 椎弓间,也可显露 $C_1 \sim C_2$ 侧块关节,磨除关节面后植骨。

【手术要点】

1. 使用 Mayfield 头架固定颅骨可以牵引颈椎并调整颈椎屈伸位置,术前透视下调整位置,争取维持在复位的位置上。

2. 导航示踪器可安装在头架上或 C_2 棘突上。如体位固定后局部活动度较小,可放置在头架上,可以

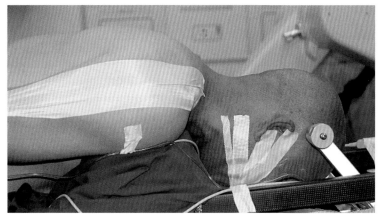

图 2-7-19 体位及固定

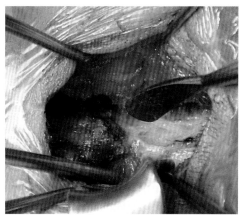

图 2-7-20 做后正中切口并显露枕骨及 C_2、C_3 棘突

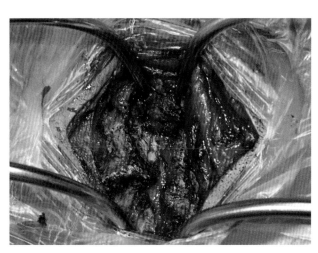

图 2-7-21 显露双侧 C_2、C_3 侧块

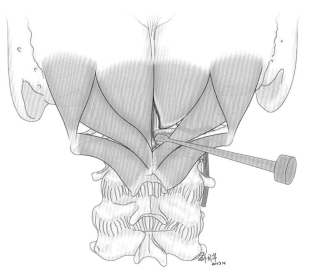

图 2-7-22 用小 Cobb 剥离 C_1 后弓

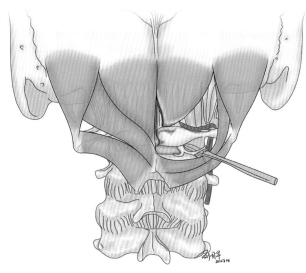

图 2-7-23 显露 C_1 后弓下方 C_2 神经根并向下牵开

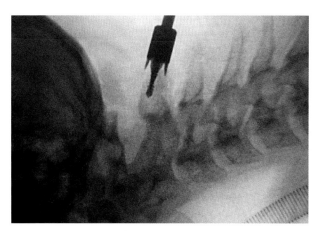

图 2-7-24 牢固安装患者示踪器

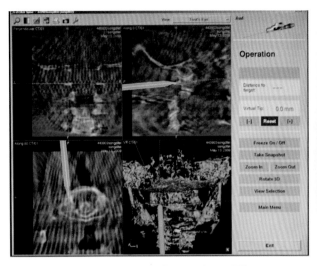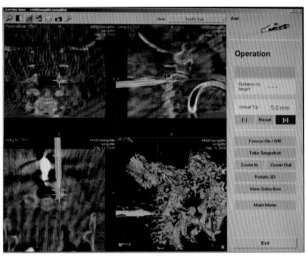

图 2-7-25　导航引导下进行 C_1 置钉　　　　　　图 2-7-26　导航引导下进行 C_2 置钉

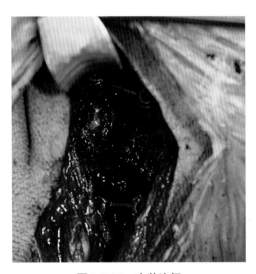

图 2-7-27　安装连杆

减少一个切口，手术操作时也比较方便；如局部活动大，安装在 C_2 棘突上误差会比较小。

3. 深部显露时尽量使用导航来引导，避开重要的血管和神经。

4. 由于打开钉道及置钉均可在导航下进行，无须寻找骨性标志，不必过多地剥离骨质表面，可以减少神经和血管损伤。

5. 由于 $C_1 \sim C_2$ 后弓间、C_1 侧块背侧有 C_2 神经根和静脉丛，微创手术时分离困难，易出血，如导航下观察可行，可在 C_1 后弓进入置入 C_1 侧块螺钉。

6. 导航时手术操作一定要轻柔，避免碰触示踪器，或使各骨关节间产生位移，使导航漂移。有疑问时，应在术中点击明确的解剖标志点，并与导航图像做对比，以确定有无漂移，避免意外情况发生。必要时可再次扫描重建导航图像。

【典型病例】

患者，男性，60 岁。主诉：颈痛伴四肢麻木 1 年余，行走困难 4 个月。体格检查：双侧霍夫曼征（+），双手精细动作困难。双下肢行走踩棉花感，连续行走少于 200m。龙贝格征（Romberg sign）阳性，直线连足征阳性，双膝腱、跟腱反射阳性，阵挛未引出，巴宾斯基征阳性。影像学检查：术前上颈椎 X 线片可见齿突不连续，齿突小骨形成（图 2-7-28）；颈椎动力位 X 线片示寰枢椎明显不稳定（图 2-7-29）；颈椎 MRI 可见颈髓损伤高信号形成（图 2-7-30）。治疗：行寰枢椎 Magerl+Brooks 固定，取髂骨植骨融合（图 2-7-31）。术后：术后颈痛，四肢麻木明显缓解。术后 1 年，可连续行走 5km 以上。植骨融合佳（图 2-7-32）。

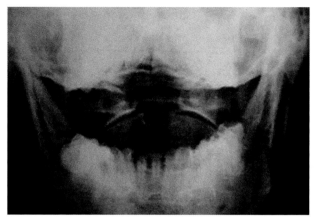
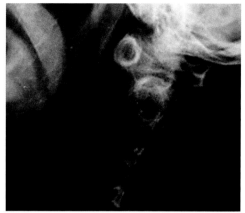

图 2-7-28 术前上颈椎 X 线片

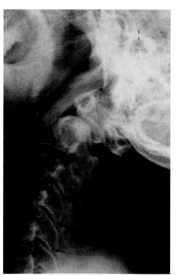
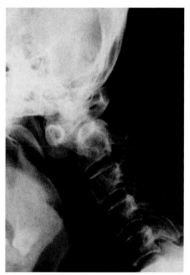
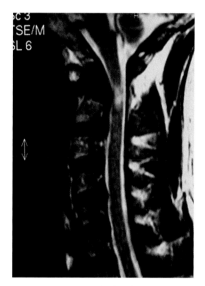

图 2-7-29 术前颈椎动力位 X 线片　　　　　图 2-7-30 术前颈椎 MRI

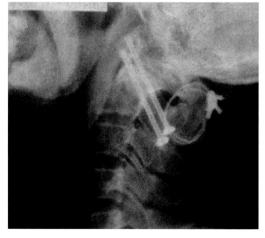
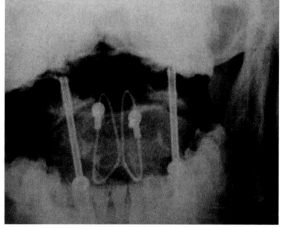

图 2-7-31 术后上颈椎 X 线片示寰枢椎间 Magerl+Brooks 内固定，位置佳

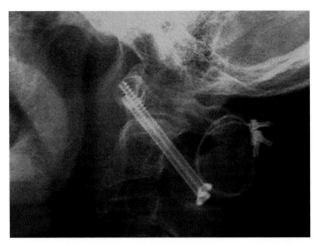

图 2-7-32　术后 1 年上颈椎 X 线片示内固定稳定，植骨融合佳

（王永庆　吴静晔）

参 考 文 献

［1］LI L F, YU X G, WANG P, et al. Analysis of the treatment of 576 patients with congenital craniovertebral junction malformations［J］. J Clin Neurosci, 2012, 19(1): 49-56.

［2］GOEL A, BHATJIWALE M, DESAI K. Basilar invagination: a study based on 190 surgically treated cases［J］. J Clin Neurosci, 1998, 88(6): 962-968.

［3］GALLIE W E. Fractures and dislocations of the cervical spine［J］. Am J Surg, 1939, 46(3): 495-499.

［4］BROOKS A L, JENKINS E B. Atlanto-axial arthrodesis by the wedge compression method［J］. J Bone Joint Surg Am, 1978, 60(3): 279-284.

［5］DICKMAN C A, SONNTAG V K, PAPADOPOULOS S M, et al. The interspinous method of posterior atlantoaxial arthrodesis［J］. J Neurosurg, 1991, 74(2): 190-198.

［6］HUANG D G, HAO D J, HE B R, et al. Posterior atlantoaxial fixation: a review of all techniques［J］. Spine J, 2015, 15(10): 2271-2281.

［7］MUMMANENI P V, HAID R W. Atlantoaxial fixation: overview of all techniques［J］. Neurology India, 2005, 53(4): 408-415.

［8］MAGERL F, SEEMANN P S. Stable Posterior Fusion of the Atlas and Axis by Transarticular Screw Fixation［J］. Cervical Spine I Strassbourg, 1987, 1: 322-327.

［9］FINN M A, APFELBAUM R I. Atlantoaxial transarticular screw fixation: update on technique and outcomes in 269 patients［J］. Neurosurgery, 2010, 66(3 Suppl): 184-192.

［10］Harms J, Melcher R P. Posterior C_1-C_2 fusion with polyaxial screw and rod fixation［J］. Spine, 2001, 26(22): 2467-2471.

［11］SIM H B, LEE J W, PARK J T, et al. Biomechanical evaluations of various c1-c2 posterior fixation techniques［J］. Spine, 2011, 36(6): E401-E407.

［12］DEBERNARDI A, D'ALIBERTI G, TALAMONTI G, et al. The craniovertebral junction area and the role of the ligaments and membranes［J］. Neurosurgery, 2011, 68(2): 291-301.

［13］TERTEROV S, TAGHVA A, KHALESSI A A, et al. Symptomatic vertebral artery compression by the rod of a C_1-C_2 posterior fusion construct: case report and review of the literature［J］. Spine, 2011, 36(10): E678-E681.

［14］PARAMORE C G, DICKMAN C A, SONNTAG V K. The anatomical suitability of the C_{1-2} complex for transarticular screw fixation［J］. J Neurosurg, 1996, 85(2): 221-224.

［15］IGARASHI T, KIKUCHI S, SATO K, et al. Anatomic study of the axis for surgical planning of transarticular screw fixation［J］. Clin Orthop Relat Res, 2003(408): 162-166.

［16］UCHINO A, SAITO N, WATADANI T, et al. Vertebral artery variations at the C_{1-2} level diagnosed by magnetic resonance angiography［J］. Neuroradiology, 2012, 54(1): 19-23.

［17］HONG J T, LEE S W, SON B C, et al. Analysis of anatomical variations of bone and vascular structures around the posterior atlantal arch using three-dimensional computed tomography angiography［J］. J Neurosurg Spine, 2008, 8(3):

230-236.

[18] YOUNG J P, YOUNG P H, ACKERMANN M J, et al. The ponticulus posticus：implications for screw insertion into the first cervical lateral mass[J]. J Bone Joint Surg Am, 2005, 87(11)：2495-2498.

[19] Lall R, Patel N J, Resnick D K. A review of complications associated with craniocervical fusion surgery[J]. Neurosurgery, 2010, 67(5)：1396-1402；discussion 1402-1403.

[20] YANG Y L, WANG F, HAN S M, et al. Isocentric c-arm three-dimensional navigation versus conventional c-arm assisted C₁-C₂ transarticular screw fixation for atlantoaxial instability[J]. Arch Orthop Trauma Surg, 2015, 135(8)：1083-1092.

第八节　后路枢椎经峡部螺钉内固定术

【历史发展】

后路枢椎经峡部螺钉内固定术主要应用于治疗枢椎创伤性滑脱(Hangman 骨折)。1913 年 Wood-Jones 首次发表了绞刑尸体的骨性解剖研究,显示下坠式绞刑使头颈结合部承受后伸及牵张型暴力,导致枢椎峡部或椎弓根断裂,进而 C_2~C_3 椎间盘和韧带完全断裂,颈椎分离继而脊髓断裂,受刑者迅速而平静地死亡。1965 年 Schneider 等发表了一组由于交通事故车辆突然减速造成头面部损伤的病例,这组病人有类似的枢椎骨折表现,并首次使用 Hangman 骨折这个命名。但损伤机制除过伸相似以外,绞刑是轴向牵张,后者是轴向压缩,导致的后果也完全不同,因此创伤性枢椎滑脱更适合描述这类损伤,但由于历史原因以及命名更生动富于表现力,很多医师仍使用 Hangman 骨折这个命名。1962 年 Robert Judet 首次使用枢椎椎弓根螺钉固定技术治疗 Hangman 骨折。1981 年 Effendi 根据影像学表现及稳定性评估将骨折分为三种类型,1985 年 Levine 和 Edward 改良了 Effendi 的分类,形成了目前广泛使用的分型。

Levine 和 Edward 分型：

Ⅰ型：没有成角的,枢椎移位小于 3mm 的骨折(过伸 - 轴向载荷)。

Ⅱ型：枢椎移位大于 3.5mm 伴有成角(过伸 - 轴向载荷继发屈曲压缩应力)。

ⅡA 型：较小的移位伴随严重的成角(屈曲牵张应力)。

Ⅲ型：出现小关节脱位(屈曲压缩应力)。

【适应证及禁忌证】

1. 适应证　Ⅰ型骨折,绝大多数文献建议采用非手术治疗,但近年来,随着微创导航技术的进步,后路枢椎经峡部螺钉内固定手术逐渐被患者和医师接受。Ⅱ型骨折,经牵引复位良好的可行后路枢椎经峡部螺钉内固定术。ⅡA 型骨折,不宜牵引,可在术中体位复位后行后路枢椎经峡部螺钉内固定术。

2. 禁忌证　术前上颈椎 CT 重建进行手术设计时缺乏置钉路径的病例,以及滑脱严重、复位不良的Ⅱ型骨折和Ⅲ型骨折。

【手术步骤】

(一)常规手术

1. 全身麻醉下取俯卧位,使用 Mayfield 头架颅骨牵引固定维持颈椎位置,轻度后伸位使骨折尽量复位。

2. C_1~C_4 后正中切口,沿棘突椎板向小关节外侧显露至 C_2~C_3 小关节外侧,沿 C_2 椎板上缘向外显露椎板外缘。

3. 打开寰枢后膜,显露 C_2 椎弓根内缘及骨折线,向腹侧挤压 C_2 棘突可以使骨折复位。

4. 用电钻将空心钉导针(克氏针)以头向和内倾 20° 方向自 C_2 下关节突经骨折线穿过 C_2 椎弓根,注意避免穿破椎弓根内壁及保护外侧的椎动脉。

5. 透视位置良好后,用 3.5mm 直径 30mm 左右长度空心拉力螺钉沿导针旋入,拧紧在骨折端加压固定。

（二）开放导航手术

1. 体位及后方软组织显露基本同传统手术。

2. 将导航示踪器固定于 C_2 棘突，注册工具、示踪器、三维 C 臂后，三维 C 臂扫描上颈椎，数据传至导航仪处理。

3. 在导航指引下用椎弓根开路器自 C_2 下关节突经骨折线穿过 C_2 椎弓根打孔，根据导航测量长度旋入 3.5mm 拉力螺钉，拧紧使骨折端加压固定。

4. 导航法不用显露 C_2 椎弓根内壁，因此不必处理 $C_1 \sim C_2$ 椎间隙的静脉丛，降低了操作难度，出血很少，可以更好地保护椎动脉。

（三）微创导航手术

1. 全身麻醉下取俯卧位，使用 Mayfield 头架颅骨牵引固定维持颈椎位置，轻度后伸位使骨折尽量复位。

2. 将导航示踪器固定 Mayfield 头架上，注册工具、示踪器、三维 C 臂后，三维 C 臂扫描上颈椎，数据传至导航仪处理。

3. 在导航引导下使用导航指点器确定皮肤切口位置，两侧分别做 2～3cm 纵切口，沿置钉方向钝性分离至骨面。

4. 在导航指引下用椎弓根开路器自 C_2 下关节突经骨折线穿过 C_2 椎弓根打孔，在孔内放入空心钉导针（克氏针），根据导航测量长度旋入 3.5mm 拉力螺钉，拧紧使骨折端加压固定。

（四）微创机器人手术

1. 体位和示踪器安装与微创导航手术基本相同（图 2-8-1），注意机器人、定位相机和 C 臂的摆放位置（图 2-8-2）。

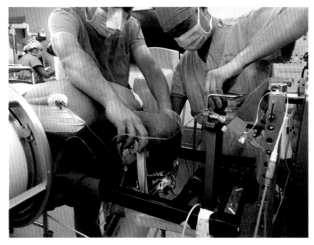

图 2-8-1　体位及固定

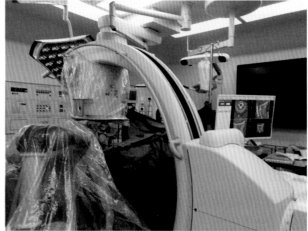

图 2-8-2　机器人、定位相机和 C 臂的摆放位置

2. 行三维 C 臂扫描（图 2-8-3）。

3. 输出图像至机器人工作站，自动配准。在工作站规划 C_2 椎弓根螺钉路径（图 2-8-4）。

4. 安装机器人导向器。

5. 机器人自动运行到位，做皮肤切口约 0.5cm，在机器人引导下插入利齿导针套筒至骨面（图 2-8-5）。

6. 沿套筒用电钻钻入 1.5mm 导针（图 2-8-6）。

7. 三维 C 臂扫描验证导针位置满意（图 2-8-7）。

8. 拧入 4.5mm 拉力螺钉，拧紧骨折端加压（图 2-8-8）。

9. 三维 C 臂验证螺钉位置满意（图 2-8-9）。

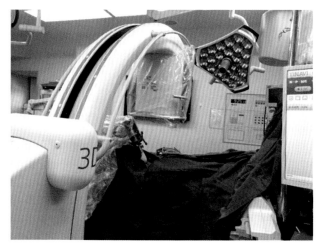

图 2-8-3　三维 C 臂扫描

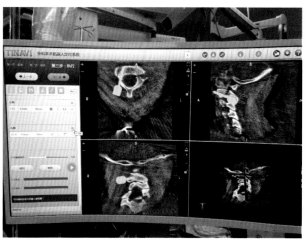

图 2-8-4　规划 C_2 椎弓根螺钉路径

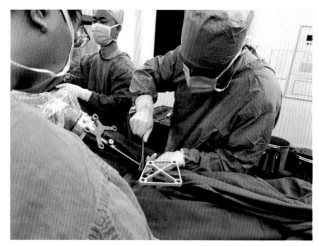

图 2-8-5　插入利齿导针套筒

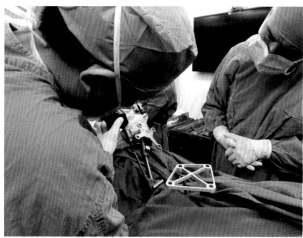

图 2-8-6　电钻钻入导针

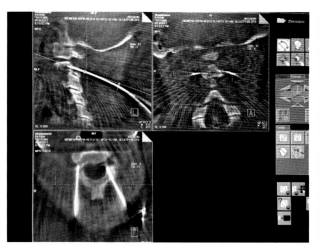

图 2-8-7　三维 C 臂扫描验证导针位置满意

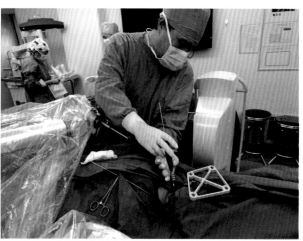

图 2-8-8　拧入 4.5mm 拉力螺钉，加压骨折端

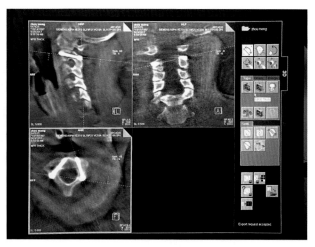

图 2-8-9　三维 C 臂验证螺钉位置满意

【手术要点】（主要针对导航手术）

1. Hangman 骨折为枢椎双侧峡部骨折，此时枢椎后方附件同前方椎体及椎弓根不连续，因此建议将患者示踪器通过体外导航自由臂与 Mayfield 头架连接为一整体，减少钻探远端钉道时图像漂移。

2. 虽然该手术主要针对稳定骨折，但在导航操作时骨折端仍存在位移造成导航精确性降低的可能，因此使用导航开路器钻探螺钉通道，不能用力过大，且过程中需不断暂停操作，松开导航器械，确认通道位置正确。螺钉置入完成后建议再次行电动三维 C 臂扫描，确认螺钉置入准确。

3. 术中导航图像的获取在皮下通道制备之前完成，微创套筒扩张皮下通道时软组织牵拉可能会造成影像漂移，因此手术过程中操作需要轻柔，尽量避免漂移的发生。

【典型病例】

患者，男性，58 岁。主诉：车祸外伤后颈部疼痛伴胸闷憋气 7 天。诊断：颈椎 Hangman 骨折，多发肋骨骨折，血气胸。在胸外科非手术治疗胸部情况稳定后转脊柱外科治疗。影像学检查：CT 示枢椎峡部骨折，Levine-Edward 分型 Ⅰ 型（图 2-8-10）。治疗：行机器人辅助微创经皮枢椎峡部螺钉置入。术后：术后患者颈痛消失，软性围领保护下恢复正常生活。术后 CT 示骨折复位满意（图 2-8-11）。

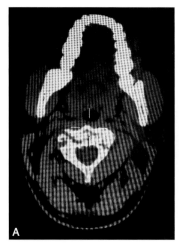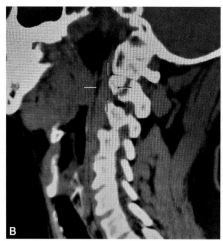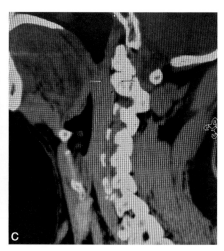

图 2-8-10　术前 CT

A. 横断位；B. 右侧矢状位；C. 左侧矢状位。

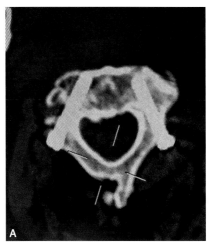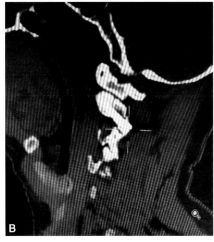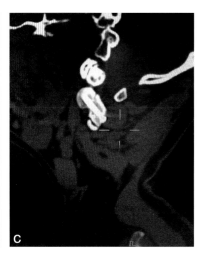

图 2-8-11　术后 CT
A. 横断位；B. 右侧矢状位；C. 左侧矢状位。

（胡临）

参 考 文 献

［1］LEVINE A M, EDWARDS, C C. The management of traumatic spondylolisthesis of the axis［J］. J Bone Joint Surg Am, 1985, 67（2）: 217-226.

［2］SUCHOMEL P, HRADI J. Fractures of the ring of axis（Hangman type fractures）［M］// SUCHOMEL P, CHOUTKA O. Reconstruction of upper cervical spine and craniovertebral junction. Berlin: Springer-Verlag, 2011: 179-196.

［3］ZHANG Y, YUAN W, WANG X W, et al. Anterior cervical discectomy and fusion for unstable traumatic spondylolisthesis of the axis［J］. Spine, 2008, 33（3）: 255-258.

［4］FFENDI B, ROY D, CORNISH B, et al. Fractures of the ring of the axis. A classification based on the analysis of 131 cases ［J］. J Bone Joint Surg Br, 1981, 63-B（3）: 319-327.

第三章 下颈椎疾病及手术

第一节 下颈椎常见疾病

一、颈椎管狭窄症

【概述及病因】

过去以"颈椎病"为核心的颈椎退行性疾病的诊断在临床广泛使用,随着诊断技术的提高,很多疾病明确了独特的发病机制从而有了专有名称,如颈椎间盘突出症、颈椎后纵韧带骨化症、退行性颈椎管狭窄症等。颈椎病的概念逐渐显得过于宽泛和模糊。目前临床上常将颈椎病和退行性颈椎管狭窄症在诊断名称上混用;影像学表现的颈椎管狭窄与临床症状的颈椎管狭窄症没有进行区分;先天性颈椎管狭窄、发育性颈椎管狭窄与退行性颈椎管狭窄也混为一谈。

颈椎管狭窄顾名思义为颈椎管各个方向径线缩短,或者说容积减小,如果颈椎管狭窄影响脊髓和神经的有效空间和血供,引起功能障碍,则称颈椎管狭窄症。颈椎管狭窄的致病因素分为静态因素及动态因素,其中静态因素包括先天性及获得性因素。狭义的颈椎管狭窄,即原发性椎管狭窄是由先天性和发育性两种因素导致。广义的颈椎管狭窄包含了颈椎病在内的所有引起椎管径线缩短的病理改变,即获得性颈椎管狭窄,有不同的病理类型,包括退行性颈椎管狭窄、代谢异常、医源性因素及外伤等。一些独立的临床疾病,如颈椎间盘突出症,颈椎后纵韧带骨化症等虽然在发病机制上也可引起椎管狭窄,但不应归入颈椎管狭窄的范畴。

颈椎管狭窄症按病因可分成6大类。

1. **先天性颈椎管狭窄症** 较少见,是由椎骨的先天性生长障碍或代谢异常导致,如软骨发育不全、黏多糖贮积症Ⅳ型[莫基奥综合征(Morquio syndrome)]、窒息性胸廓发育不良[热纳综合征(Jeune syndrome)]等。其中软骨发育不全是先天性颈椎管狭窄症中较常见的原因,是由软骨形成异常而不是骨化异常导致,多于青春期发病,常影响上颈椎。

2. **发育性颈椎管狭窄症** 1964年,Hinck报道了由发育性颈椎管狭窄症导致脊髓压迫的病例,确立了本病的概念。发育性颈椎管狭窄症是个体发育过程中颈椎管内径发育过短导致,椎弓发育障碍,造成椎弓过短、颈椎管矢状径变短、椎管扁平。但是,单纯先天性椎管狭窄一般不致引起脊髓及脊神经根病变。只有在椎管先天性狭窄的基础上再附加其他病变,使管腔有进一步不规则狭窄时,才引起神经系统症状。值得注意的是,有些文献也将其称为先天性颈椎管狭窄,应注意其与狭义的先天性椎管狭窄区别。

3. **退行性颈椎管狭窄症** 是后天继发性颈椎管狭窄症的最主要原因。其病因主要为在颈椎退变的基础上,颈椎椎体后缘骨赘增生,后方颈椎关节突关节增生肥大,关节囊肥厚,后纵韧带及黄韧带增生、肥厚等。中央区椎管狭窄常造成脊髓功能障碍,外侧区椎管狭窄常造成神经根功能障碍。

4. **医源性颈椎管狭窄症** ①主要由颈椎后路减压术椎板切除过多或范围过大,未行骨性融合导致颈椎不稳,瘢痕增生严重,增生的瘢痕与硬膜囊粘连从后方突入椎管形成继发性颈椎管狭窄;②椎管扩大成形术术后"再关门";③铰链侧内层骨皮质断裂导致翻开的椎板下陷;④前路手术植骨骨块突入椎管内等。

5. **动态性椎管狭窄症** 是指椎管在中立位以外的某一个位置发生狭窄,主要是在后伸位时。X线片显示在颈椎最大后伸位时,上位椎体后下缘和下位椎板前上缘之间的距离小于12mm。造成脊髓压迫的机制是颈椎后伸时局部出现钳夹现象。

6. 其他 颈椎创伤、氟骨症、强直性脊柱炎等常可伴颈椎管狭窄。

排除发育性颈椎管狭窄导致的颈椎病即应是我们所说的退行性颈椎管狭窄症。

【临床表现及诊断】

1. 颈椎管狭窄症的症状学分型 根据颈椎退行性疾病的北京积水医院潭诊断分类,退行性颈椎管狭窄症的症状学分型包括以下几种。

(1)脊髓型(M):脊髓受压和缺血,引起脊髓传导障碍者。患者多诉手、臂,甚至躯干及下肢麻木,手部精细动作不能,继而出现步态不稳,踩棉花感,重者可出现大小便障碍。服部 I 型:脊髓中心部灰质受压,C_3~C_4:1~5 指麻木,C_4~C_5:1~3 指麻木,C_5~C_6:3~5 指麻木;服部 II 型:扩大至侧索的后侧白质,痉挛步态。服部 III 型:扩大至全部侧索,足尖,下肢,躯干下部麻木,排尿障碍。查体表现为髓节障碍和白质障碍两大部分。当脊髓灰质受压时,可出现相应髓节运动感觉障碍,表现为感觉减退,肌力减弱、肌肉萎缩、腱反射障碍。因此,上肢肌力、感觉、反射检查对神经定位诊断极有价值。当脊髓传导束受侵,白质障碍患者可出现步态异常,压迫节段以下肌张力增高,腱反射亢进,霍夫曼征(+),瓦滕贝格征(+),巴宾斯基征(+),手部精细动作不能,甚至大小便障碍等。

(2)神经根型(R):造成神经根症状者。临床上多先有颈肩痛,短期内加重并向上肢放射,其范围与受累神经根支配的皮节一致,有神经定位价值。皮肤可有麻木、感觉过敏等表现,个别疼痛严重者呈强迫体位,如肩关节上举等。早期可有对应肌肉痉挛疼痛,严重者出现肌无力,病程长的可出现肌萎缩。查体可发现颈肌痉挛,活动减弱,当神经根受刺激时,可出现椎间孔挤压试验(Spurling 征)(+),相应神经根支配的部位感觉减弱,肌肉无力,腱反射低下。

(3)混合型(M-R):同时造成脊髓和神经根症状者。

(4)运动神经型(MN):造成单髓节支配区的运动障碍和肌萎缩。目前认为是脊髓前角细胞或颈神经前根受压迫,从而导致障碍。

(5)交感神经型(S):刺激和压迫交感神经。造成头痛、头晕、耳鸣、恶心、视物模糊、心动过速等症状。其他类型可以出现此型症状,但是不作为和交感神经型的混合型。

(6)外伤性脊髓损伤型(SCI):外伤后出现脊髓损伤表现,影像学表现为颈椎管狭窄。

在退行性颈椎管狭窄症的症状分型中不设颈痛型,因为颈痛症的患者即使存在颈椎管狭窄的影像学表现,疼痛原因也只是来源于退变而与狭窄无关。

2. 颈椎管狭窄症的影像学检查 目前关于颈椎管狭窄的影像学指标主要针对发育性椎管狭窄症,但其和退行性颈椎管狭窄症对神经的影响是类似的,因此某种程度上可以相互借鉴。发育性颈椎管狭窄症采用 X 线的测量方法一般有 2 种,包括颈椎管中矢径和颈椎管率。此外,报道有尸体标本的测量,以及用 CT、CT 脊髓造影(CT myelography,CTM)或横断位 MRI 的一些测量方法。

CTM 是在脊髓造影的基础上进行 CT 检查,可清晰地判断脊髓受压后的形态变化。CTM 也是鉴别退行性颈椎管狭窄症与颈椎间盘突出症的主要手段。通过 CTM 可以发现,椎间盘突出只出现在椎间盘水平,而骨赘增生只出现在与椎间盘相邻的上下椎体终板。压迫以骨赘增生为主的患者应该诊断为退行性颈椎管狭窄症(图 3-1-1)。压迫以突出的椎间盘为主,不合并骨赘、骨化或骨赘、骨化未造成神经压迫的患者诊断为颈椎间盘突出症(可能合并退行性颈椎管狭窄症或颈椎后纵韧带骨化症的影像学诊断)(图3-1-2)。而在椎间盘后缘、后纵韧带水平出现骨化物,并造成脊髓压迫的病例可以考虑诊断为后纵韧带骨化症。

【治疗】

1. 非手术治疗

(1)休息,制动:临床多用颈托限制颈椎的过度活动。

(2)牵引治疗:适用于脊髓型以外的颈椎病,可松弛肌肉,减轻对神经根的刺激,加速炎性水肿消退。

(3)药物治疗:多用非甾体抗炎药、肌肉松弛药及镇静药进行对症治疗。神经根型还可行神经根封闭或颈硬膜外注射皮质类固醇。

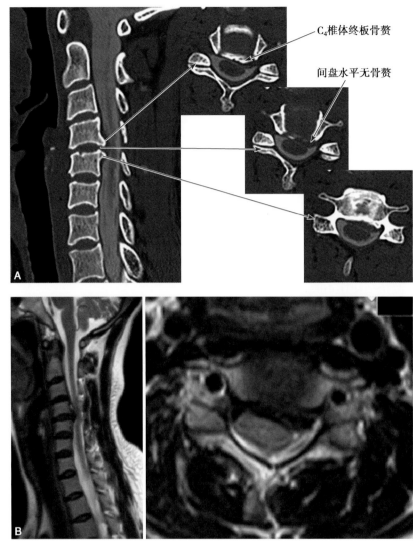

图 3-1-1　退行性颈椎管狭窄症影像学表现
A. CT；B. MRI。

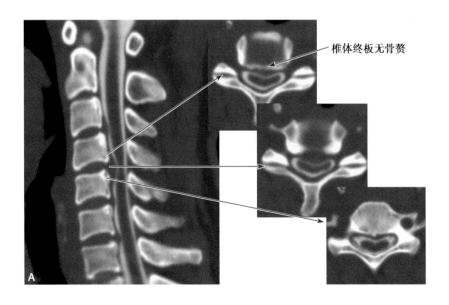

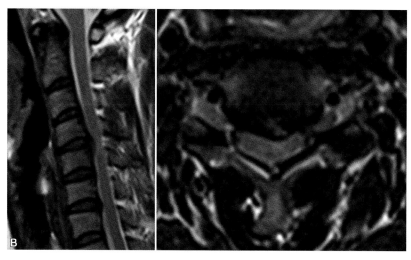

图 3-1-2　颈椎间盘突出症影像学表现

A. CT；B. MRI。

2. 手术治疗

（1）手术治疗的适应证

1）神经根型：原则上采取非手术治疗。

具有下列情况之一者可采取手术治疗：经 3 个月以上正规、系统的非手术治疗无效，或非手术治疗虽然有效但反复发作而且症状严重、影响生活质量或正常工作的患者；由于神经根受压病损导致所支配的肌肉进行性萎缩者；有明显的神经根压迫症状和持续性剧烈疼痛、严重影响睡眠与正常生活者。

2）脊髓型：凡已确诊的脊髓型颈椎病患者，如无手术禁忌证，原则上应尽早手术治疗。但其中椎管较宽且症状较轻者，也可先采取有效的非手术疗法，并定期随访，无效或逐渐加重时则应及时手术。

3）交感型：严格非手术治疗无效，经颈椎间盘造影可复制症状证实者。

（2）手术方式的选择：根据手术入路分为前路手术和后路手术。

1）前路手术：一般适于压迫节段不多于 2 个间隙的患者。首先要充分减压，然后要进行有效的椎间固定融合。珊瑚人工骨具有良好的愈合效果，可以达到和自体髂骨同样的临床作用。近年来开展的人工颈椎间盘置换术可以有效地保留颈椎节段运动功能，许多研究表明颈椎人工椎间盘的临床效果等于或优于传统的颈椎前路固定融合术。

2）后路椎管扩大成形术：主要目的是通过椎板减压间接解除对脊髓的压迫。适用于压迫节段等于或超过 3 个节段的患者。

二、颈椎间盘突出症

【概述及病因、病理】

颈椎间盘突出症指颈椎间盘髓核突破纤维环甚至后纵韧带，从向后方压迫脊髓或向后外侧压迫颈神经根，最终产生相应的局部症状及神经症状。此病好发于 30～50 岁，男性略多于女性，好发节段发生率由高到低依次为 C_5～C_6、C_6～C_7、C_4～C_5。椎间盘向后方突出可压迫脊髓，引起脊髓功能障碍；向后侧方突出可压迫相应神经根，产生神经根刺激症状，甚至功能障碍，患者可出现上肢放射性疼痛，或感觉、运动障碍。

颈椎间盘突出症的致病原因较多，主要与椎间盘退变、慢性劳损和外伤等因素有关。颈椎间盘突出症的主要病理改变是髓核与纤维环变性。髓核水分逐渐减少，并被纤维组织代替，其弹性降低、体积皱缩、纤维环血管增生并出现玻璃样变，使其胶原纤维变性、韧性降低、造成整个椎间盘高度降低。纤维环弥漫向周围膨隆，造成椎间盘膨出。当外伤和慢性劳损时，变性纤维环局部可产生破口，部分髓核可通过纤维环缺损处突出,导致椎间盘突出。突出的髓核也可穿破后纵韧带,进入椎管内形成游离碎片,并可在椎管内上下移行。

【临床表现及诊断】

1. 颈椎间盘突出症的症状学分型

(1)脊髓型(M):脊髓受压和缺血,引起脊髓传导障碍者。患者多诉手、臂,甚至躯干及下肢麻木,手部精细动作不能,继而出现步态不稳,踩棉花感,重者可出现大小便障碍。服部 Ⅰ 型:脊髓中心部灰质受压,$C_3 \sim C_4$:1~5 指麻木,$C_4 \sim C_5$:1~3 指麻木,$C_5 \sim C_6$:3~5 指麻木;服部 Ⅱ 型:扩大至侧索的后侧白质,痉挛步态。服部 Ⅲ 型:扩大至全部侧索,足尖,下肢,躯干下部麻木,排尿障碍。查体表现为髓节障碍和白质障碍两大部分。当脊髓灰质受压时,可出现相应髓节运动感觉障碍,表现为感觉减退,肌力减弱、肌肉萎缩、腱反射障碍。因此,上肢肌力、感觉、反射检查对神经定位极有价值。当脊髓传导束受侵,白质障碍患者可出现步态异常,压迫节段以下肌张力增高,腱反射亢进,霍夫曼征(+),瓦滕贝格征(+),巴宾斯基征(+),手部精细动作不能,甚至大小便障碍等。

(2)神经根型(R):造成神经根症状者。临床上多先有颈肩痛,短期内加重并向上肢放射,其范围与受累神经根支配的皮节一致,有神经定位价值。皮肤可有麻木、感觉过敏等表现,个别疼痛严重者呈强迫体位,如肩关节上举等。早期可有对应肌肉痉挛疼痛,严重者出现肌无力,病程长的可出现肌萎缩。查体中可发现颈肌痉挛,活动减弱,当神经根受刺激时,可出现椎间孔挤压试验(+),相应神经根支配的部位感觉减弱,肌肉无力,腱反射低下。

(3)混合型(M-R):同时造成脊髓和神经根症状者。

(4)运动神经型(MN):造成单髓节支配区的运动障碍和肌萎缩。目前认为是脊髓前角细胞或颈神经前根受到压迫产生障碍。

(5)交感神经型(S):刺激和压迫交感神经。造成头痛、头晕、耳鸣、恶心、视物模糊、心动过速等症状。其他类型可以出现此型症状,但是不作为和交感神经型的混合型。

(6)外伤性脊髓损伤型(SCI):外伤后出现脊髓损伤表现,影像学表现为颈椎管狭窄。

(7)颈痛型(P):颈部症状,可伴有枕部、背部、肩部、肩胛间区疼痛不适感。疼痛可引起颈椎活动度受限,以后伸时更为明显。局部表现,在急性期颈椎各向运动受限,屈伸可有向肩背部或上肢的放射性疼痛。

2. 影像学表现

(1)X 线:颈椎退变多不严重,可有颈椎生理性前凸消失或出现后凸,相应节段椎间盘高度可能降低。

(2)MRI:突出的髓核呈蘑菇状、半球形、腊肠形或梭形。根据其与后纵韧带的关系,分为后纵韧带下型、后纵韧带间型和硬膜外型。脊髓受压变形,严重者可见髓内异常信号,提示脊髓水肿或变性。

(3)CTM:能更好地显示脊髓的形态及骨性结构,CTM 是鉴别退行性颈椎管狭窄症与颈椎间盘突出症的主要手段。通过 CTM 可以发现,压迫以突出的椎间盘为主,不合并骨赘、骨化或骨赘、骨化未造成神经压迫的患者诊断为颈椎间盘突出症(可能合并退行性颈椎管狭窄或颈椎后纵韧带骨化症的影像学诊断)。椎间盘突出只出现在椎间盘水平,而骨赘增生只出现在与椎间盘相邻的上下椎体终板。压迫以骨赘增生为主的患者应该诊断为退行性颈椎管狭窄症。而在椎间盘后缘、后纵韧带水平出现骨化物,并造成脊髓压迫的病例可以考虑诊断为后纵韧带骨化症。

【治疗】

颈椎间盘突出症的治疗原则及手术指征与退行性颈椎管狭窄症类似,具体参考其治疗部分。此处只讨论颈椎间盘突出症患者行颈椎间盘置换术的特殊之处。

根据颈椎退行性疾病的积水潭诊断分类,以造成神经压迫的诊断作为首要诊断,疾病性质按照造成临床症状者,如可能影像学表现同时存在椎间盘突出和颈椎管狭窄,哪一个是症状原因就诊断哪个病,另一个作为影像学所见。

颈椎间盘突出症患者可能合并其他影像学诊断,尤其在节段型颈椎后纵韧带骨化患者中,合并颈椎间盘突出的概率高达 82.8%。虽然后纵韧带骨化症不是造成脊髓压迫症状的原因,但是后纵韧带骨化症的进展会影响人工间置换术后假体的活动度,因此是该手术的相对禁忌证。此类患者由于引起临床症状的致压因素主要是颈椎间盘突出而非后纵韧带骨化症,可以行前路减压固定融合术,不切除后纵韧带骨化症病灶,从而降低植骨块高度保留更多的颈椎生理结构,降低假关节发生率。

颈椎人工间盘置换术(cervical artificial disc replacement,CADR)的设计理念是保留手术节段的活动度,从而最大限度地减少颈椎术后生物力学环境改变。同时降低相邻节段应力,使相邻节段椎间盘得到保护。对不同影像学诊断(退行性颈椎管狭窄及颈椎间盘突出)及症状诊断(脊髓型及神经根型)患者 CADR 术后长期随访的临床效果进行了研究。不同影像学分型及症状分型患者 CADR 术后长期随访的临床疗效和节段关节活动度(range of motion,ROM)均保持良好。颈椎间盘突出症患者是 CADR 的最佳适应证。脊髓型患者及退行性颈椎管狭窄症患者也是 CADR 的适应证。

三、颈椎后纵韧带骨化症

【概述及病因、病理】

后纵韧带位于椎体和椎间盘的后方,垂直走向,头侧起自枢椎,沿各椎体后面止于骶骨。后纵韧带组织可有新生异位骨结构形成乃至最后骨化,导致椎管和椎间孔狭窄,压迫脊髓及神经根,临床出现脊髓损伤及神经根刺激症状,称为后纵韧带骨化症。颈椎后纵韧带骨化症多见于黄种人,少见于白种人。日本发病率为 1.7%～2%,我国发病率为 0.54%～8.8%。后纵韧带骨化症患者男性多于女性,两者之比约为 4∶1。

颈椎后纵韧带骨化症的病因包括骨代谢相关因子的作用,基因基础,局部因素(如椎间盘退变、椎体不稳)等。总而言之,后纵韧带骨化症病因尚未明确,发病机制比较复杂,是系统因素与局部因素共同作用的结果。

后纵韧带内有异常的骨化组织骨化多呈连续性,但在椎间盘水平骨化组织常有中断现象,由纤维软骨连接。骨化的后纵韧带增宽和增厚,使椎管变窄,对脊髓或神经根产生不同程度的压迫性损伤;骨化的后纵韧带也可能首先压迫脊髓前动脉。骨化的后纵韧带与硬脊膜常发生粘连,有时粘连很紧,甚至硬膜也出现骨化。后纵韧带骨化区的颈椎节段稳定不动,但骨化间断处及非骨化区的颈椎节段活动代偿性增强,产生节段性不稳,退行性病变发生早而且明显。脊髓发生病理性改变。脊髓受压变扁,呈新月形。神经组织充血、水肿,前角细胞数量减少,形态缩小。脊髓白质中可见脱髓鞘现象。

【临床表现及诊断】

颈椎后纵韧带骨化的发生及发展均缓慢。早期可不出现任何临床症状但当骨化块增厚和增宽至一定程度(椎管面积减少 20%,有学者认为 40%)引起颈椎椎管狭窄时,或病变进程较快及外伤时,或后纵韧带骨化虽不严重但伴有发育性椎管狭窄症时则可造成对脊髓或脊髓血管的压迫。

患者颈部局部症状多不重,颈部酸痛或不适感,活动度正常或受限,多以后伸受限为明显。多数患者出现脊髓压迫症状才来就诊。其特征是不同程度的慢性进行痉挛性四肢瘫痪,多从下肢开始出现症状,典型主诉为"步态不稳,踩棉花感",进而出现上肢无力,麻木,手笨拙等症状,表现为脊髓中央管综合征,严重者可有括约肌功能障碍,出现排尿困难或尿失禁、腹胀或粪便潴留。也有一些患者先从上肢出现症状,向下肢发展。部分患者有明显的外伤后病情加重,在摔跤或挥鞭伤后,病情迅速进展,甚至出现截瘫。

查体可出现上肢受损相应节段感觉减退,肌力下降,反射低下,其以下节段出现病理反射如霍夫曼征阳性。有截瘫表现者可出现感觉障碍平面。下肢肌张力可增高,深反射亢进,巴宾斯基征可为阳性。有括约肌功能障碍者肛周反射减弱。

颈椎后纵韧带骨化在颈椎侧位表现为沿着椎管前缘走行、粗细不均、长度不一的骨化致密影,典型者骨化影前缘与椎体后缘间有宽窄不等的间隙。日本学者津山将其分为四型:①连续型,骨化呈条索状连续跨越数个椎体,占 27.3%。②节段型,骨化块呈云片状存在于每个椎体后缘,数个骨化灶可分别单独存在而无联系。该型最为多见,占36%。③混合型,既有连续的骨化块又有节段的骨化块,占29.2%。④孤立型,骑跨于相邻2个椎体后缘上方及下方,即发生于椎间盘平面,占7.5%。CTM对后纵韧带骨化症不仅有确诊作用,而且可对脊髓受压情况进行测量。后纵韧带骨化症在MRI表现为椎体后方与硬膜囊前方低信号区,相应脊髓有压迫与变形。

【治疗】

仅影像学诊断,而无脊髓受损症状者,可不予治疗,但要教育患者避免受伤。

1. 手术指征

(1)脊髓功能障碍,骨化明显,椎管矢状径小于12mm。

(2)症状和体征进行性加重,非手术治疗无效者。

(3)影像上骨化灶十分明显,此时颈椎管已极度狭窄,轻微外伤即可引起脊髓损伤,有学者主张积极手术。

2. 术式

(1)颈后路椎管扩大成形术,间接解除压迫,可保持颈椎的可动性。其适应证为多节段压迫者。

(2)颈前路减压,骨化灶漂浮或切除,植骨固定融合术。其适应证为局限型单节段压迫者。

四、尿黑酸尿症

【概述及病因】

尿黑酸尿症,又称褐黄病、加罗德综合征(Garrod syndrome),是一种罕见的常染色体隐性遗传病,其特征为患者尿黑酸氧化酶基因编码的缺陷,引起体内芳香族氨基酸(如苯丙氨酸、酪氨酸)代谢障碍。其发生率为百万分之一。尿黑酸氧化酶催化尿黑酸转化为乙酰乙酸,该酶缺乏会导致体内尿黑酸大量蓄积。过多的尿黑酸经尿液排出后,经空气中的氧化作用,使尿液变为黑色。而残余的尿黑酸会不可逆地沉积在体内的结缔组织中,成为黑色素样色素沉着。它们尤其好发于关节软骨和椎间盘的部位。

【临床表现及诊断】

尿黑酸尿症不仅影响心血管系统、泌尿生殖系统和呼吸系统,还会累及骨骼系统,造成脊柱和关节病变。病情早期由尿黑酸尿症进展为黑尿病性的褐黄病,最后发展到尿黑酸尿症性关节炎。该病早期很难发现,通常患者都是在40～50岁,病情已进展到褐黄病时才会就诊。此时患者面部、外耳道、巩膜等部位会因有尿黑酸的色素沉着而呈现青黑色。在脊柱外科领域,尿黑酸尿症引起的脊柱关节增生通常都会伴有四肢骨关节病变。

由尿黑酸尿症引起的脊柱病变,其特征为多发椎间隙变窄,钙化和真空现象。在颈椎病变中,脊髓压迫的原因在MRI上表现为黄韧带多节段异常增厚,主要是由尿黑酸在黄韧带上沉积导致。临床查体会发现患者双手10秒手指屈伸试验、龙贝格征和直线连足征均为阳性。

【治疗】

当病情进展为颈椎管狭窄症(脊髓型)时,通常需要外科手术干预。在手术方式的选择上,由于致压物来自后方的黄韧带,并且是多节段病变,宜选择后路手术。北京积水潭医院采用的术式为改良棘突纵割式椎板成形椎管扩大术。

五、颈椎后凸

【概述及病因】

正常的颈椎前凸对维持整个身体力线都是非常重要的。而内在或外来的作用力都会影响颈椎前凸,而发生畸形。颈椎最常见的畸形是后凸畸形。很多因素都会造成颈椎后凸,如颈椎退行性疾患,创伤,肿瘤,系统性关节病变(如强直性脊柱炎、类风湿关节炎),神经肌肉性病变,先天畸形及医源性因素(如手术后、放疗后等)。临床表现上,除了颈部疼痛和后凸畸形外,还有相应神经受累的表现,如出现神经根或脊髓病变表现。严重的后凸畸形会使患者下颌紧贴胸部,不仅会影响患者直视,还会影响吞咽功能,甚至呼吸功能。患者颈部疼痛主要来源于颈椎后凸造成脊柱无法承担头部的重量，而必须依靠颈后部的肌肉来维持头部位置，长期超负荷就会导致肌肉劳损和疼痛。

【临床表现及诊断】

在临床上，患者颈部疼痛通常在过伸时加重，静息时缓解。患者的神经症状主要来源于颈部后凸导致的对脊髓和神经根产生的压迫。椎间盘退变和椎间孔狭窄会造成患者上肢麻木、疼痛，严重时会造成双手握力减弱。少部分患者会出现脊髓病变的表现，如双手活动不灵活，步态异常和括约肌的功能障碍。颈椎动力位 X 线片有助于判断后凸程度、畸形部位及其他可能的伴发病变，如强直性脊柱炎、假关节形成、骨质增生和颈椎半脱位。全脊柱 X 线片也是很必要的，因为还需确定整个脊柱的力线和除外胸腰椎畸形。MRI 和 CT 也有助于神经压迫程度的评估。

【治疗】

选择合适的手术方式对颈椎后凸的治疗，是很重要的。颈椎后路手术主要适用于相对柔软的后凸畸形，颈椎后伸位可有部分矫正，同时 MRI 显示脊髓无严重压迫的病例。术前还可以持续牵引，以利于复位，再进行后路固定融合术。前路手术适用于固定或难复性后凸畸形，多节段颈椎前路椎间盘切除融合术（anterior cervical discectomy and fusion，ACDF）或颈椎前路椎体次全切除融合术（anterior cervical corpectomy and fusion，ACCF）多可达到满意的畸形矫正。前后路联合手术主要适用于僵硬性畸形，前后路同时存在脊髓压迫，颈胸段畸形和累及前后柱的创伤病例。

六、下颈椎骨折脱位

【概述及病因】

人类的颈椎活动度很大，并且颈椎的小关节面近于水平位，因此颈部外伤后，出现下颈椎骨折脱位的概率较高。在美国，每年约有 11 000 人发生脊髓损伤，6%～15% 的患者为创伤性颈椎小关节脱位，损伤部位多位于 C_5～C_6 水平。无论小关节脱位是否合并新的骨折，其损伤机制均为屈曲和牵拉联合作用导致，有时候也会伴有轴向旋转。关节脱位通常会伴有棘间韧带、黄韧带和关节囊破裂。

下颈椎骨折脱位的分类依据，最重要的是有无神经损伤。神经损伤程度与致伤暴力大小及周围结构损伤程度有关。双侧小关节脱位会引起棘上韧带和棘间韧带断裂，小关节囊撕裂及后纵韧带和椎间盘损伤，同时也势必会影响相邻上下关节突对位。在脱位的情况下，小关节交锁在解剖位置之外。双侧小关节脱位通常不会出现固定的旋转畸形，因此旋转畸形可以看作单侧小关节脱位的标志性产物。单侧和双侧小关节脱位都会导致神经损伤，无骨折的小关节脱位通常会发生严重的脊髓损伤，而伴有小关节骨折的脱位，多不会发生严重的脊髓损伤。

【临床表现及诊断】

颈椎骨折脱位的患者通常会出现颈部活动受限，并伴有疼痛。如果发生神经损伤，就会有相应的表现，如肢体麻木、痛触觉减退或消失、四肢不同程度的肌力减弱、腱反射减退或病理反射出现，严重时会影响患者的呼吸功能。

【治疗】

颈椎骨折脱位如无明显危及生命的禁忌证，均应考虑尽早手术治疗。存在脱位的患者，可以选择术前在清醒状态下持续低重量牵引复位，或者选择在手术室全身麻醉后相对轻柔的手法复位。单侧小关节脱位的患者，可以选择前路固定融合术。而双侧小关节脱位的患者，为达到坚强内固定的效果，应该考虑行前后路联合手术。

（韩骁　李楠）

参 考 文 献

［1］孙宇，李贵存．第二届颈椎病专题座谈会纪要［J］．解放军医学杂志，1994，19（2）：156-158.

［2］HAYASHI H，OKADA K，HAMADA M，et al. Etiologic factors of myelopathy. A radiographic evaluation of the aging changes in the cervical spine［J］．Clin Orthop Relat Res，1987（214）：200-209.

［3］MORISHITA Y, NAITO M, HYMANSON H, et al. The relationship between the cervical spinal canal diameter and the pathological changes in the cervical spine［J］. Eur Spine J, 2009, 18（6）: 877-883.

［4］CHUNG S B, YOON S H, JIN Y J. Anteroposterior spondyloschisis of atlas with incurving of the posterior arch causing compressive myelopathy［J］. Spine, 2010, 35（2）: E67-E70.

［5］CAMPBELL R M, Jr. Spine deformities in rare congenital syndromes: clinical issues［J］. Spine, 2009, 34（17）: 1815-1827.

［6］HINCK V C, GORDY P D, STORINO H E. Developmental stenosis of the cervical spinal canal. Radiol Considerations［J］. Neurology, 1964, 14: 864-868.

［7］李杰, 胡有谷, 刘宗礼, 等. 颈椎侧位 X 线片测量评估退行性颈椎管狭窄［J］. 中华骨科杂志, 2002, 22（3）: 145-149.

［8］LESTINI W F, WIESEL S W. The pathogenesis of cervical spondylosis［J］. Clin Orthop Relat Res, 1989（239）: 69-93.

［9］TORG J S, PAVLOV H, GENUARIO S E, et al. Neurapraxia of the cervical spinal cord with transient quadriplegia［J］. J Bone Joint Surg Am, 1986, 68（9）: 1354-1370.

［10］LEE M J, CASSINELLI E H, Riew K D. Prevalence of cervical spine stenosis. anatomic study in cadavers［J］. J Bone Joint Surg Am, 2007, 89（2）: 376-380.

［11］STAFIRA J S, SONNAD J R, WILLIAM T C, et al. Qualitative assessment of cervical spinal stenosis: observer variability on CT and MRI images［J］. AJNR Am J Neuroradiol, 2003, 24（4）: 766-769.

［12］何志敏, 陈德玉, 陈宇, 等. 颈椎后纵韧带骨化症术后骨化进展分析［J］. 中华骨科杂志, 2010, 30（8）: 731-736.

［13］侯勇, 聂林, 汤继文, 等. 人工颈椎间盘置换术在后纵韧带骨化症中的应用［J］. 中国矫形外科杂志, 2008, 16（23）: 1771-1773.

［14］何达, 韩骁, 刘波, 等. 颈椎人工间盘置换对相邻节段的影响: 3 年随访结果［J］. 中国组织工程研究与临床康复, 2008, 12（26）: 5033-5037.

［15］GOTO K, YAMAZAKI M, TAGAWA M, et al. Involvement of insulinlike growth factor I in development of ossification of the posterior longitudinal ligament of the spine［J］. Calcif Tissue Int, 1998, 62（2）: 158-165.

［16］EPSTEIN N E. The advanced cervical spondylosis with ossification into the posterior longitudinal ligament and resultant neurologic sequelae［J］. J Spinal disord, 1996, 9（6）: 477-484.

［17］ONARI K, AKIYAMA N, KONDO S, et al. Long term follow-up results of anterior interbody fusion applied for cervical myelopathy due to ossification of the posterior longitudinal ligament［J］. Spine, 2001, 26（5）: 488-493.

［18］KAWANO H, HANDA Y, ISHII H. Surgical treatment for ossification of the posterior longitudinal ligament of the cervical spine［J］. J Spinal disord, 1995, 8: 145-150.

［19］MATSUYAMA Y, KAWAKAMI N, YANASE M, et al. Cervical myelopathy due to OPLL: clinical evaluation by MRI and intraoperative spinal sonography［J］. J Spinal Disord Tech, 2004, 17（5）: 401-404.

［20］KOYANAGI I, IMAMURA H, FUJIMOTO S, et al. Spinal canal size in ossification of the posterior longitudinal ligament of the cervical spine［J］. Surg-Neurol, 2004, 62（4）: 286-291; discussion 291.

［21］OGAWA Y, TOYAMA Y, CHIBA K, et al. Long-term results of expansive open-door laminoplasty for ossification of the posterior longitudinal ligament of the cervical spine［J］. J Neurosurg-Spine, 2004, 1（2）: 168-174.

［22］MATSUNAGA S, SAKOU T, TAKETOMI E, et al. Clinical course of patients with ossification of the posterior longitudinal ligament: a minimum 10-year cohort study［J］. J Neurosurg-, 2004, 100（3 Suppl Spine）: 245-248.

［23］KOYANAGI I, IWASAKI Y, HIDA K, et al. Acute cervical cord injury associated with ossification of the posterior longitudinal ligament［J］. Neurosurgery, 2003, 53（4）: 887-891; discussion 891-892.

［24］MINODA Y, NAKAMURA H, KONISHI S, et al. Palsy of the C_5 nerve root after midsagittal-splitting laminoplasty of the cervical spine［J］. Spine, 2003, 28（11）: 1123-1127.

［25］MATSUNAGA S, KUKITA M, HAYASHI K, et al. Pathogenesis of myelopathy in patients with ossification of the posterior longitudinal ligament［J］. J Neurosurg-Spine, 2002, 96（2 Suppl）: 168-172.

［26］MATSUNAGA S, SAKOU T, HAYASHI K, et al. Trauma-induced myelopathy in patients with ossification of the posterior longitudinal ligament［J］. J Neurosurg Spine, 2002, 97（2 Suppl）: 172-175.

［27］FERNANDEZ-CANON J M, GRANADINO B, BELTRAN-VALERO DE BERNABE D. The molecular basis of alkaptonuria［J］. Nat Genet, 1996, 14（1）: 19-24.

［28］ZHAO B H, CHEN B C, SHAO D C, et al. Osteoarthritis? Ochronotic arthritis! A case study and review of the literature［J］. Knee Sueg Traumatol Arthrosc, 2009, 17（7）: 778-781.

［29］VAN OFFEL J F, DE CLERK L S, FRANCX L M, et al. A patient with ochronotic arthropathy and spondylopathy: a difficult differential diagnosis with spondylitis ankylosans［J］. Clin. Exp. Rheuma, 1995, 13（2）: 259-261.

［30］TANAKA Y, KOKUBUN S, SATO T, et al. Cervical roots as origin of pain in the neck or scapular regions［J］. Spine, 2006, 31（17）: E568-E573.

［31］FERCH R D, SHAD A, CADOUX-HUDSON T A, et al. Anterior correction of cervical kyphotic deformity: effects on myelopathy, neck pain, and sagittal alignment[J]. J Neurosurg, 2004, 100(1 Suppl Spine): 13-19.

[32] STEINMETZ M P, STEWART T J, KAGER C D, et al. Cervical deformity correction[J]. Neurosurgery, 2007, 60(1 Suppl 1): S90-S97.

[33] ANDERSON G D, VOETS C, ROPAIK R, et al. Analysis of patients variables affecting neurologic outcome after traumatic cervical facet dislocations[J]. Spine J, 2004, 4(5): 506-512.

[34] KNAUB M A. An update of cervical trauma. Current epidemiology and pathophysiology[J]. Semin Spine Surg, 2005, 17(2): 63-66.

[35] RALSTON M E. Physiologic anterior subluxation: case report of occurrences of C_5 to C_6 and C_6 to C_7 levels[J]. Ann Merg Med, 2004, 44(5): 472-475.

第二节　颈椎前路椎间盘切除融合术

【发展历史】

1955年，Robinson和Smith最早报道了8例接受颈椎前路手术的患者。该入路并非原创，而是将食管手术的标准入路应用于颈椎发展而来。随后，Southwick和Robinson详细描述了该手术入路，并沿用至今。

颈椎椎间盘切除融合术由Robinson和Smith、Cloward、Bailey和Bagley等最早在20世纪50年代开始使用。Robinson和Smith于1955年报道了前路椎间盘切除和融合术，但并未尝试移除压迫神经的结构。他们自髂嵴取马蹄铁形骨移植至椎间隙用于融合。植骨后，椎间隙高度恢复，神经根得到间接减压。当时认为，稳定责任间隙以后，既有的骨赘会逐渐缩小。

Bailey和Bagley减压术最早用于治疗肿瘤。与Robinson-Smith手术类似，他们也不对神经结构进行直接减压。肿瘤侵袭的椎体被切除的范围更广，于是他们使用更大块的髂嵴骨，贴附移植入切除的空隙内。现今，该技术并不用于单节段病变，而是取其贴附移植整块骨的概念，发展成椎体次全切除后的植骨技术。

Cloward于1958年报道了直接神经减压术。他使用钻头在责任间隙圆形开窗，移除部分椎间盘和上下椎体。该技术强调直视下移除压迫神经的组织。随后使用圆形髂嵴骨块植入开窗部分，骨块头尾两端为骨皮质，中央为骨松质。

经典的颈椎间盘切除椎体间融合术效果良好、确切，至今，仍然是大部分颈椎退行性疾病的首选方法之一。随时间发展，手术技术在很多方面得到改进，包括椎间隙牵开方法、移植物种类、移植方法和术后管理等。

【适应证及禁忌证】

颈前入路操作简单，能够直接暴露$C_3 \sim T_1$椎体和椎间盘。

1. 适应证

（1）颈椎间盘突出症。

（2）单节段或多节段的颈椎管狭窄压迫脊髓或神经根。

（3）病灶位于椎间盘水平的单节段孤立型或双节段节段型颈后纵韧带骨化症。

2. 相对禁忌证

（1）明显的广泛颈椎管狭窄症。

（2）多节段连续型颈后纵韧带骨化症。

【手术步骤】

（一）手术入路

1. 手术为了安全和无痛，原则上选择全身麻醉的方法。在插管的过程中，避免颈部过度后伸，因为麻醉后患者失去肌肉的自动保护，过度的活动可能造成脊髓或神经根永久损伤。手术前没有必要进行推拉喉结练习。体位采取仰卧位。头部轻度后伸，中立位或向手术入路侧的对侧稍微旋转。头部固定，两肩使用宽胶带向尾侧牵拉。

2. 为了手术部位美观，均采用颈前横切口。视术者手术习惯，入路可选择左右任何一侧。右利手的术者可能更喜欢右侧入路操作，左侧入路的优点是可降低喉返神经损伤的风险。左侧喉返神经上行于气管食管沟内，走行更垂直，易于保护。右侧喉返神经分出后环绕锁骨下动脉，在颈部下段自外下方走行至内上方，在显露过程或术中牵拉时均更易受到损伤。一般而言，舌骨水平的切口可显露 C_3，甲状软骨水平的切口可显露 $C_4 \sim C_5$，环状软骨水平的切口可显露 C_6。单节段手术切口长度 3cm 左右。

3. 轻提颈阔肌，并用组织剪横向剪开颈阔肌，沿颈阔肌深面分离颈阔肌与深层组织，使用双极电凝止血。辨识胸锁乳突肌前缘，沿胸锁乳突肌前缘切开深筋膜。触探颈动脉搏动，在甲状腺外侧和颈动脉鞘内侧之间，用手指沿间隙探入，可触及椎体前缘。顺手指放入钝头拉钩，并将气管、食管和甲状腺向内侧牵开，注意拉钩前端保持紧贴椎体。甲状腺上、下动脉可能限制显露范围，必要时将其结扎。使用夹持的球形纱布（花生米纱布），在中线区域，从椎体上剥离椎前筋膜。骨膜下向外侧剥离颈长肌，至钩椎关节水平，但不要超过横突，充分显露椎体前面，注意对颈长肌的剥离和止血操作应在内侧和深方进行，避免损伤其表面的交感神经。使用枪刺状针头插入手术间隙，行透视侧位 X 线，确认间隙正确性。将自动拉钩钩齿放置于双侧颈长肌深方，组合并牵开自动拉钩，暴露椎体和椎间隙。

（二）颈椎间盘切除与椎体间融合

1. 在椎间盘上下椎体钻入撑开针，撑开针尽量置于中线，可避开钛合金板固定螺钉的位置。连接椎间隙撑开器，适当撑开椎间隙。视术者需要，选用头戴式或落地式手术放大镜，常规使用头戴式放大镜和头灯辅助手术。使用 15 号刀片自双侧钩椎关节内缘，矩形切开纤维环。使用髓核钳切除椎间盘，并用刮匙清除残余软骨终板。侧方暴露至两侧钩突，该结构形状为尾侧椎体终板两侧向头端翘起，以此为界限可避免损伤钩椎关节外侧的椎动脉。用微型磨钻或超声骨刀切除上下软骨终板，保留骨性终板。头侧椎体下终板为弧形，适当切除头侧椎体的前唇，使其与椎体中部骨性终板齐平，可形成平整的植骨面，并获得更好的减压视野。小心切除后方剩余椎间盘，显露后纵韧带。使用磨钻潜性切除椎体后缘骨赘。若需要椎间孔减压，使用椎板咬骨钳或磨钻切除钩椎关节部分骨质。发现后纵韧带破损，则自破损处扩大并探查椎管内的椎间盘组织。若突出的椎间盘未突破后纵韧带，可选择保留后纵韧带。切除后纵韧带时，首先使用钝性剥离子穿透后纵韧带并向前提起，然后使用 1mm 椎板咬骨钳打开硬膜外间隙，小心操作避免损伤硬膜。完整的减压范围是两侧至钩突，上、下终板所有软骨切除，保留骨性终板，并且两终板平行。减压完成后，应可见波动的硬膜突进减压部位。

2. 选择适当的珊瑚人工骨块或椎间融合器试模置入间隙，放松撑开器，确定试模松紧合适。酌情再次探查椎间孔确认减压确切，因为过度撑开有时会造成减压完成的假象。透视确定试模大小、位置良好。撑开，取出试模，置入珊瑚人工骨或椎间融合器，放松并取出撑开器，使上下椎体夹紧椎间融合器。

3. 选择合适的钛合金板，钛板长度距离固定端椎两侧椎间盘大于 5mm 为宜，以避免损伤相邻椎间盘。将钛板适当塑形，贴附于椎体前方，临时固定，正侧位透视确定位置满意。先于对角位置钻孔并置入两枚螺钉，再置入剩余的两枚螺钉。拧紧所有螺钉，锁定。透视确定内固定物位置可靠。放置负压引流后缝合伤口。术后佩戴费城颈托，固定 1 周，鼓励患者尽早摘除颈托。手术第 2 天下地开始功能锻炼。

【手术要点】

（一）手术入路

1. 摆体位时，头部轻度后伸、向对侧旋转，可避免下颌对术区的遮挡。

2. 肩部使用宽胶带进行良好固定，但老年人皮肤松弛，术毕取下胶带时有皮下剥脱伤的风险，注意保护臂部、手部皮肤。

3. 使用皮外定位针结合侧位透视，可更准确地确定皮肤切口位置。

4. 切开颈阔肌后，使用组织剪，向切口头、尾方向，沿颈阔肌深面适当钝性分离，以较好地显露胸锁乳突肌,也有助于切口牵开。

5. 椎体前显露时,明确中线位置非常重要。直视下不易判断时,可使用手指探查协助明确。侧方剥离和止血有损伤椎动脉的风险。

6. 将细注射器针头折弯成枪刺状,作为椎间隙定位针。注意折弯尖端部分不应超过1cm。

（二）颈椎间盘切除与椎体间融合

1. 切除椎间盘和处理终板时,应以两侧钩椎关节为界,避免损伤椎动脉。

2. 后纵韧带较厚时,可能需要分层切除。后纵韧带有时与硬膜不易分辨,一般而言,硬膜稍偏蓝色,似透明,表面光滑,有波动感,减压后会突进减压部位。

3. 部分患者的压迫来自椎体后缘骨赘,使用椎板咬骨钳潜行切除骨赘,以获得良好的减压效果。

4. 椎间融合器试模松紧度以撑开时试模置入有阻力,放松撑开后试模难取出为宜。

5. 术毕引流口置于椎前,常规使用负压引流,以降低颈前血肿压迫的风险。拔除引流指征:无脑脊液漏,手术24小时后,日引流小于10ml。怀疑脑脊液漏者,忌用负压引流,引流瓶与身体等高,适当延长引流时间以利于伤口愈合,必要时留置腰大池引流。

【典型病例】

患者,男性,49岁。主诉:双下肢无力、麻木2年,行走不稳1年。体格检查:颈部无活动痛。活动范围大致正常。10秒手指屈伸试验右手15次,左手12次。双手中指感觉减退,左肱三头肌、左手骨间肌肌力Ⅳ/Ⅴ级。双侧霍夫曼征阳性,双侧巴宾斯基征阳性。日本骨科协会(Japanese Orthopaedic Association,JOA)评分8分。影像学检查:术前颈椎X线片示$C_4 \sim C_5$、$C_5 \sim C_6$椎间隙狭窄,骨赘增生(图3-2-1)。CT脊髓造影和MRI示$C_4 \sim C_5$、$C_5 \sim C_6$椎间隙狭窄,脊髓受压变形,以$C_5 \sim C_6$节段为著(图3-2-2,图3-2-3)。考虑患者症状来源于$C_5 \sim C_6$节段病变。治疗:行$C_5 \sim C_6$颈前路椎间盘切除椎体间融合术(图3-2-4)。术后:术后症状明显缓解,JOA评分14分。患者术后1周摘除颈托,基本恢复正常生活。

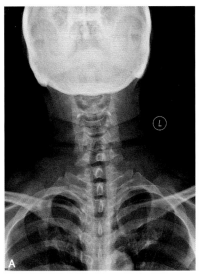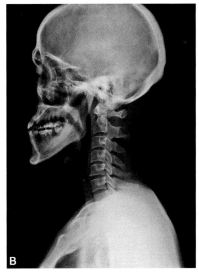

图3-2-1 术前颈椎X线片
A. 正位片;B. 侧位片。

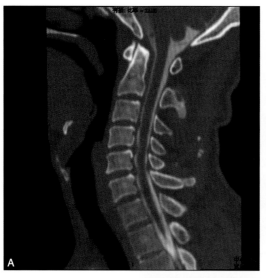
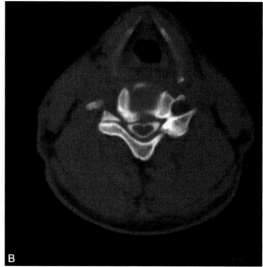

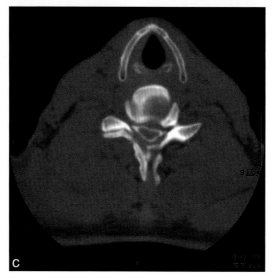

图 3-2-2　术前颈椎 CT 脊髓造影
A. 矢状位；B. $C_4 \sim C_5$ 横断位；C. $C_5 \sim C_6$ 横断位。

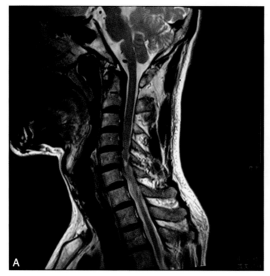
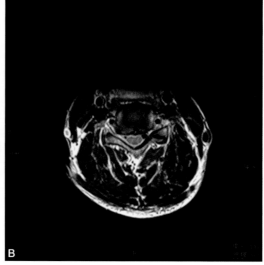

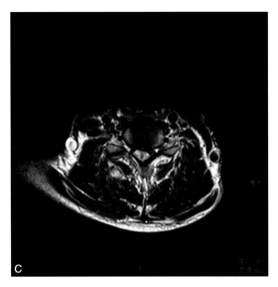

图 3-2-3　术前颈椎 MRI
A. 矢状位；B. C₄～C₅ 横断位；C. C₅～C₆ 横断位。

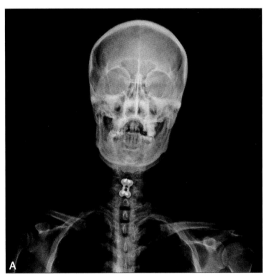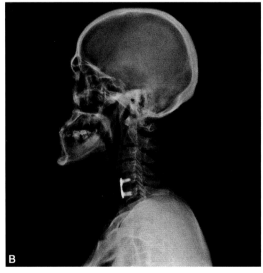

图 3-2-4　术后颈椎 X 线片
A. 正位 X 线片；B. 侧位 X 线片。

（何达　赵经纬）

参 考 文 献

［1］ ROBINSON R A，SMITH G W. Anterolateral cervical disc removal and interbody fusion for cervical disc syndrome［J］. SAS Journal，2010，4（1）：34-35.

［2］ SOUTHWICK，W O，ROBINSON R A. Surgical approaches to the vertebral bodies in the cervical and lumbar regions［J］. J Bone Joint Surg Am，1957，39-A（3）：631-644.

［3］ CHAU A M，MOBBS R J. Bone graft substitutes in anterior cervical discectomy and fusion［J］. Eur Spine J，2009，18（4）：449-464.

第三节　颈椎前路椎体次全切除融合术

【发展历史】

颈椎椎体间融合术最早在 20 世纪 50 年代,由 Robinson 和 Smith,Cloward,Bailey 和 Bagley 等开始使用。Cloward 于 1958 年报道了直接神经减压术。他使用钻头在责任间隙圆形开窗,移除部分椎间盘和上下椎体。

颈椎椎体次全切除融合术相较颈椎间盘切除椎体间融合术更易掌握,是大部分颈椎退行性疾病的首选方法之一。

【适应证及禁忌证】

1. 适应证

(1)颈椎骨折或脱位。

(2)颈后纵韧带骨化症。

(3)大块颈椎间盘突出,经椎间隙无法彻底减压。

(4)颈椎畸形。

2. 相对禁忌证　严重骨质疏松患者,应警惕后凸畸形和移植物塌陷。

【手术步骤】

1. 入路同颈椎前路椎间盘切除椎体间融合术。注意该手术暴露范围更大,制作入路时应考虑这一点。一般单椎体切除切口长度 4~5cm。

2. 在病灶椎体的上下椎体放置撑开器,并按本章第二节所述,切除病灶椎体上下的椎间盘。在手术放大镜下,使用咬骨钳切除大部分病灶椎体。至椎体后方皮质骨时,使用磨钻、刮匙或椎板咬骨钳小心切除该薄层骨皮质。若有需要,使用椎板咬骨钳去除侧隐窝骨质至椎弓根。后纵韧带骨化症需要去除后纵韧带,但硬膜可能与骨化的后纵韧带粘连,尝试使用刮匙将两者分离。分离困难者,可使用金刚砂磨钻将骨化灶削薄,并切除骨化灶边缘的后纵韧带,使骨化灶"漂浮",达到减压目的。减压完成后,可见波动的硬脊膜膨起。

3. 修整间隙上下终板,使其平坦且相互平行,注意保留骨性终板。保持间隙撑开,测量间隙高度,修剪合适长度的自体骨或钛网椎间融合器,以病灶椎体的骨松质填充钛网并置入间隙。可稍微过度撑开以顺利放入内置物。取出撑开器,确认内置物与椎体嵌合紧密。透视确认内置物位置良好。

4. 选择合适的钛合金板置入,透视确定内固定物位置可靠,放置负压引流后缝合伤口。术后佩戴费城颈托,固定 1 周,鼓励患者尽早摘除颈托。手术第 2 天下地开始功能锻炼。

【手术要点】

1. 使用高速磨钻和超声骨刀切除椎体最为安全,但会损失较多骨质。

2. 使用椎板咬骨钳切除后侧皮质骨时,要警惕骨块整体移动,对侧下压,造成脊髓损伤。

3. 后纵韧带骨化者,若后纵韧带分离困难,可不切除后纵韧带,使用漂浮法游离骨化灶,也可达到减压目的。

【典型病例】

患者,男性,62 岁。主诉:反复颈痛伴右上肢麻木,双下肢步态不稳 8 个月。体格检查:颈部活动痛,活动范围轻度受限。10 秒手指屈伸试验右侧 10 次,左侧 15 次。右上肢和右手五指感觉减退,双上肢肌力 V 级。双手霍夫曼征阳性,双侧巴宾斯基征阳性。JOA 评分 9 分。影像学检查:颈椎 X 线片示颈椎后纵韧带骨化(图 3-3-1),CT 脊髓造影和 MRI 图像示 $C_3 \sim C_5$ 节段后纵韧带骨化,脊髓受压变形(图 3-3-2,图 3-3-3)。治疗:行颈前路 C_4 椎体次全切除、钛网置入、钛板内固定术(图 3-3-4)。术后:术后症状明显缓解,JOA 评分 13 分。患者术后 1 周摘除颈托。

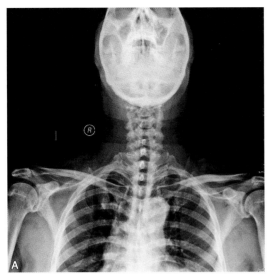
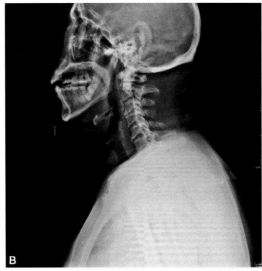

图 3-3-1　术前颈椎 X 线片
A. 正位 X 线片；B. 侧位 X 线片。

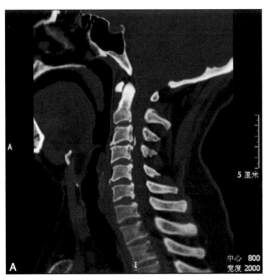
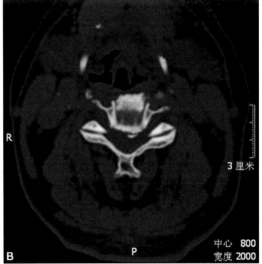

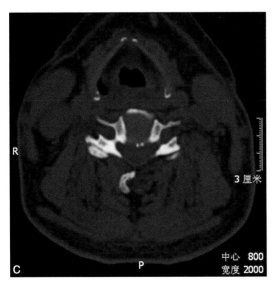

图 3-3-2　术前颈椎 CT 脊髓造影
A. 矢状位；B. $C_3 \sim C_4$ 横断位；
C. $C_4 \sim C_5$ 横断位。

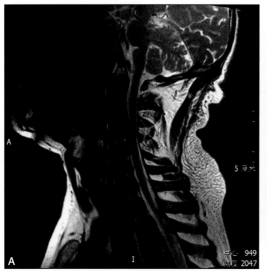

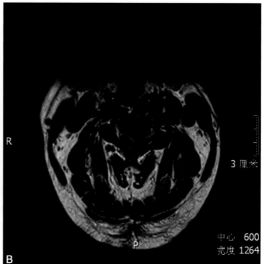

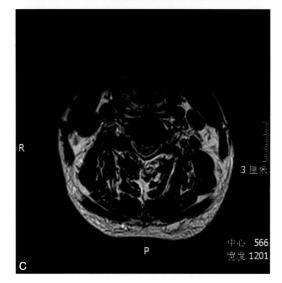

图 3-3-3　术前颈椎 MRI
A. 矢状位；B. C$_3$～C$_4$ 横断位；C. C$_4$～C$_5$ 横断位。

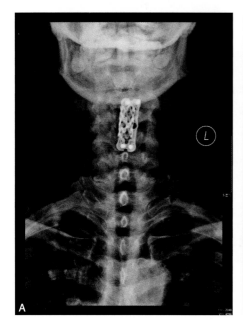

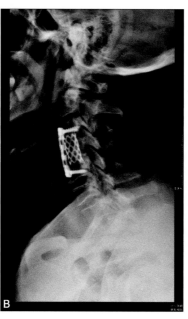

图 3-3-4　术后颈椎 X 线片
A. 正位 X 线片；B. 侧位 X 线片。

（赵经纬）

参 考 文 献

[1] CHAU A M, MOBBS R J. Bone graft substitutes in anterior cervical discectomy and fusion[J]. Eur Spine J, 2009, 18(4): 449-464.

[2] WHITECLOUD T S 3rd. Modern alternatives and techniques for one-level discectomy and fusion[J]. Clin Orthop Relat Res, 1999(359): 67-76.

第四节　颈椎前路人工间盘置换术

【发展历史】

颈椎前路减压后,进行融合手术已成为标准的手术方式。但是,融合手术导致颈椎活动范围缩小,邻近节段的椎间盘退变加速,甚至压迫神经需要行二次手术。颈椎人工椎间盘置换术的目的,是在不牺牲活动度的情况下,使病变颈椎通过手术恢复正常生理功能。

早在20世纪60年代,Ulf Fernstrom就开始尝试使用球形不锈钢假体进行人工椎间盘置换。虽然进行了250多例,但最终因为失效率过高而停止。假体容易移位,也经常穿破终板陷入椎体。而Smith-Robinson融合术效果良好、确切,逐渐流行并成为主流。

20世纪80年代,腰椎人工椎间盘置换的成功尝试使人们重拾对颈椎人工椎间盘的信心。1989年,英国Cummins设计了一款不锈钢金属对金属的球窝式假体,上下各用两枚锚钉固定,然而依然存在严重的螺钉拔出、假体移位和吞咽困难等问题。经过重新设计和改良,第二代产品临床效果显著提高,后命名为"Prestige disc",并于2007年获得美国食品药品监督管理局(Food and Drug Administration, FDA)认证。

同时,美国医师Vincent Bryan于1992年设计了Bryan颈椎间盘。Bryan采用金属对塑料的假体设计,由两个钛合金板和一个聚氨酯核组成,核周围使用聚氨酯鞘包裹,中间充满生理盐水,模仿关节液的作用,容纳材料的摩擦碎屑。与Prestige颈椎间盘不同,Bryan颈椎间盘不使用螺钉进行硬性固定,而是需要在终板上磨出与假体对应的凹槽以固定。

Pro-disc C由法国Marnay设计,它由钴铬钼合金终板和超高分子量聚乙烯材料形成关节。两个终板面各有一条龙骨,嵌入骨性终板内作为固定。

多种颈椎人工椎间盘设计也已不断进入市场,包括金属对金属的,金属对聚乙烯材料的等。

目前,部分文献报道,颈椎人工椎间盘置换术在手术效果和患者满意度方面和颈椎间盘切除椎体间融合术相似。部分文献和Meta分析显示颈椎人工椎间盘置换术在手术效果和患者满意度等方面显著优于颈椎间盘切除椎体间融合术。

【适应证及禁忌证】

1. 适应证　与短节段颈前路椎间盘切除椎体间融合术类似,但后者对单节段合并邻近间隙退变的病例,融合选择比较困难,而人工椎间盘置换术相对容易决定。具体适应证如下。

(1)颈椎间盘突出症。

(2)单节段或双节段的颈椎病压迫脊髓或神经根。

2. 禁忌证

(1)明显的广泛颈椎管狭窄症。

(2)外伤性骨折或脱位。

(3)明显的颈椎不稳定。

(4)明显的颈椎畸形。

(5)严重的椎间隙退变。

(6)颈椎后纵韧带骨化症。

对严重骨质疏松患者,选择颈椎人工椎间盘置换术要非常慎重,警惕终板塌陷可能。

【手术步骤】

以Bryan人工椎间盘置换为例。术前根据CT图像,确定准备置入的假体直径。入路大致同颈前路椎间盘切除椎体间融合术。患者取仰卧位,注意头部保持中立位,为维持颈椎前凸,颈后可放置支撑物。宽胶布固定头部和双肩,颈颌吊带牵引。

完成入路后,在病灶节段放置 Bryan 人工椎间盘操作系统,切除病变椎间盘。用椎间撑开器撑开,安放双通道打磨导向器,透视下仔细测量椎体前缘到后缘的距离,确定磨削深度后,用盘状磨头精确打磨出人工椎间盘置入面的凹形窝,使之与置入物能够严密配合。使用透视确认磨削深度,切不可用力过大。拆除导向器,适当撑开椎间隙,手术放大镜下仔细切除椎体后缘压迫神经的椎间盘组织和骨赘,彻底解除神经压迫,必要时切除部分后纵韧带。在人工椎间盘假体中灌注无菌生理盐水并密封后,置入假体。注意保持人工椎间盘的平衡,尽量避免颈椎后凸。透视正侧位确认位置良好,放置负压引流后缝合伤口。术后可佩戴费城颈托,尽早摘除颈托,一般颈托佩戴时间不超过 1 周,鼓励患者活动颈椎。手术第 2 天下地开始功能锻炼。

【手术要点】

1. 不同品牌的人工椎间盘置换术操作步骤差别很大,开展手术前应熟读相应操作手册。

2. 体位采用中立位,颈椎保持前凸。术中拉钩时避免向单侧过度牵拉,导致颈椎侧凸。

3. 注意确认中线位置,可使用颈长肌或钩椎关节作为标志,取中点粗略确定中线位置。严格依照假体的操作手册确定中线。

4. 椎体上下终板的后缘应注意处理彻底,以免头端或尾端椎间盘置入受阻。

5. 不同人工椎间盘采用不同设计,终板的处理方式也不同。如 Bryan 人工椎间盘为终板面隆起设计,自带同型号盘状磨头用于处理终板;而 Discover 人工椎间盘终板面更平,依赖数个齿状突起固定,处理终板时要求终板面平整,特别是凹形的头侧椎体下终板,应注意磨除前唇;而 Pro-disc C 上终板面为弧形,下终板面平整。应针对选择的假体形状进行相应的终板处理,以获得理想的固定强度。

【典型病例】

患者,女性,35 岁。主诉:颈部间断疼痛伴双上肢麻木 1 年余。体格检查:颈部活动痛,活动范围轻度受限。双侧 10 秒手指屈伸试验 20 次。双手中指感觉减退,肱三头肌肌力 IV / V 级。双手霍夫曼征阳性。JOA 评分 10 分。影像学检查:颈椎 X 线片示 $C_5 \sim C_6$ 椎间隙狭窄,骨赘增生(图 3-4-1)。CT 脊髓造影和 MRI 示 $C_5 \sim C_6$ 椎间盘突出,椎间隙明显狭窄,脊髓受压变形(图 3-4-2,图 3-4-3)。治疗:行 $C_5 \sim C_6$ 颈前路减压、人工椎间盘置换术。术后:术后症状明显缓解,JOA 评分 15 分。患者术后 1 周恢复正常办公室工作。术后 2 年 X 线动力位片示手术节段活动保留(图 3-4-4)。

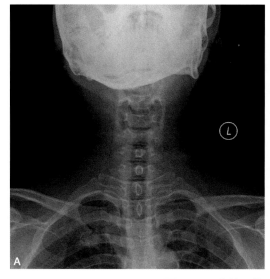
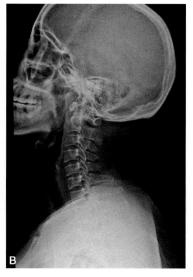

图 3-4-1 术前颈椎 X 线片

A. 正位片;B. 侧位片。

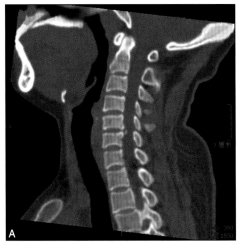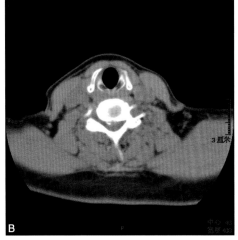

图 3-4-2 术前颈椎 CT 脊髓造影
A. 矢状位；B. 横断位。

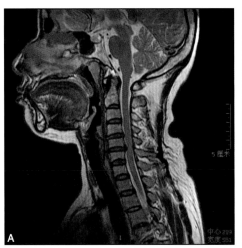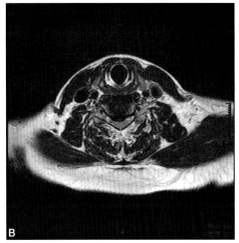

图 3-4-3 术前颈椎 MRI
A. 矢状位；B. 横断位。

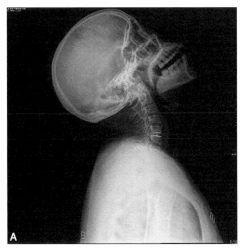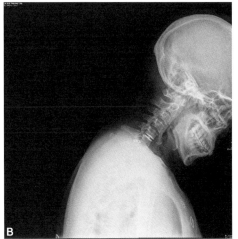

图 3-4-4 术后 2 年 X 线动力位片
A. 过伸位；B. 过屈位。

（何达　赵经纬）

参 考 文 献

［1］BASHO R, HOOD K A. Cervical total disc arthroplasty［J］.Global Spine J, 2012, 2（2）: 105-108.

［2］MA Z, MA X, YANG H L, et al. Anterior cervical discectomy and fusion（ACDF）versus cervical disc arthroplasty（CDA）for two contiguous levels cervical disc degenerative disease: a meta-analysis of randomized controlled trials［J］.Eur Spine J, 2017, 26（4）: 1998-1008.

［3］HU Y, LV G, REN S, et al. Mid-to long-term outcomes of cervical disc arthroplasty versus anterior cervical discectomy and fusion for treatment of symptomatic cervical disc disease: a systematic review and meta-analysis of eight prospective randomized controlled trials［J］.PLoS One, 2016, 11（2）: e0149312.

第五节 颈椎后路椎弓根螺钉内固定术

【发展历史】

颈椎外科治疗方法中最早应用的颈椎后路融合术是各种后路自体骨融合术,但是这些技术提供的术后即时稳定性很小,术后需要患者长期卧床及佩戴支具制动,以避免颈椎异常活动,保证骨融合。为解决这一问题,各种各样的颈椎内固定技术逐渐发展起来。1891 年,Hadra 首先报道了应用钢丝内固定技术治疗脊柱结核及创伤性骨折导致的颈椎不稳定。自此,各种钢丝固定技术逐渐发展起来,用来固定颈椎棘突、椎板和关节突关节。1994 年,日本北海道大学医学院的 Abumi 等首先报道了颈椎椎弓根内固定系统在治疗下颈椎创伤性不稳定中的成功应用。

颈椎椎弓根螺钉内固定系统逐渐应用于颈椎疾病的治疗。在进行多节段内固定时,颈椎椎弓根螺钉内固定稳定性优于前路钢板加后路三重钢丝联合内固定,因为该系统是一种坚强的三柱稳定技术,在维持轴向旋转和后伸稳定性方面有明显优势。而且,可以三维矫正后凸畸形和椎体滑脱,恢复和维持正常的椎间隙高度和正常的颈椎前凸曲度。从理论上讲,各种需要进行颈椎稳定性重建的患者,只要椎弓根结构完整,均可进行颈椎椎弓根螺钉内固定术,尤其适用于严重的颈椎不稳定,同时需要后路减压者;后方椎板、关节突或侧块等结构破坏严重者或较多节段颈椎后凸的矫正。Jeanneret 等报道了应用颈椎椎弓根螺钉治疗 3 例颈椎侧块骨折移位的病例。Ito 等通过生物力学研究显示,椎弓根螺钉在骨 - 螺钉交界处松动的概率最低,在疲劳测试中最为坚固。Abumi 等研究指出,颈椎椎弓根螺钉的力学性能在所有颈椎内固定中最强,并且有利于恢复颈椎生理前凸曲度。在颈椎融合中,下颈椎的椎弓根螺钉能提供稳固的锚定点。Rhee 等研究指出,颈胸交界处,生物力学强度上,椎弓根螺钉优于侧块螺钉。

但下颈椎椎弓根细小,个体变异性大,椎弓根的解剖结构与毗邻关系复杂,内邻脊髓,外邻椎动脉,上下有神经根跨过,椎弓根钉置入时易误伤脊髓、椎动脉及神经根。因此,下颈椎椎弓根内固定术危险性高。

北京积水潭医院将透视下置钉技术进行了经验总结,认为颈椎椎弓根螺钉内固定技术必须遵循个体化原则,术前行颈椎正侧位、斜位 X 线和 CT 检查,特别是在经椎弓根部位的 CT 图像上测量入钉位置和角度,并了解拟固定节段椎弓根有无解剖变异。如果术前发现椎弓根细小,则应改用侧块螺钉固定方法。术中置入椎弓根螺钉应在 X 线透视下进行,特别注意横向角不要偏小。使用手钻缓慢沿椎弓根壁钻入,是有效实用的方法,无须过多破坏椎弓根通道结构。其报道的一组病例共 174 枚颈椎椎弓根螺钉置钉准确率为 89%。

徒手置钉在解剖结构复杂的情况下手术失败率明显增高,如强直性脊柱炎、风湿性关节炎颈椎受累、重度骨质增生。2014 年 Yoshihiro 研究显示,通过 8 个脊柱医疗中心的 283 名患者 1 065 枚颈椎椎弓根螺钉(颈椎创伤患者 608 枚,风湿性关节炎患者 180 枚,颈椎病 199 枚,其他疾病 78 枚)。徒手置入颈椎椎弓根螺钉的失败率在风湿性关节炎患者为 26.7%,颈椎病为 16.6%,创伤为 11.2%。术中 2 位风湿性关节炎患者出现椎弓根螺钉导致的椎动脉损伤。从数据可以看出,风湿性关节炎患者的颈椎椎弓根螺钉置入失败率显著高于其他疾病。因此,与风湿性关节炎患者类似的强直性脊柱炎,也可能因疾病的病理原因导致颈椎骨性结构改变,而增高颈椎手术的风险。

近年来，透视导航和 CT 导航技术逐渐应用于脊柱外科，其椎弓根螺钉穿出椎弓根骨壁的概率明显低于徒手置钉。Kotani 报道计算机导航下置入椎弓根螺钉穿出椎弓根骨壁的发生率为 1.2%。

Ludwig 等进行的一组尸体实验认为，CT 导航引导与 Abumi 法比较，两组椎弓根螺钉准确率差异无统计学意义，CT 导航引导组为 82%，Abumi 法组为 88%。但多数研究认为 CT 导航技术能提高颈椎椎弓根螺钉置钉的准确率，具有良好的应用前景。

目前的导航系统本身已经具备相当高的精确性，但是导航系统的操作技术和辅助设备尚需进一步完善，北京积水潭医院总结了导航技术使用中的临床经验，提出了导航系统的操作注意事项，认为在规范认真的操作前提下，CT 导航能够显著提高颈椎椎弓根螺钉置入的准确率。

虽然手术器械和手术技术迭代创新，但颈椎内固定手术的目的是永恒不变的：①恢复被破坏脊柱的稳定性；②保持脊柱的稳定以利于脊柱的骨性融合；③纠正和防止颈椎畸形；④减轻疼痛症状。内固定方法的选择，却变得越来越辩证：必须考虑病灶的病理解剖、畸形的损伤机制和医师经验。

【适应证及禁忌证】

1. 适应证　理论上讲，适用于各种需要进行颈椎稳定性重建的患者，尤其适用于严重的颈椎不稳定（颈椎不稳的定义：矢状位位移和矢状位旋转，图 3-5-1），后方椎板、关节突等结构破坏严重者，颈椎后凸的矫正，以及同时需要进行后路减压和融合术的病例。各种创伤性及非创伤性颈椎疾病。

（1）中下颈椎骨折和 / 或脱位：术后无须颈部外固定制动或只需要短期软颈托制动。神经功能的恢复、后凸畸形和 / 或椎体脱位的纠正是满意的。

（2）创伤性椎间盘突出：颈椎外伤可导致创伤性颈椎间盘突出。颈椎椎弓根螺钉内固定系统可三维复位稳定损伤节段，并可复位或逆转突出的椎间盘。术后硬膜囊和 / 或脊髓的受压解除。应用颈椎椎弓根螺钉内固定系统可以有效安全地治疗创伤性椎间盘突出，单独后路手术而不必加行前路减压。

（3）非创伤性颈椎疾病：包括颈椎病、后纵韧带骨化、类风湿性关节炎、骨转移瘤或原发性骨肿瘤及脊髓瘤。尤其适用于需行广泛椎板切除减压，侧块无法固定的病例（明显骨质疏松患者，侧块占位性肿物切除术）。

（4）C_7 椎弓根螺钉内固定：C_7 常缺少高质量的骨质而使 C_7 侧块螺钉内固定的应用受到限制，而 C_7 椎弓根螺钉内固定术是安全有效的方法。

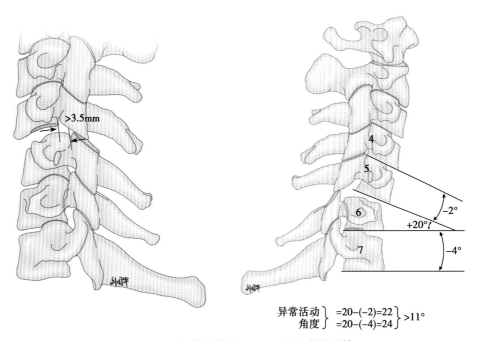

图 3-5-1　矢状位位移 >3.5mm 和矢状位旋转

（5）颈椎后凸：单独颈椎后路椎弓根螺钉内固定可以有效纠正伴有节段性不稳的可复性后凸畸形。但固定性后凸畸形要想获得最好的纠正，需要行环周骨切开、后方截骨、椎弓根螺钉内固定及植骨融合。颈椎椎弓根螺钉内固定术是纠正颈椎后凸的最有效方法。

（6）应用颈椎椎弓根螺钉和板-杆系统进行后路枕颈重建术：颅底凹陷导致的寰枢椎半脱位，采用颈椎椎弓根螺钉及枕颈杆系统进行枕颈重建。Abumi 等回顾分析 26 例枕颈连接处病变患者，认为应用颈椎椎弓根螺钉联合枕颈杆系统进行枕颈重建植骨融合率高且枕寰枢曲度异常纠正充分，颈椎椎弓根螺钉作为枕颈重建术的内固定附着点是有效的。

2. 禁忌证

（1）颈椎后部结构感染。

（2）外伤或肿瘤导致的椎弓根和椎体损伤。

（3）椎弓根缺如或椎弓根直径过细。

【手术步骤】

（一）常规徒手法（$C_3 \sim C_7$ 椎弓根螺钉内固定术）

1. 术前评估　所有患者术前行颈椎 X 线、CT、MRI 及椎动脉 MRA 检查，椎管内肿瘤患者进行增强 MRI 检查。核磁血管成像观察椎动脉的形态、高度、走行方向。在 CT 横断面上根据椎弓根的轴线标出合适的椎弓根螺钉进钉点、进钉方向及螺钉长度。排除难置钉的情况：①椎弓根损伤；②椎弓根过细（<4mm）或横突孔变异；③椎动脉畸形。

2. 手术方法　术中采用 Abumi 置钉法徒手置入下颈椎椎弓根螺钉。

（1）患者采用全身麻醉，取俯卧位，头部中立位固定，创伤性颈髓损伤伴骨折脱位的患者，颅骨持续牵引下行手术。

（2）颈略屈曲，双肩部宽胶带向下牵引，胶带头端固定于患者的肩峰位置，以提供更好的向下牵引力量，便于术中下颈椎的 X 线透视，尤其是肥胖患者。

（3）沿棘突正中切开皮肤，拟固定的最头端椎体的上一位椎板需显露。注意保护此处小关节的关节囊。

（4）充分显露并确定欲固定的椎体侧块外上象限中点为 $C_3 \sim C_7$ 椎弓根钉的入钉点。

（5）骨折脱位的椎体及关节突予以牵引，撬拨复位。

（6）颈椎侧块有个凹槽样的结构，该凹槽与椎弓根毗邻。$C_3 \sim C_6$ 椎弓根略低于凹槽位置，C_7 椎弓根正对或略高于凹槽。

（7）$C_3 \sim C_7$ 的开口位置位于侧块中心略外侧，靠近上位椎体的下关节突下缘。

（8）用磨钻钻至可直视椎弓根，使用神经牵开器探到椎弓根的内壁，依术前 CT 测量内倾 30°～40°，平行椎体上终板将螺钉置入椎体 2/3 处（图 3-5-2）。

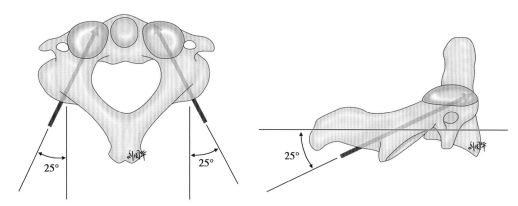

图 3-5-2　椎弓根螺钉角度

（9）体外实验发现椎弓根穿透率较高。Jeanneret在尸体颈椎上置入33枚螺钉，其中10例对椎弓根有轻微损伤。研究认为，螺钉直径不宜大于3.0mm。

（10）由于肩关节的遮挡，术中C_7透视不清，可通过去除C_7椎板的上缘，以便直视或探查C_7椎弓根螺钉。

（11）分别用颈椎椎弓根开路器，丝攻及球探在透视引导下，确定钉道的正确位置，然后置入螺钉。

（12）矢状位，C_5～C_7螺钉角度平行于上下终板，而根据C_2～C_4的椎弓根在解剖的特殊位置，置钉时稍向头倾。

（二）改良技术

自从1994年Abumi报道了徒手置入下颈椎椎弓根螺钉技术后，很多学者先后提出多种改良的颈椎椎弓根螺钉置入技术。有效且应用较广的技术列举如下。

1. 经椎板椎孔减压　直接暴露椎弓根来完成颈椎椎弓根螺钉的固定。

2012年 Jo等报道了经椎板椎孔减压直接暴露椎弓根来完成颈椎椎弓根螺钉的固定（图3-5-3～图3-5-5）。根据椎弓根穿破椎弓根壁分级（图3-5-6），95个椎弓根螺钉（91.3%）是正确位置，临床满意（75枚0级、20枚1级、6枚2级、3枚3级）。

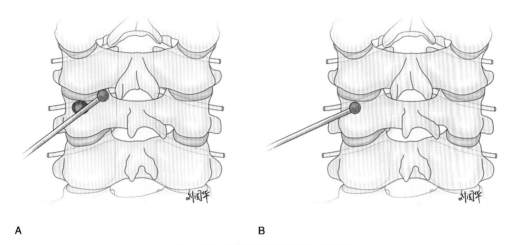

A　　　　　　　　　　　　　　　　　B

图3-5-3　颈椎椎弓根螺钉入点选择

A. 用3mm磨钻去除侧块表面增生的骨质；B. 逐一用1mm、2mm或3mm的磨钻磨去该椎体的椎板上缘，上位椎体的椎板下缘。

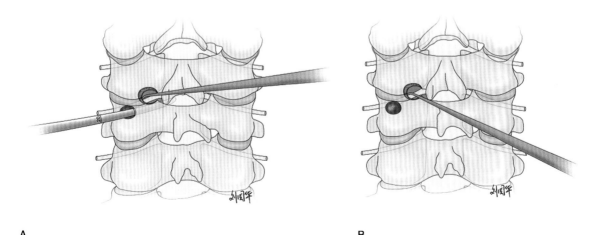

A　　　　　　　　　　　　　　　　　B

图3-5-4　确认椎弓根界限范围

A. 椎间孔椎板切除术可直视下确认椎弓根内壁和上壁；B. 也可探及椎弓根内壁和上壁。

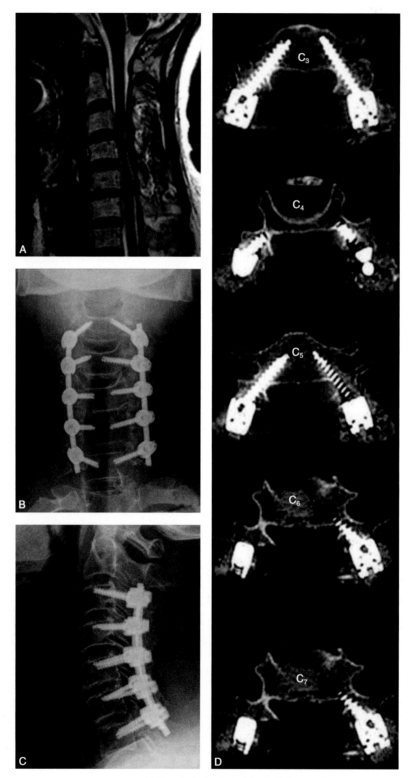

图 3-5-5 颈椎椎弓根螺钉治疗病例术前术后影像

A. 术前颈椎 MRI；B. 术后颈椎前后位 X 线片；C. 术后颈椎侧位 X 线片；D. 术后颈椎 CT 平扫。

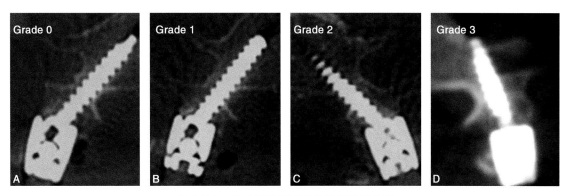

图 3-5-6　椎弓根螺钉突破椎弓根骨壁分级

A. 0级：无破壁；B. 1级：突破的椎弓根螺钉直径<25%；C. 2级：25%～50%；D. 3级：>50%。

2. 中间漏斗技术　2017年Jung研究报道了28名患者采用中间漏斗技术置入颈椎椎弓根螺钉（图3-5-7～图3-5-9）。其颈椎椎弓根螺钉准确率为94.3%，相比导航系统辅助下的置钉准确率为93.9%～98.8%。

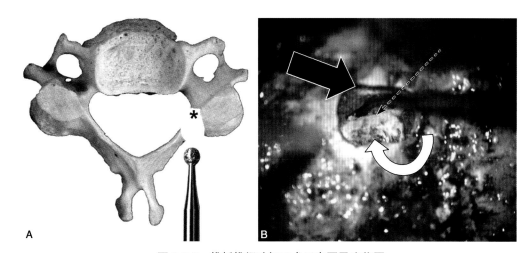

图 3-5-7　椎板椎间孔切开术示意图及实物图

A. 椎板椎间孔切开术，＊为侧块和椎板交接区的中心经磨钻显露后的骨松质区；B. 细黑色箭头示硬脊膜，粗黑色箭头示椎弓根内侧壁，白色弯曲箭头示椎弓根骨松质。

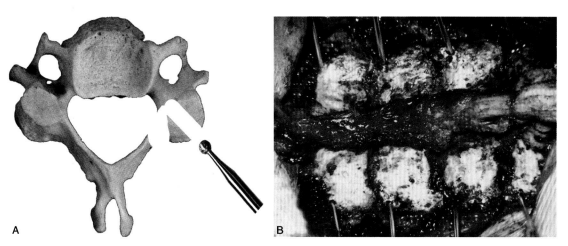

图 3-5-8　颈椎椎弓根螺钉置钉示意图及实物图

A. 椎弓根螺钉的入钉点和路径；B. 颈椎后路椎弓根入钉点位于侧块的外上象限。

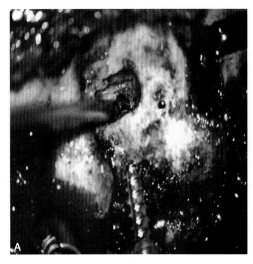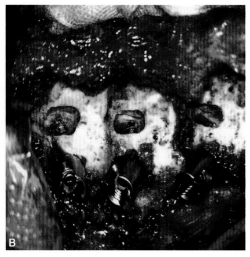

图 3-5-9 直接观察椎弓根螺钉位置

A. 一枚椎弓根螺钉从入钉点拧入钻好的椎弓根骨道，可从椎板侧看到骨道内的螺钉螺纹和硬脊膜；

B. 3 个椎体分别拧入 3 枚椎弓根后，术者可直观椎弓根螺钉位于椎弓根骨道内。

中央漏斗技术优势（图 3-5-10）：①中央漏斗技术的螺钉入钉点骨皮质损失较漏斗技术明显减小，故可提供更大的生物力学强度，螺钉抗拔出力大。②通过中央漏斗技术，术者在术中即可观察椎弓根螺钉的位置是否满意及其与神经根和硬脊膜的位置关系，弥补了术中和术后 X 线无法观察椎弓根内侧壁的不足。术中或术后的 CT 平扫因螺钉会产生伪影，也会干扰医师判断。③中央漏斗技术可直视椎弓根螺钉的位置，减少术中透视损害医师健康。

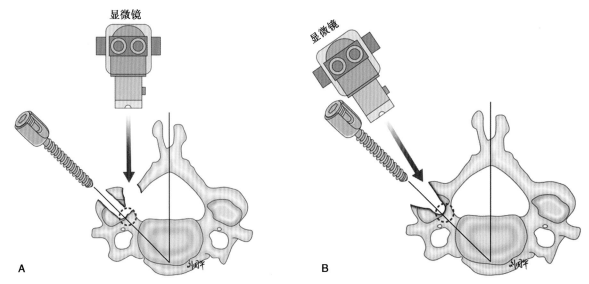

图 3-5-10 中央漏斗技术和传统漏斗技术对比

A. 中央漏斗技术；B. 传统漏斗技术。

（三）开放导航手术

1. 术前将 CT 图像原始数据拷贝至导航工作站，使用术前设计功能评估是否存在合适的螺钉通道，并测量估算需要螺钉的直径及长度。

2. 患者进入手术室后行气管插管，全身麻醉下安装 Mayfield 头架（图 3-5-11）。

3. 患者取俯卧位于 Jackson 手术床上，Mayfield 头架固定头颈（图 3-5-12）。

4. 患者上肢用胶带固定于体侧（图 3-5-13）。

5. 调整头架位置，在透视下确认相应椎体置钉角度存在（图 3-5-14）。

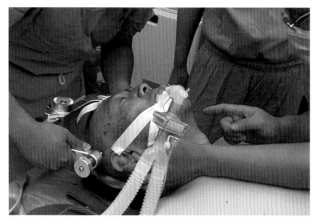

图 3-5-11　患者全身麻醉下安装 Mayfield 架

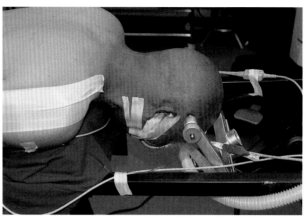

图 3-5-12　患者俯卧位

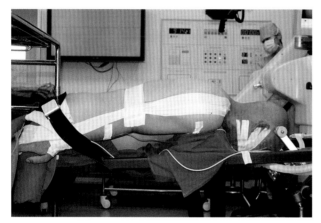

图 3-5-13　患者上肢用胶带固定于体侧

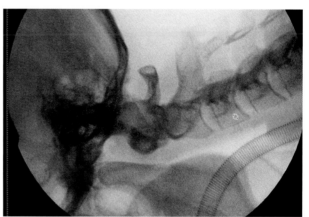

图 3-5-14　透视下确认相应椎体置钉角度存在

6. 取颈椎后方正中切口（图 3-5-15 ）。

7. 暴露相应棘突及椎板，向外侧显露至侧块外缘。

8. 将患者示踪器固定在术区最上端的棘突上，避免金属伪影影响手术固定椎弓根的影像（图 3-5-16 ）。

9. 对术中使用的工具进行注册，包括指点器、尖锥、开路器、磨钻等（图 3-5-17 ）。

10. 对扫描使用的三维 C 臂进行注册。

11. 在透视下进行正侧位透视，确定扫描范围，确保手术需要固定的椎体均在扫描范围内。

12. 然后进行实时三维扫描并传输数据。如果固定阶段较长，可分次进行多次三维扫描（图 3-5-18 ）。

13. 计算机显示成功后，用指点器进行导航指示，观察椎弓根正确的入点和方向（图 3-5-19 ）。

14. 在计算机图像中测量出椎弓根的粗细、长度，选择正确的螺钉。

15. 在微型高速磨钻上安装示踪器，注册高速磨钻。

16. 使用微型高速磨钻磨除螺钉入点处骨皮质（图 3-5-20 ）。

17. 在导航图像引导下使用导航开路器钻探螺钉通道（图 3-5-21 ）。

18. 过程中术者需松开导航工具，并让助手放松皮肤及肌肉牵拉，不断确认通道位置准确。

19. 螺钉置入完成后术中再次行电动三维 C 臂扫描，确认螺钉置入准确（图 3-5-22 ）。

20. 安装连杆（图 3-5-23 ）。

21. 留置负压引流管，逐层缝合切口。

22. 患者术后第 1 天在颈托保护下下地活动，出院后颈托制动 3 个月。

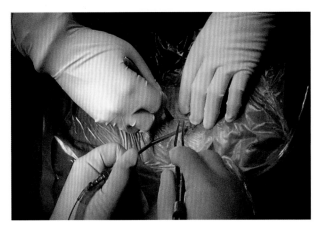

图 3-5-15 颈椎后方正中切口

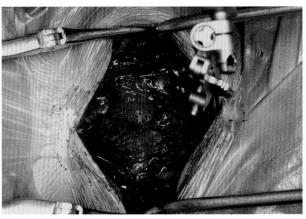

图 3-5-16 固定示踪器

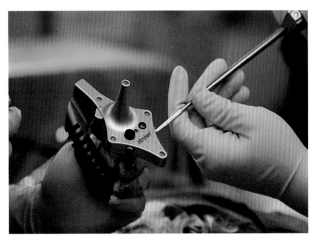

图 3-5-17 注册工具

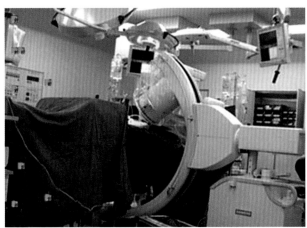

图 3-5-18 实时三维扫描并传输数据

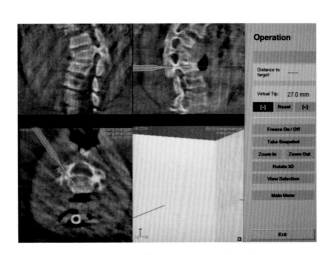

图 3-5-19 观察椎弓根正确的入点和方向

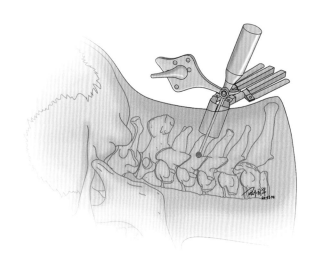

图 3-5-20 磨除螺钉入点处骨皮质

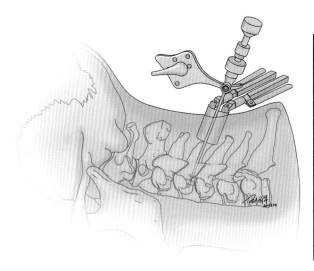

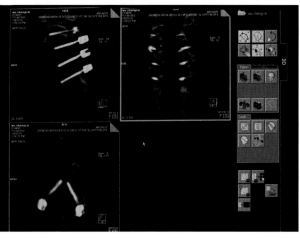

图 3-5-21 使用导航开路器钻探螺钉通道　　　　图 3-5-22 电动三维 C 臂扫描确认螺钉置入准确

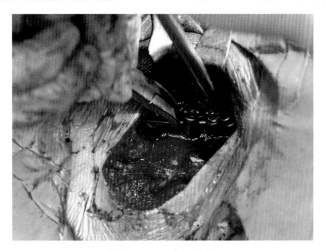

图 3-5-23 安装连杆

（四）计算机导航辅助脊柱外科微创手术（computer assisted minimally invasive spinal surgery，CAMISS）

1. 术前将 CT 图像原始数据拷贝至导航工作站，使用术前设计功能评估是否存在合适的螺钉通道，并测量估算需要螺钉的直径及长度。

2. 患者进入手术室后行气管插管，全身麻醉下安装 Mayfield 头架。

3. 患者取俯卧位于 Jackson 手术床上，Mayfield 头架固定头颈。

4. 患者上肢用胶带固定于体侧。

5. 将体外导航自由臂与 Mayfield 头架连接，放置到理想位置后锁死各关节（图 3-5-24）。

6. 将患者示踪器牢固安装到体外导航自由臂上（图 3-5-25）。

7. 对术中使用的工具进行注册，包括指点器、尖锥、开路器、磨钻等（图 3-5-26）。

8. 对扫描使用的三维 C 臂进行注册。

9. 使用电动 C 臂自动扫描相应椎体获取术中即时三维影像并传输至导航系统自动注册（图 3-5-27）。

10. 在即时三维导航引导下，经皮确认椎弓根螺钉入钉点，微切口切开皮肤，置入微创套筒扩张器。

11. 使用微创套筒沿导航指引入钉方向逐级扩张皮下通道至椎板骨表面（图 3-5-28）。

12. 沿套筒置入微创自动拉钩，确认拉钩安放牢固，必要时需助手协助固定或使用自由臂固定（图 3-5-29）。

13. 在导航图像引导下再次确认螺钉入点及角度，并测量所需螺钉直径及长度。

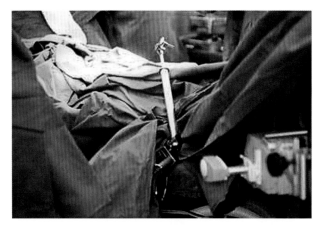

图 3-5-24　将体外导航自由臂与 Mayfield 头架连接

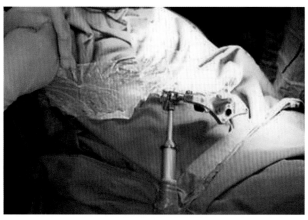

图 3-5-25　安装示踪器

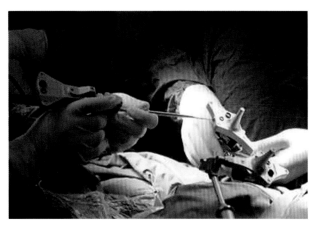

图 3-5-26　注册工具

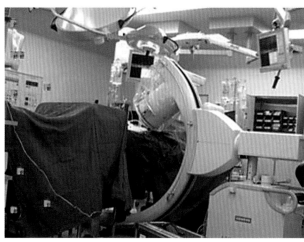

图 3-5-27　扫描相应椎体获取术中即时三维影像

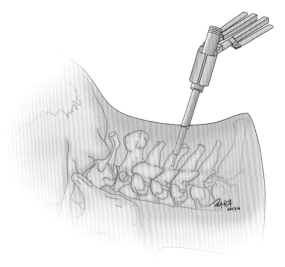

图 3-5-28　逐级扩张皮下通道至椎板骨表面

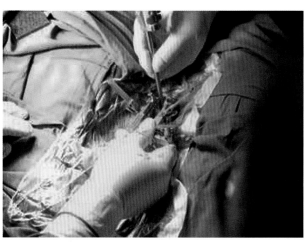

图 3-5-29　沿套筒置入微创自动拉钩

14. 在微型高速磨钻上安装示踪器,注册高速磨钻(图3-5-30)。

15. 在导航引导下使用高速磨钻磨除螺钉入点处骨皮质。

16. 在导航图像引导下使用导航开路器钻探螺钉通道。

17. 过程中术者需松开导航工具,并让助手放松皮肤及肌肉牵拉,不断确认通道位置准确。

18. 螺钉置入完成后术中再次行电动 C 臂三维扫描,确认螺钉置入准确。

19. 经微创套筒扩张器放入连杆。

20. 逐层缝合切口,各切口均不放置引流管。

21. 患者术后第 1 天在颈托保护下下地活动,出院后颈托制动 3 个月。

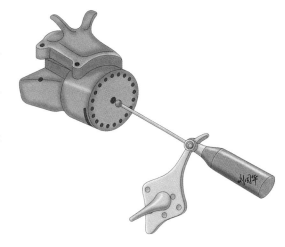

图 3-5-30　安装示踪器

(五)机器人手术

1. 颈椎后路正中切口,切开皮肤、皮下组织,暴露 C_2 棘突。在 C_2 棘突安装机器人导航示踪器(图3-5-31)。

2. 在机器人导航引导下确定颈椎经椎弓根螺钉的入针点和入针方向。设计第一枚椎弓根螺钉的角度(图3-5-32)。

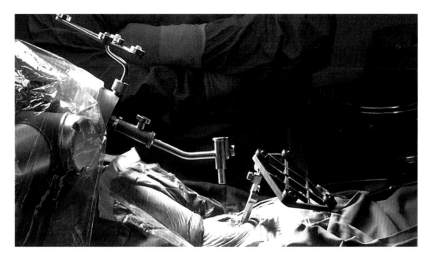

图 3-5-31　在 C_2 棘突安装机器人导航示踪器

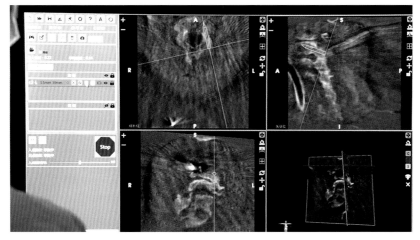

图 3-5-32　设计第一枚椎弓根螺钉的角度

3. 设计同椎体对侧第二枚螺钉的角度（图3-5-33）。

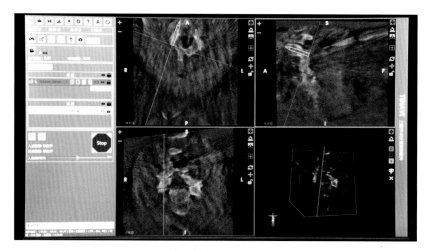

图 3-5-33　设计同椎体对侧第二枚螺钉的角度

4. 设计8枚椎弓根螺钉的角度（图3-5-34）。

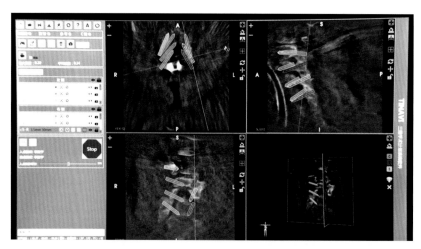

图 3-5-34　设计8枚椎弓根螺钉的角度

5. 机器人辅助下，定位皮肤切口（图3-5-35）。

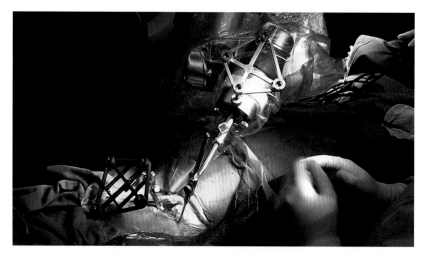

图 3-5-35　机器人辅助下，定位皮肤切口

6. 钻空心开路套管（图 3-5-36 ）。

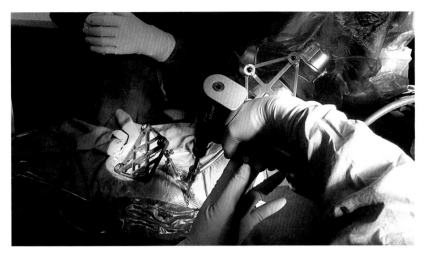

图 3-5-36　钻空心开路套管

7. 置入软克氏针（图 3-5-37 ）。

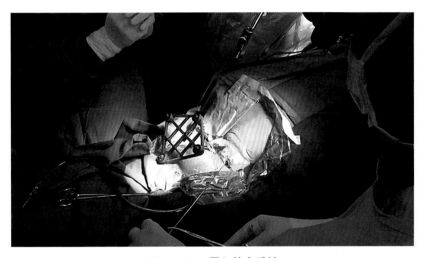

图 3-5-37　置入软克氏针

8. 机器人辅助，钻入第二枚开路套管（图 3-5-38 ）。

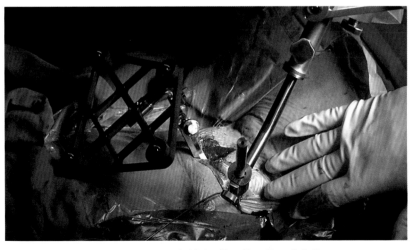

图 3-5-38　机器人辅助，钻入第二枚开路套管

9. $C_2 \sim C_5$ 双侧椎弓根打孔并留置克氏针共 8 枚（图 3-5-39），透视确认位置良好后拧入 C_2 双侧 28mm，$C_3 \sim C_5$ 双侧 30mm，直径 3.5mm 的 SUMMIT 螺钉共 8 枚，透视确认螺钉位置。

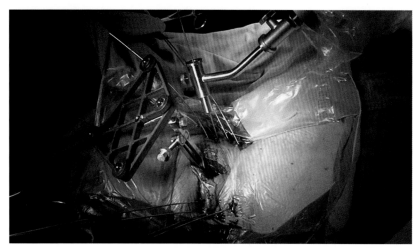

图 3-5-39　依次置入 8 枚软克氏针

10. 延长切口至 C_5，用 Cobb 骨膜剥离器将椎旁肌从骨膜下推开，用双极止血后用剪刀剪断双侧旋转肌在棘突上的止点，暴露 $C_2 \sim C_5$ 椎板。用高速磨钻和超声磨钻行 $C_3 \sim C_4$ 椎板切除，硬膜膨起良好，处理 $C_3 \sim C_4$ 小关节植骨床，预弯并安装纵行连杆，透视位置满意后锁紧螺钉。

【手术要点】

（一）常规椎弓根螺钉技术

1. 盲法　直接根据术前影像学测量所获得的数值进行置钉。Ludwig 采用此方法在尸体标本上进行 $C_3 \sim C_7$ 颈椎椎弓根螺钉置入实验，螺钉完全在椎弓根的为 12.5%，无危险的穿出为 21.9%，有危险的穿出为 65.5%。Richart 等采用盲法置钉，穿出椎弓根的螺钉为 47.37%。

2. 行部分椎板椎间孔切除术　开窗暴露椎弓根的上下缘和内侧缘后再利用丝攻技术置钉。该方法的螺钉穿出率仍然相当高，Ludwig 采用此方法在尸体标本上进行 $C_3 \sim C_7$ 颈椎椎弓根螺钉置入实验，螺钉完全在椎弓根的为 45%，无危险的穿出为 15.4%，有危险的穿出为 39.6%。美国的 Albert 等报道的临床应用的 C_7 椎弓根螺钉内固定方法为在进行 C_7 椎板椎间孔切除后，采用直接触诊椎弓根的方法引导螺钉置入。应用于 21 例患者，未发生与椎弓根螺钉有关的神经损伤并发症，经至少 1 年随诊未见内固定失败或与内固定有关的并发症。

3. 漏斗法　将侧块皮质去除，再将椎弓根螺钉通道的髓腔骨松质逐渐刮除以逐渐显露椎弓根通道。Karaikovic 在 10 例新鲜冷冻颈椎标本上采用此方法进行 $C_2 \sim C_7$ 椎弓根螺钉内固定，螺钉完全在椎弓根内的为 83.2%，无危险的穿出为 9.7%，有危险的穿出为 7.1%。但是此方法对椎弓根通道结构的破坏较大，置钉后生物力学稳定性如何尚需进一步检验。

4. Abumi 法　Abumi 等在临床应用的置钉方法为术前仔细分析患者计算机断层片，以了解患者椎弓根形态特点及其与椎动脉和神经结构的关系。暴露颈椎后方结构至侧块外缘，然后在选定的椎弓根螺钉置入点用高速磨钻钻孔，将侧块后方皮质骨去除以显露椎弓根通道。进钉点位于关节面中点的外侧，靠近上关节面的后缘。在横断面上螺钉置入角度为向中线成 25°～45°。在矢状位上，$C_5 \sim C_7$ 椎弓根螺钉的置入方向平行于其上方终板，在 $C_2 \sim C_4$，椎弓根螺钉的置入方向应轻度向头侧偏。螺钉入点钻孔后，在 X 线透视引导下插入椎弓根探针，证实位置正确后，再置入椎弓根螺钉。同时应用各种板系统或杆系统及移植骨促进骨性融合。其报道的椎弓根螺钉穿透率为 6.7%。

（二）计算机导航系统引导

1. 不同导航方法辅助颈椎椎弓根螺钉置入的优缺点

（1）实验研究证明，透视导航法置钉准确率与透视法相比差异无统计学意义，说明导航系统本身的精确度是可以接受的,可以达到虚拟透视的效果。但是受到透视图像本身的限制,阅读脊椎二维透视图像需要一定的临床经验,主要适用于较粗大的腰椎椎弓根手术,尤其是多次手术后的病例,局部解剖标志结构不清,应用导航系统省时且更准确,但细小的颈椎或颈胸段以及严重畸形的椎弓根,较难把握精确的置钉角度,不建议使用。

(2)CT 导航和 Iso-C 术中三维导航系统均为三维立体导航,操作直观形象,可以精确引导置钉的角度和深度,并且在置钉之后立刻可以三维重建评估置钉的准确性,但是也要谨慎注意发生置钉穿破椎弓根的可能性。在高风险的颈胸椎后路内固定手术或严重畸形的病例,使用该技术可以帮助降低手术风险。

(3)CT 导航系统可以进行术前计划,了解椎弓根形态有无变异,设计螺钉型号和置入方向。但患者CT 资料只能在术前获取,如果术中体位变化明显,则虚拟的三维图像不能真实反映三维关系,有误导术者的可能。特别是在颈椎不稳定骨折或脱位的病例,术中椎体的相对位置与术前相比会发生明显变化,术者应深刻认识这一特点,并可以通过分节段单椎体注册的方法避免误差。在注册的过程中,因为参考点选择和人工操作的误差,增加了手术时间并有可能降低导航精确度。

Iso-C 术中三维导航可以获取术中即时三维重建图像并自动传输到导航系统,可以像透视导航一样进行自动注册和图像实体融合,基本继承了透视导航和 CT 导航两种方法的优点,并克服了其缺点。虽然其三维图像较 CT 图像粗略,尤其立体重建图像更为明显,但是真正引导操作的三维断层图像和 CT 图像差别不大,可以满足精确定位的需要。该技术具有良好的应用前景并已经开始逐渐替代其他两种导航技术,尤其在颈椎椎弓根螺钉置入手术中,不但精准而且方便快捷。

2. 在应用导航系统置入颈椎椎弓根螺钉时应该注意的问题

(1)术中患者一般采取俯卧位,需要在手术床上完全固定患者,不能和手术床之间发生相对移位;在行颈胸段手术时,常选择头高足低体位,如果固定不牢靠,手术过程中患者会向床尾端移位,导致导航发生漂移。

(2)头部最好使用 Mayfield 头架固定,避免头颈部手术在过程中受力(拉钩、椎弓根开路器)移动发生相对移位;尤其在做颈椎三柱损伤的骨折脱位时,头颈部位置改变会导致骨折脱位近端的椎体位置相对移位。

(3)正确安放导航仪,以保证最佳红外线示踪信息接收效果。

(4)操作过程中,在示踪器、导航注册操作器械与红外线摄像头之间不要存在遮挡,需要保持良好的信号通道。

(5)患者示踪器应牢固固定在骨性结构上,术中一旦启动导航系统,患者示踪器绝对不能出现移动。示踪器相当于导航虚拟的三维空间的坐标原点,一旦发生移位,虚拟的三维图像将和实际图像发生漂移,不能配准。

(6)CT 导航时注册参考点的核准一定要尽可能准确,并进行面注册,必要时重复注册;虽然 Iso-C 术中即时导航的三维图像不如 CT 图像清楚,但是一般来说对手术操作已经足够清楚,并且避免了人工注册,因此精度是非常准确的,建议尽量使用 Iso-C 术中即时导航。

(7)导航操作应认真、轻柔,应在操作静止状态下观察螺钉位置;避免粗暴动作造成患者示踪器移动或损坏智能导航器械。颈椎和胸椎、腰椎不一样,助手拉钩用力过度会导致颈椎和示踪器移位;椎弓根开路器过度使力也会导致颈椎和示踪器移位。

(8)术中应选择几个临床容易判断的解剖标志,如棘突或关节突等,用以多次验证导航系统的指示是否准确。

(9)术中操作应符合传统经验。如果所有操作正确,应该确信导航系统的精确性。

(10)术者早期学习使用导航系统时容易出现操作失败,应用导航系统需要严格遵循操作流程并接受系统训练。

【典型病例】

1. 颈椎多发骨折伴脱位　颈椎多发骨折(C_2、C_3、C_4),伴颈椎脱位(C_3),行颈椎后路即时导航引导下椎弓根螺钉内固定、颈椎脱位复位植骨融合术(图3-5-40～图3-5-47)。

2. 颈椎骨折脱位　颈椎骨折脱位、脊髓损伤,行颈椎后路切开复位、关节突松解、即时导航引导下椎弓根螺钉内固定、植骨融合术。(图3-5-48～图3-5-55)。

3. 颈椎后纵韧带骨化症　颈椎后纵韧带骨化症、颈椎后凸、颈椎不稳定,行颈椎后路棘突纵割式椎管扩大成形减压、人工骨间隔物置入融合、导航引导下椎弓根螺钉内固定、后凸畸形矫形、植骨融合术(图3-5-56～图3-5-63)。

4. 颈椎肿瘤　颈椎椎板肿瘤伴后凸畸形,行颈椎后路肿瘤切除,即时导航引导下椎弓根螺钉内固定、后凸畸形矫正、植骨融合术(图3-5-64～图3-5-73)。

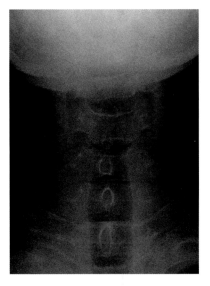
图3-5-40　术前X线正位片

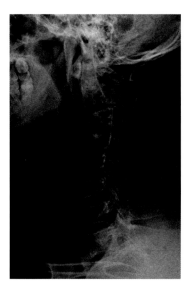
图3-5-41　颈椎X线侧位片

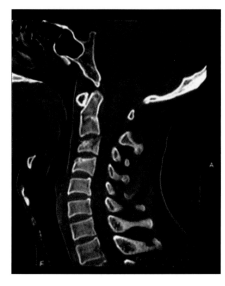
图3-5-42　颈椎CT矢状位重建

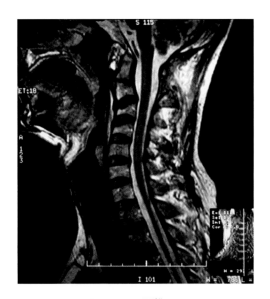
图3-5-43　颈椎MRI

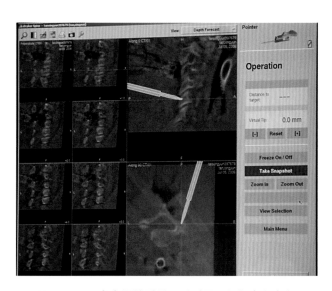
图3-5-44　术中导航引导下适时显示入钉点和方向

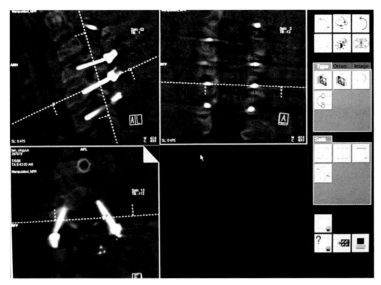

图 3-5-45 术中即时重建检验螺钉位置

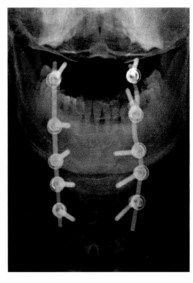

图 3-5-46 术后颈椎 X 线正位片

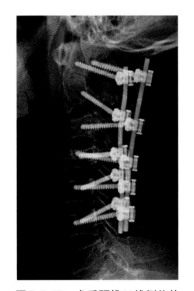

图 3-5-47 术后颈椎 X 线侧位片

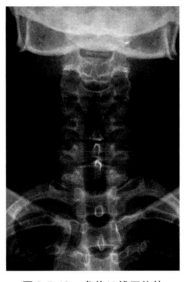

图 3-5-48 术前 X 线正位片

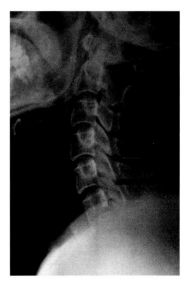

图 3-5-49 颈椎 X 线侧位片

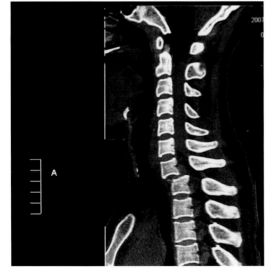

图 3-5-50 颈椎 CT 矢状位重建

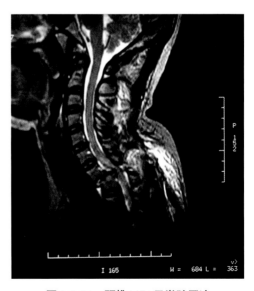

图 3-5-51 颈椎 MRI 示脊髓压迫

127

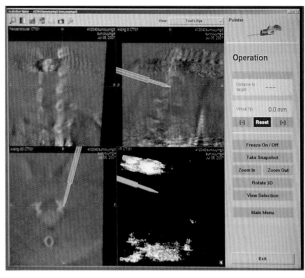

图 3-5-52　术中导航引导下适时显示入钉点和方向

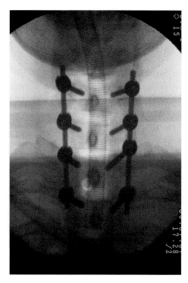

图 3-5-53　术后颈椎 X 线正位片

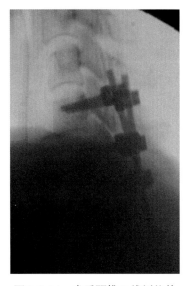

图 3-5-54　术后颈椎 X 线侧位片

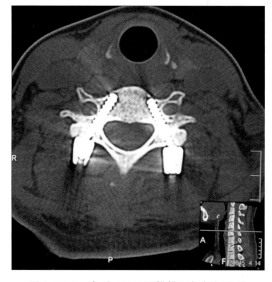

图 3-5-55　术后 CT 示颈椎椎弓根螺钉位置

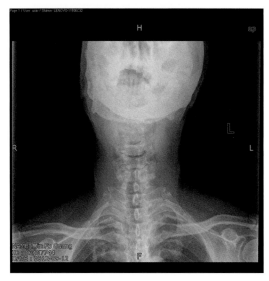

图 3-5-56　术前 X 线正位片

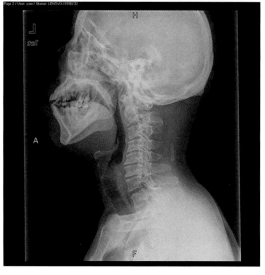

图 3-5-57　颈椎 X 线侧位片

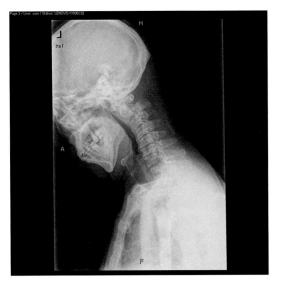

图 3-5-58 颈椎过屈 X 线侧位片

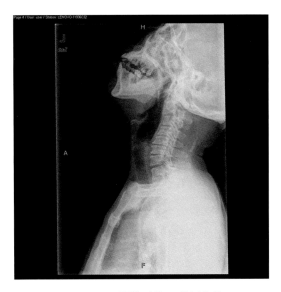

图 3-5-59 颈椎过伸 X 线侧位片

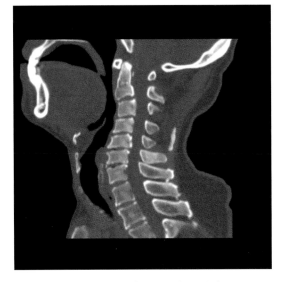

图 3-5-60 颈椎 CT 矢状位重建

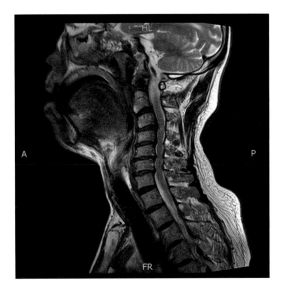

图 3-5-61 颈椎 MRI 示脊髓压迫

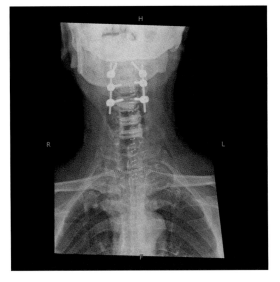

图 3-5-62 术后颈椎 X 线正位片

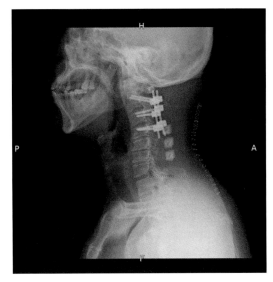

图 3-5-63 术后颈椎 X 线侧位片

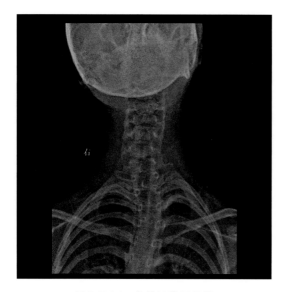

图 3-5-64　术前 X 线正位片

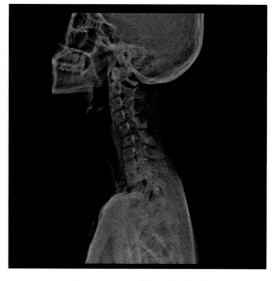

图 3-5-65　颈椎 X 线侧位片

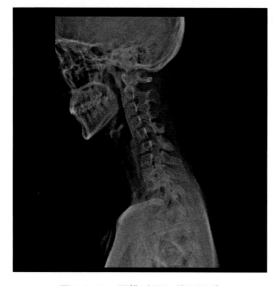

图 3-5-66　颈椎过屈 X 线侧位片

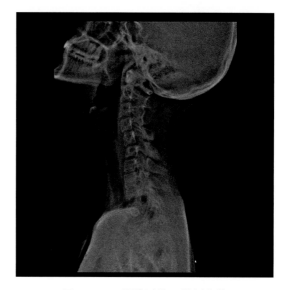

图 3-5-67　颈椎过伸 X 线侧位片

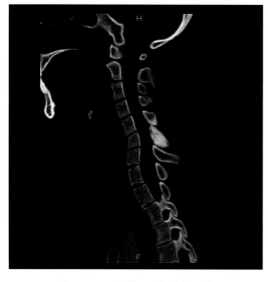

图 3-5-68　颈椎 CT 矢状位重建

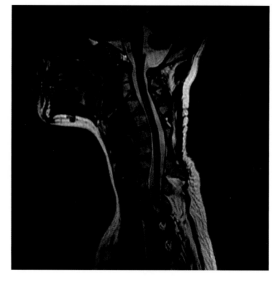

图 3-5-69　颈椎 MRI

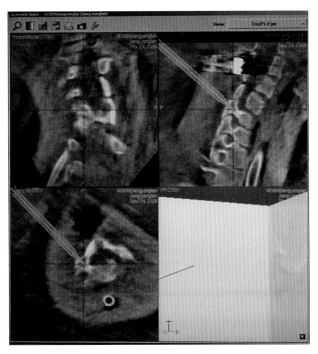

图 3-5-70　术中导航引导下适时显示入钉点和方向

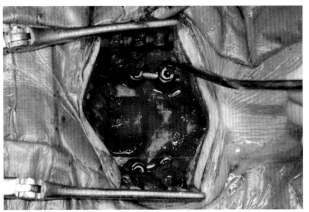

图 3-5-71　术中置入螺钉后安装连杆

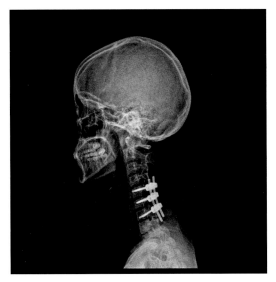

图 3-5-72　术后颈椎 X 线正位片

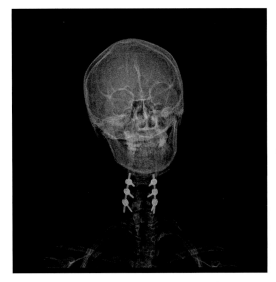

图 3-5-73　术后颈椎 X 线侧位片

5. 颈椎椎管内肿瘤椎板减压术后后凸畸形矫正　颈椎管内神经鞘瘤切除、椎板切除术后 13 个月。术后出现颈椎后凸、侧凸，脊髓压迫症状；行颈椎后路重建椎板切除减压、术中即时三维导航引导下颈椎椎弓根螺钉内固定、颈椎后凸矫正、植骨融合术（图 3-5-74～图 3-5-86）。

6. 复杂颈椎畸形　颈椎先天性融合侧凸、邻近节段不稳定、脊髓压迫症，行颈椎椎板减压、即时三维导航引导椎弓根螺钉内固定、植骨融合术（图 3-5-87～图 3-5-97）。

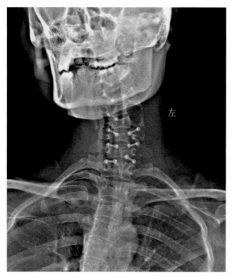

图 3-5-74 术前 X 线正位片

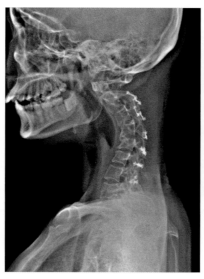

图 3-5-75 颈椎 X 线侧位片

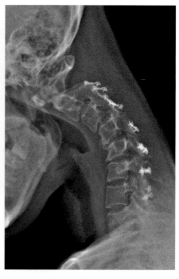

图 3-5-76 颈椎过屈 X 线侧位片

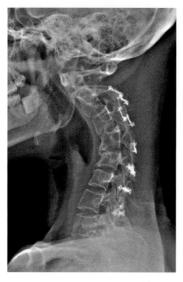

图 3-5-77 颈椎过伸 X 线侧位片

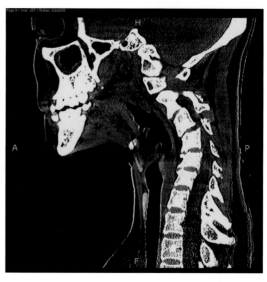

图 3-5-78 颈椎 CT 矢状位重建

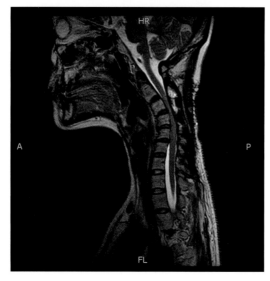

图 3-5-79 颈椎 MRI 示脊髓压迫

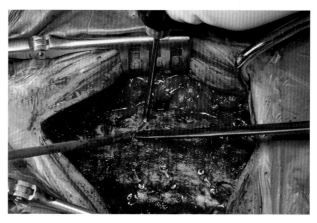

图 3-5-80 术中显露、去除椎板钉

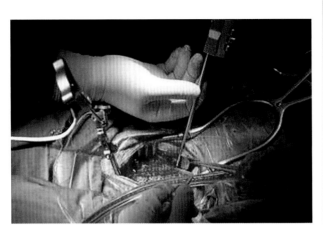

图 3-5-81　术中导航引导下在椎弓根钻孔

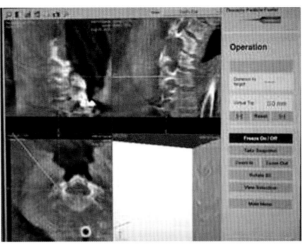

图 3-5-82　术中导航引导下适时显示入钉点和方向

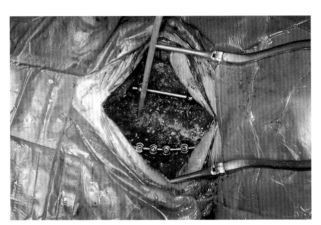

图 3-5-83　术中置入螺钉后安装连杆

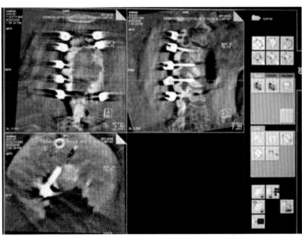

图 3-5-84　术后即时重建检验螺钉位置

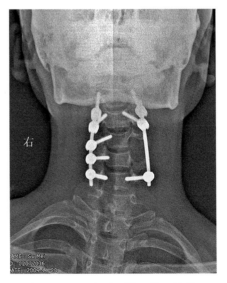

图 3-5-85　术后颈椎 X 线正位片

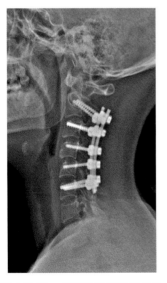

图 3-5-86　术后颈椎 X 线侧位片

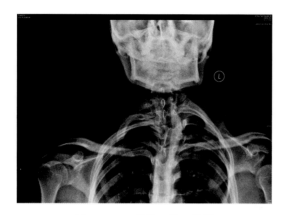

图 3-5-87 术前 X 线正位片

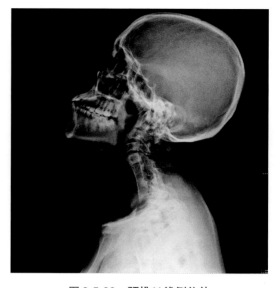

图 3-5-88 颈椎 X 线侧位片

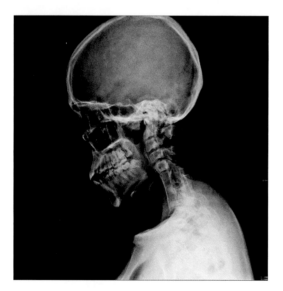

图 3-5-89 颈椎过屈 X 线侧位片

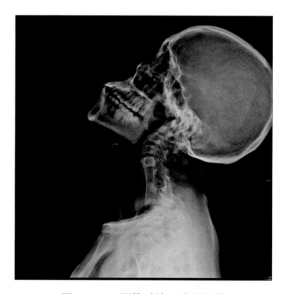

图 3-5-90 颈椎过伸 X 线侧位片

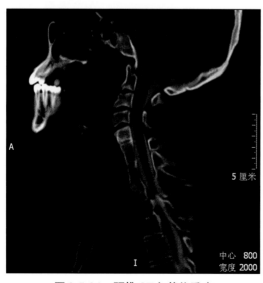

图 3-5-91 颈椎 CT 矢状位重建

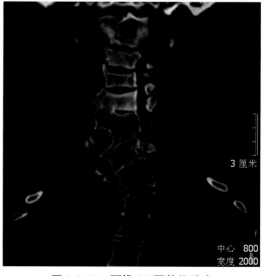

图 3-5-92 颈椎 CT 冠状位重建

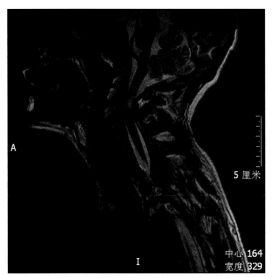

图 3-5-93　颈椎 MRI 示脊髓压迫

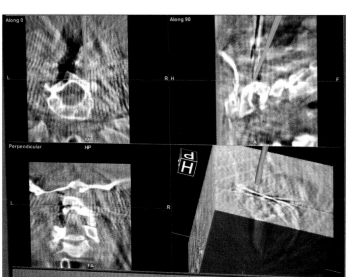

图 3-5-94　术中导航引导下实时显示入钉点和方向

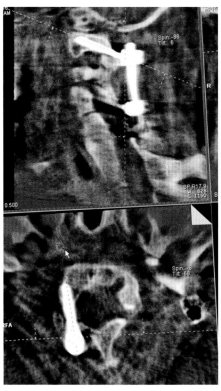

图 3-5-95　术后即时重建检验螺钉位置

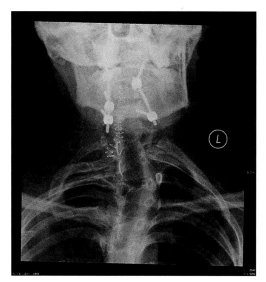

图 3-5-96　术后颈椎 X 线正位片

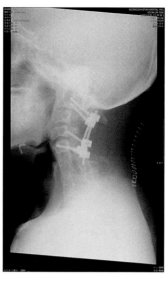

图 3-5-97　术后颈椎 X 线侧位片

（刘亚军　何蔚　郎昭）

参 考 文 献

［1］HADRA B E. Wiring the spinous processes in Pott's disease［J］. Trans Am Orthop Assoc, 1891, 4: 206-210.

［2］ABUMI K, ITOH H, TANEICHI H, et al . Transpedicular screw fixation for traumatic lesions of the middle and lower cervical spine: description of the techniques and preliminary report［J］. J Spinal Disord, 1994, 7(1): 19-28.

［3］KOTANI Y, CUNNINGHAM B W, ABUMI K, et al. Biomechanical analysis of cervical stabilization systems: an assessment of transpedicular screw fixation in the cervical spine［J］. Spine, 1994, 19(22): 2529-2539.

［4］JONES E L, HELLER J G, SILCOX D H, et al. Cervical pedicle screws versus lateral mass screws: anatomic feasibility and biomechanical comparison［J］. Spine, 1997, 22(9): 977-982.

［5］谢宁, 李家顺, 贾连顺, 等. 下颈椎后路固定方法的力学比较［J］. 第二军医大学学报, 2000, 21(7): 618-620.

［6］王东来, 唐天驷, 黄士中, 等. 五种颈椎内固定方法的稳定性生物力学评价［J］. 中华外科杂志, 1999, 37(5): 301-303.

［7］ABUMI K, SHONO Y, KOTANI Y, et al. Indirect posterior reduction and fusion of the traumatic herniated disc by using a cervical pedicle screw system［J］. J Neurosurg , 2000, 92 (1 Suppl): 30-37.

［8］ABUMI K, SHONO Y, TANEICHI H, et al. Correction of cervical kyphosis using pedicle screw fixation systems［J］. Spine, 1999, 24(22): 2389-2396.

［9］JEANNERET B, GEBHARD J S, MAGERL F. Transpedicular screw fixation of articular mass fracture-separative: results of an anatomical study and operative technique［J］. J Spinal Disord, 1994, 7(3): 222-229.

［10］ITO Z, HIGASHINO K, KATO S, et al. Pedicle screws can be 4 times stronger than lateral mass screws for insertion in the midcervical spine: a biomechanical study on strength of fixation［J］. J Spinal Disord Tech, 2014, 27(2): 80-85.

［11］ABUMI K, TAKADA T, SHONO Y, et al. Posterior occipitocervical reconstruction using cervical pedicle screws and plate-rod systems［J］. Spine, 1999, 24(14): 1425-1434.

［12］RHEE J M, KRAIWATTANAPONG C, HUTTON W C. A comparison of pedicle and lateral mass screw construct stiffnesses at the cervicothoracic junction: a biomechanical study［J］. Spine, 2005, 30(21): E636-E640.

［13］HOJO Y, ITO M, SUDA K, et al. A multicenter study on accuracy and complications of freehand placement of cervical pedicle screws under lateral fluoroscopy in different pathological conditions: CT-based evaluation of more than 1 000 screws［J］. Eur Spine J, 2014, 23(10): 2166-2174.

［14］KOTANI Y, ABUMI K, ITO M, et al. Improved accuracy of computer-assisted cervical pedicle screw insertion［J］. J Neurosurg, 2003, 99(3): 257-263.

［15］LUDWIG S C, KOWALSKI J M, EDWARDS C C 2nd, et al.Cervical pedicle screws: comparative accuracy of two insertion techniques［J］. Spine, 2000, 25(20): 2675-2681.

［16］LUDWIG S C, KRAMER D L, BALDERSTON R A, et al. Placement of pedicle screws in the human cadaveric cervical spine: comparative accuracy of three techniques［J］. Spine, 2000 , 25(13): 1655-1667.

［17］RICHTER M.Computer-assisted posterior instrumentation of the cervical and cervico-thoracic spine［J］. Eur Spine J, 2004, 13（1）: 50-59.

［18］KIM M K, CHO S M, YOU S H, et al. Hybrid technique for cervical pedicle screw placement: combination of miniopen surgery and use of a percutaneous cannula system-pilot study［J］. Spine, 2015, 40（15）: 1181-1186.

［19］MAHESH B, UPENDRA B, MAHAN R S. The medial cortical pedicle screw–a new technique for cervical pedicle screw placement with partial drilling of medial cortex［J］. Spine J, 2014, 14（2）: 371-380.

［20］TOFUKU K, KOGA H, KOMIYA S. Cervical pedicle screw insertion using a gutter entry point at the transitional area between the lateral mass and lamina［J］. Eur Spine J, 2012, 21（2）: 353-358.

［21］KARAIKOVIC E E, DAUBS M D, MADSEN R W, et al. Morphologic characteristics of human cervical pedicles［J］. Spine, 1997, 22（5）: 493-500.

［22］REZCALLAH A T, XU R, EBRAHEIM N A, et al. Axial computed tomography of the pedicle in the lower cervical spine［J］. Am J Orthop, 2001, 30（1）: 59-61.

［23］HOWINGTON J U, KRUSE J J, AWASTHI D. Surgical anatomy of the C_2 pedicle［J］. J Neurosurg, 2001, 95（1 Suppl）: 88-92.

［24］XU R, EBRAHEIM N A, YEASTING R, et al. Anatomy of C_7 lateral mass and projection of pedicle axis on its posterior aspect［J］. J Spinal Disord, 1995, 8（2）: 116-120.

［25］EBRAHEIM N A, XU R, KNIGHT T, et al. Morphometric evaluation of lower cervical pedicle and its projection［J］. Spine, 1997, 22（1）: 1-6.

［26］KARAIKOVIC EE, KUNAKORNSAWAT S, DAUBS M D, et al. Surgical anatomy of the cervical pedicles: landmarks for posterior cervical pedicle entrance localization［J］. J Spinal Disord, 2000, 13（1）: 63-72.

［27］王东来, 唐天驷, 黄士中, 等. 下颈椎经椎弓根内固定应用解剖学研究［J］. 中国临床解剖学杂志, 1998, 16（4）: 289-293.

［28］XU R, KANG A, EBRAHEIM N A, et al. Anatomic relation between the cervical pedicle and the adjacent neural structures［J］. Spine, 1999, 24（5）: 451-454.

［29］UGUR H C, ATTAR A, UZ A, et al. Surgical anatomic evaluation of the cervical pedicle and adjacent neural structures［J］. Neurosurgery, 2000, 47（5）: 1162-1169; discussion 1168-1169.

［30］PANJABI M M, SHIN E K, CHEN N C, et al. Internal morphology of human cervical pedicles［J］. Spine, 2000, 25（10）: 1197-1205.

［31］JO D J, SEO E M, KIM K T, et al. Cervical pedicle screw insertion using the technique with direct exposure of the pedicle by laminoforaminotomy［J］. J Korean Neurosurg Soc, 2012, 52（5）: 459-465.

［32］LEE J H, CHOI B K, HAN I H, et al. Cervical pedicle screw placement using medial funnel technique［J］. Korean J Spine, 2017, 14（3）: 84-88.

［33］ITO Y, SUGIMOTO Y, TOMIOKA M, et al. Clinical accuracy of 3D fluoroscopy-assisted cervical pedicle screw insertion［J］. J Neurosurg Spine, 2008, 9（5）: 450-453.

［34］RICHTER M, CAKIR B, SCHMIDT R. Cervical pedicle screws: conventional versus computer-assisted placement of cannulated screws［J］. Spine, 2005, 30（20）: 2280-2287.

［35］UEHARA M, TAKAHASHI J, IKEGAMI S, et al. Screw perforation features in 129 consecutive patients performed computer-guided cervical pedicle screw insertion［J］. Eur Spine J, 2014, 23（10）: 2189-2195.

［36］ALVIN M D, ABDULLAH K G, STEINMETZ M P, et al. Translaminar screw fixation in the subaxial cervical spine: quantitative laminar analysis and feasibility of unilateral and bilateral translaminar virtual screw placement［J］. Spine, 2012, 37（12）: E745-E751.

［37］NEO M, SAKAMOTO T, FUJIBAYASHI S, et al. The clinical risk of vertebral artery injury from cervical pedicle screws inserted in degenerative vertebrae［J］. Spine, 2005, 30（24）: 2800-2805.

［38］KARAIKOVIC E E, YINGSAKMONGKOL W, GAINES R W Jr. Accuracy of cervical pedicle screw placement using the funnel technique［J］. Spine, 2001, 26（22）: 2456-2462.

［39］HONG J T, SUNG J H, SON B C, et al. Significance of laminar screw fixation in the subaxial cervical spine［J］. Spine, 2008, 33（16）: 1739-1743.

［40］HONG J T, YI J S, KIM J T, et al. Clinical and radiologic outcome of laminar screw at C_2 and C_7 for posterior instrumentation—review of 25 cases and comparison of C_2 and C_7 intralaminar screw fixation［J］. World Neurosurg, 2010, 73（2）: 112-118.

［41］WRIGHT N M. Posterior C_2 fixation using bilateral, crossing C_2 laminar screws: case series and technical note［J］. J Spinal Disord Tech, 2004, 17（2）: 158-162.

第六节 颈椎后路侧块螺钉内固定术

【发展历史】

颈椎侧块螺钉钢板 1970 年由法国医师 Roy Camille 首先使用。最近十几年,侧块钢板螺钉和椎板钳夹技术开始应用于颈椎后路手术。随后,侧块螺钉-可塑性杆系统也成功地用于治疗严重退行性颈椎疾病。

（一）颈椎侧块及周围结构的解剖形态

颈椎侧块位于颈椎的后外侧、椎弓根和椎弓的结合部,由分别向头侧突出的上关节突、向尾侧突出的下关节突及中间的峡部组成,左右各一。侧块内侧是椎管,前内侧是椎弓根,后内侧是椎板,横突位于侧块的正前方。由于颈椎上关节突位于椎骨下关节突的前方,在手术时只能看到侧块的中、下部分和下关节突,习惯上就称为侧块,有学者称为"可视侧块"。侧块的上缘定义为上关节突的最低点、下缘为下关节突的最远点、内缘为椎板与下关节突的结合部、外缘为骨性边缘。相邻节段的上下关节突构成小关节,并将侧块连接在一起形成一个骨性柱状体。双侧的小关节和侧块同前方的椎体及椎间盘一起构成颈椎的椎间关节并形成三个相互平行的骨性圆柱,这种结构形成了颈椎稳定的基本框架。侧块的间距个体差异较大,Howard 观察到相邻侧块中心间的距离平均为 13mm,螺钉在侧块内以向头侧 15°、向外侧 30° 进入,深度为 10～11mm 时不会触及神经根,在一定程度上反映了侧块的高度和前后径长度。不同学者测得的数据稍有差异。许多侧块螺钉内固定技术以上关节突的倾斜角度（上关节突的关节面与椎体横截面的夹切角）作为术中矢状方向进钉的参考依据。C_3～C_7 上关节突关节面的平均倾斜角度分别是 53.6°、48.5°、52.8°、51.5°、59.4°。

椎动脉起自锁骨下动脉,经 C_7 椎体前方穿 C_6 至 C_2 横突孔向上直行。将可视侧块平均分为四等份,椎动脉投影位于内上和内下两个区域内,横突孔位于侧块前方、椎体侧方、颈神经沟前方,呈不规则圆形。侧块后方中心点至横突孔后壁的垂直距离男性为 10.4～14.2mm,女性为 9.3～10.8mm。

（二）生物力学

颈椎小关节的完整对维持颈椎稳定性有很大的作用。Zdeblic 对人体颈椎标本在轴向负荷下的屈伸和旋转运动进行观察,发现小关节切除 50% 后其抗扭力能力明显减弱。在屈伸运动中,有关颈部的应力变形,在完整标本、椎板切除标本和小关节切除 25% 标本间无显著差异,而在小关节切除 50% 标本上应变增加了 2.5%,在小关节切除 75% 和 100% 标本上应变增加了 25%。Robert 的研究证实,椎板切除破坏了颈椎稳定性,而侧后方小关节融合,可使椎板切除后的颈椎重新获得稳定并防止进行性畸变的发生。其方法是经小关节钻孔,用钢丝将纵向条状骨块绑在小关节上。融合的目的在于防止颈椎旋转不稳、畸形或微小运动引起的滑脱。

Richard 等在一项包括两个椎体及周围结构的颈椎运动节段的剪力试验中发现:小关节切除 50% 以上时,其抗剪力的能力显著减弱（试验中发生小关节骨折）。无论是单侧或双侧小关节切除都明显地改变了颈椎功能单位耐受屈曲负荷的能力。Joseph 等的生物力学试验表明,单侧小关节切除导致其承载屈曲负荷的能力降低 31.6%±9.7%,双侧小关节损伤降低 53.1%±11%。Liming 等的研究更进一步证实了小关节损伤对颈椎整体稳定性的影响。C_4～C_6 运动节段的试验发现,旋转运动的幅度随小关节切除范围的增多而增加,最大变化发生在双侧小关节 50% 和 75% 标本,同时其纤维环所受应力也随之增加;在侧屈试验中,旋转度增加 11%,纤维环应力增加 30%。

【适应证及禁忌证】

1. 适应证

（1）侧块螺钉技术还需注意无脊髓损伤的椎体骨折,椎体高度丢失不超过 25%。

（2）其他同颈椎椎弓根螺钉技术。

2. 禁忌证

（1）颈椎后部结构感染。

（2）椎体压缩性骨折，椎体高度丢失超过25%。

（3）颈椎前部韧带损伤导致的颈椎不稳。

【手术步骤】

（一）徒手法

1. 麻醉、体位及切口显露　同一般颈椎后路手术，认清侧块边界。内侧界：椎板和侧块连接的凹陷处；外侧界：侧块的最外侧缘；上界和下界：头端及尾端的关节突关节。（从颈椎解剖的背面观看，椎板和侧块间存在一凹陷。）

2. 钻克氏针　先在拟固定节段最下一个椎体的关节突钻入克氏针。根据 Magerl 法（图 3-6-1），入点位于关节突中点（图 3-6-2）内侧和头侧各 2～3mm（螺钉应从凹陷的外侧进入侧块并指向外侧以最大限度地降低神经血管损伤）。克氏针头向前外侧倾斜 20°～25°，并平行于关节突关节面（可用神经剥离子插入小关节内以确定倾斜的平面），再在拟固定的节段最上一个椎体的关节突钻入克氏针。

3. 置入螺钉　分别取出克氏针，用 2.5mm 的钻头沿克氏针的方向钻孔。将可调式 2.5mm 钻头的导向器深度先设置为 14mm，以后再逐一增加深度 2mm。仔细钻透关节突前方骨皮质，测深器测量钻孔深度，用 3.5mm 丝锥对近 2/3 长度攻丝。拧入骨皮质螺钉，螺钉穿透前方皮质时操作需小心。固定范围超过一个运动节段时，两端的螺钉暂不拧紧，便于钢棒调整。X 线透视螺钉位置。

4. 选择钢棒　选择合适长度的钢棒，切忌过长，注意中间椎体关节突的位置，进行调整和塑形，至合适为止。

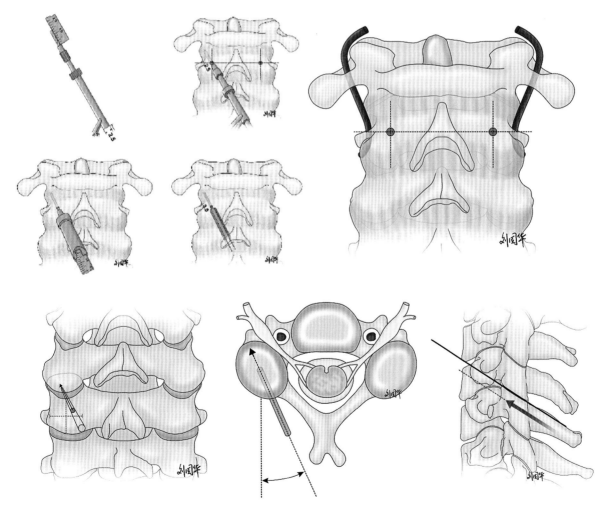

图 3-6-1　Magerl 法置入颈椎侧块螺钉

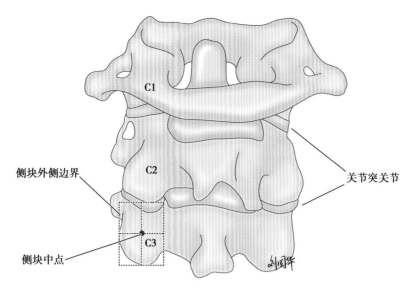

图 3-6-2 螺钉入点位于关节突中点内侧和头侧各 2~3mm

（二）导航手术

1. 术前将 CT 图像原始数据拷贝至导航工作站，使用术前设计功能评估是否存在合适的螺钉通道，并测量估算需要螺钉的直径及长度。

2. 患者进入手术室后行气管插管，全身麻醉下安装 Mayfield 头架（图 3-6-3）。

3. 患者取俯卧位于 Jackson 手术床上，Mayfield 头架固定头颈（图 3-6-4）。

4. 患者上肢用胶带固定于体侧（图 3-6-5）。

5. 调整头架位置，在透视下确认相应侧块置钉角度存在（图 3-6-6）。

6. 取颈椎后方正中切口（图 3-6-7）。

7. 暴露相应棘突及椎板，向外侧显露至侧块外缘。

8. 将患者示踪器固定在术区最上端的棘突上，避免金属伪影的影响（图 3-6-8）。

9. 对术中使用的工具进行注册，包括指点器、尖锥、开路器、磨钻等（图 3-6-9）。

10. 对扫描使用的三维 C 臂进行注册。

11. 在透视下进行正侧位透视，确定扫描范围，确保手术需要固定的椎体均在扫描范围内。

12. 然后进行实时三维扫描并传输数据。如果固定阶段较长，可分次进行多次三维扫描（图 3-6-10）。

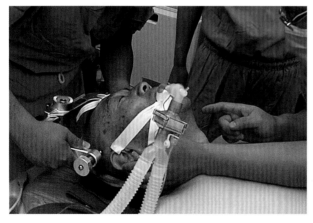

图 3-6-3 全身麻醉下安装 Mayfield 头架

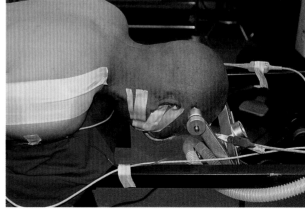

图 3-6-4 俯卧位

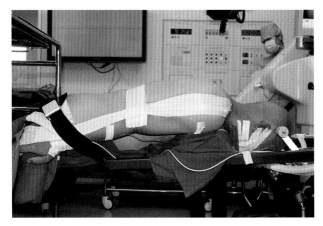

图 3-6-5　患者上肢用胶带固定于体侧

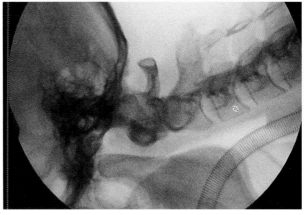

图 3-6-6　在透视下确认相应侧块置钉角度存在

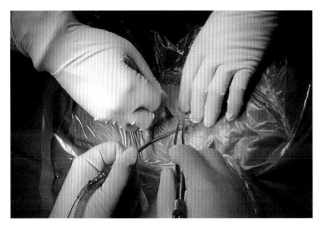

图 3-6-7　取颈椎后方正中切口

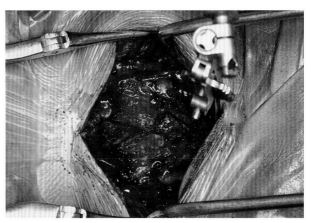

图 3-6-8　固定示踪器

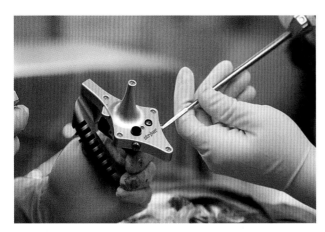

图 3-6-9　注册工具

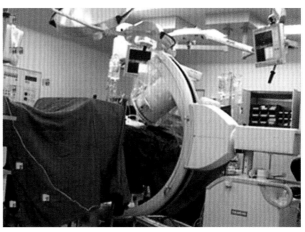

图 3-6-10　实时三维扫描并传输数据

13. 计算机显示成功后，用指点器进行导航指示，观察侧块正确的入点和方向（图3-6-11）。

14. 在计算机图像中测量出侧块的粗细、长度，选择正确的螺钉。

15. 在微型高速磨钻上安装示踪器，注册高速磨钻。

16. 使用微型高速磨钻磨除螺钉入点处骨皮质。

17. 在导航图像引导下使用导航开路器钻探螺钉通道。

18. 过程中术者需松开导航工具，并让助手放松皮肤及肌肉牵拉，不断确认通道位置准确。

19. 螺钉置入完成后术中再次行电动三维C臂扫描，确认螺钉置入准确。

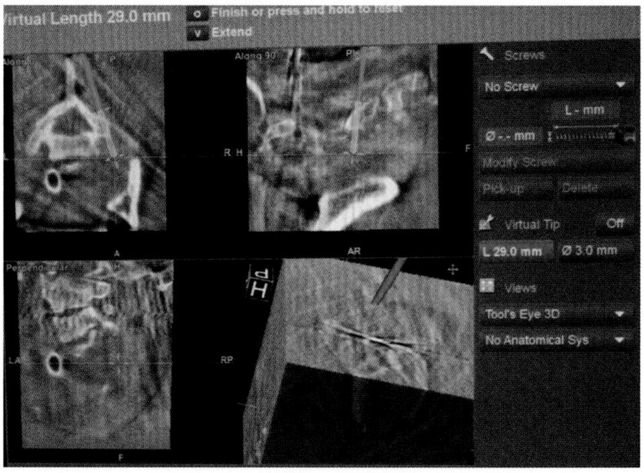

图 3-6-11　导航指示观察侧块入点和方向

（三）机器人手术

1. 颈椎后路正中切口，切开皮肤、皮下组织，暴露C_2棘突。在C_2棘突安装机器人导航示踪器（图3-6-12）。

2. 在机器人导航引导下确定颈椎经侧块螺钉的入针点和入针方向。设计第一枚侧块螺钉的角度（图3-6-13）。

3. 设计同椎体对侧第二枚螺钉的角度。

4. 机器人辅助下，钻空心开路套管。

5. 置入软克氏针。

6. 根据病情，机器人辅助，依次于C_3～C_6双侧侧块打孔并留置克氏针，透视确认位置良好后螺钉侧块。

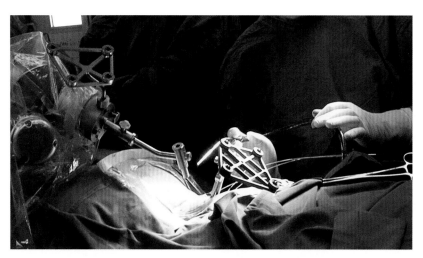

图 3-6-12　在C_2棘突安装机器人导航示踪器

【手术要点】

1. 颈神经根从侧块前方通过，位于椎间孔的下部，并占据了横突间孔的下半部。对侧块四分法的研究发现，颈神经根走行于内上、内下及外下三个区域内，外上区为唯一的安全区。螺钉尖端在此区穿透关节突前方时最为安全。Xu等对侧块后方中点与脊髓和颈神经根的关系进行研究，发现侧块后方中点距硬脊膜的平均距离为9.2mm，距上、下位神经根的距离分别是5.7mm和5.5mm，可见由侧块后方中点或稍内侧进钉并向外上方倾斜是安全可行的。

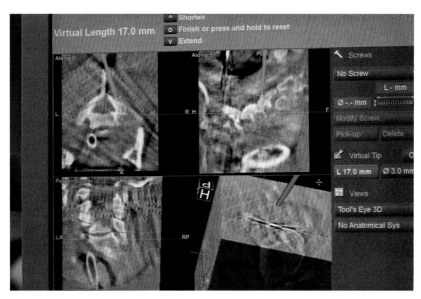

图 3-6-13　设计第一枚侧块螺钉的角度

2. 颈脊神经在通过椎间孔后分为前、后两支，前支粗大，在横突前外侧形成颈丛及臂丛，后支细小，绕过上关节突在其底部转向后方，支配附近的颈后部解剖结构。颈脊神经后支的走向与上关节突关节面呈一定夹角，在 C_3 为 23.7°，C_5 为 29.8°，C_7 为 23.5°，与上关节突顶点的平均距离在 C_4 最大，为 7.4mm，在 C_7 最小，为 5.5mm。因此，螺钉由侧块的外上区域穿出时应避开上关节突基底部，否则可能引起脊神经后支损伤，导致术后项背疼痛及感觉异常。

【典型病例】

患者，男性，58 岁。主诉：颈痛伴双手麻木 1 年，加重 1 个月。体格检查：双侧前臂外侧皮肤感觉减退，双手拇指、虎口区皮肤感觉减退。双手肌力Ⅳ级。双侧霍夫曼征阳性，膝跳反射（+），巴宾斯基征阳性。影像学检查：术前检查 MRI（图 3-6-14），CT（图 3-6-15），术后 CT（图 3-6-16），术后 X 线片（图 3-6-17）。

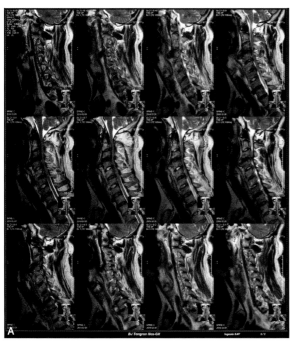
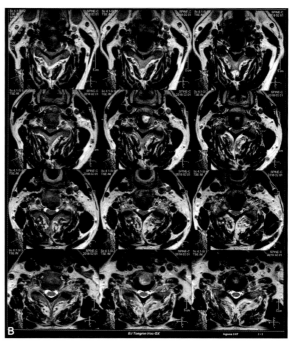

图 3-6-14　术前 MRI

A. 矢状位；B. 横断位。

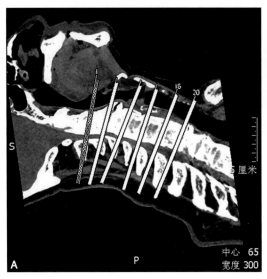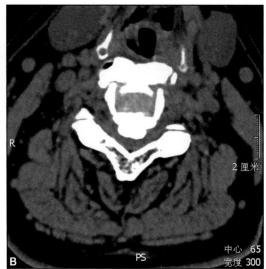

图 3-6-15　术前 CT
A. 矢状位；B. 横断位。

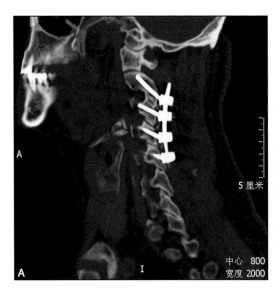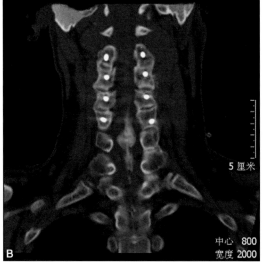

图 3-6-16　术后 CT
A. 矢状位；B. 冠状位。

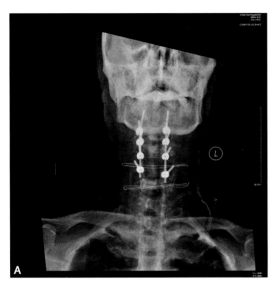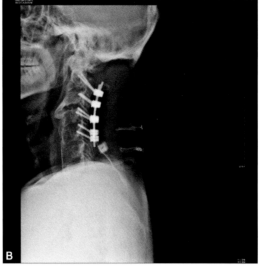

图 3-6-17 术后 X 线片
A. 正位 X 线片; B. 侧位 X 线片。

（刘亚军 何蔚 郎昭）

参 考 文 献

[1] ROY-CAMILLE R, SAILLANT G, MAIEL C. Internal fixation of the unstable cervical spine by a posterior osteosynthesis with plates and screws[J]. The cervical spine, 1989(3): 309-403.

[2] ALDRICH E F, CROW W N, WEBER P B, et al. Use of MR imaging-compatible Halifax interlaminar clamps for posterior cervical fusion[J]. J Neurosurg, 1991, 74(2): 185-189.

[3] ALEXANDER E, Jr. Posterior fusions of the cervical spine[J]. Clin Neurosurg, 1981, 28(CN_suppl_1): 273-296.

[4] COOPER P R. Posterior stabilization of the cervical spine[J]. Clin Neurosurg, 1993, 40: 286-320.

[5] DOMENELLA G, BERLANDA P, BASSI G. Posterior-approach osteosynthesis of the lower cervical spine by the R. Roy-Camille technique[J]. Ital J Orthop Traumatol, 1982, 8(3): 235-244.

[6] MURPHY M J, DANIAUX H, SOUTHWICK W O. Posterior cervical fusion with rigid internal fixation[J]. Orthop Clin North Am, 1986, 17(1): 55-65.

[7] HORGAN M A, KELLOGG J X, CHESNUT R M. Posterior cervical arthrodesis and stabilization: an early report using a novel lateral mass screw and rod technique[J]. Neurosurgery, 1999, 44(6): 1267-1271; discussion 1271-1272.

[8] AN H S, GORDIN R RENNER K. Anatomic consideration for plate screw fixtion of the cervical spine[J]. Spine, 1991, 16(10 Suppl): S548-S551.

[9] 谢宁, 贾连顺, 李家顺, 等. 颈椎后路钢板内固定的应用解剖学[J]. 中国临床解剖学杂志, 2000, 18(1): 5-7.

[10] PAIT T G, MCALLISTER P V, KAUFMAN H H. Quadrant anatomy of the articular pillars(lateral cervical mass)or the cervical spine[J]. J Neuosury, 1995, 82(6): 1011-1014.

[11] ZDEBLICK T A, ZOU D, WARDEN K E, et al. Cervical stability after foraminotomy. A biomechanical in vitro analysis[J]. J Bone Joint Surg Am, 1992, 74(1): 22-27.

[12] CADANAN R A, JOHNSON R M, MARGOLIS R N, et al. Cervical facet fusion for control of instability following laminectomy[J]. J Bone Joint Surg Am, 1997, 59(8): 991-1002.

[13] RAYNOR R B, PUGH J, SHAPIRO I. Cervical facetectomy and its effect on spine strength[J]. J Neurosurg, 1985, 63(2): 278-282.

[14] CUSICK J F, YOGANDANE N, PINTAR F, et al. Biomechanics of cervical spine facetomy and fixation techniques[J]. Spine, 1988, 13(7): 808-812.

[15] VOO L M, KUMARESAN S, YOGANANDAN N, et al. Finte element analysis of cervical facetectomy[J]. Spine, 1997, 22(9): 964-969.

[16] XU R, EBRAHEIM N A, NADAUD M C, et al. The location of the cervical nerve roots on the posterior aspect of the cervical spine[J]. Spine, 1995, 20(21): 2267-2271.

[17] EBRAHEIM N A, XU R, YEASTING R A. Thelocation of the veterbral artery foramen and its relation to posterior lateral mass screw fixation[J]. Spine, 1996, 21(11): 1291-1295.

[18] WILSON B, CURTIS E, HIRSHMAN B, et al. Lateral mass screw stimulation thresholds in posterior cervical instrumentation surgery: a predictor of medial deviation[J]. J Neurosurg Spine, 2017, 26(3): 346-352.

[19] INOUE S, MORIYAMA T, TACHIBANA T, et al. Cervical lateral mass screw fixation without fluoroscopic control: analysis of risk factors for complications associated with screw insertion[J]. J Arch Orthop Trauma Surg, 2012, 132(7): 947-953.

[20] ELDIN M M, HASSAN A S A. Free hand technique of cervical lateral mass screw fixation[J]. J Craniovertebr Junction Spine, 2017, 8(2): 113-118.

第七节　颈椎后路椎管扩大成形术

【发展历史】

颈椎椎管成形术最早在 20 世纪 70 年代于日本出现,以解决传统的椎板切除术后导致脊髓症状反复继发颈椎不稳定和畸形。颈椎椎管成形术的手术目的是扩大颈椎椎管同时保留颈椎后方结构以保证颈椎的稳定性,同时可以防止椎板切除术后瘢痕膜形成。

19 世纪,椎板切除术最早应用于切除椎管内肿瘤。20 世纪初期,颈椎病变开始被认识到是造成颈脊髓病的原因。Mixter 和 Barr 首先指出颈椎病变是造成颈脊髓压迫的原因。20 世纪 50 年代后期,才有利用颈椎后路手术治疗颈椎病的报道出现,多位学者报道的多种椎板切除术并没有获得满意的临床结果,从而促使脊柱外科医师寻找新的替代方法。

Smith 和 Robinson 最先报道了颈椎前路手术较后路的椎板切除术联合椎间孔减压术有较低的术后并发症发病率,前路手术可以安全地去除退变的椎间盘而不会损伤脊髓。这一方法在美国和欧洲得到持续改进。Cloward 报道了在前路手术中使用环钻和销状植骨。由于前路手术取得了良好的术后效果,使颈椎前路手术逐渐成为颈椎手术的首选方法。多节段前方融合手术在临床应用上也取得了成功。随着多种前路手术的应用,植骨块移位、假关节形成及邻近椎间隙退变等前路手术并发症也开始出现报道。

相对于欧美前路手术的发展,在日本因为高速磨钻的应用使颈椎后路手术得到了改进。因为日本患者存在较高的多节段椎管狭窄或后纵韧带骨化导致的多节段脊髓受压的发病率,这促使了日本的脊柱外科医师更愿意选择后路的方法来治疗上述疾病。从 1968 年开始 Kirita 等报道的同期椎板切除减压术较先前报道的结果取得了引人注目的提高。但一些学者报道了广泛颈椎椎板切除导致了术后颈椎不稳定,如鹅颈畸形等。如何保留颈椎后方的结构成为手术需要解决的问题。1972 年 Oyama 和 Hattori 报道的 Z 形椎板扩大成形术是最早报道的椎管成形术,该术式的目的是防止可能导致术后神经功能逆转的瘢痕膜长入。由于这种手术技术的复杂性导致该手术方法并没有被广泛使用。1977 年 Hirabayashi 等设计了单侧门轴的椎管扩大成形术(俗称"单开门"),中期和长期随访结果显示在术后神经功能恢复的维持,防止术后后凸畸形和防止术后后纵韧带骨化进展等方面得到了可信的结果。1980 年 Kurokawa 等报道了棘突纵割式椎管扩大成形术(俗称"双开门")。由此椎管扩大成形术主要分为"单开门"和"双开门"两大类型。后来许多学者在上述两类手术方法的基础上进行了多种改良。"单开门"的改良术式主要包括 Itoh 法,Yamagata 大学法和 Chiba 大学法。"双开门"的改良术式主要包括 Iwasaki 法和 Yabuki 法。在 Kurokawa 的棘突纵割式椎管扩大成形术中,使用自体髂骨作为棘突间间隔物。为缩短手术时间和减少术后取骨区疼痛,Harata 等使用人工间隔物替代了自体髂骨。北京大学第三医院于 1986 年开始应用 Hirabayashi 法治疗颈椎后纵韧带骨化症、颈椎管狭窄症,这一术式逐渐在国内得到了推广和应用。1995 年北京积水潭医院率先在国内应用棘突纵割式椎管扩大成形术(spinous process-splitting laminoplasty for cervical myelopathy using coralline hydroxyapatite, SLAC),使用珊瑚人工骨作为棘突间间隔物。为了减少 SLAC 手术术后的并发症,在借鉴国外解剖学和临床研究结果的基础上,北京积水潭医院从 2005 年开始对术式进行了改良,长期随访取得了良好的临床效果。

【适应证及禁忌证】

1. 适应证 多节段（3 节段及以上）颈椎间盘突出症、退行性颈椎管狭窄症和颈椎后纵韧带骨化症。如患者同时存在脊髓后方压迫，如黄韧带增厚或骨化等，颈椎椎管扩大成形术也是较为合适的手术方式。

2. 禁忌证 颈椎椎管扩大成形术主要是依靠椎管扩大后颈脊髓向后方漂移从而获得脊髓的间接减压，因此术前颈椎存在后凸畸形被认为是颈椎椎管扩大成形术的禁忌证。近几年的研究显示轻度颈椎后凸的患者行椎管扩大成形术也可以获得良好脊髓减压效果。对术前颈椎存在严重后凸畸形的患者行椎管扩大成形术需同时行颈椎前路手术矫正后凸畸形。术前存在颈椎不稳定的患者行椎管扩大成形术需同时行后路侧块螺钉或椎弓根螺钉内固定。

【手术步骤】

1. 体位 患者取俯卧位，双上肢固定于身体两侧，用宽胶布牵引双肩，头部使用 Mayfield 头架固定或头托胶布牢固固定，颈部轻度屈曲使颈部充分伸展棘突间隙打开，轻度头高足低位，双膝屈曲。

2. 手术方法

（1）"单开门"椎管扩大成形术（Hirabayashi 法）：后正中切口（$C_2 \sim T_1$），沿正中线切开项韧带，显露棘突尖端，剥离双侧椎旁肌（$C_3 \sim C_7$）注意保护棘上韧带、棘间韧带和关节囊。将 C_6 和 C_7 的棘突剪短。在开门侧先使用微型磨钻在一侧椎板和关节突关节的交界区磨出一条侧沟，然后使用薄的椎板咬骨钳或钻石磨头切断侧沟腹侧的皮质。然后使用薄的椎板咬骨钳切断头端和尾端椎板边缘的黄韧带。然后在门轴侧使用微型磨钻在较开门侧椎板稍偏侧方的位置磨出侧沟，在磨侧沟的过程中要不断地观察门轴的稳定性，保持门轴弹性，防止门轴断裂。在门轴打开前，在门轴侧每个节段预留缝线，使缝线通过椎间关节囊及其周围软组织和棘突基底部棘间韧带。将颈椎恢复至中立位，将大的椎板咬骨钳放置在开门侧已经切断的椎板下，并轻度向上提起打开椎板，在手指的帮助下逐一将棘突维持在打开状态，使用剪刀将开门侧仍连接的纤维组织和黄韧带剪断，使椎板向门轴侧完全打开。切断椎板和硬膜间的粘连带。在椎板打开过程中如遇到出血，可使用双极电凝止血或止血材料轻度压迫止血。逐一将事先预留在每一节段棘突基底部的缝线打结，使椎板维持在打开状态下，防止关门。最后放置引流管，逐层缝合项韧带和伤口。

（2）"双开门"棘突纵割式椎管扩大成形术（北京积水潭医院 SLAC 法）：后正中切口（$C_2 \sim C_7$），沿正中线切开项韧带，显露棘突尖端，剥离双侧椎旁肌（$C_3 \sim C_6$）注意保留颈半棘肌在 C_2 棘突上的附着点，术中不要剥离（图 3-7-1），部分剥离 C_7 头侧部分椎旁肌，注意保留 C_7 棘突尖端颈半棘肌的肌肉附着点（图 3-7-2），显露 $C_3 \sim C_7$ 头侧椎板，修剪棘突至合适长度。使用微型磨钻或超声骨刀将 C_3 椎板磨薄至内层皮质，使用薄的椎板咬骨钳将已经磨薄的 C_3 椎板内层皮质切除，将 C_3 椎板完全切除（图 3-7-3）。同法将 C_7 椎板头侧部分切除（切除范围要达到 T_1 黄韧带的头侧附着点）（图 3-7-2）。使用神经探钩分离 C_4 头侧和 C_6 尾侧黄韧带和硬膜间的粘连，小心地将线锯专用导管沿正中线从 C_6 椎板下方黄韧带腹侧穿入，从 C_4 椎板头侧穿出，注意操作过程中用力要轻柔，避免过度用力损伤脊髓。将专用线锯穿入线锯导管，应在 C_4 头侧可看到专用线锯的末端为宜，然后小心地牵引线锯导管将导管从 C_4 椎板头侧取出将专用线锯导入留置在 $C_4 \sim C_6$ 椎板下方。使用专用线锯手柄或 Kocher 钳固定线锯两端，牵拉线锯将 $C_4 \sim C_6$ 的椎板和棘突逐一从正中线劈开，在纵劈椎板和棘突的过程中要确保从正中劈开，助手应使用 Cobb 骨膜剥离器按压 $C_4 \sim C_6$ 的椎板以抵抗使用线锯纵劈的力量，同时线锯和椎板的接触点应使用生理盐水降温。若线锯导管无法顺利穿入或无专用线锯，可使用小的微型磨头和 1mm 椎板咬骨钳将棘突沿正中线切断。然后使用微型磨钻或超声骨刀在 $C_4 \sim C_6$ 双侧椎板和关节突关节交界区磨出侧沟，侧沟深度应至侧沟椎板腹侧皮质，可使同侧已劈开的棘突可以从中线向侧方轻度打开，要注意保留椎板弹性，避免门轴处椎板断裂。使用小的椎板撑开器或组织剪将已经纵劈的棘突逐一从中线向两侧打开，用手指协助固定，小心切断黄韧带和硬膜间的粘连带。用镊子固定好已经打开的棘突，使用小的磨钻逐一在棘突上打孔，孔的位置应位于棘突头尾侧的中点，腹侧距离椎板腹侧皮质 8～10mm。选择合适大小的梯形珊瑚人工骨，穿双股 1 号非可吸收缝线在人工骨块预制的孔洞中，缝线两侧穿针（将大号缝针在针别末端约 15mm 处剪断），用持针器利用针别将双股缝线从棘突上打好的小孔中导入，操作过程应轻柔避免门轴处椎板断裂。最后缝线交叉打结将人工骨块牢固固定于纵劈的棘突间（图 3-7-4）。冲洗伤口，放置引流管，紧密缝合项韧带和逐层缝合伤口。

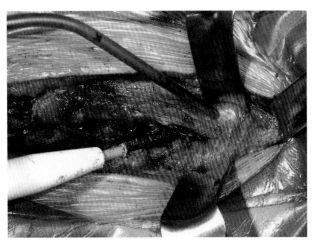

图 3-7-1　保留颈半棘肌在 C$_2$ 棘突上的附着点

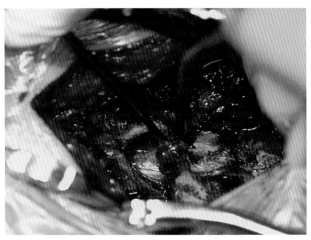

图 3-7-2　C$_7$ 头侧部分椎板切除

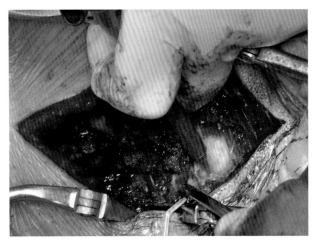

图 3-7-3　C$_3$ 椎板切除

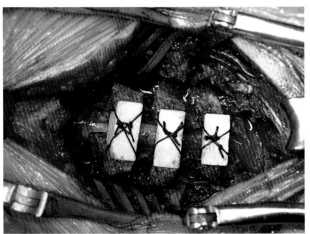

图 3-7-4　固定人工骨块

【术后管理】

注意观察术后患者神经功能的变化,保持引流管通畅,记录引流量,鼓励患者早期床上肢体康复训练。术后 1～2 天可下地活动,可佩戴或不佩戴费城颈托。术后颈托佩戴时间为 1～2 周,鼓励患者早期颈部活动,通常在术后 2 周伤口愈合后可要求患者早期颈部活动练习。

【手术要点】

以 SLAC 法为例。

1. 体位摆放　颈部轻度屈曲使颈部充分伸展棘突间隙打开,若颈部处于后伸位则颈椎会处于较深的位置,暴露困难,且椎板间会存在重叠,在磨侧沟时重叠的椎板相互影响不易打开,容易过度磨除骨质造成门轴断裂。

2. 手术部位显露　应沿正中线切开项韧带,如暴露过程中从肌肉中进入,则会加重颈半棘肌损伤,容易出血。在椎旁肌剥离的过程中应注意保留颈半棘肌在 C$_2$ 棘突和 C$_7$ 棘突尖端上的附着点,术中不要剥离。

3. 线锯导入和操作　在线锯专用导管穿入的过程中,应从棘突正下方轻柔地导入,避免过度用力损伤脊髓,特别是椎管严重狭窄的病例。

4. 超声骨刀和微型磨钻的使用　在使用超声骨刀和微型磨钻切除椎板时应尽量均一地去除骨质,避免用力下压以突破内层骨皮质造成硬膜和脊髓损伤。在磨侧沟的过程中,应避免过度去除骨质造成门轴断裂。

5. 并发症

（1）术后血肿：术后伤口内血肿可使患者神经功能恶化，因此术后应密切观察患者神经功能的变化。如患者术后几小时内神经功能出现进行性恶化，应小心血肿形成。诊断可根据患者术后神经症状和感觉肌力的恶化，结合 MRI 得出。典型的 MRI 影像可以显示脊髓被后方的团块状物质压迫，未出现脊髓后移征象，血肿块通常表现为 T_1 加权像低信号，T_2 加权像高信号。术后血肿的患者应及时进行清创术，去除凝血块，寻找出血点认真止血，改善引流管位置。

（2）轴性症状：主要表现为术后新出现的颈痛、颈部和肩部僵硬感。轴性症状具体形成的原因尚未明确，有文献报道轴性症状的产生可能与术后颈后部肌肉萎缩、颈椎后凸、颈椎活动度下降等因素相关。轴性症状多数可在术后几个月缓解，但也有长达 2 年以上的报道。减少术中颈后部肌肉损伤，缩短手术时间，减少术中出血量，早期的颈部活动练习、颈部肌肉等张力量练习可能对减少和缓解术后轴性症状有一定的帮助。

（3）节段性运动麻痹：主要表现在 C_5 神经根支配区。文献报道发生率为 4%～13%，通常在术后几天出现，主要为颈部和肩部锐痛、三角肌和肱二头肌麻痹、C_5 神经支配区感觉减退。产生的原因可能是多因素的，可能与颈椎椎管扩大成形术后脊髓过度后移导致神经根的拴系作用有关。椎间孔切开，椎间关节部分切除等可以减少神经根的张力，可以降低 C_5 神经根麻痹的发生率。Uematsu 等提出防止椎板过度打开可减少节段性运动麻痹。也有研究表明节段性运动麻痹可能与脊髓血流量调节功能损伤相关。预防性应用超氧化物歧化酶和钙通道阻滞药，椎板打开时控制性降压可能对防止术后节段性运动麻痹有一定的预防作用。

（4）其他并发症：也可发生术后脊髓水肿、颈椎后凸、椎板骨折、"单开门"术后再关门等并发症。

【典型病例】

患者，男性，54 岁。主诉：双上肢麻木步态不稳 3 个月。体格检查：龙贝格征阳性，单足站立不能，蹒跚步态，直线连足征阳性。颈后压痛阳性，颈椎 ROM 稍受限，屈曲明显，活动痛阳性，杰克逊征（Jackson sign）阴性，双侧椎间孔挤压试验阴性。双上肢、躯干、双下肢感觉正常。双侧肱三头肌、屈腕肌肌力 Ⅳ 级，余双上肢、双下肢肌力 Ⅴ 级。影像学检查：术前 X 线示颈椎生理曲度存在，颈椎退变增生（图 3-7-5）；术前 MRI 示颈椎多节段椎间盘突出，C_3～C_4，C_6～C_7 椎间盘轻度突出，C_4～C_5，C_5～C_6 椎间盘明显突出，C_5～C_6 水平黄韧带增厚，脊髓受压，C_5～C_6 水平髓内信号不均匀（图 3-7-6）；术前 CTM 示颈椎生理曲度存在，C_3～C_4，C_6～C_7 椎间盘轻度突出，轻度退变增生，硬膜轻度受压，C_4～C_5，C_5～C_6 椎间盘明显突出，脊髓受压变形（图 3-7-7）；SLAC 术后 X 线示颈椎生理曲度较术前稍变直，人工骨位置良好（图 3-7-8）；术后 MRI，脊髓较术前比较向后方漂移，脊髓压迫已解除，C_5～C_6 水平髓内高信号（图 3-7-9）。

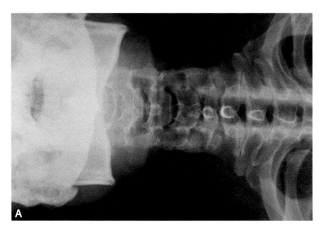 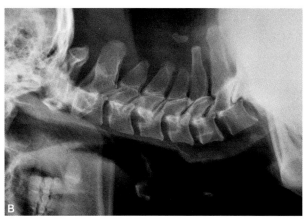

图 3-7-5 术前 X 线片
A. 正位 X 线片；B. 侧位 X 线片。

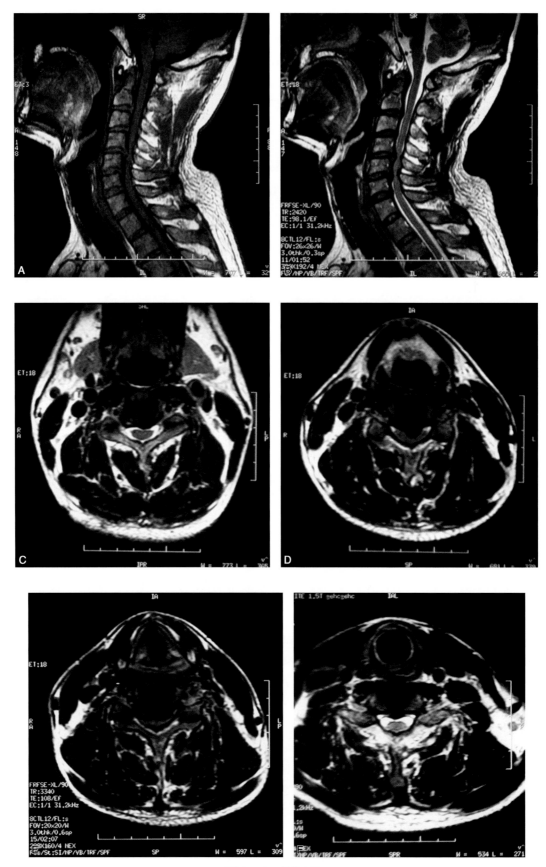

图 3-7-6　术前 MRI

A. 矢状位 T_1 加权像；B. 矢状位 T_2 加权像；C. C_3～C_4 横断位；D. C_4～C_5 横断位；E. C_5～C_6 横断位；F. C_6～C_7 横断位。

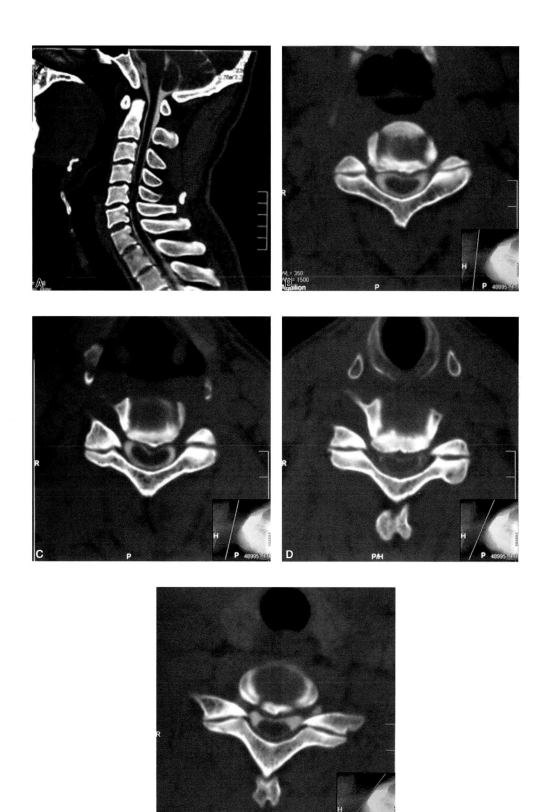

图 3-7-7 术前 CTM

A. 矢状位；B. C_3～C_4 横断位；C. C_4～C_5 横断位；D. C_5～C_6 横断位；E. C_6～C_7 横断位。

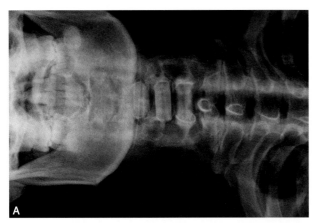
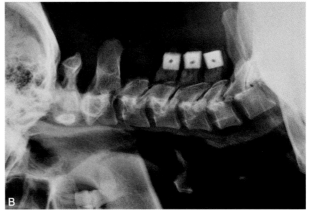

图 3-7-8　术后 X 线片

A. 正位 X 线片；B. 侧位 X 线片。

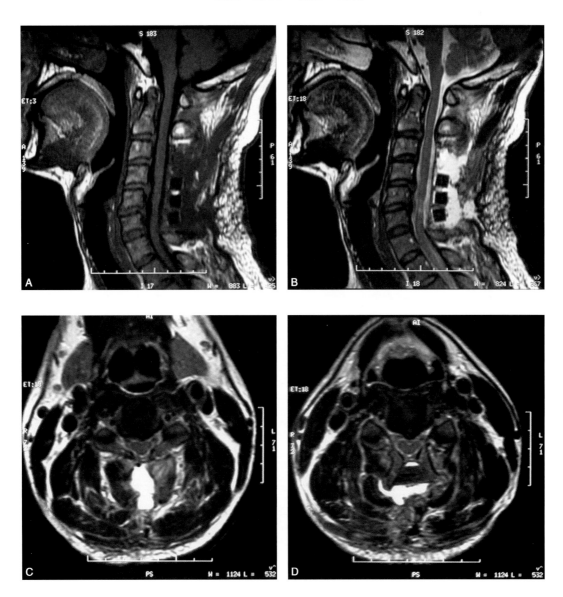

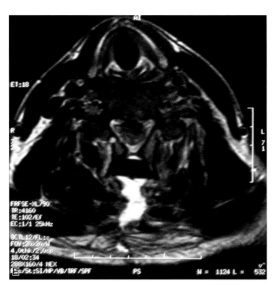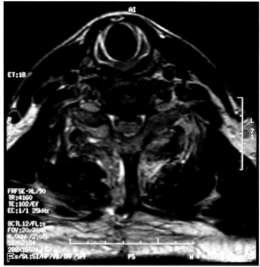

图 3-7-9 术后 MRI

A. 矢状位 T_1 加权像；B. 矢状位 T_2 加权像；C. $C_3 \sim C_4$ 横断位；D. $C_4 \sim C_5$ 横断位；E. $C_5 \sim C_6$ 横断位；F. $C_6 \sim C_7$ 横断位。

（茅剑平）

参 考 文 献

[1] MIXTER W J, BARR J S. Rupture of the intervertebral disc with involvement of the spinal canal[J]. N Engl J Med, 1934, 211(5): 210-215.

[2] YUHL E T, DUKE H, RASMUSSEN T, et al. Diagnosis and surgical therapy of chronic midline cervical disc protrusion[J]. Neurology, 1955, 5(7): 494-509.

[3] ROBINSON R A, SMITH G. Anterolateral cervical disc removal and interbody fusion for cervical disc syndrome[J]. Bull Johns Hopkins Med J, 1955, 96: 223-224.

[4] SMITH G W, ROBINSON R A. The treatment of certain cervical spine disorders by the anterior removal of the intervertebral disc and interbody fusion[J]. J Bone Joint Sur, 1958, 40-A(3): 607-624.

[5] CLOWARD R B. The anterior approach for removal of ruptured cervical discs[J]. J Neurosurg, 1958, 15(6): 602-617.

[6] BAILEY R W, BADGLEY C E. Stabilization of the cervical spine by anterior fusion[J]. J Bone Joint Surg, 1960, 42-A: 565-594.

[7] YANG K C, LU X S, CAI Q L, et al. Cervical spondylotic myelopathy treated by anterior multi-level decompression and fusion. Follow-up report of 214 cases[J]. Clin Orthop Rel Res, 1987(221): 161-164.

[8] BABA H, FURUSAWA N, IMURA S, et al. Late radiographic findings after anterior cervical fusion for spondylotic myeloradiculopathy[J]. Spine, 1993, 18(15): 2167-2173.

[9] MIYAZAKI K, KIRITA Y. Extensive simultaneous multi-segmental laminectomy for myelopathy due to the ossification of the posterior longitudinal ligament in the cervical spine[J]. Spine, 1986, 11(6): 531-542.

[10] MIKAWA Y, SHIKATA J, YAMAMURO T. Spinal deformity and instability after multi-level cervical laminectomy[J]. Spine, 1987, 12(1): 6-11.

[11] SIM F H, SUIEN H J, BICKEL W H, et al. Swan-neck deformity following extensive cervical laminectomy. A review of twenty-one cases[J]. J Bone Joint Surg, 1974, 56(3): 564-580.

[12] MIYAZAKI K, TADA K, MATSUDA Y, et al. Posterior extensive simultaneous multi-segmental decompression with posterolateral fusion for cervical myelopathy with cervical instability and kyphotic and/or S-shaped deformities[J]. Spine, 1989, 14(11): 1161-1170.

[13] KAWAI S, SUNAGO K, DOI K, et al. Cervical laminoplasty (Hattori's method). Procedure and follow-up results[J]. Spine, 1988, 13(11): 1245-1250.

[14] HIRABAYASHI K, WATANABE K, WAKANO K, et al. Expansive open-door laminoplasty for cervical spinal stenotic myelopathy[J]. Spine, 1983, 8(7): 693-699.

[15] NAKANO K, HARATA S, SUETSUNA F, et al. Spinous process-splitting laminoplasty using hydroxyapatite spinous process spacer[J]. Spine, 1992, 17(3 Suppl): S41-S43.

[16] YONENOBU K, HOSONO N, IWASAKI M, et al. Neurologic complication of surgery for cervical compression myelopathy[J]. Spine, 1991, 16(11): 1277-1282.

[17] HOSONO N, YONENOBU K, ONO K. Nek pain and shoulder pain after laminoplasty. A noticeable complication[J]. Spine, 1996, 21(17): 1969-1973.

[18] SAITA K, HOSHINO Y, KIKKAWA I, et al. Complaint of nuchal pain following cervical laminoplasty[J]. J Musculoskeletal Res, 1999, 3(4): 253-258.

[19] MOCHIDA J, NOMURA T, CHIBA M, et al. Modified expansive open-door laminoplasty in cervical myelopathy[J]. Spine, 1999, 12(5): 386-391.

[20] HIRABAYASHI K, SATOMI K. Operative procedure and results of expansive open-door laminoplasty[J]. Spine, 1988, 13(7): 870-876.

[21] TSUZUKI N, ABE R, SAIKI K, et al. Extradural tethering effect as one mechanism of radiculopathy complicating posterior decompression of the cervical spinal cord[J]. Spine, 1996, 21(2): 203-211.

[22] UEMATSU Y, TOKUHASHI Y, MATSUZAKI H. Radiculopathy after laminoplasty of the cervical spine[J]. Spine, 1998, 23(19): 2057-2062.

[23] CHAVKO M, KALINCAKOVA K, KLUCHOVA D, et al. Blood flow and electrolytes in spinal cord ischemia[J]. Exp Neurol, 1991, 112(3): 299-303.

[24] AGEE J M, FLANAGAN T, BLACKBOURNE L H, et al. Reducing postischemic paraplegia using conjugated superoxide dismutase[J]. Ann Thorac Surg, 1991, 51(6): 911-914.

[25] WISSELINK W, MONEY S R, CROCKETT D E, et al. Ischemia-reperfusion injury of the spinal cord: protective effect of the hydroxyl radical scavenger dimethylthiourea[J]. J Vasc Surg, 1994, 20(3): 444-491.

第八节　颈椎后路椎间孔切开减压、椎间盘切除术

【发展历史】

颈椎疾病发现和治疗的历史可以追溯到古埃及,公元前1800年的古埃及医学文献中记载了部分颈椎外伤患者治疗和康复的过程。通过文献中的记载可以看出古埃及人已经了解到颈椎外伤同肢体功能障碍间的因果关系。

近现代的医学研究和临床探索,更是把颈椎疾病的手术治疗发展到了前所未有的高度。1943年,Semmes和Murphy报道了1例颈椎间盘单侧突出进入椎间孔并压迫神经根的患者。Spurling, Scoville和Frykholm同时报道了颈椎后路椎间孔切开减压术。随后不到10年,Robinson和Smith开展了很多例颈椎前路椎间盘切除、椎间自体骨植骨融合术。1958年,Cloward进一步改进了这一手术方式,除切除椎间盘组织外,Cloward还去除了压迫神经的骨性结构。现今,前路椎间盘切除植骨融合内固定术已被多数脊柱外科医师所接受。然而前路手术亦存在不足,如取自体骨植骨融合的患者术后出现供骨处不适,前路内固定造成相邻节段退变的可能性增大。因此,某些特定类型的颈椎疾病,或者患者自身条件不允许行颈椎前路手术,或者为了避免前路手术损伤血管、神经、食管、气管等,后路椎间孔切开或椎间盘切除术仍是安全有效的手术方法。

近30年脊柱外科手术技术得到了迅速发展,微创手术系统、高分辨率内镜、影像导航系统及机器人手术系统等先进手术技术已被广泛应用于脊柱外科的各个领域,使手术可以通过更小的切口进行,从而减少了医源性软组织损伤及术中出血。这些技术在获得与开放手术相当效果的同时,还可以有效降低手术风险并促进患者更快恢复。可以说,在治疗颈椎疾病方面,传统手术技术受到微创手术系统、高分辨率内镜、影像导航系统及机器人手术系统的严峻挑战。因此,需要手术干预的椎间盘或椎间孔病变,在前路或后路手术疗效相当时,应选择手术损伤最小、并发症最少的术式作为治疗方法。

【适应证及禁忌证】

1. 适应证

(1)单侧的单节段或多节段神经压迫。

(2)椎间小关节骨赘压迫神经根。

（3）钩椎关节骨赘压迫神经根。

（4）颈椎间盘突出压迫神经根。

（5）椎间孔内椎间盘突出。

（6）前路椎间盘切除融合术后仍伴根性症状。

（7）存在前路手术禁忌证。

（8）经非手术治疗3个月以上无效,症状持续,影响工作、生活。

2. 禁忌证

（1）颈椎不稳。

（2）严重后凸畸形。

（3）严重颈部轴性疼痛。

（4）同一节段双侧颈神经根受压。

（5）中央型椎间盘突出（图3-8-1）。

（6）脊髓型颈椎病。

（7）后纵韧带骨化症（图3-8-2）。

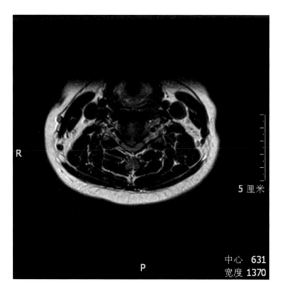

图3-8-1　中央型椎间盘突出

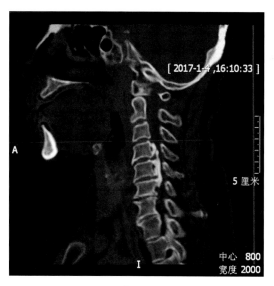

图3-8-2　颈椎后纵韧带骨化症

【手术步骤】

（一）术前准备

1. 对患者进行详细的神经系统检查以明确受累神经的位置。

2. 受累神经支配的相应体表皮节会出现感觉障碍,相应的肌群会出现运动障碍,常伴明显的深反射减弱,据此可协助诊断受累节段。患者椎间孔挤压试验等神经根受压体征常为阳性。

3. 影像学检查包含X线、MRI、CT及CTM。

4. X线在判断椎体不稳和后凸畸形等手术禁忌证时有很大价值。

5. MRI在诊断椎间盘突出压迫神经根或退行性颈椎病导致的椎间孔狭窄方面有优势（图3-8-3）。

6. CT检查可以判断骨赘的位置、关节增生的程度,以及鉴别后纵韧带骨化症。

7. 若不能行MRI检查,选择CTM对诊断椎间孔狭窄及神经根压迫也很有帮助。选择性神经阻滞既可用于确定诊断,又可作为治疗方法缓解症状。

（二）常规手术

1. 气管插管成功后,取俯卧位,患者头部置于Mayfield三点式头架或俯卧位头托上,头颈部中度屈曲,手术床头高足低成30°倾斜,以保证颈椎与地面平行。

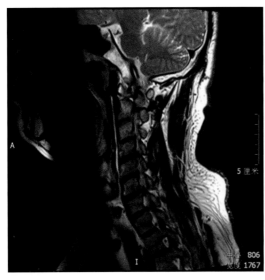
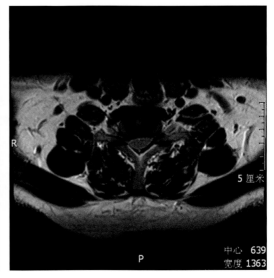

图 3-8-3　颈椎间盘突出压迫右侧椎间孔（$C_6 \sim C_7$）

2. 透视或摄 X 线片标记定位手术节段，有助于确定皮肤切口位置及长度。

3. 常规消毒铺单，在手术节段的两棘突之间做纵向切口。皮肤切口应位于后正中线，责任节段椎间隙应处于切口中央。骨膜下剥离椎旁肌显露患侧棘突和椎板，自动拉钩牵开软组织。

4. 使用高速微创磨钻磨薄小关节与椎板交界处骨质用较小的钻头磨除小部分上、下关节突。当接近腹侧骨皮质时使用小刮匙或 1～2mm 椎板咬骨钳去除剩余骨质。为保持脊柱的稳定性，小关节切除不应超过 50%。用椎板咬骨钳去除剩余黄韧带。应小心操作并注意切勿损伤静脉丛，如遇出血，应以双极电凝止血。剥离寻找神经根。仔细探查神经根的腹侧，探查突出的椎间盘，轻柔牵拉提起神经根，以 15 号刀片和髓核钳切除椎间盘。仔细探查神经根的头侧、尾侧、腹侧和腋下位置，以确保所有游离的碎片均被清除。当神经探钩能自由进出椎间孔时，减压才彻底完善。

5. 彻底减压后，以生理盐水反复冲洗伤口并检查有无出血点，遂可逐层缝合伤口。用可吸收缝线缝合韧带和肌肉，间断缝合皮下组织。缝合皮肤并稍加压包扎。

6. 术后可口服或静脉用非甾体抗炎药镇痛，戴颈托保护。

（三）内镜下手术

1. 气管插管成功后，取俯卧位，患者头部置于 Mayfield 三点式头架或俯卧位头托上，头颈部中度屈曲，手术床头高足低成 30° 倾斜，以保证颈椎与地面平行。

2. 透视或摄 X 线片标记定位手术节段，初步标记工作通道的位置。

3. 常规消毒铺单后，在透视下确定工作通道的满意放置位置，在相应节段的棘突旁 1cm 做小切口，深度应穿透筋膜层，以方便扩张器及内镜系统置入。在正侧位透视引导下置入 1 枚克氏针或斯氏针至小关节。连续放入扩张器扩宽孔径，将管型工作通道或可扩张工作通道置于小关节复合体背侧。很多品牌或型号的工作通道可以直接安装固定在手术台上并附有相应的照明系统。通道建立后，手术医师即可连通内镜与显示器的信号传输。椎间孔切开或椎间盘切除术就能在内镜下通过专用的手术器械，依照开放手术类似的步骤进行。

（四）导航及机器人手术

1. 气管插管成功后，取俯卧位，患者头部置于 Mayfield 三点式头架或俯卧位头托上，头颈部中度屈曲，手术床头高足低成 30° 倾斜，以保证颈椎与地面平行。

2. 透视或摄 X 线片标记定位手术节段，初步标记皮肤切口或工作通道的位置。

3. 常规消毒铺单后，导航系统或机器人系统的患者示踪器可直接固定于 Mayfield 头架或手术节段头侧相邻椎体的棘突上。通过三维 CT，将三维数据输入导航系统或机器人手术系统，在导航手术工具或机器人机械臂的引导下，确定皮肤切口位置、手术节段及椎间孔切开位置，然后依照开放手术类似的步骤进行手术。如果行内镜下手术,则可在导航手术工具或机器人机械臂的引导下,经皮置入 1 枚克氏针或斯氏针至责任节段小关节,再沿此克氏针或斯氏针逐级置入扩张器,直到工作通道建立,即可依照内镜下手术的操作步骤进行。

【手术要点】

1. 颈椎后路手术体位一般选择坐位或俯卧位,坐位时硬膜外血管松弛有利于减少失血,但与俯卧位相比更容易发生空气栓塞。北京积水潭医院颈椎后路手术常规选择俯卧位。

2. Mayfield 头架能牢靠地固定头部,可完全缓解患者面部所受的压力,也能减少俯卧位患者头颈部的活动。在胸部及髂嵴用软垫支撑,腹部自然下垂,双上肢放于身体两侧,骨性突起均以硅胶软垫支撑保护。应注意检查患者面部以防压疮。

3. 颈椎神经根活动度较小,牵拉时一定注意轻柔,不可使用暴力。牵拉幅度过大会造成神经损伤。

4. 减压范围从上位椎弓根至下位椎弓根,由内而外,注意不应切除小关节超过 50%,以免造成医源性不稳定。

5. 使用磨钻磨削时喷淋水降温可以避免神经根的热损伤。可以使用 10ml 注射器,在磨钻磨削时向磨钻头及磨钻套筒喷淋生理盐水,为磨钻降温,同时吸引器吸除生理盐水、骨面渗血及磨削碎屑。

6. 大部分钩椎关节骨赘增生和较小的椎间盘突出病例,仅需行背侧神经根减压。但对较大的椎间盘突出,则还要去除椎间盘碎片。

7. 手术造成的医源性硬膜损伤导致脑脊液漏的发生率,后路手术与前路手术相当。椎动脉损伤很少见,但后果严重。神经根和脊髓损伤虽有报道,但发生率较低。部分患者神经根损伤后需使用臂丛移植重建功能。

8. 后路椎间孔切开减压术和椎间盘切除术避免了前路植骨融合,但该术式术野较深,需要剥离部分肌肉以充分显露位于侧方的小关节,有可能引起肌肉疼痛、痉挛及僵硬等术后不适,并延长术后康复的时间。内镜下手术可以减少背侧肌肉损伤、肌肉痉挛、肌肉僵硬等并发症,缩短术后康复时间。

【典型病例】

患者,男性,48 岁。主诉:颈痛,右上肢放射痛半年,加重 20 天。体格检查:站姿正常;龙贝格征阴性;步态正常;杰克逊征阳性;椎间孔挤压试验,右侧阳性、左侧阴性;右侧腕屈肌肌力Ⅳ级,右侧示、中指较左侧感觉减退。影像学检查:X 线示颈椎退变,生理曲度尚可。MRI 示 $C_6 \sim C_7$ 椎间盘右侧突出,椎间孔狭窄。治疗:行颈椎后路椎间孔切开,椎间盘切除术。术后:疼痛症状缓解,感觉、肌力不同程度恢复。

(冯硕)

参 考 文 献

[1] GOODRICH J T. History of spine surgery in the ancient and medieval worlds[J]. Neurosurg Focus, 2004, 16(1): E2.

[2] KNOELLER S M, SEIFRIED C. Historical perspective: history of spinal surgery[J]. Spine, 2000, 25(21): 2838-2843.

[3] HUNT W E.Cervical spondylosis: natural history and rare indications for surgical decompression[J]. Clin Neurosurg, 1980, 27: 466-480.

[4] LAROCCA H. Cervical spondylotic myelopathy: natural history[J]. Spine, 1988, 13(7): 854-855.

[5] Breig A, Turnbull I, Hassler O. Effects of mechanical stresses on the spinal cord in cervical spondylosis. A study of fresh cadaver material[J]. J Neurosurg, 1966, 25(1): 45-56.

[6] WIGFIELD C, GILL S, NELSON R, et al. Influence of an artificial cervical joint compared with fusion on adjacent-level motion in the treatment of degenerative cervical disc disease[J]. J Neurosurg, 2002, 96(1 Suppl): 17-21.

[7] CUMMINS B H, ROBERTSON J T, GILL S S. Surgical experience with an implanted artificial cervical joint[J]. J Neurosurg, 1998, 88(6): 943-948.

[8] SCOVILLE W B, DOHRMAN G J, CORKILL G. Late results of cervical disc surgery[J]. J Neurosurg, 1976, 45(2): 203-210.

［9］MURPHEY F, SIMMONS J C, BRUNSON B. Cervical treatment of laterally ruptured cervical discs. Review of 648 cases, 1939-1972［J］. J Neurosurg, 1973, 38（6）: 679-683.

［10］RAYNOR R B, PUGH J, SHAPIRO I. Cervical facetectomy and its effect on spine strength［J］. J Neurosurg, 1985, 63（2）: 278-282.

［11］BARZDORF U, FLANNIGAN B D. Surgical decompressive procedures for cervical spondylotic myelopathy. A study using magnetic resonance imaging［J］. Spine, 1991, 16（2）: 123-127.

第九节　颈椎后路截骨矫形术

【发展历史】

颈椎后路截骨矫形术主要包括 Smith-Petersen 截骨术（Smith-Petersen osteotomy, SPO）与颈胸段经椎弓根截骨术（pedicle subtraction osteotomy, PSO）两种术式。SPO 于 1945 年首次提出，被认为是治疗胸腰椎交界处以上畸形的首选术式。Urist 于 1958 年首次报道了 1 例颈椎截骨治疗由强直性脊柱炎引起颈椎严重后凸畸形的病例。PSO 则是由 Thomasen 于 1985 年首次描述，同年 Heining 等提出"蛋壳截骨术（eggshell osteotomy）"，之后很多学者都报道了这一术式的成功案例。

【适应证及禁忌证】

1. 适应证　经严格非手术治疗无效，各种原因引起的颈椎后凸、颈胸段后凸，伴或不伴有节段不稳、椎管狭窄、神经损伤、无法达到视线水平、张口困难、吞咽困难等。引起颈椎后凸、颈胸段后凸的原因主要包括退变性椎间盘疾病、感染后后凸畸形、肿瘤后后凸畸形、创伤后后凸畸形、椎板切除术后后凸畸形、椎体融合术后后凸畸形、强直性脊柱炎、类风湿关节炎等。

2. 禁忌证　无绝对手术禁忌证。

【手术步骤】

（一）Smith-Petersen 截骨术

下面以 C_7 开放性楔形截骨为例进行介绍。

1. 体位　患者取坐卧位或俯卧位，采用 Mayfield 头架固定。摆放好体位后，监测体感诱发电位、肌电图。

2. 手术切口（根据后凸顶椎位置选择手术切口）　通过后正中切口对椎旁肌肉及软组织进行骨膜下剥离，暴露 $C_4 \sim T_2$ 的棘突、椎板、关节突及侧块。

3. 暴露完成后，安装患者示踪器。在三维 C 臂导航下于 $C_4 \sim C_6$ 置入颈椎侧块螺钉，$T_1 \sim T_2$ 置入胸椎椎弓根螺钉。再次三维 C 臂透视确认螺钉位置良好。

4. 切除 C_7 全椎板及椎弓根、$C_7 \sim T_1$ 关节突关节。切除 C_6、T_1 半椎板，并向上、向下咬除适量椎板。分离椎板与硬膜之间的粘连（图 3-9-1）。

5. 松解头部固定，缓慢牵引头部，闭合截骨面，使 $C_7 \sim T_1$ 形成折骨。用预弯好的固定棒连接上下螺钉，完成内固定（图 3-9-2）。

（二）颈胸段经椎弓根截骨术

下面以 C_7 椎弓根截骨为例进行介绍。

1. 体位　患者取俯卧位，采用 Mayfield 头架固定。摆放好体位后，监测体感诱发电位、肌电图。

2. 手术切口（根据后凸顶椎位置选择手术切口）　通过后正中切口对椎旁肌肉及软组织进行骨膜下剥离，暴露 $C_2 \sim T_2$ 的棘突、椎板、关节突及侧块。

3. 暴露完成后，安装患者示踪器。导航引导下于 C_2 置入双皮质椎弓根螺钉，于 $C_3 \sim C_6$ 置入颈椎侧块螺钉，$T_1 \sim T_2$ 置入胸椎椎弓根螺钉。

4. 切除 C_7 的椎板。松解关节突关节，切除 $C_6 \sim C_7$、$C_7 \sim T_1$ 的关节突，寻找并探查 C_7、C_8 神经根至椎间孔外侧。一般需要切除 C_6、T_1 椎板以完成对脊髓的减压。

5. 用尖嘴咬骨钳去除 C_7 椎弓根，之后去除 C_7 椎体骨松质（图 3-9-3）。

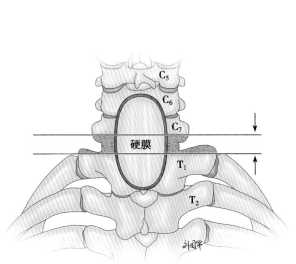

图 3-9-1　Smith-Petersen 截骨术

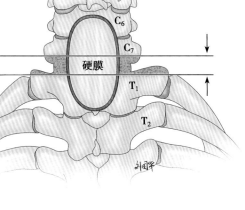

图 3-9-2　闭合截骨面，$C_7 \sim T_1$ 形成折骨，完成内固定

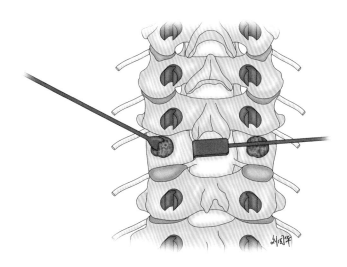

图 3-9-3　去除 C_7 椎体骨松质

已切除 C_7 椎板、C_7 椎弓根、$C_6 \sim C_7$、$C_7 \sim T_1$ 的关节突及 C_7 椎体后方软组织，充分分离脊髓及神经根。

6. 暴露 C_7 椎体外壁，使用咬骨钳和骨凿去除 C_7 椎体侧壁（图 3-9-4），之后去除 C_7 椎体后壁（图 3-9-5）。

7. 截骨完成后，松解头部固定，缓慢牵引头部，闭合截骨面。用预弯好的固定棒连接上下螺钉，观察硬膜囊和神经根的情况，防止出现压迫性损伤，完成内固定（图 3-9-6～图 3-9-8）。

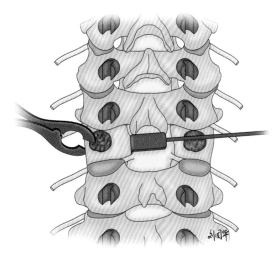

图 3-9-4 去除 C$_7$ 椎体侧壁

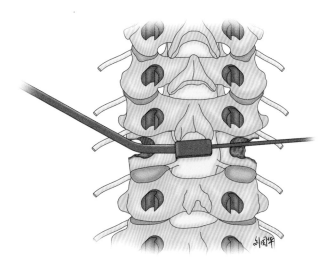

图 3-9-5 去除 C$_7$ 椎体后壁

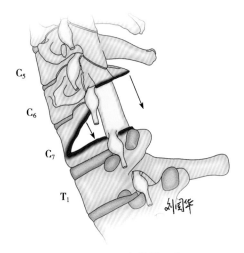

图 3-9-6 闭合截骨面前

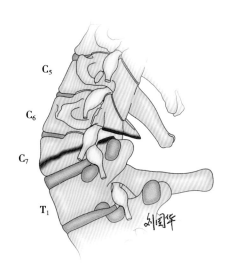

图 3-9-7 闭合截骨面后（侧面）

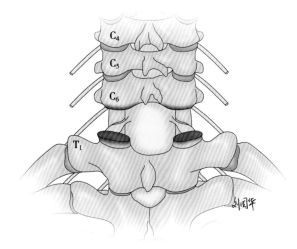

图 3-9-8 闭合截骨面后（后面）

【手术要点】

1. 手术目的 矫正畸形、稳定脊柱、解除脊髓压迫。

2. 术前行脊柱正侧位全长 X 线检查,测量颌眉角,计算达到平视所需要矫正的角度,宁愿矫正不足,不要矫正过度;术前行 MRI 或 CT 血管造影,以确定脊髓压迫及椎动脉走行情况。

3. 患者摆体位时必须使用头架固定,预防术中颈椎活动发生不必要的神经损伤。

4. PSO 切除双侧椎板、关节面及楔形切除椎弓根至椎体前缘;术后椎体后方会出现骨重叠情况,两个神经根会在同一个椎间孔穿行。

5. 术中注意保护脊髓及神经根;截骨时可临时安装固定棒,避免脊柱不稳造成神经功能损害;截骨过程中尽量少用骨蜡,避免干扰植骨愈合。

6. 术中止血很重要,要控制截骨时的出血量,尤其需要快速、充分控制骨松质的出血。

7. 置钉时可使用术中导航技术,增加置钉准确率,避免损伤周围血管和神经。

8. 可安装横向连接杆增加固定的稳定性,骨质疏松患者术后可加用 Halo 架固定。

(韩骁)

参 考 文 献

[1] ECK J C, VACCARO A R. 脊柱外科手术学[M]. 皮国富, 刘宏建, 王卫东, 译. 郑州: 河南科学技术出版社, 2017.

[2] WANG Y, BOACHIE-ADJEI O, LENKE L. Spinal osteotomy[M]. Berlin: Springer Science, 2015.

[3] MUMMANENI P V, MUMMANENI V P, HAID R W, Jr, et al. Cervical osteotomy for the correction of chin-on-chest deformity in ankylosing spondylitis. Technical note[J]. Neurosurg Focus, 2003, 14(1): e9.

第四章　颈胸交界区、胸椎疾病及手术

第一节　颈胸交界区、胸椎常见疾病

一、胸椎间盘突出症

【概述及病因】

胸椎间盘突出在 40 岁左右的成人中很常见,好发部位在下胸椎,75% 在 T_8 以下,T_4 水平以上的胸椎间盘突出少有报道。但症状性胸椎间盘突出(即胸椎间盘突出症)不多见,据报道其发生率为每年 1/1 000 000,或占所有胸椎间盘突出的 0.25%～0.75%。

胸椎独有的解剖特点和其承受轴向应力的特殊性,决定了胸椎椎间的活动性同颈椎和腰椎节段有所不同。胸椎节段运动的稳定性依靠胸廓的夹板样效应。胸椎的主要运动是扭转,纤维环急性损伤时的屈曲和扭转负荷的结合力可导致后部髓核突出。另外,胸椎间盘高度较腰椎间盘低。因此,胸椎间盘突出的发生率比腰椎间盘突出低。

胸椎间盘突出症主要是由退行性病变和创伤导致,胸椎退行性病变老年人多见,突出椎间盘以硬性椎间盘为主,包括椎间盘钙化和骨赘形成;创伤包括脊柱旋转扭曲或搬重物时损伤,多见于年轻人,突出以软性椎间盘为主,包括后纵韧带、纤维环及髓核等。创伤是否真正参与胸椎间盘突出的发病尚存在争议。

根据椎间盘突出突向椎管的位置和方向可分为中央型、旁中央型和外侧型 3 种类型,中央型突出以脊髓损害症状为主,而外侧型突出多表现为神经根性刺激症状,旁中央型突出可能兼有中央型突出和外侧型突出的临床表现,也可能仅仅表现为其中之一。其中以中央型和旁中央型最多见,占 70%～90%。

【临床表现及诊断】

由于退行性病变的自然过程,胸椎间盘病变可合并腰部和胸部关节炎的症状,其症状可分为 4 类:①轴性症状。轴性疼痛可源于椎间盘突出合并椎间关节紊乱,造成具有典型力学特点的局限性背部疼痛,如卧床休息疼痛可减轻,活动后疼痛加重。急性胸椎间盘突出可产生有胸膜炎症状特点的疼痛。②神经根压迫症状。椎间盘突出可挤压神经出口神经根,出现肋间、肩胛带疼痛,胸背部束带感等。高位胸椎间盘突出可引起霍纳综合征(Horner syndrome)。③脊髓压迫症状。胸椎间盘突出可造成脊髓被压迫,出现胸部脊髓受压症状;脊髓圆锥功能障碍表现为下肢痉挛性麻痹(可以是急性发病或弛缓性发病)和下半身感觉障碍。病情加重可出现排尿障碍。④自主神经源性症状。胸椎间盘突出症可有多种多样的表现,易与心脏、肺或腹部疾病相混淆,有时可被误诊为神经症或癔症导致长期误治。

患者胸椎局部一般症状表现为椎旁肌紧张,严重者呈强直状;脊柱可有轻度侧凸及椎节局限性疼痛、压痛及叩痛。症状差异性较大,与突出程度及椎管矢状径大小相关。脊髓后柱的功能(位置觉和振动觉)受累较轻,大多数保留,这是因为脊髓受压部位常在前柱,若病变后期同时受压可导致完全瘫痪。

本病较少见,且以局部一般症状或神经症状为主就诊,常被诊断为胸背部纤维织炎,误诊率较高。诊断需结合以下三点：①病史。急性或缓慢发生，症状轻重不一，全面了解既往检查及治疗概况。②临床表现。个体脊髓有效空间不一，症状差异较大，从一般局部隐痛到下肢完全瘫痪均可发生，应注意检查，早期发现。③影像学检查。胸椎常规正位和侧位 X 线是首选检查，可发现椎间盘内有钙化；大剂量水溶性对比剂行脊髓造影术，但逐渐被 MRI 取代。应尽早行 MRI 检查，且为早期诊断及获取治疗最有效的措施。

【治疗】

1. 非手术治疗　对部分症状轻、不耐受手术、髓核已经钙化或骨化无再移位发展可能者，主要措施包括以下几方面。

（1）休息：绝对卧床休息（依情况而定）。

（2）胸部制动：可予以胸背支架固定，对防止恶化有积极意义。

（3）对症处理：包括口服镇静药，外敷抗炎镇痛药膏，理疗、活血化瘀药物及其他有效的治疗措施。

2. 手术治疗

（1）手术适应证：诊断明确伴有神经症状者；病情进行性加重需急诊手术者；轻型病例可酌情选择是否手术。

（2）术式选择：用于胸椎间盘切除及融合术主要有以下两类。

1）前路手术：包括侧前方经胸腔入路、经胸腔镜入路、经胸骨入路或经内侧锁骨切迹入路。①经胸腔入路。包括经胸膜和经胸膜外两种方式。前者具有术野开阔清晰、操作方便、对脊髓无牵拉、相对安全等优点；后者较前者创伤干扰小，且术后无须放置胸腔闭式引流管。两者均为目前临床上常被采用的术式。广泛用于 $T_4 \sim T_{12}$ 的胸椎间盘突出症，尤其是中央型椎间盘突出及伴有钙化、骨化。②经胸腔镜入路。是近些年兴起的微创技术，适用于软性椎间盘突出。具有术野清晰、创伤小、并发症少及术后恢复快等优点，但对技术水平要求较高。③经胸骨途径或经内侧锁骨切迹入路。适用于难以显露的胸椎间盘突出。

2）后路手术：包括侧经肋横突关节切除入路、后正中椎板切除入路、后方极外侧入路。①经肋横突关节切除入路。该入路为侧后方经胸膜外显露方式。可广泛用于 $T_1 \sim T_{12}$ 的外侧型胸椎间盘突出，中央型胸椎间盘突出，由于术野和角度限制，可能存在神经损伤的风险，建议不选用此入路。②经椎板切除入路，是一种经典的入路。此入路术后神经损伤超过 50%。目前认为有高度危险性，临床上逐渐被淘汰。③经后方极外侧入路。为一种新入路，可缩短学习曲线，便于学习和掌握。使用高速电动磨钻行椎管后壁切除，手术横向减压范围超过经典的椎板切除范围，至双侧关节突关节内侧 1/2，可确保获得脊髓后方减压彻底；在"安全三角区"内实施，使损伤风险大为降低；避免前方入路的手术并发症。

二、胸椎椎管内韧带骨化症

【概述及病因】

胸椎韧带骨化包括黄韧带骨化、后纵韧带骨化和前纵韧带骨化，是临床常见的一种异位骨化现象，早期没任何症状，严重时可压迫邻近的脊髓、血管、神经引起相应临床症状。胸椎椎管内骨化包括黄韧带骨化和后纵韧带骨化，是压迫脊髓导致颈椎病或胸椎管狭窄症的病理因素，两者存在共性，故在此章将胸椎黄韧带骨化及胸椎后纵韧带骨化一并陈述。胸椎前纵韧带骨化不属于胸椎椎管内骨化范畴，此处不做讨论。

【临床表现及诊断】

大多数起病隐匿，进展缓慢，早期常无任何症状，部分患者可有背痛、背胀等非特异性症状，晚期骨化严重可继发胸椎管狭窄、胸脊髓受压而出现脊髓功能障碍。偶有患者因创伤急性起病，表现为急性完全性或不完全性截瘫，行影像学检查后可确诊。典型表现为双侧或单侧下肢上运动神经元损害，下肢无力、沉重、关节僵直、步态不稳等痉挛性瘫痪症状，可伴下肢麻木、踩棉花感、束带感等感觉功能障碍和大小便无力或失禁等括约肌功能障碍。

仔细询问病史，全面体格检查，对胸椎椎管内骨化的正确诊断至关重要。诊断首先根据病史资料和临床症状、体征进行分析，对临床疑似胸椎管狭窄症者积极行相关影像学检查。①怀疑胸椎管狭窄症的病史。确诊脊髓型颈椎病（cervical spondylotic myelopathy, CSM），但下肢症状轻微；确诊 CSM 而行手术治疗 3 个月以后，其上肢症状明显缓解而下肢症状不缓解或进行性加重。②怀疑胸椎管狭窄症的临床症状。双侧或单侧下肢沉重、无力、关节僵直、步态不稳；脊髓源性间歇性跛行（休息状态下或行走初期无症状，行走一段距离后出现下肢沉僵、无力等症状，休息片刻后又可缓解，如此反复）；双侧或单侧下肢弥漫性麻木、疼痛；排尿无力或尿失禁。③首选影像学检查是胸椎正侧位 X 线片和胸椎 MRI 平扫，X 线可显示胸椎曲度，并明确有无强直性脊柱炎、弥漫性特发性骨质增生症、氟骨症或舒尔曼病（Scheuermann disease）等，可提示有无畸形、骨折、肿瘤等。胸椎 MRI 可确诊或排除胸椎管狭窄症，可一次性显示所有骨化阶段，据此判断胸椎黄韧带骨化分型（孤立型、连续型、跳跃型），根据临床需要还可进行胸椎 CT 矢状位重建，为明确诊断并制订合理的手术方案提供充分信息。具备影像学特点，无相应临床症状或体征者可诊断"胸椎椎管内骨化"而不能诊断为"胸椎椎管内骨化症"。

【治疗】

若韧带骨化灶压迫脊髓导致明显的脊髓功能障碍，应积极手术治疗。基本原则是充分减压，彻底解除脊髓压迫。

1. 胸椎黄韧带骨化症 当黄韧带骨化合并 CSM 时，如果上下肢症状均严重，原则上先行颈椎减压，二期行胸椎减压；若位于上胸椎，可同期进行颈后路椎板成形术和上胸椎椎管后壁切除术；如果下肢严重而上肢轻微，则应该先行胸椎管后壁切除术。胸椎管后壁包括棘突、椎板、黄韧带（或骨化的黄韧带）及双侧关节突内侧 1/2，正是胸椎黄韧带骨化症进行充分减压的范围。手术要点是在双侧关节突中线以磨钻纵向开槽，从而切断椎管后壁与侧壁的连接，然后断开头端或尾端的连接部，一边将椎管后壁缓慢提起，一边分离椎管后壁与硬膜囊之间的粘连带，如此将椎管后壁整块切除，最终使硬膜囊后方充分减压。

2. 胸椎后纵韧带骨化症 胸椎后纵韧带骨化症的患者，手术可分为两大类：一是单纯前路或单纯后路或前后联合入路直接切除后纵韧带减压；二是非直接切除后纵韧带行间接减压。选择何种治疗方案目前仍存争议。

（1）直接切除后纵韧带减压：如果胸椎后凸角巨大，应考虑直接切除后纵韧带减压。采取单纯前路还是后路减压取决于后纵韧带骨化需要减压的节段数及术者经验。单纯前路减压限制在 3～4 节段，若超过 4 个节段，需要行单纯后路减压。

（2）非直接切除后纵韧带间接减压：后路椎板切除术＋扩大椎板成形术。尤其是后纵骨化广泛的连续型 OPLL 应避免直接切除后纵韧带，降低损伤脊髓的风险，但脊髓压迫仍存在，可能出现术后复发。

无论是前路或后路减压，都容易在减压节段或非减压节段形成台阶，引起交界区碰撞并进行性发展，导致术后脊髓功能恶化。局部压迫解除不明显，可能导致术后后凸畸形加重。

三、弥漫性特发性骨质增生症

【概述及病因】

弥漫性特发性骨质增生症（diffuse idiopathic skeletal hyperostosis, DISH），又称福雷捷病（Forrestier disease）。DISH 在临床上好发于中老年，以软组织（主要为韧带、肌腱附着点）的钙化和骨化为特征，最常累及脊柱。在临床上常与强直性脊柱炎相混淆，也被归为退行性骨关节病的范畴。

目前 DISH 病因尚未完全明确，文献报道的主要包括遗传因素和代谢因素。遗传因素：人类白细胞抗原-B8（human leucocyte antigen-G, HLA-B8）基因突变关联性较高，Tsukahara 等发现 COL6A1 基因是日本人 DISH 发生的易感基因，是人体骨质增生及脊柱韧带异位骨化发生的原因之一。代谢因素：如肥胖、高血压病、糖尿病、血脂异常、甲状旁腺功能亢进、佩吉特病（Paget disease）都被认为对骨细胞生长 / 活性产生影响，引起新生骨质沉积，最终导致 DISH 这一弥漫系统性疾病的发生和发展。另外 Senolt 等研究发现，血清总 DKK-1 水平是 DISH 患者脊柱受累的严重程度的独立影响因素。

【临床表现及诊断】

脊柱及外周关节活动度减低、吞咽困难、神经压迫症是三大主要临床症状。

（1）脊柱表现：DISH 累及脊柱表现为前纵韧带、黄韧带、后纵韧带等椎旁部位的钙化和骨化。颈椎后纵韧带较常受累，胸椎前纵韧带较常受累，腰椎黄韧带最常受累。可表现为寰枢椎半脱位，腰背疼痛、僵直，吞咽困难，呼吸困难，声嘶，食管梗阻。

（2）外周关节表现：受累关节通常无原发性骨关节炎；骨肥厚改变的严重程度较原发性骨关节炎严重；关节周围邻近部位的肌腱、韧带附着点病变严重；钙化/骨化部位位于肌腱/韧带附着点而非关节部位。目前 DISH 的脊柱与外关节受累，主要研究在于影像学表现。

目前 DISH 诊断主要基于影像学评估；Resnick 诊断标准：同时满足以下 3 条标准者即可诊断DISH。

（1）至少有连续 3 个节段（或 4 个椎体）前外侧有波浪形骨化，可伴有椎体和椎间盘连接部位的骨赘形成。

（2）病变节段椎间隙高度基本正常。无明显椎间盘退变的表现，如"空气征"、椎体边缘骨质硬化等。

（3）关节突关节无骨性强直，骶髂关节无侵蚀、硬化或骨性融合。

1998 年，Mata 等基于 Resnick 诊断标准提出一套对 DISH 进行评估的积分系统，应用类别变量和连续变量，涵盖了对 DISH 患者脊柱以及外周关节的受累情况的评估。

【治疗】

1. 治疗目的　①缓解疼痛及关节僵直症状；②预防、缓解 DISH 的进展；③治疗相关代谢性疾病；④预防自发性、继发性并发症。

2. 治疗原则　①针对 DISH 患者的脊柱、四肢关节疼痛或活动功能受限等症状，其治疗原则与骨关节炎的治疗原则类似，首选非手术治疗，包括休息、理疗、封闭等，必要时口服镇痛药，可改善关节功能和延缓病情进展。②针对 DISH 患者压迫神经的症状，其治疗原则与神经根型颈椎病、腰椎间盘突出症或腰椎管狭窄症的治疗一致，详细询问病史、全面体格检查、仔细分析影像学表现，力求达到精准定位诊断非常重要。不能明确责任病变者，原则上先行颈脊髓减压、后行胸脊髓减压，最后行腰椎管减压；颈椎管狭窄合并上胸椎黄韧带骨化者，可一期行颈后路 $C_3 \sim C_7$ "单开门"椎板成形术加上胸椎管后壁切除术。③针对 DISH 患者由颈椎椎体前缘巨大骨赘压迫食管导致吞咽困难者可行手术切除其骨赘。

四、先天性脊柱侧凸

【概述及病因】

先天性脊柱侧凸（congenital scoliosis, CS）是由先天性椎体发育异常导致的脊柱侧向弯曲，可伴有矢状位畸形。畸形可分为形成障碍（如半椎体、楔形椎、不对称蝴蝶椎等）、分节障碍（如单侧分节不良等）或混合型障碍。半椎体又可分为完全分节型、部分分节型、未分节型或嵌合型（图 4-1-1）。

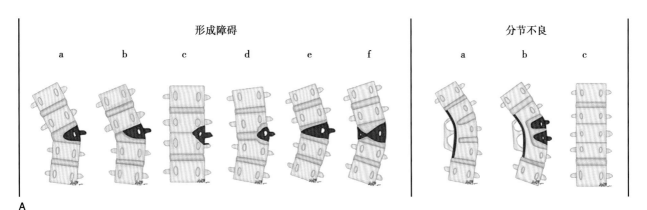

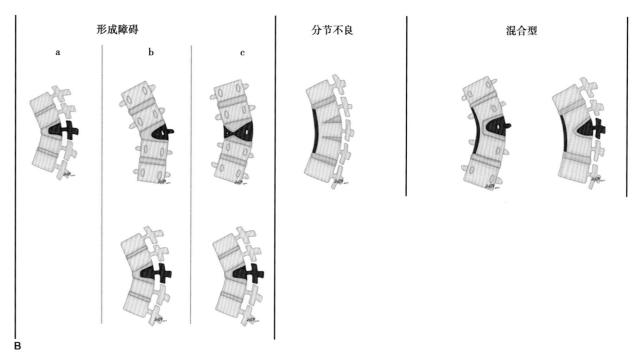

图 4-1-1　先天性脊柱侧凸、后凸及侧后凸畸形

A. 先天性脊柱侧凸，形成障碍：a. 完全分节型半椎体；b. 部分分节型半椎体；c. 未分节型半椎体；d. 嵌合型半椎体；e. 楔形椎；f. 不对称蝴蝶椎；分节不良：a. 单侧骨桥；b. 单侧骨桥伴对侧半椎体；c. 阻滞椎；B. 先天性脊柱后凸及侧后凸，形成障碍：a. 矢状面楔形椎；b. 矢状面楔形椎同时冠状面半椎体；c. 矢状面楔形椎同时冠状面不对称蝴蝶椎。

【临床表现及诊断】

出生时脊柱骨化仅为 30%，故该畸形在出生时较难发现，随着年龄的增长外观畸形逐渐出现，属于最常见的早发性脊柱侧凸（early onset scoliosis，EOS）。脊柱侧凸的进展与类型、数量、位置及与邻近脊柱的代偿有关，一般在 3 岁前及 10 岁后青春期进展较快。

【治疗】

1. 手术指征　包括严重的脊柱畸形和明显的畸形进展（半年大于 5° 的进展）。如患儿年龄较小或身体状况无法耐受手术，可采用支具或石膏控制畸形进展，但对畸形本身很难有改善作用。

2. 手术方法　常用的手术方法包括半椎体切除术、半椎体切除联合生长导向技术、骨骺阻滞技术、可垂直撑开人工钛肋（vertical expandable prosthetic titanium rib，VEPTR）技术等。

五、特发性脊柱侧凸

【概述及病因】

脊柱侧凸按病因学分为特发性、神经肌肉性、先天性和综合征性脊柱侧凸。特发性脊柱侧凸（idiopathic scoliosis，IS）指没有明确病因的脊柱侧凸，约 80% 的脊柱侧凸属于特发性脊柱侧凸。

【临床表现及诊断】

在特发性脊柱侧凸中根据年龄分为：婴幼儿（0～2 岁）、儿童（3～9 岁）、青少年（10～17 岁）和成年（大于 18 岁）脊柱侧凸。青少年特发性脊柱侧凸（adolescent idiopathic scoliosis，AIS）的发病率为 2%～3%，大于 40° 的约 0.1%，男女比例约 9:1。目前最常用的分型为 Lenke 分型（图 4-1-2），对手术有较大的指导意义。其分型包括冠状位侧凸（结构性与非结构性）、腰椎修正参数和胸椎矢状参数。另外，北京协和医院（Peking Union Medical College，PUMC）分型也在部分临床应用。

【治疗】

1. 手术指征　AIS 的手术指征包括侧凸角度大于 40°～50°、侧凸进展性加重、伴有矢状或冠状失衡。

2. 手术原则　骨骼成熟度较低的患者（髋臼 Y 形软骨未闭合）常采用生长导向技术（如生长棒等），骨骼成熟度较高的患者采用后路（或前路、或联合）矫正融合手术。

青少年特发性脊柱侧弯Lenke分型			
类型	上胸弯	主胸弯	胸腰弯/腰弯	侧弯类型
1	非结构性	结构性(主弯)	非结构性	主胸弯(MT)
2	结构性	结构性(主弯)	非结构性	双胸弯(DT)
3	非结构性	结构性(主弯)	结构性	双主弯(DM)
4	结构性	结构性(主弯)	结构性	三主弯(TM)
5	非结构性	非结构性	结构性(主弯)	胸腰弯/腰弯(TL/L)
6	非结构性	结构性	结构性(主弯)	胸腰弯/腰弯-主胸弯(TL/L-MT)(腰弯＞胸弯)

结构弯标准		顶椎位置(SRS标准)	
上胸弯	-侧方弯曲像Cobb≥25° -T_2~T_5后凸角≥+20°	弯曲部位	顶椎
主胸弯	-侧方弯曲像Cobb≥25° -T_{10}~T_{12}后凸角≥+20°	胸椎 胸腰椎	T_2~$T_{11/12}$椎间盘 T_{12}~L_1
胸腰弯/腰弯	-侧方弯曲像Cobb≥25° -T_{10}~T_{12}后凸角≥+20°	腰椎	$L_{1/2}$椎间盘-L_4

修订

腰椎修订	CSVL与顶椎关系
A	顶椎椎弓根之间
B	触及顶椎椎体
C	完全位于顶椎一侧

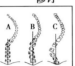

胸椎矢状位T_5~T_{12}	
修订	Cobb角
−	＜10°
N	10°~40°
+	＞40°

弯曲类型(1~6)+腰椎修订(A, B或C)+胸椎矢状位修订(−, N或+)=分型(例如1B+)

图 4-1-2 特发性脊柱侧凸 Lenke 分型

六、神经肌肉性脊柱侧凸

【概述及病因】

神经肌肉性脊柱侧凸(neuromuscular scoliosis, NMS)指由一些神经肌肉系统疾病导致的脊柱侧凸。其病因为神经肌肉系统异常引起肌肉强度下降、不平衡和控制异常从而影响脊柱序列。弛缓性瘫痪(如进行性假肥大性肌营养不良、脊髓灰质炎、脊髓性肌萎缩),痉挛性瘫痪(如脑瘫)和肌肉不自主收缩(肌张力障碍、遗传性共济失调)均可以引起脊柱畸形。

【临床表现及诊断】

神经肌肉性脊柱侧凸可以分为发育性(线粒体肌病、遗传性肌病、脊髓脊膜膨出、脑瘫等)和获得性(脊髓损伤、横断性脊髓炎、脊髓灰质炎等)。

【治疗】

这些引起脊柱侧凸的原发病通常是无法治愈的,脊柱侧凸手术治疗要根据患儿的年龄、健康状况、骨骼成熟度、肺功能、原发疾病的自然病程来综合决定,手术的目的是保持脊柱支撑功能、维持平衡、改善肺功能及消化功能。

七、神经纤维瘤病

【概述及病因】

神经纤维瘤病(neurofibromatosis, NF)是一种常染色体显性遗传疾病,是神经棘细胞发育异常导致的多系统疾病。一般分为周围型(NF-1)和中枢型(NF-2)两型。

【临床表现及诊断】

NF-1伴发的骨骼系统异常主要包括脊柱侧凸、长骨假关节和弓形改变、四肢局部过度增生肥大等。NF-1的主要诊断标准[由美国国立卫生研究院(National Institutcs of Health, NIH)制定]:① 6个或

6 个以上咖啡牛奶斑,青春期前最大直径>5mm,青春期后直径>15mm;②2 个或 2 个以上神经纤维瘤或丛状神经纤维瘤;③2 个或 2 个以上的虹膜错构瘤(Lisch 结节);④腋窝和腹股沟区雀斑;⑤视神经胶质瘤;⑥一级亲属中有 NF-1 患者;⑦特异性骨改变(脊柱侧凸、椎体扇贝样改变、肋骨铅笔样改变、胫骨假关节、胫骨弓形改变或皮质变薄等)。具有 2 个或 2 个以上特征便可诊断 NF-1。NF-1 引起的脊柱侧凸可以分为非营养不良性脊柱侧凸和营养不良性脊柱侧凸。

【治疗】

非营养不良性脊柱侧凸与特发性脊柱侧凸相似,神经纤维瘤病对脊柱畸形影响不大,治疗策略也与特发性脊柱侧凸相似,但术后出现假关节及失代偿情况较多。营养不良性脊柱侧凸特点为侧凸节段较短,成角明显,伴椎体楔变,神经管扩张等,常形成严重的侧后凸畸形。建议早期手术治疗。

八、马方综合征

【概述及病因】

马方综合征(Marfan syndrome,MFS)是一种常染色体显性遗传结缔组织病,由 15 号染色体编码纤维蛋白的 FBN1 基因突变引起,导致肌肉骨骼系统、心脏、眼等多系统器官的病变。

【临床表现及诊断】

患者身高通常高于常人,伴四肢细长、腰部纤细、指/趾细长、漏斗胸或鸡胸、翼状肩胛、扁平足或高弓足、关节活动度增加等。75% 的马方综合征患者会出现脊柱畸形,最常见的是脊柱侧凸。侧凸类型中以双主弯多见,且多进展迅速。

【治疗】

多数医师认为马方综合征伴脊柱侧凸患者支具治疗效果不明显。若 Cobb 角大于 40°,骨骼成熟度较高,可以考虑手术治疗。术前要进行全面心肺功能评估。手术策略应选择后路矫形融合手术,手术融合节段应包括整个结构性侧凸,节段长,但较少固定至骨盆。僵硬严重的侧凸可行前后路联合手术。主要并发症为内固定并发症及假关节形成,发生率较高。

九、成骨不全

【概述及病因】

成骨不全(osteogenesis imperfecta,OI)也称脆骨症,是一种遗传性骨骼发育障碍疾病,其致病基因是 COL1A1 和 COL1A2,这两个基因是编码 Ⅰ 型胶原的重要基因,Ⅰ 型胶原是骨骼、韧带、肌腱及巩膜的重要结构蛋白,因此成骨不全的临床表现主要是上述结构的异常。目前已知的成骨不全分型至少有 16 种,每种亚型的临床表现及预后各不相同。

【临床表现及诊断】

成骨不全的临床表现主要包括身高矮小、皮肤纤薄、蓝色巩膜、牙齿发育异常、听力受损、韧带松弛及各种骨关节畸形。骨关节畸形可表现为股骨向外弓形弯曲、胫骨向前弓形弯曲、膝外翻、髋臼内陷及脊柱侧后凸。X 线片可见骨皮质变薄,骨量减低,长管状骨弓形弯曲,骨盆呈三叶草形,椎体压缩塌陷呈鱼骨形,部分患者可存在严重的脊柱侧后凸。

【治疗】

成骨不全导致的脊柱畸形,支具治疗通常无效,原因是躯干短缩及肋骨较软,支具不仅不能起到矫形作用,还会加重胸廓畸形。成骨不全导致的脊柱侧后凸,当 Cobb 角大于 40° 时,畸形进展的可能性很大,通常建议手术治疗,由于此类患者通常存在严重的骨量减低,每一个椎体都需要置钉固定。手术难点在于存在椎弓根发育不良、畸形僵硬,术中出血远大于特发性脊柱侧凸。需要注意的是如果是 Ⅴ 型成骨不全,术中操作一定不要进入椎管,禁用椎板下钢丝,避免椎弓根螺钉突破椎弓根内壁,因为 Ⅴ 型成骨不全的特点是骨痂异常增生,增生的骨痂会造成神经压迫。

十、舒尔曼病

【概述及病因】

舒尔曼病(Scheuermann disease)表现为胸椎或胸腰椎多个椎体楔形变,导致胸腰椎后凸。好发于青少年,男性多见。该病于 1920 年由 Holger Werfel Scheuermann 首次报道。该病具体发病机制目前尚未明确,可能与遗传因素、激素水平及机械因素相关,Scheuermann 认为椎体骨骺发育异常或坏死导致该病,类似于股骨头骨骺骨软骨病[佩尔特斯病(Perthes disease)]的发病机制。

【临床表现及诊断】

该病患者表现为胸腰椎后凸,以胸段多见,并伴有胸背疼痛,多在活动后加重,侧位 X 线片表现为多个连续椎体楔形变,终板异常,施莫尔(Schmorl)结节(图 4-1-3)。患者的侧位 X 线片出现连续 3 个或以上椎体楔形变大于 5° 同时伴有终板不规则、椎间隙变窄的影像学表现,可诊断该病。

【治疗】

舒尔曼病的自然病史呈良性表现,疼痛轻微,很少引起很严重的后凸畸形,并且在骨骺闭合之后后凸畸形便不再进展,极少患者会出现神经功能障碍。因此,大部分患者只需要严密观察后凸畸形的进展情况,很少需要进一步治疗。如果患者出现后凸畸形大于 45°,而且还有 1 年以上的生长潜力,建议佩戴支具防止后凸加剧。如果患者后凸畸形大于 70°,或快速进展,或出现神经功能障碍,或严重的胸背疼痛,建议手术治疗纠正后凸畸形。

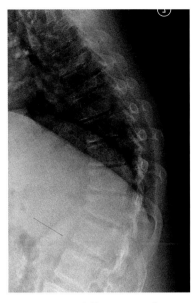

图 4-1-3　胸椎后凸 X 线表现

十一、结核性或医源性胸椎后凸

【概述及病因】

胸椎结核分枝杆菌感染或医源性引起的胸椎后凸,是胸椎结构破坏或不稳导致胸椎在矢状位上的后凸畸形。结核分枝杆菌经过血行传播,定植到椎体引起IV型超敏反应,造成单一或多个椎体破坏,若治疗不及时可造成脊柱前柱结构失稳,继而导致早期或晚期后凸畸形。胸椎爆裂骨折,椎体破坏严重,如果未行前柱结构重建,可出现医源性胸椎后凸及内固定失效;胸椎后路椎板切除术后,如果未行融合固定,由于后方韧带复合体破坏,后方限制屈曲的结构破坏,也会逐渐导致胸椎后凸。

【临床表现及诊断】

患者临床表现多样,除原发病表现外,多表现为胸背后凸,胸背疼痛,可能会出现继发的脊髓损害。影像学表现为单个或多个节段的后凸畸形,伴有不同程度的脊髓损害。诊断需要结合患者的病史、体格检查及影像学检查,患者需要完善脊柱全长 X 线、CT 和 MRI 检查,明确畸形部位、严重程度、神经受压位置,并进行行术前规划。

【治疗】

严重的或持续进展的后凸畸形,脊髓压迫症,严重的胸背疼痛是明确的手术指征。手术治疗的目的是重建前方结构、矫正后凸、融合和坚强固定。脊柱结核导致的后凸畸形需要清除彻底感染灶和充分引流。矫正后凸畸形需要考虑畸形程度、部位、矫形程度,采取个体化的截骨术式。

十二、强直性脊柱炎

【概述及病因】

强直性脊柱炎是全身性、慢性的炎症性自身免疫疾病,多累及中轴骨和髋关节,通常首先累及骶髂关节并逐渐向头侧蔓延,也可出现跳跃式发展。脊柱受累主要表现为脊柱关节自发融合,引起脊柱僵硬、丧失活动度或后凸畸形。该病好发于中青年男性。截至目前,强直性脊柱炎的发病机制尚未明确,遗传因素可能是病因之一;有研究表明细菌或病毒感染引起的免疫反应是该病的发病原因。脊柱关节的炎症反应引起脊柱关节自发融合、关节强直、脊柱后凸,并引起继发的骨质疏松、椎间盘炎或病理性骨折。

【临床表现及诊断】

该病早期,患者的症状主要以持续性腰背痛、夜间或晨起加重、晨僵为主,晚期患者表现为脊柱后凸,严重畸形会影响患者行走和平视或出现神经受损症状。尽早诊断，药物控制炎症进程能避免患者进展到严重的后凸畸形。目前公认的诊断标准是改良纽约标准，临床指标包括晨僵、腰椎活动度下降、胸廓扩张度下降；影像学指标包括骶髂关节炎。实验室检查，如血沉、C反应蛋白和*HLA-B27*等也具有参考价值。

【治疗】

主要的治疗方法是药物治疗（包括非甾体抗炎药和生物制剂）控制炎症反应，并结合康复训练维持脊柱活动度。手术治疗指征包括骨折、严重的后凸畸形、逐渐进展的椎间盘炎及神经功能障碍。骨折或椎间盘炎的治疗原则是坚强固定，严重后凸畸形需要行截骨矫正后凸，如有神经受损表现，需要行减压操作。

十三、胸椎骨折/脱位

【概述及病因】

胸椎骨折/脱位多由高能量损伤，如高处坠落、交通事故或重物挤压伤导致，同时伴有不同程度的脊髓损伤。高能量损伤造成胸椎骨性和软组织稳定结构破坏，造成脊柱不稳定，使脊髓受到挤压、牵拉而造成损伤，高能量损伤也会同时造成胸腹、骨盆和四肢合并伤。

【临床表现及诊断】

胸椎骨折/脱位临床表现为高能量损伤后出现胸背部剧烈疼痛和下肢神经功能障碍，影像学提示胸椎骨折伴有序列中断，MRI提示胸髓损伤。处理此类患者需要按照高级创伤生命支持流程进行，应该优先处理危及生命的情况，待患者生命体征稳定后再关注脊柱损伤。

【治疗】

胸椎骨折/脱位属于三柱损伤，不稳定性骨折，同时伴有不同程度的脊髓损伤，大部分患者有明确的手术指征。手术目的为尽早行脊髓减压，胸椎脱位复位，重建脊柱稳定性。术后进行积极的神经康复训练，同时尽量避免出现并发症，如下肢血栓、肺部或泌尿系统感染、压疮等。

（于杰　肖斌　阎凯　吴静晔）

参 考 文 献

[1] FORESTIER J, ROTES-QUEROL J. Senile ankylosing hyperostosis of the spine[J]. Ann Rheum Dis, 1950, 9(4): 321-330.

[2] MADER R. Difffuse idiopathic skeletal hyperostosis; a distinct clinical entity[J]. Isr Med Assoc J, 2003, 5(7): 506-508.

[3] TSUKAHARA S, MIYAZAWA N, AKAGAWA H, et al. COL6A1, the candidate gene for ossification of the posterior longitudinal ligament, is associated with diffuse idiopathic skeletal hyperostosis in Japanese[J]. Spine, 2005, 30(20): 2321-2324.

[4] ARTNER J, LEUCHT F, CAKIR B, et al. Diffuse idiopathic skeletal hyperostosis: current aspects of diagnostic and therapy [J]. Orthopade, 2012, 41(11): 916-922.

[5] RESNICK D, NIWAYAMA G. Radiographic and pathologic features of spinal involvement in diffuse idiopathic skeletal hyperostosis(DISH)[J]. Radiology, 1975, 119(3): 559-568.

[6] MADER R. Current therapeutic options in the management of diffuse idiopathic skeletal hyperostosis[J]. Expert Opin Pharmacother, 2005, 6(8): 1313-1318.

[7] SCHEUERMANN H W. Kyphosis dorsalis juvenilis[J]. Ugeskr Laeger, 1920, 82: 385-393.

[8] SCHEUERMANN H W. Kyphosis juvenilis(Scheuermann's Krankheit)[J]. Fortschr Geb Röntgenstr, 1936, 53: 1-16.

[9] SÖRENSEN K H. Scheuermann's juvenile kyphosis[M]. Copenhagen: Munksgaard, 1964.

[10] BRADFORD D S. Juvenile kyphosis[J]. Clin Orthop Rel Res, 1977(128): 45-55.

[11] MURRAY P M, WEINSTEIN S L, SPRATT K F. The natural history and long-term follow-up of Scheuermann's kyphosis [J]. J Bone Jt Surg Am, 1993, 75(2): 236-248.

[12] BRADFORD D S, MOE J H, MONTALVO F J, et al. Scheuermann's kyphosis and round-back deformity. Results of Milwaukee brace treatment[J]. J Bone Joint Surg Am, 1974, 56(4): 740-758.

[13] JAAKKOLA E, HERZBERG I, LAIHO K, et al. Finnish HLA studies confirm the increased risk conferred by HLA-B27 homozygosity in ankylosing spondylitis[J]. Ann Rheum Dis, 2006, 65(6): 775-780.

[14] FRAUENDORF E, VON GOESSEL H, MAY E, et al. HLA-B27-restricted T cells from patients with ankylosing spondylitis recognize peptides from B*2705 that are similar to bacteria-derived peptides[J]. Clin Exp Immunol, 2003, 134(2): 351-359.

[15] VAN DER LINDEN S, VALKENBURG H A, CATS A. Evaluation of diagnostic criteria for ankylosing spondylitis. A pro-

posal for modification of the New York criteria[J]. Arthritis Rheum, 1984, 27(4): 361-368.

[16] MAU W, ZEIDLER H, MAU R, et al. Clinical features and prognosis of patients with possible ankylosing spondylitis. Results of a 10-year follow up[J]. J Rheumatol, 1988, 15(7): 1109-1114.

[17] CHANG K W, TU M Y, HUANG H H, et al. Posterior correction and fixation without anterior fusion for pseudoarthrosis with kyphotic deformity in ankylosing spondylitis[J]. Spine, 2006, 31(13): E408-E413.

[18] LUK K D. Tuberculosis of the spine in the new millennium[J]. Eur Spine J, 1999, 8(5): 338-345.

[19] BRIDWELL K H, LEWIS S J, RINELLA A, et al. Pedicle subtraction osteotomy for the treatment of fixed sagittal imbalance. Surgical Technique[J]. J Bone and Joint Surg Am, 2004, 86A(Suppl 1): 44-50.

[20] GILL J B, LEVIN A, BURD T, et al. Corrective osteotomies in spine surgery[J]. J Bone and Joint Surg Am, 2008, 90(11): 2509-2520.

[21] HOLDSWORTH F W. Fractures, dislocations, and fracture-dislocations of the spine[J]. J Bone Joint Surg Am, 1963, 45(1): 6-20.

[22] SABOE L A, REID D C, DAVIS L A, et al. Spine trauma and associated injuries[J]. J Trauma, 1991, 31(1): 43-48.

[23] WOLTMANN A, BÜHREN V. Emergency room management of the multiply injured patient with spine injuries. A systematic review of the literature[J]. Unfallchirurg, 2004, 107: 911-919.

第二节　颈胸交界区前路椎间盘切除术

【发展历史】

颈胸交界区位于颈椎前凸和胸椎后凸相互移形的区域,本身位置就比较深在,而且前方又有锁骨、胸骨及大血管等结构阻挡,造成显露异常困难。但幸运的是,在此区域的脊柱疾病的发生率并不是很高,常见的疾病主要包括脊柱结核及其他各种感染、椎间盘突出、后纵韧带和黄韧带骨化症、骨折及各种原发性或转移性肿瘤等。

颈胸交界区前路手术最早是用于治疗由脊柱结核扩散导致的脊柱胸腰段后凸,后凸畸形严重时,会造成脊髓严重压迫,而产生神经功能损害。这种手术开展至今,已有60余年的历史。在1955年,Robinson和Smith首先提出了经颈胸交界区前路行颈椎间盘摘除,椎体间植骨融合术。但颈胸段椎体位置深在,该入路向下显露比较有限,最多只能显露至T_1椎体,因此为了更加广泛地显露病变,有学者提出劈开胸骨的显露方法,但劈开胸骨入路造成术中大血管损伤及术后深部组织感染的可能性显著增高。Kurz为减少因为手术入路而增加的手术并发症,提出了下颈椎前方结合锁骨内侧1/3切除入路,从而显著减少了手术并发症。

【适应证及禁忌证】

1. 适应证　主要为颈胸交界区椎间盘突出症($C_7 \sim T_1$),未累及后柱的经椎间盘组织损伤。

2. 禁忌证　包括颈胸交界区结核及其他类型的急慢性感染,原发性或转移性肿瘤,累及椎体的骨折或骨折脱位。

【手术步骤】

下文介绍的颈胸椎交界区前路间盘切除术,重点在于阐述在此区域常用的前路手术入路方法,而椎间盘切除术同下颈椎前路椎间盘切除术是一样的,故在此仅做简要叙述。颈胸交界区前路手术入路又分为劈开胸骨入路和不劈开胸骨入路,下文仅介绍不劈开胸骨入路。目前常用的不劈开胸骨入路有低位颈椎前路入路、经内侧部分锁骨切除入路、内镜辅助入路3种。

（一）低位颈椎前路入路

1955年,Smith和Robinson首先应用下颈椎前路入路行颈椎间盘切除,椎体间植骨融合术。随后Rossitti使用该手术入路治疗上胸椎($T_1 \sim T_2$)的椎间盘突出,并取得了满意疗效。手术应采用纵向斜切口,沿胸锁乳突肌内缘切开皮肤及颈阔肌,从胸锁乳突肌和带状肌(包括:胸骨舌骨肌,肩胛舌骨肌,胸骨甲状肌,甲状舌骨肌)的肌间隙进入,向内侧拉开气管和食管,向外侧牵开颈动脉鞘。抵达椎体前方后,先处理浅层的颈长肌,继而进行切除椎间盘的操作。有学者建议采用左侧入路以避免喉返神经损伤的可能性,因为喉返神经在右侧位置变异较多,而在左侧位置相对恒定。但也有学者认为右侧入路更安全,因为左侧入路有损伤胸导管的风险。总之,选择哪侧手术入路主要由术者对操作的熟悉程度以及具体病变部位和性质决定。

（二）经部分锁骨切除入路

1984 年，Sundaresan 等首先报道了经典的前胸壁 T 形手术入路。沿两侧锁骨切开皮肤，继而纵向沿胸骨柄延伸至胸骨体。术中需要将附着在胸骨和锁骨内侧 1/3 上的肌肉做骨膜下剥离，用线锯切断锁骨内侧 1/3，以便提供 $C_7 \sim T_4$ 良好的手术视野和操作空间。同时，切除下来的锁骨还可以用来行椎体间植骨融合。但这种入路也有缺点，会造成患者一侧甚至双侧的肩胛带无力。同时在术中还要切除部分胸骨柄，一方面会增加损伤深层大血管的风险；另一方面切除的部分胸骨柄对扩大显露的帮助也很有限。1991 年，Kurz 报道了改良的 Sundaresan 入路，采用单侧的倒 L 形手术切口，切口远端起自胸骨柄底部，向头侧延伸约 2.5cm 后转向左侧，使切口与锁骨平行，止于胸锁乳突肌外侧缘。Kurz 入路需要游离颈阔肌皮瓣，显露胸锁乳突肌，将其从胸骨柄和锁骨的附着处游离，并向上外侧牵开。在锁骨水平切断胸骨舌骨肌和胸骨甲状肌，然后骨膜下剥离锁骨和胸锁关节。用线锯在锁骨内侧 1/3 处切断锁骨，游离后小心切除。切口近侧沿颈动脉鞘和气管食管间隙进入，可将遇到的甲状腺下血管结扎，通常将喉返神经拉向内侧，继而向下内侧牵开锁骨下血管和头臂血管以显露深方的椎体及颈前肌群，再进行减压操作。切除部分锁骨理论上会减弱肩胛带的作用，但临床上还未将此作为主要问题报道。另外，由于该入路比较深在，也容易损伤周围大血管、喉返神经、胸导管及锁骨下静脉等。采用此入路的前提是对之前提到的低位颈椎前路入路有比较丰富的经验，因为两者的手术界面都是相同的，经浅层分离后，都要经气管、食管鞘和颈动脉鞘之间的间隙进入需要操作的椎体前方。

我国叶晓健也报道了应用改良的 Sundaresan 入路治疗上胸椎肿瘤的病例，取得了满意的疗效。他采用的切口在颈胸交界处，自右侧颈部前下 1/3 胸锁乳突肌内侧缘，做一经胸锁关节内侧向下至胸骨柄和胸骨体结合处外侧缘的弧形切口，长 10～15cm。在颈动脉鞘和气管、食管鞘之间进入，首先显露 C_7 椎体，骨膜下剥离胸锁乳突肌在胸骨和锁骨上的附着点，剥离出锁骨内 1/3 和胸骨的右侧半，用线锯在锁骨的中内 1/3 交界处锯开，切开胸锁关节囊，取下锁骨备用。在锁骨的深方，用 S 形拉钩拉开气管、食管，即可显露上胸椎，同时注意保护好锁骨下静脉。

（三）内镜辅助入路

由于上胸椎前路手术显露难度大，经低位颈椎途径 T_2 和 T_3 椎体难以在直视下操作，而胸腔镜技术也仅能提供 T_3 水平以下的椎体操作。随着脊柱外科显微技术的进步，内镜纵隔入路达上胸椎的手术，因其创伤小、视野好逐渐被应用到临床。1995 年，Geiger 在低位颈椎前方入路的基础上，尝试使用显微镜，虽然能够使其向下接近 T_3 椎体水平，但对椎间盘后缘显露仍欠佳。2000 年，Rubino 以猪为动物模型，使用腹腔镜设备，采用经典的颈椎前方入路抵达下颈椎和上胸椎，他认为该入路视野广阔、创伤较小，并可提供 $C_1 \sim T_3$ 的良好暴露。2001 年，LeHuec 首次报道了 2 例内镜下手术治疗颈胸交界区椎体转移性肿瘤的病例，该入路的初始方法与 Smith-Robinson 入路的低位颈椎暴露方法相同，暴露胸骨柄上缘和第 2、3 肋间隙后，用手指钝性分离胸骨柄后面，暴露上纵隔，切断带状肌，结扎甲状腺下血管，将气管、食管和喉返神经拉向内侧，将左头臂静脉、颈总动脉拉向外侧。显露椎体后，放置自动拉钩，再进行内镜操作。该入路可以获得良好的 $C_7 \sim T_3$ 显露，不但可以完成椎间盘切除减压，还可以完成椎体次全切除，并附以内固定重建的手术。尽管该手术创伤小、恢复快，但还是存在一定的风险，并且目前报道的病例数也有限，需要将来进一步的临床实践证实。

前面的暴露满意后，即可转入常规的椎间盘切除内固定融合。椎间盘相邻的椎体用 Caspar 撑开器撑开，椎间盘切除的范围一定要到达两侧的钩椎关节或椎间盘外侧缘，用磨钻磨除后纤维环和两侧增生的钩椎关节，用 2mm 的椎板咬骨钳切除后纵韧带，用 2mm 的髓核钳小心去除突出的髓核组织，并用神经探钩探查对硬膜的减压是否充分。继而选择合适的椎间融合器置入椎体间，再置入钉板系统，牢固固定。伤口引流一般留置 48 小时。

【手术要点】

颈胸交界区前路间盘切除术的手术要点主要在于手术入路过程中的操作，体现了如何既能充分地显露病变部分，又能有效地避免损伤周围的重要结构，如喉返神经、胸导管及胸骨后方的重要血管结构。采用左侧还是右侧切口，至今并没有形成共识。左侧入路尽管会降低损伤喉返神经的风险，但会增高损伤胸导管引起乳糜漏的风险。喉返神经在颈部右侧走行位置不固定，右侧入路理论上会增高喉返神经损伤的风险,但也有学者认为右侧入路在显露过程中,仔细暴露喉返神经并加以妥善保护,也不会增高其损伤的风险。

【典型病例】

患者,男性,47岁。主诉:右手小指疼痛、麻木2个月。体格检查:右手小指尺侧感觉麻木,右侧指浅屈肌肌力Ⅳ级。影像学检查:MRI 示 $C_7 \sim T_1$ 椎间盘突出,偏向右侧压迫硬膜囊(图4-2-1)。CT 矢状位重建示突出物非骨性,为脱出的髓核组织(图4-2-2)。治疗:采用低位颈椎前路入路,行 $C_7 \sim T_1$ 节段的前路颈椎间盘切除减压融合术(anterior cervical discectomy and fusion,ACDF)。术后:图4-2-3为术后的正侧位 X 线片,颈椎序列可,局部骨质增生。

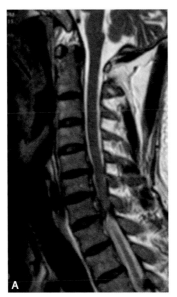
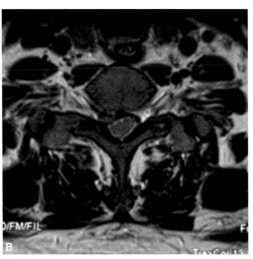

图 4-2-1 术前 MRI

A. 矢状位;B. 横断位。

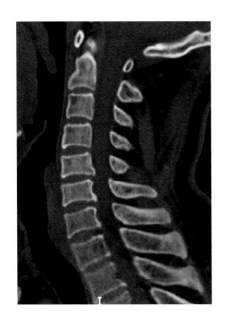

图 4-2-2 术前 CT

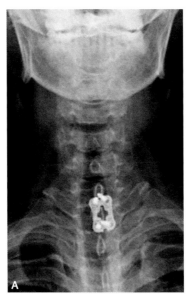
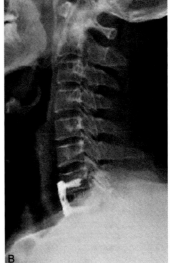

图 4-2-3 术后 X 线片

A. 正位;B. 侧位。

(李楠)

参 考 文 献

［1］ROSSITTI S, STEPHENSEN H, EKHOLM S, et al. The anterior appro— ach to high thoracic（T₁-T₂）disc herniation［J］. Br J Neurosurg, 1993, 7（2）: 189-192.

［2］SUNDARESAN N, SHAH J, FOLEY K M, et al. An anterior approach to the upper thoracic vertebrae［J］. J Neumsurg, 1984, 61（4）: 686-690.

［3］KURZ L T, PURSEL S E, HERKOWITZ H N. Modified anterior approach to the cervicothoracic junction［J］. Spine, 1991, 16（10 Suppl）: S542-S547.

［4］叶晓健, 贾连顺, 袁文, 等. 改良 Sundaresan 法治疗上胸椎肿瘤［J］. 中华骨科杂志, 2004, 24（8）: 488-490.

［5］GEIGER M, ROTH P A, WU J K. The anterior cervical approach to the cervicothoracic junction［J］. Neurosurgery, 1995, 37（4）: 704-709; discussion 709-710.

［6］RUBINO F, DEUTSCH H, PAMOUKIAN V, et al. Minimally invasive spine surgery: an animal model for endoscopic approach to the anterior cervical and upper thoracic 8pine［J］. J Laparoendosc Adv Surg Tech A, 2000, 10（6）: 309-313.

［7］LE HUEC J C, LESPRIT E, GUIBAUD J P, et al. Minimally invasive endoscopic approach to the cervicothoracic junction for vertebral metastases: report of two cases［J］. Eur Spine J, 2001, 10（5）: 421-426.

第三节 颈胸交界区经胸骨入路椎间盘切除术

【发展历史】

颈胸交界区位于颈椎前凸和胸椎后凸相互移形的区域，本身位置比较深在，而且前方又有锁骨、胸骨及大血管等结构阻挡，造成显露困难。但幸运的是，在此区域的脊柱疾病的发生率并不是很高，常见疾病主要包括脊柱结核及各种急慢性感染，椎间盘突出、后纵韧带和黄韧带骨化症、不同类型的骨折及各种的原发性或转移性肿瘤等。

颈胸交界区前路手术最早是用于治疗由脊柱结核扩散导致的脊柱胸腰段后凸，后凸畸形发展严重时，会造成脊髓严重压迫，而产生神经功能损害。这种手术开展至今，已有 60 余年的历史。在 1955 年，Robinson 和 Smith 首先提出了经颈胸交界区前路行颈椎间盘摘除，椎体间植骨融合术。但颈胸段椎体位置深在，该入路向下显露比较有限，最多只能显露至 T₁ 椎体，因此为了更加广泛地显露病变，有学者提出劈开胸骨的显露方法，但这些方法普遍应用于脊柱结核的治疗。1957 年，Cauchoix 和 Binet 首先报道了全胸骨劈开入路治疗胸椎结核，但之后有学者报道该手术的死亡率达 40%。1982 年，有学者在 Cauchoix 的基础上，结合 Smith-Robinson 入路，采用倒 T 形劈开胸骨柄的方法，在增加显露的同时，避免了劈开全部胸骨的并发症。也有学者报道了一种经正中劈开胸骨柄，离断锁骨内侧 1/3，继而显露颈胸段，进行良性肿瘤切除的方法，该入路的视野更加开阔，减轻了对大血管的牵拉。

【适应证及禁忌证】

1. 适应证　主要包括颈胸交界区椎间盘突出症（C₇～T₁），未累及后柱的经椎间盘组织损伤。

2. 禁忌证　包括颈胸交界区结核及其他类型的急慢性感染，累及纵隔的原发性或转移性肿瘤，累及椎体的骨折或骨折脱位。

【手术步骤】

下文介绍的颈胸椎交界区前路椎间盘切除术，重点在于阐述在此区域常用的前路手术入路方法，而椎间盘切除的技术同下颈椎前路椎间盘切除的技术是一样的，故在此仅做简要的叙述。颈胸交界区的前路经胸骨入路主要包括以下三种方式。

（一）全胸骨劈开纵隔入路

1957 年 Cauchoix 等首先采用全胸骨劈开入路治疗胸椎结核，之后 Hodgson 等采用此入路治疗脊柱结核，但他觉得该入路风险很高，死亡率可达 40%，于是建议放弃该入路。之后仍有不少学者在尝试应用这种入路，也均认为全胸骨劈开手术创伤大、术后并发症多、风险高。其实造成这种情况的原因主要是受当时技术条件的限制。1994 年，Calliauw 再次采用全胸骨劈开入路治疗 3 例上胸椎脊髓腹侧肿瘤的病例，并取得了满意的疗效。Kojima 分别采用外侧开胸和前方劈胸骨入路治疗胸椎后纵韧带骨化症，并将两种方法进行了比较，认为劈胸骨入路能够满意地显露 T₁～T₃ 病灶。

Redek 也认为尽管各种改良的其他劈胸骨入路不断涌现，全胸骨劈开入路仍然是达到上胸椎椎体并行病灶切除、椎体间融合，重建内固定的手术入路选择。该手术切口采用胸锁乳突肌内缘与胸骨正中相连接，下端抵达剑突。采用内脏鞘和颈动脉鞘的间隙进入，用手指钝性分离胸骨后软组织，用胸骨锯纵行劈开胸骨并用撑开器向两侧牵拉，撑开幅度可达 60mm 左右。从胸骨上去除胸骨后脂肪组织和胸腺筋膜。最后从气管、食管与头臂血管之间的间隙进入，钝性分离后即可达到椎前筋膜。术中应注意保护喉返神经、膈神经，避免胸膜和大血管的破裂。该手术入路的优点：①手术操作简单易行，可提供良好的 C_4～T_4 椎体暴露；②可以在直视观察纵隔内容物，避免损伤重要结构；③对后纵韧带和硬膜暴露彻底，便于完整地切除病变组织和彻底地椎管减压；④不切除锁骨，不破坏肩关节的整体结构，保留了肩胛带的完整功能；⑤对 T_5 及以下的胸椎暴露可通过头臂静脉、上腔静脉与升主动脉之间的间隙达到。但该手术也有以下几点不足：①手术创伤比不经胸骨的入路创伤大，并发症相对较多，如术中纵隔结构损伤和术后感染发生率较高；②术后康复期较长，不利于患者早期下床活动，易出现由长期卧床导致的各种并发症；③当需暴露到 T_4 椎体水平时，左头臂静脉不得已可能需要被结扎，术后会造成左臂肿胀。

（二）经胸骨柄入路

由于全胸骨劈开的手术创伤过大，1982 年 Louis 在 Cauchoix 等所做全胸骨劈开纵隔入路暴露的基础上，首先采用倒 T 形劈开胸骨至胸骨柄下方，再联合颈前手术切口，以减少手术创伤。Yasui 在 1984 年首先报道了采用倒 T 形劈开胸骨柄，再联合颈部入路，治疗颈胸结合部后纵韧带骨化症的病例，该入路可获得下至 T_3 椎体的满意暴露，可以相对安全有效地切除病变椎体和骨化组织。2002 年，Luk 等对 Hodgson和 Datling 等的入路方式进行了改良，行单侧（L 形）或双侧（倒 T 形）胸骨柄切开，并对 5 例患者实施该入路，过程顺利，未出现与手术相关的并发症。我国学者张泽华、许建中也都对该手术入路进行了改良，获得了满意的暴露，具体如下：患者取仰卧位，头偏向左侧，肩胛骨之间垫薄枕，颈部略后伸，双肩外展。切口自右侧胸锁乳突肌前缘下 1/3 处斜向内下至胸骨柄切迹中点，然后纵行至胸骨角下方 3cm 左右。在胸锁乳突肌与舌骨下肌群间隙分离，切断肩胛舌骨肌。向左侧牵开气管、食管、甲状腺，向外侧牵开右颈动脉鞘、胸锁乳突肌，注意保护右侧喉返神经，显露椎前筋膜，纱布填塞止血。分离胸骨前方组织，显露胸骨柄，剥离胸骨舌骨肌、胸骨甲状肌、胸锁乳突肌的胸骨附着部位，用手指钝性分离胸骨后面的疏松结缔组织，用胸骨锯正中纵向劈开胸骨至胸骨角，再分别向两侧横向剪开。用胸骨撑开器撑开胸骨柄，继续于颈动脉鞘与内脏鞘之间向下分离，分离至颈胸段的椎前筋膜，充分暴露切口范围内的深部组织和椎体。此入路优点包括：①仅部分劈开胸骨，手术创伤较全胸骨切开小；②暴露范围较低位颈椎前路途径大，一般可暴露至 T_4 水平，向上可延长切口至 C_3；③可扩展性强，两侧扩展可提供足够的宽度以便于置入内固定器械，纵隔内结构较容易控制；④无须切除内侧 1/3 锁骨，因此不影响肩胛带的稳定性及上肢功能。选择单侧还是双侧胸骨柄切开取决于是否需要扩展暴露。单侧切开可暴露宽度为 4cm，双侧可达 8cm。其缺点主要是右心房和左侧升主动脉限制了该入路的尾侧扩展，因此很难达到 T_4 以下，部分患者 T_3 暴露困难。Lazennec 建议对需要显露 T_3 的患者，术前需做血管造影以明确有无大血管变异。其次撑开胸骨柄时可导致头臂静脉牵张甚至裂，Xu 认为暴露至 C_7～T_4 椎体将会引起 57% 头臂静脉明显牵张，7% 的头臂静脉发生撕裂。因此，T_2 椎体以下的暴露应格外小心，大血管损伤有可能未发生在直接显露过程中，反而出现在使用器械撑开时。

（三）劈开胸骨柄同时离断锁骨入路

1982 年，Standefer 报道了一种经正中劈开胸骨柄，离断锁骨内侧 1/3，继而显露颈胸段，进行良性肿瘤切除的方法，该入路的视野更加开阔，减轻了对大血管的牵拉。手术采用左侧入路，切开左侧胸锁关节囊，对锁骨进行骨膜下剥离，用电锯或磨钻切除锁骨内侧 1/3，将胸骨后软组织钝性剥离，再显露深方的椎前组织。

之前的暴露满意后，即可转入常规的间盘切除内固定融合的操作。椎间盘相邻的椎体用 Caspar 撑开器撑开，椎间盘切除的范围一定要到达两侧的钩椎关节或间盘的外侧缘，用磨钻磨除后纤维环和两侧增生的钩椎关节，用 2mm 的椎板咬骨钳切除后纵韧带，用 2mm 的髓核钳小心去除突出的髓核组织，并用神经探钩探查对硬膜的减压是否充分。继而选择合适的椎间融合器置入椎体间，再置入钉板系统，牢固固定。伤口引流一般留置48小时。

【手术要点】

颈胸交界区经胸骨入路间盘切除术的手术要点主要在于手术入路过程中的操作，体现如何既能充分地显露病变部分，又能有效地避免损伤周围的重要结构，如喉返神经、胸导管及胸骨后方的重要血管结构。在颈胸交界区经胸骨前方入路选择左侧还是右侧的问题，一直存在争议。单建林等研究了喉返神经与颈前路手术的关系，发现左喉返神经在气管食管沟内行程较长且解剖位置比较恒定，而右喉返神经行程变异较左侧大，因此右侧入路较左侧入路损伤喉返神经的风险更高。张锋等也对前路入路中涉及的胸导管的走行进行了研究，他发现胸导管在 T_5 椎体水平由右侧越过中线逐渐向左侧移行，在 T_4 水平紧贴椎体左前方垂直上行至 T_2 水平再逐渐向左上方移行，约79% 在 C_7 或 $C_7 \sim T_1$ 水平形成胸导管弓。因此，在 T_2 以上，胸导管明显远离椎体左侧，T_2 以上选择经左侧入路损伤胸导管的概率比较低，更安全。T_2 以下的暴露，于胸导管紧贴椎体的左前方上行，因此从右侧入路可以避开胸导管。

在劈开胸骨和切除内侧 1/3 锁骨时，需注意充分剥离周围的重要结构，使用微型磨钻或电钻，以避免损伤深部的大血管和胸膜，导致严重的并发症。

（李楠）

参 考 文 献

［1］ 单建林，姜恒，孙天胜，等.颈椎前路手术入路中喉返神经的相关解剖学研究［J］.中华骨科杂志，2003，23（5）：315-317.

［2］ 张烽，王素春，段广超，等.颈胸段脊柱椎体周围重要脉管结构的应用解剖［J］.中国临床解剖学杂志，2007，25（3）：236-242.

［3］ CAUCHOIX J, BINET J P. Antcrior surgical approaches to the spine［J］. Ann R Coll Surg Engl, 1957, 2l（4）: 234-243.

［4］ KOJIMA T, WAGA S, KUBO Y, et al. Surgical treatment of ossmcation of the posterior longitudinal ligament in the thoracic spine［J］. Neurosurgery, 1994, 34（5）: 854-858; discussion 858.

［5］ RADEK A, MACIEICZAK A, KOWALEWSKI J, et al. Transsternal approach to the cervicothoracic junction［J］. Neurol Neurochir Pol, 1999, 33（5）: 1201-1213.

［6］ 刘屹林，王利民，宋跃明，等.经胸骨上段显露颈胸段脊柱的应用解剖［J］.中国临床解剖学杂志，2007，25（6）：611-614.

［7］ COHEN Z R, FOUMEV D R, GOKASLAN Z L, et al. Anterior stabilization of the upper thoracic spine via an "interaorto-caval subinnominate window ": case report and description of operative technique［J］. J Spinal Disord Tech, 2004, 17（6）: 543-548.

［8］ LUK K D, CHEUNG K M, LEONG J C. Anterior approach to the cervicothoracic junction by unilateral or bilateral manubriotomy: a report of five cases［J］. J Bone Joint Surg Am, 2002, 84（6）: 1013-1017.

［9］ YASUI T. Stemum-splitting approach for ossification of the posterior longitudinal ligament in the cervicothoracic junction［J］. No Shinkei Geka, 1984, 12（9）: 1021-1027.

［10］ 张泽华，许建中，谭祖键，等.改良前方入路结核病灶清除、同种异体骨移植、内固定治疗颈胸段脊柱结核［J］.中国脊柱脊髓杂志，2006，16（1）：41-44.

［11］ 谢擎，许建中，周强，等.改良前方入路手术治疗颈胸段椎体病变［J］.中国修复重建外科杂志，2007，21（4）：371-373.

［12］ LAZENNEC J Y, ROY-CAMILLE R, GUERIN-SURVILLE H, et al. Partial cervicostemotomy: a useful anterior surgical approach to the cervicothoracic junction［J］. Ital J Orthop Traumatol, 1993, 19（1）: 19-23.

［13］ XU R, GRABOW R, EBRAHEIM N A, et al. Anatomic considerations of a modmed anterior appmach to the cervicothoracic junction［J］. Am J Orthop, 2000, 29（1）: 37-40.

［14］ SANDEFER M, HARDY R W, MARKS K, et al. Chondromyxoid fibroma of the cervical spine. A case report with a review of literature and description of an opermive approach to the lower cervical spine［J］. Neurosurgery, 1982, 11（2）: 288-292.

第四节　后路及后外侧入路胸椎间盘切除术

【发展历史】

胸椎间盘突出症的发病率较低,其发病率每年不到百万分之一,占所有椎间盘突出症中的0.25%~0.75%。胸椎间盘突出的临床表现较复杂且缺乏特异性,临床上容易发生误诊和漏诊。Eleraky等报道3例胸椎间盘突出症患者的临床表现与心血管疾病相混淆,临床中需认真鉴别诊断,通过MRI、CT、椎管造影、CTM可以确诊。早期患者表现为胸背痛或肋间神经痛,需要与疲劳性腰背痛鉴别;有的患者表现为大小便失禁,偶可出现腹痛和腿痛,需要与泌尿系统疾病鉴别;有的患者表现单侧者双侧下肢麻木无力,且可出现下腹部肌力减弱,需要与颈椎病鉴别;有的患者表现单侧或双侧下肢疼痛、麻木无力,需要与腰椎间盘突出症鉴别。

胸椎间盘突出导致的脊髓压迫症状多呈进行性发展,其致残率相对较高,一旦确诊,多需要手术治疗。临床上尚无足够的资料来判断非手术治疗胸椎间盘突出症的疗效,已报道的文献均采用手术治疗。胸椎间盘突出症手术需要切除脊髓周边的突出椎间盘,手术操作存在损伤脊髓的风险,难度较大。常见术式包括后路及后外侧入路胸椎间盘切除术、前外侧入路经胸膜椎间盘切除术。

后路椎板切除术诞生于20世纪30年代,手术方法较简单,通过去除病变节段的椎板,给脊髓留出后方漂移的空间,从而减轻了脊髓受压迫的程度。最早有学者采用椎板切除术来治疗本病,但这种手术方法并没有去除脊髓压迫的直接病因。因为脊髓被两侧韧带固定,脊髓向后方漂移的范围不会太大,术后效果不理想。后来有学者对该方法进行一定的改良,试图切除椎板后向一侧牵拉脊髓和神经根,从后方暴露突出的椎间盘,再将其切除。但这种方法在术中必须通过对脊髓的牵拉才能切除椎间盘,突出的椎间盘本身会导致病变节段椎管更加狭窄,这样牵拉暴露常会导致脊髓受压迫症状进一步加重。Arce和Dohrmann回顾135例后路椎板切除术治疗胸椎间盘突出症发现,58%的患者症状改善,10%的患者症状没有变化,28%的患者症状加重,4%的患者死亡。因此,该术式被公认为具有高度的危险性、病变切除不彻底、术后效果不佳,临床上很少将其作为主要的胸椎间盘突出髓核摘除术术式。但是该术式启发人们探索新的术式,在尽可能少影响脊髓的情况下摘除突出的胸椎间盘。

1971年Carson等报道了后外侧入路治疗胸椎间盘突出症。后外侧入路胸椎间盘切除术是通过磨除一侧或双侧的关节突关节及横突,必要时可以切除部分肋骨以增加显露范围。显露并保护硬膜和神经根后显露病变节段椎间盘。先不处理突出至椎管内的椎间盘,切除后方局部髓核和纤维环,椎间盘内部空虚后,用反向刮匙将突出的椎间盘压向腹侧再取出。因损伤了至少一侧关节突影响了稳定性,需行该节段椎弓根螺钉内固定术。后外侧入路治疗胸椎间盘突出症较后正中入路椎板切除的临床效果好、神经功能恢复率高、手术安全性高,是目前最主要使用的手术方式。

【适应证及禁忌证】

1. 适应证　偏一侧或中央的胸椎间盘突出症,局灶型胸椎后纵韧带骨化症,肺部疾病不能行前外侧入路手术。

2. 禁忌证　有内科疾病不能耐受全身麻醉的患者。

【手术步骤】

(一)常规手术

1. 全身麻醉俯卧位,棘突上钉入针头后再透视确定手术节段。常规消毒铺巾。

2. 后正中入路分开两侧椎旁肌,显露突出椎间盘上、下节段椎板、棘突和关节突。

3. 在突出椎间盘上、下节段椎弓根打孔后置入标志针,透视位置准确后置入椎弓根螺钉。

4. 用磨钻磨除一侧或者双侧的关节突关节及横突,必要时可以磨除部分肋骨以增加显露范围。

5. 显露并保护硬膜和神经根后显露病变节段椎间盘,切除后方局部髓核和纤维环(图4-4-1),椎间盘内部空虚后,用反向刮匙将突出的椎间盘压向腹侧再取出。

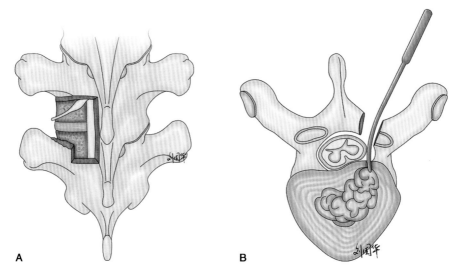

图 4-4-1　显露及神经减压

A. 用磨钻磨除一侧关节突和横突；B. 神经剥离子分离突出的椎间盘和硬脊膜。

6. 用术中 B 超确认硬磨腹侧椎间盘已取出、脊髓没有压迫后安装连杆。

7. 生理盐水冲洗伤口，逐层缝合。

（二）计算机导航手术

1. 全身麻醉俯卧位，棘突上钉入针头后再透视确定手术节段。常规消毒铺巾。

2. 后正中入路分开两侧椎旁肌，显露突出椎间盘上、下节段椎板、棘突和关节突。

3. 在突出椎间盘上两节棘突放置导航示踪器，三维 C 臂扫描获取导航图像并传送到导航系统，在即时三维导航引导下确认突出椎间盘上、下节段椎体椎弓根螺钉的准确位置并置入椎弓根螺钉。

4. 用注册平台注册磨钻，在使用磨钻时能即时显示磨钻和椎体的相对位置。在即时三维导航引导下用磨钻磨除一侧或双侧的关节突关节及横突，必要时可以磨除部分肋骨以增加显露范围。

5. 显露并保护硬膜和神经根后显露病变节段椎间盘，用即时三维导航确定椎间盘的准确位置，切除后方局部髓核和纤维环，椎间盘内部空虚后，用反向刮匙将突出的椎间盘压向腹侧再取出。刮除上、下椎体的软骨终板。

6. 用术中 B 超确认硬膜腹侧椎间盘已取出、脊髓没有压迫后椎体间放置椎体间融合器，安装连杆。

7. 生理盐水冲洗口，逐层缝合。

【手术要点】

1. 确认准确的椎间盘突出节段。

2. 准确置入椎弓根螺钉。

3. 准确到达突出椎间盘位置，在不挤压脊髓的前提下去除椎间盘组织。

【典型病例】

患者，男性，57 岁。主诉：腰痛伴双大腿前内侧麻木 3 个月。体格检查：下腹部、双侧大腿前方痛、触觉减退，双下肢肌力 V 级，双侧膝、跟腱反射亢进，双侧巴宾斯基征阳性。影像学检查：MRI、CT 示 T_{11}～T_{12} 椎间盘突出并钙化（图 4-4-2，图 4-4-3）。治疗：行后外侧入路胸椎间盘切除、椎管减压、椎间融合器置入、植骨内固定术（图 4-4-4）。术后：术后患者症状缓解。

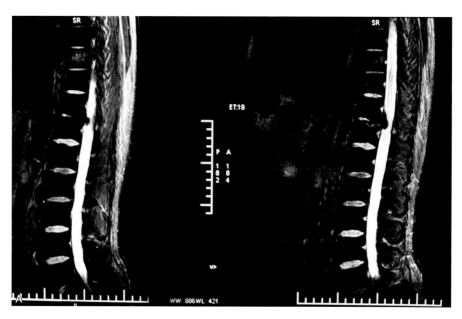

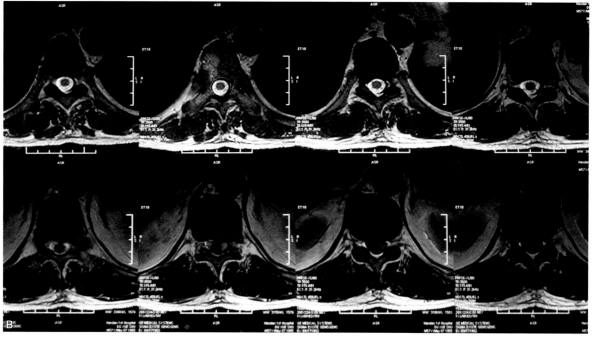

图 4-4-2 术前 MRI
A. 矢状位;B. 横断位。

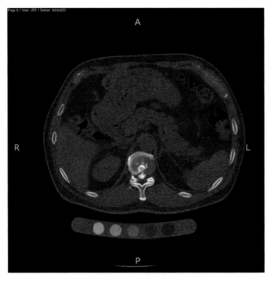

图 4-4-3　术前 CT

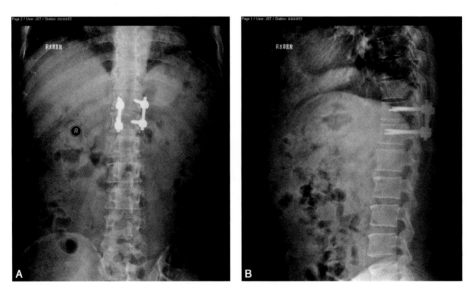

图 4-4-4　术后 X 线片

A. 正位 X 线片；B. 侧位 X 线片。

（崔冠宇）

参 考 文 献

[1] MULIER S, DEBOIS V. Thoracic disc herniations: transthoracic, lateral, or posterolateral approach? A review[J]. Surg Neurol, 1998, 49(6): 599-606.

[2] FESSLER K G, STURGILL M. Review: compicatioins of surgery for thoracic disc diseases[J]. Surg Neurol, 1998, 49(6): 609-618.

[3] ELERAKY M A, APOSTOLIDES P J, DIEKMAN C A, et al. Herniated thoracic discs mimic cardiac disease: three case reports[J]. Acta Neurochir, 1998, 140(7): 643-646.

[4] ARCE C A, DOHRMANN G J. Herniated thoracic disks[J]. Neurol Clin, 1985, 3(2): 383-392.

[5] CARSON J, GUMOERT J, JEFFERSON A. Diagnosis and treatment of thoracic intervertebral disc protrusions[J]. J Neurol Neurosurg Psych, 1971, 34(1): 68-77.

[6] 李宝俊, 孙亚澎, 丁文元, 等. 胸椎间盘突出症后外侧入路与后正中入路手术的并发症分析[J]. 中国矫形外科杂志, 2009, 17(3): 172-176.

第五节 前外侧入路经胸胸椎间盘切除术

【发展历史】

1958 年 Crafoord 等最早报道了 1 例经胸腔入路,在脊髓前方直接切除突出的椎间盘,术后效果良好。1969 年 Perot 等和 Ransohoff 等分别报道了 2 例和 3 例经胸腔入路的胸椎间盘切除术,取得了良好的效果。Mulier 等回顾文献中的 324 例手术治疗的胸椎间盘突出症,前外侧入路经胸胸椎间盘切除术有 93% 的患者部分或完全神经功能恢复,后外侧入路 87% 患者部分或完全神经功能恢复,外侧入路 80% 患者部分或完全神经功能恢复。前外侧入路经胸胸椎间盘切除术的优点包括能更清楚地显示突出的椎间盘组织并且能够在直视下切除,较少影响后方的脊髓,因此神经功能恢复较好。缺点是可能有开胸手术的相关并发症,包括肋间动静脉损伤、肺不张、肺挫伤、肺炎、脊神经前支损伤及术后胸腔感染等。由于前外侧经胸手术创伤较大、影响心肺功能、局部解剖复杂、手术难度大、术后并发症较多,其报道较少。巨大型胸椎间盘突出是指突出的椎间盘占据椎管前后径超过 40%,Moran 等报道了 17 例经胸腔入路胸椎间盘切除术切除巨大型胸椎间盘,13 例患者神经功能 Frankel 分级提高 1 或 2 级,3 例患者没有变化,1 例患者术后 38 天死于肺炎。

【适应证及禁忌证】

1. 适应证

(1)中央型或旁中央型胸椎间盘突出症。

(2)局灶性后纵韧带骨化症。

(3)脊髓受压症状明显的患者。

2. 禁忌证

(1)有内科疾病不能耐受全身麻醉的患者。

(2)肺部疾病、肺功能不全的患者。

(3)完全性截瘫超过半年的患者。

【手术步骤】

1. 全身麻醉后用套管或 Carlen 管,使手术肺萎缩塌陷。

2. 右侧卧位以避免损伤胸导管、减少肝脏的影响且膈肌活动度更大。

3. $T_{1/2}\sim T_{5/6}$ 椎间盘病变的手术皮肤切口沿第 3 肋走行,其他节段则沿病变椎间盘上方第 2 个胸椎相应的肋骨做切口。选择切口时要参考正位 X 线透视。

4. 剥开肋骨骨膜后在肋骨的后端和前端将其切断,切下的肋骨可做植骨用。

5. 肋骨牵开器牵开后分离显露椎体,将节段血管丛椎体上游离并在靠近大血管处结扎、切断。显露椎间盘时不要损伤三个节段以上的节段血管以防脊髓缺血。用电刀切开椎旁软组织显露椎体。

6. 用 15 号刀切开椎间盘并用髓核钳将椎间盘取出,用骨刀和磨钻切除上位椎体下缘和下位椎体上缘,用磨钻削薄上位椎体后下缘及下位椎体后上缘,用髓核钳取出突出到椎管内椎间盘组织,彻底减压后,硬膜明显膨隆。

7. 取三面皮质髂骨进行椎体间植骨并内固定上下节段椎体(图 4-5-1)。放置胸腔闭式引流和伤口引流各一根。

【手术要点】

1. 准确定位显露至目标椎间盘。

2. 在胸腰段要从第 11 肋和第 12 肋上剥离膈肌附着。为撑开椎间隙,通常切断前纵韧带,尽量彻底摘出椎间盘,利用显微镜或放大镜切除靠近后纵韧带部位的椎间盘。细心检查后纵韧带明确是否有破裂口或有椎间盘碎片突入椎管。只在必要时才切除后纵韧带。

3. 合并后纵韧带骨化时用磨钻仔细将骨化灶磨除,避免硬磨损伤。

【典型病例】

患者,男性,33 岁。主诉:双大腿前内侧麻木 5 年、步态不稳 3 年。体格检查:双侧大腿前方痛、触觉减退,双下肢肌力 V 级,双侧膝腱反射、跟腱反射亢进,双侧巴宾斯基征阳性。影像学检查:MRI、CT 示

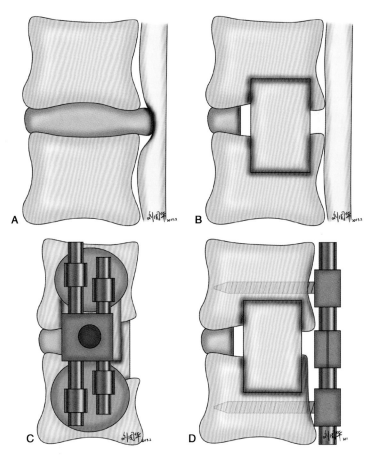

图 4-5-1 摘除突出椎间盘并进行髂骨植骨

A. 间盘突出压迫脊髓；B. 间盘切除减压并用髂骨进行椎体
间植骨；C. 钉棒内固定系统固定上下节段椎体（侧位像）；
D. 钉棒内固定系统固定上下节段椎体（正位像）。

T_{11}～T_{12} 椎间盘突出（图 4-5-2，图 4-5-3）。治疗：行前外侧入路经胸胸椎间盘切除、椎管减压、取髂骨植骨
内固定术。术后：术后患者症状缓解（图 4-5-4）。

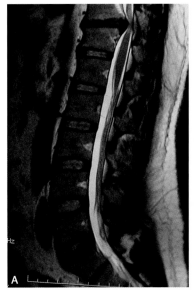

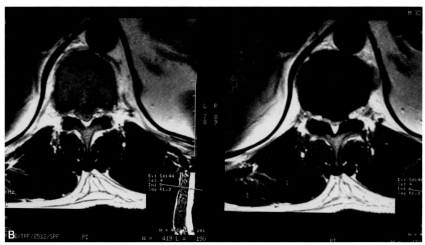

图 4-5-2 术前 MRI

A. 矢状位；B. 横断位。

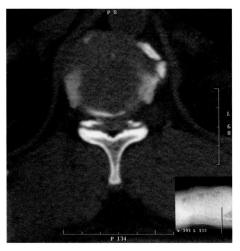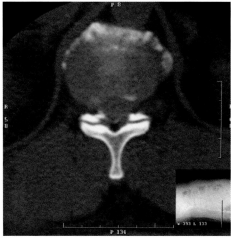

图 4-5-3 术前 CT

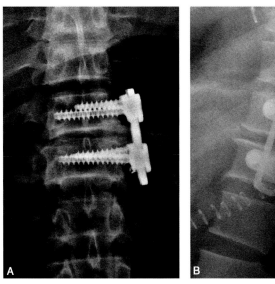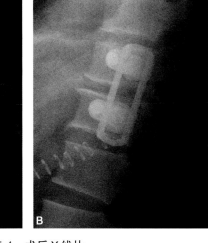

图 4-5-4 术后 X 线片

A. 正位 X 线片；B. 侧位 X 线片。

（崔冠宇）

参 考 文 献

[1] CRAFOORD C, HIERTONN T, LINDBLOM K, et al. Spinal cord compression caused by a protruded thoracic disc; report of a case treated with antero-lateral fenestration of the disc[J]. Acta Orthop Scand, 1958, 28(2): 103-107.

[2] PEROT P L, Jr, MUNRO D D. Thransthoracic removal of midline thoracic disc protrusions causing spinal cord compression [J]. J Neurosurg, 1969, 31(4): 452-458.

[3] RANSOHOFF J, SPENCER F, SIEW F, et al. Thransthoracic removal thoracic disc. Report of three cases[J]. J Neurosurg, 1969, 31(4): 459-461.

[4] MULIER S, DEBOIS V. Thoracic disc herniations: transthoracic, lateral, or posterolateral approach? A review[J]. Surg Neurol, 1998, 49(6): 599-606.

[5] BARBANERA A, SERCHI E, FIORENZA V, et al. Giant calcified thoracic herniated disc: considerations aiming a proper surgical strategy[J]. J Neurosurg Sci, 2009, 53(1): 19-25; discussion 25-26.

[6] MORAN C, ALI Z, MCEVOY L, et al. Mini-open retropleural transthoracic approach for the treatment of giant thoracic disc herniation[J]. Spine, 2012, 37(17): E1079-E1084.

第六节　胸椎前路减压内固定融合术

【发展历史】

与胸椎后路手术相比，胸椎前路手术并发症发生率较高，如胸腔积液、肺炎、气胸、乳糜胸、脑脊液漏、大动静脉的损伤。再加上骨科医师对胸腔入路的不熟悉，经胸腔胸椎前路手术是很多脊柱外科医师畏惧的领域。

胸椎前路减压内固定术最早由 Hodgson 于 1956 年报道，用于治疗胸椎结核导致的截瘫。Hodgson 团队发现前路经胸腔手术治疗胸椎结核能够充分暴露病变部位，从而可以彻底清除感染和坏死组织，这一点对感染性疾病的手术治疗至关重要。之后，他们于 1960 年报道了前 100 例手术的随访结果，其中融合率为 93%，死亡率为 4%，瘫痪完全恢复率为 74%，只有 1 例结核复发。

随后，胸椎前路减压内固定术的应用扩展至胸椎椎间盘突出症，尤其是中央型突出。发展至今日，随着手术器械和内固定物的演变和进步，胸椎前路经胸腔减压内固定融合术可以用于胸椎各类疾病的手术治疗，尤其适用于治疗胸椎肿瘤、感染性疾病。

【适应证及禁忌证】

1. 适应证

（1）胸椎间盘突出症：胸椎间盘突出症造成脊髓压迫，尤其是中央型和旁中央型，是前路手术的适应证。后路手术由于入路局限，很难彻底减压，脊髓损伤的风险也明显增高。前路手术可以直接从腹侧减压，直视病变部位，特别是对坚硬的突出椎间盘，减压更加直接和安全。

（2）胸椎后纵韧带骨化症：也是胸椎前路手术的良好指征，很多学者认为后路手术脊髓损伤风险极高，建议采用前路手术。Fujimura 等发现经过前路手术的患者中，87.5%（42/48）神经功能有所恢复，只有 8.3% 的患者神经功能恶化。

（3）脊柱结核：胸椎是骨结核的好发部位。胸椎结核经抗结核治疗无效、脓肿形成、脊髓压迫或出现晚期后凸畸形合并截瘫，均是手术的适应证，前路手术可以彻底清除脓肿，进行植骨和重建前中柱稳定性。

（4）脊柱畸形：青少年特发性脊柱侧凸，胸椎前路内固定融合术适用于胸腰段侧凸 Lenke 5C 型（需要胸腹联合入路）以及超过 120° 的脊柱侧凸，前路手术可以进行软组织松解和胸椎间盘切除。前路手术的优势体现在可以行前方软组织松解及减少固定节段，可以纠正胸椎后凸减小，以及纠正旋转畸形。

（5）胸椎原发性和转移性肿瘤：胸椎前路手术可以直接显露病变部位。在肿瘤切除前结扎周围的血管，同时因为体位为侧卧位，硬膜外血管丛的静脉压降低，这些特点均能够减少术中出血。

（6）胸椎骨折：特别适用于椎体爆裂不稳定骨折伴有脊髓损伤的患者，相对于后路手术，前路手术可以直接从前方减压并且重建前柱和中柱的稳定性，减少固定节段。

2. 禁忌证

（1）严重的肺部疾病和心脏病等，一侧肺通气造成严重的肺功能障碍。

（2）胸腔严重感染。

（3）既往前路手术，因为粘连会增加血管损伤的风险。

（4）主动脉严重的钙化，会增加血管损伤的风险。

【手术步骤】

（一）术前规划

患者术前需要完善影像学检查，包括 X 线片、CT 和 MRI，术前确定肋骨数，确定好病变节段。术前影像对入路选择也有指导意义，胸主动脉如果过于偏左，可以选择右侧入路。规划合适的内固定物规格，如螺钉长度和直径、金属板长度等。如果是肿瘤患者，术前需要联系介入治疗科，对肿瘤部位进行栓塞。

（二）手术入路选择

左侧和右侧入路均可以显露胸椎，入路的选择取决于很多因素：①病变的部位，节段和患侧。下位胸椎建议使用左侧入路，这样可以避免肝脏的阻挡。中上位胸椎，使用右侧入路可以避免主动脉弓和降主动脉的阻挡。如果病变部位偏向一侧，入路最好在患侧进行。②病变的性质，病变侵袭周围解剖结构的严重程度，例如，结核脓肿容易和下腔静脉粘连，容易造成损伤，采用左侧入路。③术者经验，术者根据对左侧或右侧入路的熟悉程度进行选择。

1. 右侧经胸腔入路

（1）麻醉：全身麻醉，双腔气管插管。

（2）术中脊髓监测：躯体感觉和运动诱发电位，根据需要选择使用。

（3）体位：使用透光床，左侧卧位，腋卷放置到左肩下，避免压迫腋动脉，检查桡动脉搏动是否存在。屈髋屈膝，双下肢间放置软垫预防压疮。骨盆需要前后软垫进行支撑，避免躯干滚动。

（4）切口：根据病变的部位，确定切口位置，这取决于肋骨走行方向和角度。在中下胸椎，由于肋骨走行是斜向下的，手术切口的位置一般位于病变位置的上 $1 \sim 2$ 个肋间隙，如 T_7，需要融合 $T_6 \sim T_8$，切口沿第6椎间隙并切除第6肋可以获得充足的显露。患者摆好体位后，也可以使用透视确定病变胸椎和切口位置。

（5）浅层显露：切口沿着肋间，沿切口切开浅筋膜（图4-6-1），使用电刀切开背阔肌和前锯肌，显露出肋骨（图4-6-2），注意保护胸长神经。经肋间或切除部分肋骨，进入胸腔。切除肋骨有利于显露，切除的肋骨可以作为植骨材料，但是肋间神经和血管损伤的风险增高，术后容易出现神经瘤引起的神经痛。

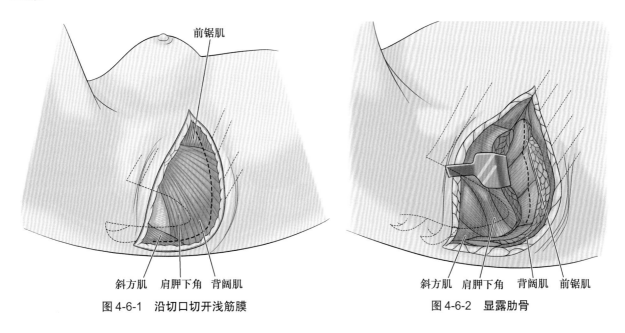

图4-6-1　沿切口切开浅筋膜　　　　　　图4-6-2　显露肋骨

（6）深层显露：在肋骨中线上切开骨膜，行骨膜下钝性分离肋间肌（图4-6-3），为了避免损伤肋骨下缘的肋间神经和血管，钝性分离应该沿着肋骨上缘进行（图4-6-4），显露壁胸膜。如果需要切除肋骨，在此阶段进行，并作为植骨材料。切开壁胸膜后，使用自动拉钩牵开肋骨，让麻醉师对该侧肺放气，将萎缩的肺牵拉至前方显露纵隔和贴附的壁胸膜（图4-6-5）。切开纵隔的壁胸膜，用手指钝性分离食管可以显露胸椎及周围的奇静脉和肋间动脉（图4-6-6），使用直角钳和丝线对影响操作的血管进行分离结扎，尽量保护肋间动脉，否则可能导致脊髓缺血。识别椎体和椎间盘（图4-6-7），使用标记针插入胸椎间盘或椎体，透视进行术中定位，确认好病变部位。

2. 左侧经胸腔入路　切口以及肋间隙操作同右侧入路，最大的不同点是左侧入路需要分离胸椎和胸主动脉。

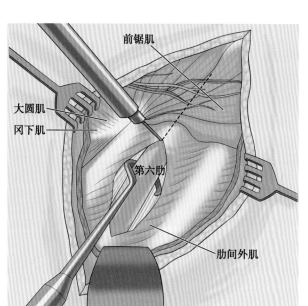

图 4-6-3　骨膜下钝性分离肋间肌

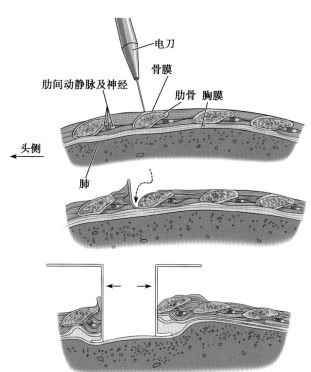

图 4-6-4　钝性分离应沿肋骨上缘进行

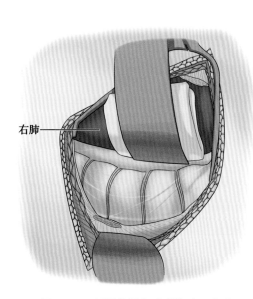

图 4-6-5　显露纵隔和贴附的壁层胸膜

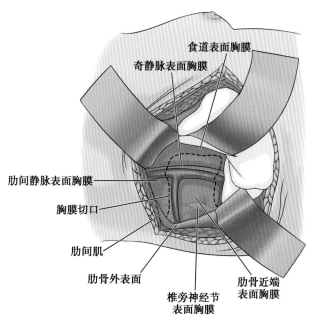

图 4-6-6　显露胸椎

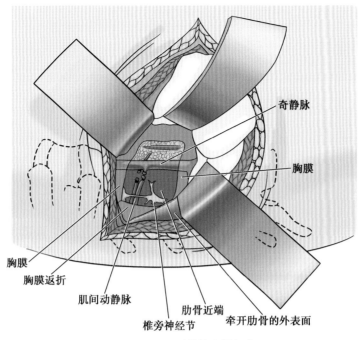

奇静脉

胸膜

胸膜

胸膜返折

肌间动静脉

椎旁神经节　肋骨近端　牵开肋骨的外表面

图 4-6-7　识别椎体和椎间盘

（三）具体手术步骤

以椎体次全切为例进行介绍。

1. 减压操作　显露病变部位上下位椎体,横向需要显露至椎体中线。

（1）切除椎体上下相邻的胸椎间盘:使用长刀柄的 15 号刀,沿胸椎间盘与终板交界处做矩形切开,交替使用髓核钳和终板刮匙去除椎间盘前半部分。

（2）切除部分椎体或病变:切除致压的部分椎体。反复使用磨钻和椎板咬骨钳去除脊髓前方的骨与韧带组织,外侧要减压至椎弓根,最好去除后纵韧带,显露硬膜两侧,使用神经探钩检查减压是否充分。

骨折、后纵韧带骨化症、胸椎间盘突出症患者,椎体减压处理略有不同,尽量使用大号咬骨钳去除大部分骨质,作为植骨材料的来源,剩余的减压使用磨钻和椎板咬骨钳完成。

2. Cage 放置和植骨

（1）量尺测量所需 Cage 长度和直径,使用器械厂家的工具,制备合适长度的 Cage。

（2）植骨材料可以使用减压过程中去除的骨松质、去除的肋骨、自体髂骨,同种异体骨或人工合成骨。

（3）在放置 Cage 之前,上下终板的植骨床需要磨除软骨终板,将植骨材料放入 Cage 内,插入到需要融合的部位。

3. 内固定操作　以钉板系统为例,需要参考厂家的操作手册。

（1）在椎体前外侧的骨面进行内固定操作,去除椎间隙周围的骨赘。

（2）首先置入后侧双皮质螺钉,上位椎体的螺钉在椎体上部,下位椎体的螺钉在椎体下部,注意不要进入椎间隙（图 4-6-8）。置钉之前,使用导引器准备钉道,钉道最好平行于椎体后缘和上下终板。确认钉道没有突破椎体后缘,测量钉道长度后拧入合适长度的后侧螺钉。

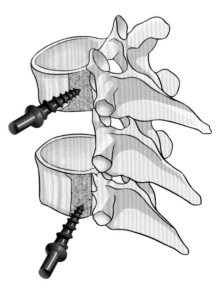

图 4-6-8　置入后侧双皮质螺钉

（3）选择合适长度的金属板和螺钉相连，拧紧后侧螺钉螺母。最后置入前侧螺钉并拧紧螺母（图4-6-9）。

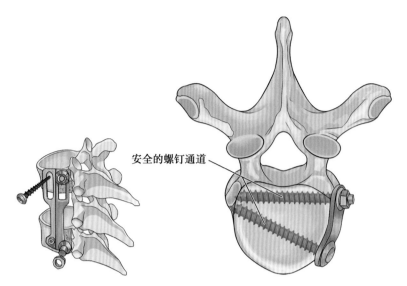

安全的螺钉通道

图4-6-9　选择合适长度的金属板和螺钉相连，拧紧后侧螺钉螺母

（4）最后进行加压操作。

（5）透视确定内固定位置是否合适。

【手术要点】

1. 肋间动脉结扎部位，需要距离主动脉至少1cm处进行结扎，避免造成主动脉壁撕裂。

2. 减压操作一定要仔细和缓慢，切忌急躁，需要术者佩戴头灯和放大镜提高手术安全性。

3. 在减压操作快要结束时，椎体后缘仅剩下薄层骨质，需要椎板咬骨钳去除，这个时候可能会出现硬膜外静脉丛出血，需要双极电凝或止血海绵止血。

4. 骨折、后纵韧带骨化症、胸椎间盘突出症患者，椎体的减压处理略有不同，尽量使用大号咬骨钳去除大部分骨质，作为植骨材料的来源，剩余的减压使用磨钻和椎板咬骨钳完成。

5. Cage有很多选择，钛网、聚甲基丙烯酸甲酯骨水泥及异体骨块。

6. 如果需要进行复位操作，需要在后侧螺钉置入后进行，维持复位，然后再测量长度合适的Cage。

7. 内固定系统以钉板系统和双钉棒系统常见，固定效果牢靠，单钉棒系统多用于脊柱侧凸矫形，对胸椎骨折的治疗因为结构强度不够，不建议使用。

8. 置入螺钉需要穿透对侧皮质，这样固定更加牢靠。

【典型病例】

患者，男性，34岁。主诉：双下肢乏力5年伴肌萎缩。体格检查：双小腿三头肌萎缩，无感觉减退，踝跖屈肌力减退，双跟腱反射消失。影像学检查：CTM和MRI示T_{11}～T_{12}椎间盘突出，胸髓受压（图4-6-10，图4-6-11）。诊断：胸椎间盘突出症，脊髓压迫症。治疗：行胸椎前路减压（左侧经胸腔入路）、胸椎间盘切除、取髂骨植骨，钉棒内固定术（图4-6-12～图4-6-16）。术后：术后影像资料见图4-6-17。

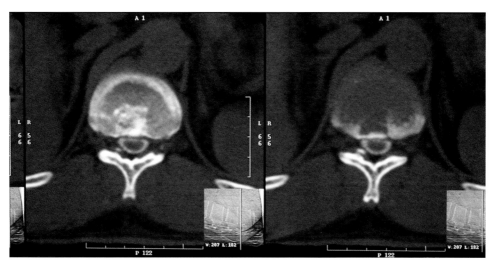

图 4-6-10　椎管内造影

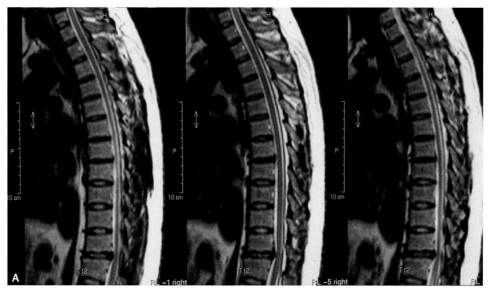

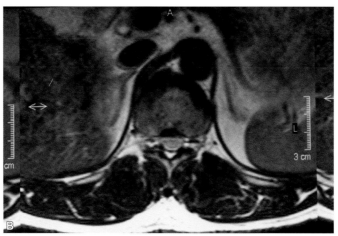

图 4-6-11　术前 MRI

A. 矢状位；B. 横断位。

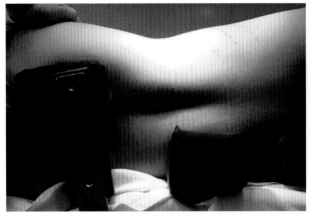

图 4-6-12　患者右侧卧位

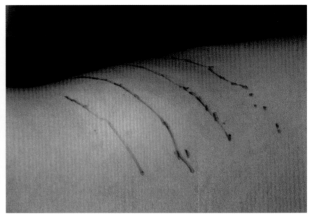

图 4-6-13　标记第 10 肋，并沿第 10 肋切开

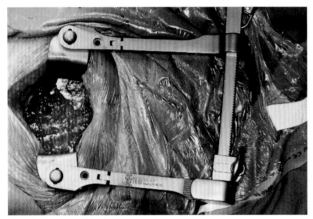

图 4-6-14　安装肋骨牵开器

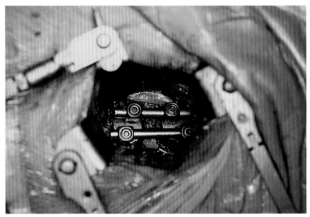

图 4-6-15　减压后植入髂骨块，钉棒系统固定 $T_{11} \sim T_{12}$

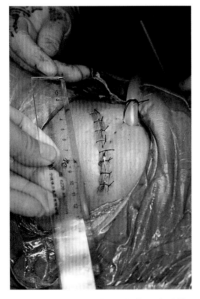

图 4-6-16　关闭伤口前放置胸引管

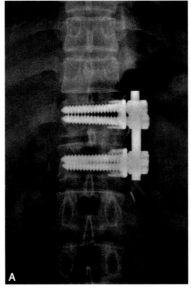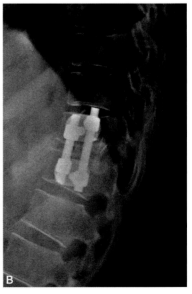

图 4-6-17　术后 X 线片

A. 正位 X 线片；B. 侧位 X 线片。

（吴静晔）

参 考 文 献

［1］PETTIFORD B L, SCHUCHERT M J, JEYABALAN G, et al. Technical challenges and utility of anterior exposure for thoracic spine pathology［J］. Ann Thorac Surg, 2008, 86(6): 1762-1768.

［2］LUBELSKI D, ABDULLAH K G, STEINMETZ M P, et al. Lateral extracavitary, costotransversectomy, and transthoracic thoracotomy approaches to the thoracic spine: review of techniques and complications［J］. J Spinal Disord Tech, 2013, 26(4): 222-232.

［3］GABEL B C, SCHNELL E C, DETTORI J R, et al. Pulmonary complications following thoracic spinal surgery: a systematic review［J］. Global Spine J, 2016, 6(3): 296-303.

［4］HODGSON A R, STOCK F E. Anterior spinal fusion a preliminary communication on the radical treatment of Pott's disease and Pott's paraplegia［J］. Br J Surg, 1956, 44(185): p. 266-275.

［5］FANG H S, ONG G B, HODGSON A R. Anterior spinal fusion: the operative approaches［J］. Clin Orthop Relat Res, 1964, 35: 16-33.

［6］HODGSON A R, STOCK F E, FANG H S, et al. Anterior spinal fusion. The operative approach and pathological findings in 412 patients with Pott's disease of the spine［J］. Br J Surg, 1960, 48: 172-178.

［7］CRAFOORD C, HIERTONN T, LINDBLOM K, et al. Spinal cord compression caused by a protruded thoracic disc: report of a case treated with antero-lateral fenestration of the disc［J］. Acta Orthop Scand, 1958, 28(2): 103-107.

［8］PEROT P L, Jr, MUNRO D D. Transthoracic removal of midline thoracic disc protrusions causing spinal cord compression［J］. J Neurosurg, 1969, 31(4): 452-458.

［9］RANSOHOFF J, SPENCER F, SIEW F, et al. Transthoracic removal of thoracic disc. Report of three cases［J］. J Neurosurg, 1969, 31(4): 459-461.

［10］AYHAN S, NELSON C, GOK B, et al. Transthoracic surgical treatment for centrally located thoracic disc herniations presenting with myelopathy: a 5-year institutional experience［J］. J Spinal Disord Tech, 2010, 23(2): 79-88.

［11］FUJIMURA Y, NISHI Y, NAKAMURA M, et al. Myelopathy secondary to ossification of the posterior longitudinal ligament of the thoracic spine treated by anterior decompression and bony fusion［J］. Spinal Cord, 1997, 35(11): 777-784.

［12］HANAI K, OGIKUBO O, MIYASHITA T. Anterior decompression for myelopathy resulting from thoracic ossification of the posterior longitudinal ligament［J］. Spine, 2002, 27(10): 1070-1076.

［13］KOJIMA T, WAGA S, KUBO Y, et al. Surgical treatment of ossification of the posterior longitudinal ligament in the thoracic spine［J］. Neurosurgery, 1994, 34(5): 854-858; discussion 858.

［14］HELENIUS I. Anterior surgery for adolescent idiopathic scoliosis［J］. J Child Orthop, 2013, 7(1): 63-68.

［15］BETZ R R, HARMS J, CLEMENTS D H, et al. Comparison of anterior and posterior instrumentation for correction of adolescent thoracic idiopathic scoliosis［J］. Spine, 1999, 24(3): 225-239.

［16］MUSCHIK M T, KIMMICH H, DEMMEL T. Comparison of anterior and posterior double-rod instrumentation for thoracic idiopathic scoliosis: results of 141 patients［J］. Eur Spine J, 2006, 15(7): 1128-1138.

［17］MIN K, HAEFELI M, MUELLER D, et al. Anterior short correction in thoracic adolescent idiopathic scoliosis with mini-open thoracotomy approach: prospective clinical, radiological and pulmonary function results［J］. Eur Spine J, 2012, 21(Suppl 6): S765-772.

［18］XU R, GARCÉS-AMBROSSI G L, GARCÉS-AMBROSSI G L, et al. Thoracic vertebrectomy and spinal reconstruction via anterior, posterior, or combined approaches: clinical outcomes in 91 consecutive patients with metastatic spinal tumors［J］. J Neurosurg Spine, 2009, 11(3): 272-284.

［19］GOKASLAN Z L, YORK J E, WALSH G L, et al. Transthoracic vertebrectomy for metastatic spinal tumors［J］. J Neurosurg, 1998, 89(4): 599-609.

［20］GHANAYEM A J, ZDEBLICK T A. Anterior instrumentation in the management of thoracolumbar burst fractures［J］. Clin Orthop Relat Res, 1997(335): 89-100.

［21］Gaines R W, Jr, CARSON W L, SATTERLEE C C, et al. Experimental evaluation of seven different spinal fracture internal fixation devices using nonfailure stability testing. The load-sharing and unstable-mechanism concepts［J］. Spine, 1991, 16(8): 902-909.

［22］MURAKAMI H, KAWAHARA N, DEMURA S, et al. Neurological function after total en bloc spondylectomy for thoracic spinal tumors［J］. J Neurosurg Spine, 2010, 12(3): 253-256.

第七节　胸椎后路黄韧带骨化切除内固定融合术

【发展历史】

胸椎黄韧带骨化由于压迫来自于脊髓后方，后路手术难度是胸椎管狭窄中相对小的。手术的目的是彻底去除神经压迫、恢复椎管的正常大小并且保持脊柱的稳定,维持脊柱的正常生理功能。在减压手术的同时,根据脊柱的稳定性和生理功能要求,以及考虑远期骨化灶再生的预防,建议同时实施坚强的内固定术。

1912 年 Le Double 最早报道了黄韧带骨化现象。1920 年 Polgar 首次对黄韧带骨化的 X 线表现进行了描述。1960 年 Yamaguchi 和 Fujita 首次报道了胸椎黄韧带骨化引起的脊髓功能障碍。

骨化灶切除减压术是治疗黄韧带骨化脊髓压迫症的唯一有效治疗方案。

常用的切除减压术包括全椎板(椎管后壁)切除减压术、椎板切除减压术和脊柱内镜下椎板减压术。多节段黄韧带骨化、伴有硬膜骨化,应以椎管后壁切除术为宜;单节段黄韧带骨化手术治疗可选择椎板切除术或微创的手术方案。

与颈椎和腰椎椎管相比,胸椎管管径通常相对狭窄,仅能容纳脊髓,当发生胸椎管狭窄时,脊髓在严重受压的基础上,经常难以耐受手术操作力量过大和操作不精准的损伤和刺激,因此胸椎管狭窄症的手术治疗常比较困难且充满风险。

手术中必须彻底、充分减压,术者需要尽可能少量影响脊髓;应尽可能少地破坏脊柱的正常结构,严格维持脊柱的稳定性;注意减小手术创伤,缩短手术时间,防止并发症的发生,如血肿或瘢痕形成及再次退变均可引起二次受压。

手术技术性很强,在彻底减压的同时,术中对脊髓及神经根的严格保护是手术成功的关键,因此该手术需要手术者有非常丰富的脊柱外科手术经验和技术。

随着术中三维实时导航系统和医用机器人在骨科的广泛临床应用,也为脊柱外科领域中这类复杂手术提供了术中技术保障。计算机导航可提供术中结构图像重建,显示实时操作点所在横断位、矢状位和冠状位图像,可引导术者更安全、有效地辨认出骨化灶边缘及与硬膜脊髓之间的关系。机器人可以为内固定术指引出更便捷和更安全的保障。

计算机辅助微创脊柱手术(computer assisted minimally invasive spine surgery,CAMISS)使用术中三维计算机导航系统达到精确操作从而达到在充分彻底减压的同时最大限度地减少脊柱正常结构的破坏,减小手术创伤,保护脊髓及神经根的安全。

【适应证及禁忌证】

胸椎黄韧带骨化症的临床表现主要为脊髓压迫症,通常表现为胸椎管狭窄引起的一系列脊髓、神经根受压的症状和体征,病程长短不一。初发症状可表现为腰背部疼痛、双下肢麻木、僵硬、无力及感觉异常。进展期可为单侧或者双侧下肢无力、跛行、步行困难、行走时有踩棉花感、严重者发生痉挛性瘫痪,并伴有大小便功能障碍。刺激肋间神经可出现胸腹部束带状疼痛和压迫感。

病变位于胸椎中上段者,可有明显的上运动神经元损伤体征,表现为痉挛步态、肌张力增高、腱反射亢进及病理征阳性。如病变位于下胸椎,此时在临床上主要表现为上、下运动神经元同时损伤的混合性瘫或弛缓性瘫痪症状,症状程度主要取决于压迫的部位和程度。表现为单侧或双侧下肢的肌力减退,胸髓受损节段平面以下感觉减退或消失,有时感觉障碍也可表现为神经根性分布;可伴有浅反射减弱,锥体束征及括约肌功能障碍等。

无临床症状、影像学无脊髓受压征象的胸椎黄韧带骨化无须手术切除。对症状轻微或骨化早期(增生肥厚为主)的非症状性患者,可采用非手术治疗,治疗措施包括卧床休息、抗炎镇痛药、营养神经药等对症治疗,同时教育患者避免外伤。脊髓压迫症严重的病例,骨化灶切除减压术是唯一有效的治疗方案。

1. 适应证　包括脊髓压迫的症状和体征,或者合并神经根压迫的症状和体征,呈进行性加重趋势,影像学显示明显的脊髓压迫者,应早期手术切除骨化灶,解除脊髓的压迫。

2. 禁忌证　脊髓压迫症严重的病例,临床症状呈现进行性截瘫的表现,骨化灶切除减压术是唯一有效的治疗方案,因此需要尽可能地创造条件,进行手术治疗。手术的禁忌证主要考虑患者身体能否承受手术,包括以下几种情况。

（1）具有潜在的神经系统变性疾病或代谢性疾病者。

（2）合并有严重的全身性疾病者。

（3）合并有严重精神障碍、严重认知功能障碍者。

（4）身体营养状况差不能耐受麻醉和手术者。

【手术步骤】

（一）常规手术

患者取俯卧位，建议采用全身麻醉，经脊柱后正中入路，显露手术节段的棘突与椎板。

1. 椎管后壁切除减压术　咬除棘突，用高速磨钻沿双侧关节突内外缘的中线磨透椎板全层、关节突及骨化的黄韧带，直至硬脊膜侧壁显露。用巾钳夹住椎板的一端，轻轻向后提拉，同时用神经剥离子分开骨化韧带与硬脊膜间的粘连，将椎板及骨化韧带整体切除（图 4-7-1）。

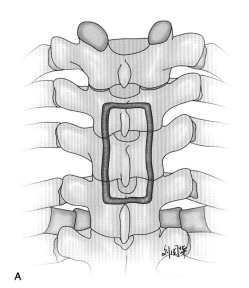

A

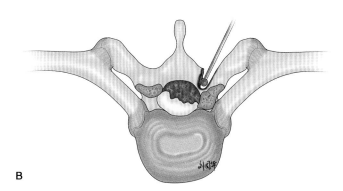

B

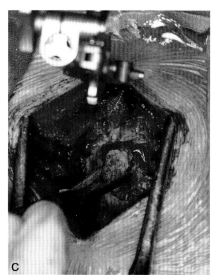

C

图 4-7-1　椎板及黄韧带整体切除

A. 椎板切除范围；B. 磨钻磨除椎板示意图；C. 术中所见。

由于严重骨化的黄韧带与原椎板一起形成"双层椎板"样结构，肥大增生的关节突及骨化的关节囊韧带挤入椎管内，常难以做到经典的"揭盖式"椎板切除。此时，可以先切除椎板外层部分，然后再沿关节突中线进一步磨透骨化的黄韧带，采用分阶段"揭盖"的方法切除椎板，然后用枪式咬骨钳、骨刀或刮匙切除残存的关节突及骨化的黄韧带，直至减压彻底。

手术中的切除范围一般包括全椎板、内侧一半小关节、增厚骨化的韧带，上下应超过病变区域各一个椎板的范围。相对而言，椎管后壁切除减压术是各种术式中最为简单和常用的方法。

2. 椎板切除减压术　显露病椎椎板间隙及上位椎体正常椎板间隙。C臂X线机定位准确后，切除病椎相邻上位棘突，自上下关节突内侧半，将椎板用高速球形磨钻磨去外板及板障，内板磨薄，关节突内侧和未骨化处磨薄。

单侧型将骨化物对侧和头、尾侧椎板磨薄处用椎板咬骨钳咬开，充分减压使骨化物孤立，用神经剥离子探查粘连情况，助手用血管钳夹紧骨块，术者将关节突内侧磨薄处咬开使骨化物游离，齿镊夹住骨块轻提起，由中间向外侧剥离摘除骨块，骨化物与硬膜粘连剥离不开或硬膜粘连骨化者用尖刀切除，即采用磨薄-孤立-游离-半块切除的手术方式。

双侧分离型者将骨化物头、尾侧椎板磨薄处用椎板咬骨钳咬开，充分减压后用椎板咬骨钳将中间未骨化黄韧带咬除分隔，使两侧骨化物孤立，再按单侧型手术方法逐块处理，但应先摘除骨化较轻侧游离块，即采取磨薄-分隔-孤立-游离-两个半块切除的手术方式。

双侧融合型将骨化物头、尾侧椎板磨薄处用椎板咬骨钳咬开充分减压，对侧关节突内侧磨薄处咬开使其孤立，助手用血管钳夹紧并持住骨块，术者将关节突内侧磨薄处咬开使其游离，齿镊夹住骨块轻轻提起由对侧向术者侧剥离摘除骨块，即采取磨薄-孤立-游离-整块切除的手术方式。

3. 脊髓环形减压术　适用于少数胸椎黄韧带骨化合并显著胸椎间盘突出或局灶性后纵韧带骨化的病例。

按上述方法行椎管后壁切除减压术后，用磨钻或骨刀切除双侧关节突及下一椎体的横突、肋骨与椎体和横突连接部分及少许后肋，沿椎体侧面行骨膜下剥离，从椎体的后外侧切除椎间盘或骨化的后纵韧带，可以避免对脊髓的牵拉与刺激。因后柱的完整性丧失，减压同时需要行内固定及植骨融合（图4-7-2）。

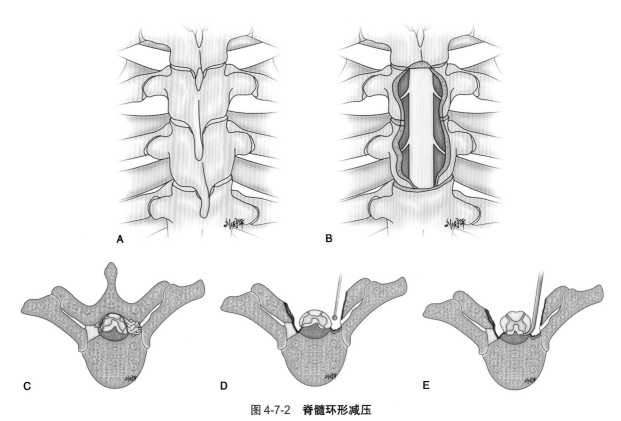

图 4-7-2　脊髓环形减压

A，B. 冠状面示椎板切除减压；C，D. 横断面示椎板切除减压，同时移除存在的黄韧带骨化，切除关节突内侧部分、椎弓根、峡部；E. 将骨化的韧带与硬膜囊腹侧的粘连剥离，并将骨化的后纵韧带移除或降低到椎体内，使脊髓减压。

因为需要行脊髓的全周360°减压，手术风险很大，建议术前向患者和家属交代病情和手术风险，由有丰富脊柱外科手术经验的医师实施手术。

（二）脊柱内镜下椎板减压术

手术适应证：①累及单节段；②下胸椎（$T_9 \sim T_{12}$）；③CT显示没有"逗号征"或"双轨征"的单侧或双侧分离型黄韧带骨化；④黄韧带骨化在MRI中显示为圆形；⑤如黄韧带骨化为"鸟嘴样"，黄韧带尽量去除，留下骨化灶尖部部分漂浮以避免硬膜撕裂；⑥建议术中脊髓诱发电位监测以避免严重脊髓损伤。

1. 后正中入路　全身麻醉，取俯卧位，X线引导下于目标节段行18mm正中切口，磨去棘突顶端以利于牵开器固定，一系列管状扩张器无创性分开肌层，显露椎板后放入16mm管状牵开器和内镜，用高速磨钻在椎板上行穹隆状椎板切除，先用钻石磨头削薄韧带，然后用1mm和2mm椎板咬骨钳一层层从硬膜上去除，在硬膜上粘连紧密的黄韧带骨化灶，削薄后把周围的黄韧带完全分离将其孤立，术中确定留下部分漂浮的骨化灶随硬膜搏动（图4-7-3）。

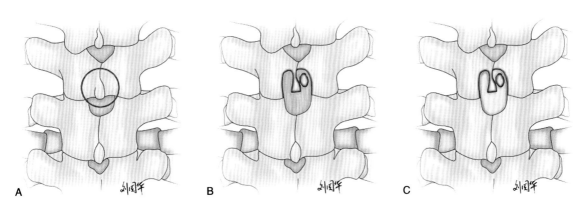

图4-7-3　后路内镜黄韧带骨化症减压术（后正中入路）

A. 显露椎板后在椎板上放置管状牵开器（红圈）；B. 用高速磨钻行穹隆状椎板切除；C. 最后显露下方的硬膜及可能留下的部分漂浮的黄韧带骨化灶。

2. 单侧旁正中入路　切开皮肤筋膜后直接用一系列管状扩张器无创性分开肌层，显露一侧椎板后行半椎板切除，然后用高速磨钻去除对侧椎板内板，随后的韧带及骨化灶切除和部分漂浮同后正中入路（图4-7-4）。

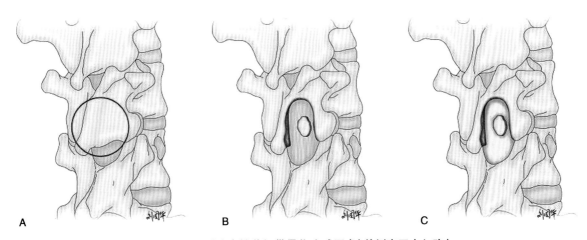

图4-7-4　后路内镜黄韧带骨化症减压术（单侧旁正中入路）

A. 显露椎板后在椎板上放置管状牵开器（红圈）；B. 用高速磨钻行半椎板切除，磨去对侧椎板内板，显露黄韧带后尽量去除黄韧带及骨化灶，但保留在硬膜上粘连紧密的黄韧带骨化灶；C. 显露下方的硬膜及可能留下的部分漂浮的黄韧带骨化灶。

然而，由于内镜下手术在有限的工作空间利用二维影像辅助手术很难达到手和眼的完美配合，双侧融合型黄韧带骨化灶常伴有硬膜粘连或骨化融合，不建议使用内镜下手术技术以减少硬膜撕裂、脑脊液漏和神经损伤的发生。

（三）计算机导航辅助和机器人辅助微创脊柱手术

计算机导航辅助这类手术的优势可以同时体现在内固定和减压两个方面。计算机导航可以辅助精准置入椎弓根螺钉，进行内固定手术；同时，辅助精确选择减压范围，在手术进行的同时，可以实时监测剩余椎板和骨化灶的厚度。机器人的优势主要体现在内固定方面，辅助精准置入椎弓根螺钉。

1. 椎管后壁切除减压和（或）脊髓环形减压　显露病变区域的椎板后，在上位椎体棘突上放置导航患者示踪器，调整探测定位器使操作区区位于探测覆盖区中央，注册智能工具和导航术中三维影像采集设备，采集图像并自动重建三维图像，传输至导航工作站并自动注册，从而使用智能工具进入操作区即可在工作站显示器上通过高清三维图像显示工具与椎体之间的相对关系。

如需用内固定螺钉，可在导航引导下先将螺钉精确置入，然后使用注册后的高速磨钻进行椎板及黄韧带骨化灶切除，因导航引导下可精确显示黄韧带骨化灶与正常骨质之间及与硬膜之间的界线，无须扩大减压范围至病变区域的上下各一椎板，上下椎体均可保留部分棘突和椎板，磨钻沿病变区域四周磨透椎板内板和黄韧带骨化灶，用钳夹住椎板的一端，轻轻向后提拉，同时用小刮勺和神经剥离子分开骨化韧带与硬脊膜间的粘连，将椎板及骨化韧带整体切除（图4-7-5）。

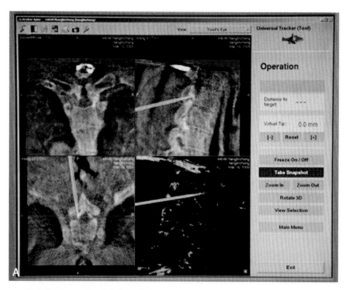

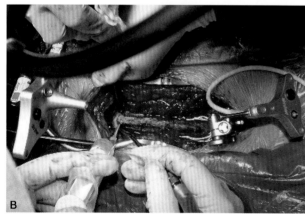
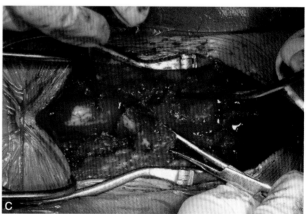

图 4-7-5　计算机导航下椎管后壁切除减压术

A. 工作站显示器上通过高清三维图像显示工具与椎体之间的相对关系；B. 使用注册后的高速磨钻进行椎板及黄韧带骨化灶切除；C. 将椎板及骨化韧带整体切除。

合并显著胸椎间盘突出或局灶性后纵韧带骨化的病例，可继续用注册的磨钻经小关节或椎弓根在病灶腹侧做出一个小的空间，然后用工具将病灶向腹压入空间取出或漂浮，可以最大限度地避免对脊髓的牵拉和刺激。

2. 椎板切除减压术 显露病椎椎板间隙及上位正常椎板间隙。同上常规注册导航系统后,用注册的高速磨钻在上位病椎棘突基底和椎板行穹隆状切除,保留棘突顶部、棘上韧带和部分棘间韧带的完整性,继续用磨钻沿黄韧带骨化灶边缘磨薄下位病椎上部和骨化灶两边,仔细用椎板咬骨钳和小刮匙等分离边缘,将黄韧带骨化灶向背侧轻提起,骨化物与硬膜粘连剥离不开或硬膜粘连骨化者用尖刀切除,然后从侧方将骨化灶及可能骨化粘连的硬膜取出(图 4-7-6),完成黄韧带骨化灶的切除和减压,由于双侧小关节及后柱棘上棘间部分保留完好,最大程度维持了脊柱的稳定性,无需加用内固定。

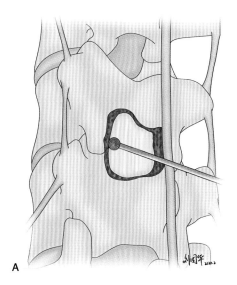
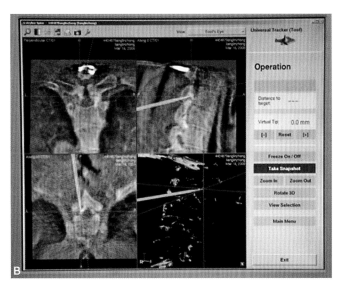
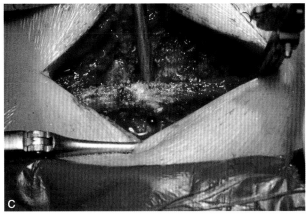
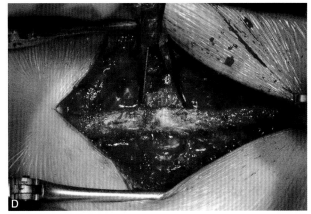

图 4-7-6 计算机导航下椎板切除减压术

A. 磨除范围;B. 术中导航图像;C. 继续用磨钻沿黄韧带骨化灶边缘磨薄下位病椎上部和骨化灶两边;D. 从侧方将骨化灶及可能骨化粘连的硬膜取出。

3. 脊柱内镜下椎板减压术 脊柱内镜下椎板减压术已属于微创脊柱手术(minimally invasive spine surgery, MISS),加上计算机辅助成为 CAMISS 将更能保证黄韧带骨化灶切除的准确性和安全性,同时通过术中实时三维影像的辅助可能解决小通道下不好切除双侧融合型黄韧带骨化灶的难题。

【手术要点】

（一）后路骨化灶切除减压内固定融合术

1. 准确置入内固定,并且透视验证,必要时导航验证。

2. 减压范围可以参考螺钉位置。

3. 可以用导航辅助置入内固定、确定减压范围、实时监控剩余的椎板和骨化灶厚度。

4. 尽量用高速磨钻或超声骨刀进行减压和切除骨化灶,减少对脊髓的影响。

5. 靠近硬膜时,高速磨钻需要改棱形球头为钻石球头,避免损伤硬膜和脊髓。

6. 尽量避免损伤硬膜导致脑脊液漏，以避免感染风险的增高。

7. 骨化灶没有累及硬膜时，可以整块取出骨化灶；如果硬膜已经骨化，建议将硬膜磨薄，并呈漂浮状态即可。

（二）导航手术

在 CAMISS 手术实施中，为确保导航的准确性应注意以下几方面。

1. 导航设备应放置在适合位置，以保证术中能持续接收导航信号。

2. 患者示踪器一定要牢固固定，避免移动后影响导航的准确性。

3. 经常利用一些解剖标志（如棘突和关节突）检查导航的准确性。

4. 手术操作的正常实施有赖于常规手术经验。

5. 术中粗暴操作可能影响导航的准确性导致图像漂移。

6. 使用导航系统手术前应经过系统培训，以避免不正确或不准确的操作，避免导致手术失败或发生并发症。

（三）机器人手术

在机器人辅助手术实施中，同导航手术类似，也需要确保机器人的准确性。

1. 机器人应放置在适合位置，以保证术中能持续接收导航信号。

2. 患者示踪器一定要牢固固定，避免移动后影响导航的准确性。

3. 手术操作的正常实施有赖于常规手术的经验。

4. 术中粗暴操作可能影响机器人的准确性导致图像漂移。

5. 使用机器人手术前应经过系统培训，以避免不正确或不准确的操作，避免导致手术失败或发生并发症。

【典型病例】

1. 患者，女性，64 岁。主诉：进展性双下肢无力，步态不稳伴腹部束带感。影像学检查：胸腰段侧位 X 线片可见 $T_9 \sim T_{10}$ 椎板间隙内突向椎管内部的三角形骨化影（图 4-7-7）；CT 检查显示 $T_9 \sim T_{10}$ 单节段黄韧带骨化，横断位可见为双侧融合型，有"双轨征"，提示有硬膜骨化（图 4-7-8）；MRI 检查 T_2 加权像黄韧带骨化灶呈圆形突向椎管（图 4-7-9）。治疗：完善术前准备后后在全身麻醉下取俯卧位行计算机辅助微创脊柱手术，椎板切除减压、黄韧带骨化灶切除术。术后：术后 X 线片及 CT 检查可见黄韧带骨化灶成功切除减压，双侧小关节及后柱棘上、棘间部分保留完好（图 4-7-10～图 4-7-12），未加用螺钉内固定融合，术后功能恢复良好。

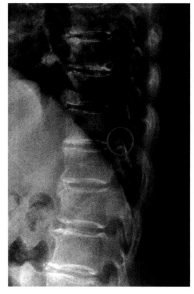
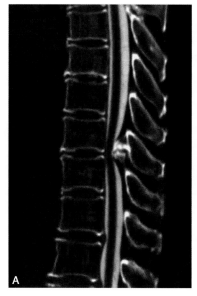
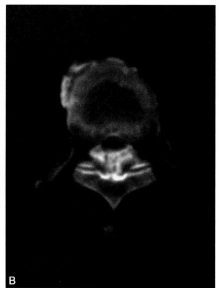

图 4-7-7　术前胸腰段侧位 X 线片，红圈内示三角形骨化影

图 4-7-8　术前 CT

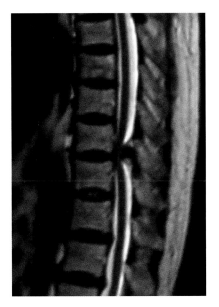

图 4-7-9　术前 MRI

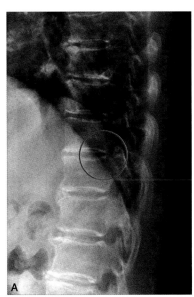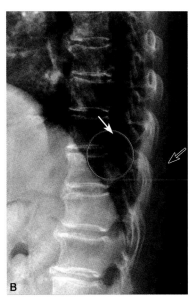

图 4-7-10　胸腰段侧位 X 线片术前术后对比

A. 术前可见 $T_9 \sim T_{10}$ 椎板间隙内突向椎管内部的三角形骨化影（红圈内）；

B. 术后三角形骨化影消失（白箭头），T_9 和 T_{10} 棘突保留完好（黑箭头）。

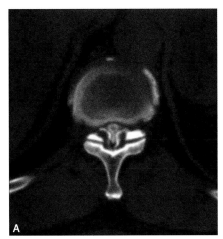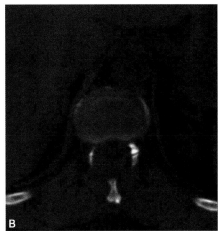

图 4-7-11　横断位 CT 术前术后对比

A. 术前；B. 术后可见黄韧带骨化灶被切除减压，而棘突和双侧小关节部分保留。

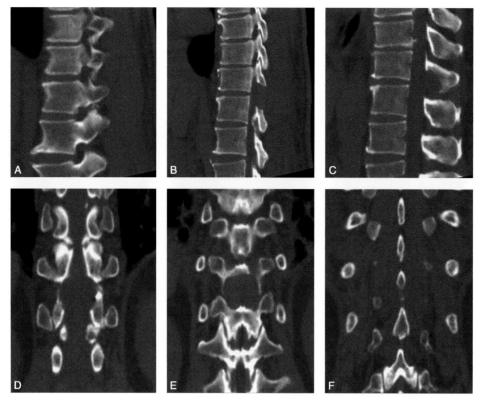

图 4-7-12 术后CT重建

A～C. 矢状位；D～F. 冠状位。

　　胸椎黄韧带骨化症单纯切除手术，切除椎板和部分关节突关节，通常对脊柱的稳定性影响较小，可以不采取内固定。但是，远期随访结果显示，即便是短节段病例，部分病例残余的椎板和关节突关节仍然会向椎管方向生长和增生内聚，压迫脊髓，需要行二次手术治疗。因此建议在减压切除骨化灶的同时，进行内固定植骨融合术。

　　2. 患者，男性，54岁。进行性双下肢麻木无力1年。影像学检查：术前MRI示胸脊髓背侧多节段压迫，脊髓内高信号（图4-7-13）；术前CT示胸椎多节段黄韧带骨化，椎管狭窄（图4-7-14）。治疗：行胸椎后路骨化灶切除减压内固定融合术。术后X线片示螺钉位置满意（图4-7-15）；术后CT重建示骨化灶彻底切除（图4-7-16）。

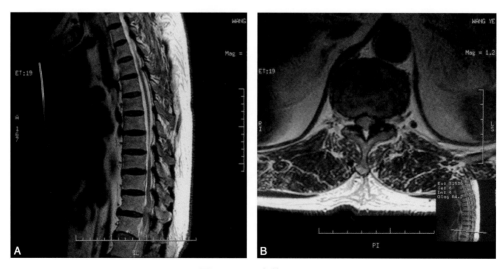

图 4-7-13 术前MRI

A. 矢状位；B. 横断位。

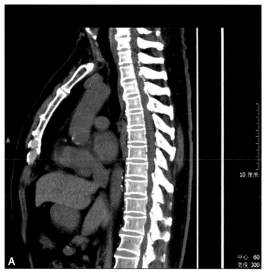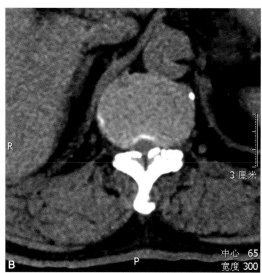

图 4-7-14　术前 CT

A. 矢状位；B. 横断位。

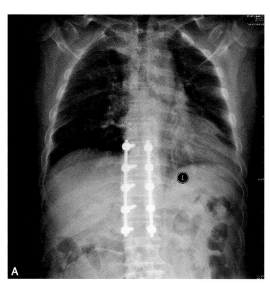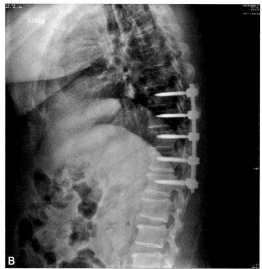

图 4-7-15　术后 X 线片

A. 正位 X 线片；B. 侧位 X 线片。

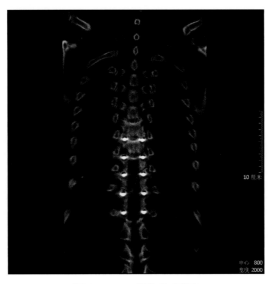

图 4-7-16　术后 CT 重建

（陶晓晖）

参 考 文 献

[1] VOSS A C. Ossification of the ligamentum flavum[J]. Fortschr Geb Rontgenstr Nuklearmed, 1972, 117(2): 226-227.

[2] OKADA K, OKA S, TOHGE K, et al. Thoracic myelopathy caused by ossification of the ligamentum flavum. Clinicopathologic study and surgical treatment[J]. Spine, 1991, 16(3): 280-287.

[3] PARK B C, MIN W K, OH C W, et al. Surgical outcome of thoracic myelopathy secondary to ossification of ligamentum flavum[J]. Joint Bone Spine, 2007, 74(6): 600-605.

[4] 陈仲强, 孙垂国, 党耕町, 等. 手术治疗胸椎黄韧带骨化症的疗效及其影响因[J]. 中国脊柱脊髓杂志, 2006, 16(7): 485-488.

[5] BABA S, OSHIMA Y, IWAHORI T, et al. Microendoscopic posterior decompression for the treatment of thoracic myelopathy caused by ossification of the ligamentum flavum: a technical report[J]. Eur Spine J, 2016, 25(6): 1912-1919.

[6] LI K K, CHUNG O M, CHANG Y P, et al. Myelopathy caused by ossification of ligamentum flavum[J]. Spine, 2002, 27(12): E308-E312.

[7] LIAO C C, CHEN T Y, JUNG S M, et al. Surgical experience with sydromatic thoracic ossification of the ligamentum flavum[J]. J Neurosurg Spine, 2005, 2(1): 34-39.

[8] 王哲, 朱超, 罗卓荆. 胸椎管狭窄症的手术策略[J]. 中华骨科杂志, 2015, 35(1): 76-82.

[9] MUTHUKUMAR N. Dural ossification in ossification of the ligamentum flavum: a preliminary report[J]. Spine, 2009, 34(24): 2654-2661.

[10] 陈仲强, 孙垂国. 后路经关节突胸椎管环形减压术的适应证与手术技术要点[J]. 中国脊柱脊髓杂志, 2014, 24(7): 667-670.

[11] IKUTA K, TARUKADO K, SENBA H, et al. Decompression procedure using a microendoscopic technique for thoracic myelopathy caused by ossification of the ligamentum flavum[J]. Minim Invasive Neurosurg, 2011, 54(5-6): 271-273.

[12] GAO R, YUAN W, YANG L, et al. Clinical features and surgical outcomes of patients with thoracic myelopathy caused by multilevel ossification of the ligamentum flavum[J]. Spine J, 2013, 13(9): 1032-1038.

第八节　胸椎后路后纵韧带骨化切除内固定融合术

【发展历史】

胸椎后纵韧带骨化由于压迫来自于脊髓前方, 因此手术难度是胸椎管狭窄中最大的。由于胸椎具有生理性后凸,因此单纯胸椎管后壁切除后,硬脊膜囊并不会像颈椎后路椎管扩大成形后可以向后漂移,躲避压迫,从而达到间接减压目的。后路手术需要绕过硬膜和脊髓,从侧方磨除骨化灶,同时部分骨化灶向后突入被压迫成"月牙状"的硬膜的"怀抱"中,手术器械难以磨除,因此后路手术切除骨化灶风险极大。

胸椎管狭窄症是胸椎各种因素压迫脊髓导致神经功能障碍的一类疾病的统称。在退行性疾病中,胸椎疾病相对于腰椎疾病和颈椎疾病,其发病率较低。随着影像诊断技术的提高,已经证实导致胸椎管狭窄的主要病因是胸椎黄韧带骨化症、胸椎后纵韧带骨化症、胸椎间盘突出症或胸腰段椎间盘突出症,以及全身骨化性疾病(如弥漫性特发性骨肥厚症、强直性脊柱炎及氟骨症等)。

在脊柱外科领域里,胸椎后纵韧带骨化症是一种非常少见的疾病。日本人发病率高,1960年Tsukimoto等详细描述了后纵韧带骨化症,并报道了该病在日本的发病率为1.9%~4.3%,而在美国和欧洲的发病率仅为0.01%~1.7%。

胸椎后纵韧带骨化症致残率高,非手术治疗无效,只能够采取手术治疗。然而手术治疗风险极大,处理起来十分棘手,需要术者熟练掌握减压技术,在彻底减压的同时,术中对脊髓及神经根的严格保护是手术成功的关键,因此一直是脊柱外科领域需要攻克的难点和重点。

随着术中三维实时导航系统和医用机器人的发展和广泛应用,为这类复杂手术提供了术中技术保障。计算机导航可提供术中结构图像重建,显示实时操作点所在的横断位、矢状位和冠状位图像,可引导术者更安全、有效地辨认出骨化灶边缘及与硬膜脊髓之间的关系。机器人可以为内固定术指引出更便捷和更安全的保障。

【适应证及禁忌证】

1. 适应证　胸椎后纵韧带骨化症临床表现和胸椎黄韧带骨化症相似,临床表现为进展性胸椎脊髓压迫症,在轻微外伤后可急性发生和发展。胸椎后纵韧带骨化症经常与胸椎间盘突出、胸椎黄韧带骨化症等同时存在,可以局限,也可广泛,甚至呈跳跃存在,因此诊断及治疗较困难。术前需要确诊受损神经节段定位,并完善各项影像学检查。

有脊髓、神经损害的胸椎后纵韧带骨化症,目前没有有效的非手术治疗方法,手术治疗是唯一选择。

手术适应证包括有脊髓压迫的症状和体征,或者合并神经根压迫的症状和体征,呈进行性加重趋势,影像学显示明显的脊髓压迫者,应早期手术切除骨化灶,解除脊髓压迫,并且内固定重建脊柱稳定性。

2. 禁忌证　胸椎后纵韧带骨化症和胸椎黄韧带骨化症的手术禁忌证相似。脊髓压迫症严重的病例,呈进行性截瘫表现,骨化灶切除减压术是唯一有效的治疗方案,因此需要尽可能地创造条件,进行手术治疗。手术的禁忌证主要考虑患者身体是否能承受手术,包括以下几种情况。

(1)具有潜在的神经系统变性疾病或代谢性疾病者。

(2)合并严重的全身性疾病者。

(3)合并严重精神障碍、严重认知功能障碍者。

(4)身体营养状况差不能耐受麻醉和手术者。

【手术步骤】

胸椎后纵韧带骨化症单纯行后路减压内固定的远期效果是无效的。3个椎体长度以下的短节段胸椎后纵韧带骨化症,一般选择经正后方入路脊髓360°减压、椎弓根螺钉内固定并矫正后凸术。

(一)常规手术

1. 俯卧位,建议采用全身麻醉,经脊柱后正中入路,显露手术节段的棘突与椎板。

2. 暴露需要减压的胸椎节段及上下各2个节段的棘突、椎板、小关节突、肋横关节。

3. 导航引导下内固定,在需要减压节段的上下2个节段置入固定用的椎弓根螺钉。

4. 在导航引导下椎管背侧减压,切除椎管后方和侧方结构,上下各超过骨化灶各1个节段,用棘突咬骨钳将减压节段的棘突咬除,使用高速磨钻沿两侧小关节中心做出骨槽,分离椎板(减压前静脉注射甲泼尼龙预防脊髓损伤），采用揭盖法去除椎管后壁，完成椎管后部减压。

5. 在导航引导下减压，使用高速磨钻沿着硬膜边缘磨除骨化灶前方的椎体，左右双侧磨通，上下边界至正常椎体和骨化灶的边界，术中注意分离并保护肋间神经。

6. 此时脊髓硬膜前方为残留在椎体后壁的骨化后纵韧带，根据粘连的程度采用锐性或钝性分离，严重者可以切除部分硬脊膜，使骨化后纵韧带与脊髓分离，用反向刮勺压塌后纵韧带骨化灶，从侧后方取出骨化后纵韧带块，完成脊髓前方减压。

7. 安装并连接椎弓根螺钉的连接棒，适当去后凸矫形；以可吸收明胶填塞椎体的缺损和覆盖硬脊膜。

（二）计算机导航辅助和机器人辅助微创脊柱手术

计算机导航辅助这类手术的优势可以同时体现在内固定和减压两个方面。计算机导航可以辅助精准置入椎弓根螺钉，进行内固定手术；同时，辅助精确选择椎管后壁的减压范围，在手术进行的同时，可以实时监测剩余椎管后壁和骨化灶的厚度。机器人的优势主要体现在内固定方面，辅助精准置入椎弓根螺钉。

显露病变区域的椎板后，在上位椎体棘突上放置导航患者示踪器，调整探测定位器使操作区位于探测覆盖区中央，注册智能工具和导航术中三维影像采集设备，采集图像并自动重建三维图像，传输至导航工作站并自动注册，从而使用智能工具进入操作区即可在工作站显示器上通过高清三维图像显示工具与椎体之间的相对关系。

在导航引导下先将螺钉精确置入，然后使用注册后的高速磨钻进行充分的椎板切除。导航引导下可精确显示椎管后壁后纵韧带骨化灶与正常骨质及与硬膜之间的界线，继续用注册的磨钻经小关节或椎弓根在病灶腹侧做出一个小的空间，并且将病灶周围骨质全部磨薄，然后用工具将病灶向腹压入空间取出或漂浮，可以最大限度地避免对脊髓和硬膜的牵拉和刺激。

【手术要点】

胸椎后纵韧带骨化后路减压切除内固定手术难度很大，风险非常高。由于压迫来自于脊髓前方，后路手术需要绕过硬膜和脊髓，从侧方磨除骨化灶，同时由于部分骨化灶向后突入被压迫成"月牙状"的硬膜中，手术器械难以磨除，因此后路手术切除骨化灶难度和风险都极大。

术者需要熟练掌握的减压技术，并借助一些特殊工具，因此需要非常谨慎地开展。由于该类手术技术性较强，在充分减压的同时，术中对脊髓及神经根的严格保护是手术成功的关键。

（一）常规手术

1. 准确置入内固定，并且透视验证，必要时导航验证。

2. 减压的范围可以参考螺钉、椎弓根、椎间盘、神经根的位置。

3. 可以用术中导航辅助置入内固定、确定减压范围、实时监控剩余的椎管后壁和骨化灶厚度，引导术者更安全、有效地辨认出骨化灶边缘及与硬膜脊髓之间的关系。

4. 尽量用高速磨钻或超声骨刀进行减压和切除骨化灶，减少对脊髓的影响。

5. 靠近硬膜时，高速磨钻需要改棱形球头为钻石球头，避免损伤硬膜和脊髓。

6. 硬膜腹侧的静脉丛出血有时难以控制，操作要迅速，准备充足的止血海绵。

7. 尽量避免损伤硬膜导致脑脊液漏，以避免感染风险的增高。

8. 骨化灶没有累及硬膜时，可以整块取出骨化灶；如果硬膜已经骨化，建议将硬膜磨薄，并呈漂浮状态即可。

9. 跳跃型需要分次手术，先行压迫严重节段手术。

10. 长节段连续型可以采用广泛胸椎椎管后壁切除减压加局限360°脊髓环形减压内固定术。

11. 长节段连续型合并僵硬和后凸，需要在狭窄节段广泛胸椎椎管后壁切除的基础上，选择骨化块压迫程度最重或最接近顶椎的节段经双侧关节突行环形减压，并在环形减压节段行适度截骨-闭合（去后凸），以减少减压节段的后凸程度，使脊髓轻度短缩并松弛，即通过直接和间接两种方法使脊髓获得充分减压。

（二）计算机导航辅助手术

在导航手术实施中，为确保导航的准确性应注意以下几方面。

1. 导航设备应放置在适合位置，以保证术中能持续接收导航信号。

2. 患者示踪器一定要牢固固定，避免移动后影响导航的准确性。

3. 经常利用一些解剖标志（如棘突和关节突）检查导航的准确性。

4. 手术操作的正常实施有赖于常规手术经验。

5. 术中粗暴操作可能影响导航的准确性导致图像漂移。

6. 使用导航系统手术前应经过系统培训，以避免不正确或不准确的操作，避免导致手术失败或发生并发症。

（三）机器人手术

在机器人辅助手术实施中，同导航手术类似，也需要确保机器人的准确性。

1. 机器人应放置在适合位置，以保证术中能持续接收导航信号。

2. 患者示踪器一定要牢固固定，避免移动后影响导航的准确性。

3. 手术操作的正常实施有赖于常规手术的经验。

4. 术中粗暴操作可能影响机器人的准确性导致图像漂移。

5. 使用机器人手术前应经过系统培训，以避免不正确或不准确的操作，避免导致手术失败或发生并发症。

【典型病例】

患者，女性，50岁。主诉：进展性双下肢麻木无力1年，加重伴步态不稳3个月。影像学检查：术前CT示胸椎后纵韧带骨化灶，同时累及椎间盘水平和椎体椎弓根水平（图4-8-1）。MRI示后纵韧带骨化向后呈"鸟嘴样"突入椎管，压迫脊髓，脊髓受压变形，髓内可见缺血性高信号；同时邻近节段可见多处黄韧带骨化灶（图4-8-2）。治疗：完善术前准备，在全身麻醉下取俯卧位行胸椎后路后纵韧带骨化减压切除内固定手术，术中采用三维计算机导航技术，示胸椎后纵韧带骨化灶（图4-8-3），先辅助进行内固定手术（图4-8-4～图4-8-6），然后辅助进行减压切除骨化灶手术（图4-8-7～图4-8-13），并实时监控减压程度。

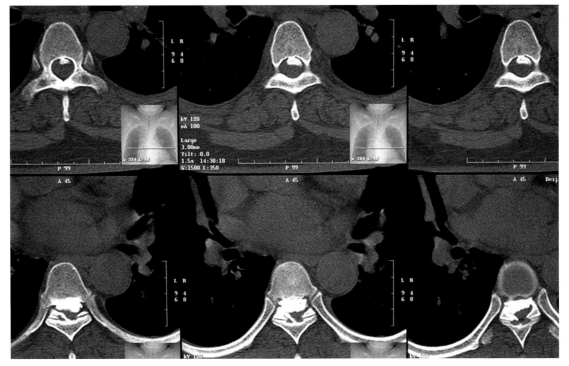

图 4-8-1　术前 CT 表现

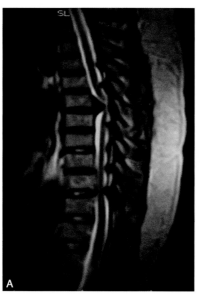
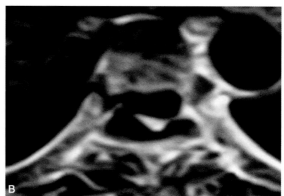

图 4-8-2　术前 MRI 表现

A. 矢状位；B. 横断位

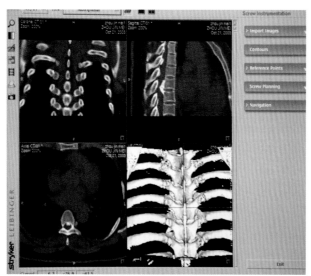

图 4-8-3　术中三维重建

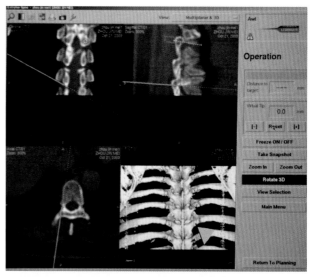

图 4-8-4　术中实时三维计算机导航辅助内固定手术，设计螺钉入点和方向，并预测螺钉直径和长度

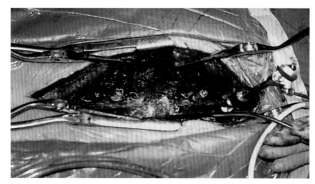

图 4-8-5　术中实时三维计算机导航辅助快速准确置入椎弓根螺钉

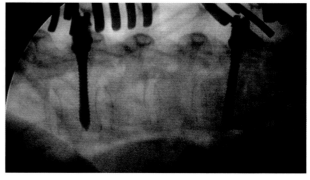

图 4-8-6　计算机导航辅助置入椎弓根螺钉后，术中透视螺钉位置

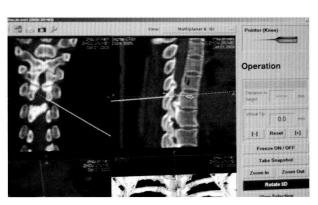

图 4-8-7 术中实时三维计算机导航辅助精准确定椎板减压范围

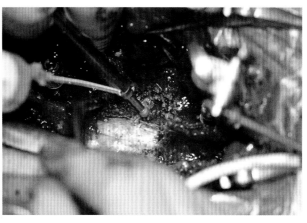

图 4-8-8 术中实时三维计算机导航辅助定位骨化灶位置，精准确定椎管前方减压的入点和范围

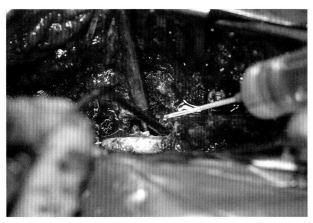

图 4-8-9 术中实时三维计算机导航辅助定位骨化灶位置，使用磨钻磨空骨化灶腹侧

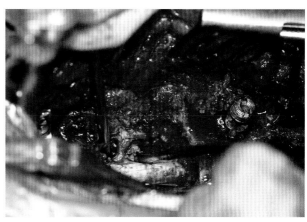

图 4-8-10 术中注意保护神经根，在其上椎弓根水平，其下椎体椎间盘水平分别磨空骨化灶腹侧

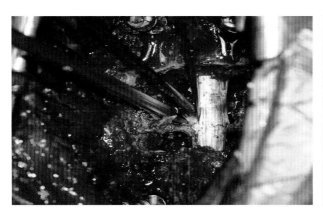

图 4-8-11 术中磨空骨化灶腹侧，并磨开上下缘后，用反向刮勺向腹侧按压骨化灶，并小心取出

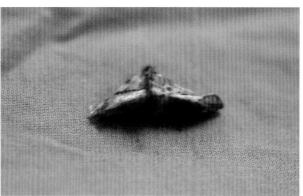

图 4-8-12 术中取出的骨化灶

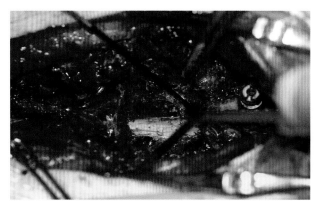

图4-8-13　取出骨化灶后,探查硬膜腹侧松弛无压迫

（陶晓晖）

参 考 文 献

［1］MATSUMOTO M, CHIBA K, TOYAMA Y, et al. Surgical results and related factors for ossification of posterior longitudinal ligament of the thoracic spine: a multi-institutional retrospective study［J］. Spine, 2008, 33（9）: 1034-1041.

［2］MATSUYAMA Y, YOSHIHARA H, TSUJJ T, et al. Surgical outcome of ossification of the posterior longitudinal ligament （OPLL）of the thoracic spine: implication of the type of ossincation and surgical options［J］. J spinal Disord Tech, 2005, 18（6）: 492-497; discussion 498.

［3］YONENOBU K, NAKAMUM K, TOYAMA Y. OPLL: ossification of the posterior longitudinal ligament［M］//YANAGI T. Clinical manifestation of thoracic ossification of the posterior longitudinal ligament and ossification of the yellow ligament. Tokyo: Springer-Vedag, 1997: 95-98.

［4］TOMITA K, KAWAHARA N, BABA H, et al. Circumspinal decompression for thoracic myelopathy due to combined ossification of the posterior longitudinal ligament and ligamentum flavum［J］. Spine, 1990, 15（11）: 1114-1120.

［5］CHANG U K, CHOE W J, CHUNG C K, et al. Surgical treatment for thoracic spinal stenosis［J］. Spinal Cord, 2001, 39（7）: 362-369.

［6］TAKAHATA M, ITO M, ABUMI K, et al. Clinical results and complications of circumferential spinal cord decompression through a single posterior approach for thoracic myelopathy caused by ossification of posterior longitudinal ligament［J］. Spine, 2008, 33（11）: 1199-1208.

［7］MATSUYAMA Y, SAKAI Y, KATAYAMA Y, et al. Indirect posterior decompression with co-active fusion for ossification of the posterior longitudinal ligament of the thoracic spine: is it possible to predict the surgical results?［J］. Eur spine J, 2009, 18（7）: 943-948.

［8］TOKUHASHI Y, MATSUZAKI H, ODA H, et al. Effectiveness of posterior decompression for patients with ossification of the posterior longitudinal ligament in the thoracic spine: usefulness of the ossification-kyphosis angle on MRI［J］. Spine, 2006, 31（1）: E26-E30.

第九节　后路胸椎 Smith-Peterson 截骨矫形术

【发展历史】

最初的后路截骨方法是由 Smith-Petersen 提出的,用于治疗风湿性关节炎,该作者在1945年进行了腰椎后路开放楔形截骨,即通过切除棘突、关节突和椎板,造成脊柱后柱缺口,进行手法压断脊柱前柱结构,强行闭合后方以达到矢状面矫形的目的,术后患者置于矫形石膏内,直至截骨处重新愈合。为了避免使用大的外力才能纠正后凸,使后凸的纠正能均匀地分布在多个节段,Wilson 和 Turkell 在1949年首先报道了腰椎多节段楔形截骨。20世纪80年代,Puschel 和 Zielke 在腰椎经关节突多节段楔形截骨术基础上增加了经椎弓根内固定,通过内固定施加矫正力,同时 Puschel 和 Zielke 还规范化了后柱截骨技术,即经关节突的 V 形截骨。Ponte 于1984年对该方法进行了详细地论述,这种方法常被用来治疗舒尔曼病导致的脊柱后凸。脊柱前方被牵拉延长,但延长的程度受前方椎间盘和前纵韧带的限制。随着脊柱内固定系统的不断发展,该技术的矫正能力也逐渐提高,现今已可以通过多节段截骨进行大范围矫形。

【适应证及禁忌证】

1. 适应证　有症状的僵硬的脊柱矢状面或冠状面畸形均是 Smith-Peterson 截骨术的指征。主要包括以下几种。

（1）强直性脊柱炎。

（2）特发性脊柱侧凸。

（3）症状性术后平背综合征。

（4）外伤后脊柱后凸。

2. 禁忌证

（1）脊柱畸形可用更简单的方法治疗,如多节段前路间盘切除和融合,后路固定和融合。

（2）患者的畸形严重,即使 Smith-Peterson 截骨也无法获得脊柱的平衡。这种情况见于:①固定的上胸椎弯曲同时存在骨盆倾斜;②脊柱的凸面和凹面长度不对称。这些情况下应该考虑椎体切除术。

【手术步骤】

1. 麻醉满意后,行体感诱发电位监测,俯卧位施术(图 4-9-1)。在体表标记 C 臂透视定位(图 4-9-2,图 4-9-3)。

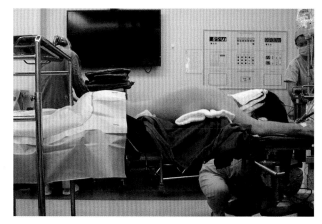

图 4-9-1　手术体位

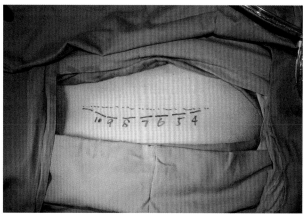

图 4-9-2　体表标记

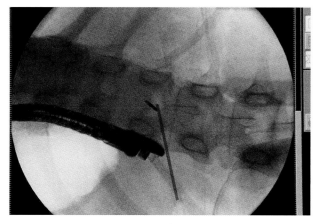

图 4-9-3　C 臂透视定位

2. 取后背正中切口（T$_4$～T$_{11}$）,后正中切口切开皮肤及皮下组织,显露并沿正中切开棘上韧带(图 4-9-4)。用电刀沿棘突切开椎旁肌,以 Cobb 骨膜下剥离器将 T$_4$～T$_{11}$ 椎旁肌钝性剥开,用双极电凝止血后以组织剪剪断旋转肌(多裂肌),即显露 T$_4$～T$_{11}$ 双侧椎板,用自动拉钩牵开。见胸椎向左侧弯曲明显(图 4-9-5)。

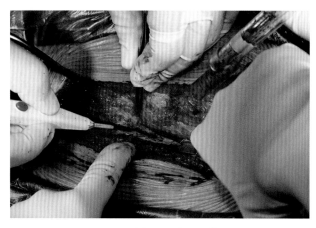

图 4-9-4 显露并沿正中切开棘上韧带

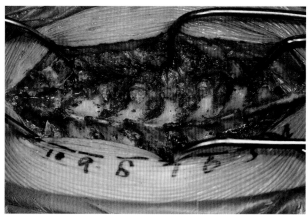

图 4-9-5 胸椎向左侧弯曲

3. 安装患者示踪器(图 4-9-6),在三维 C 臂导航下观察椎弓根位置(图 4-9-7),在导航引导下于双侧 $T_5 \sim T_{11}$ 打入椎弓根螺钉,共打入 14 枚椎弓根螺钉(图 4-9-8),再次三维 C 臂透视确认螺钉位置良好。

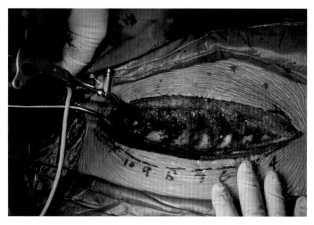

图 4-9-6 安装患者示踪器

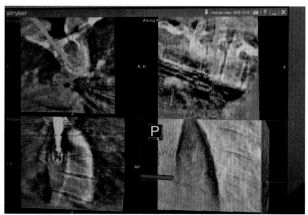

图 4-9-7 在三维 C 臂导航下观察椎弓根位置

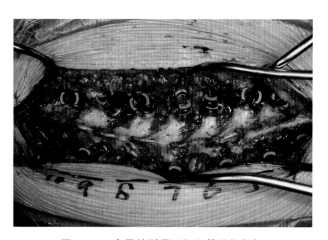

图 4-9-8 在导航引导下打入椎弓根螺钉

4. 用超声骨刀切除 $T_5 \sim T_{10}$ 双侧下关节突及关节囊行 Smith-Peterson 截骨(图 4-9-9～图 4-9-11),刮除上关节突软骨(图 4-9-12)。

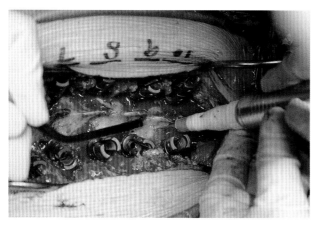

图 4-9-9　用超声骨刀切除下关节突行 Smith-Peterson 截骨

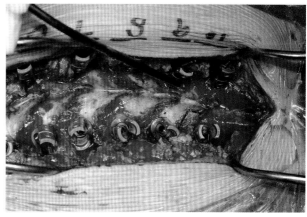

图 4-9-10　Smith-Peterson 截骨切除范围（切除下关节突及关节囊）

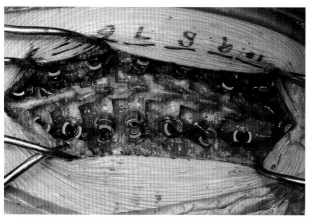

图 4-9-11　切除关节突后术中所见

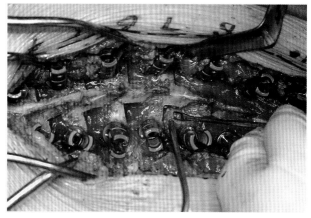

图 4-9-12　刮除上关节突软骨

5. 切除 $T_7 \sim T_8$、$T_8 \sim T_9$ 部分椎板，T_7、T_8 下关节突及 T_8、T_9 上关节突行 Ponte 截骨，充分松解畸形（图 4-9-13～图 4-9-15）。

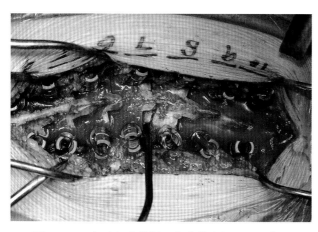

图 4-9-13　切除部分椎板及上关节突行 Ponte 截骨

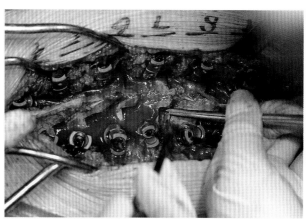

图 4-9-14　用椎板咬骨钳切除剩余的上关节突

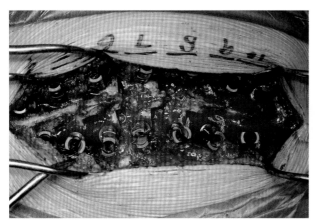

图 4-9-15 充分松解畸形

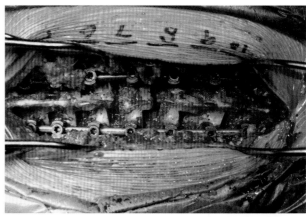

图 4-9-16 连接连杆矫正畸形,对椎体去旋转,并在头尾进行适当撑开加压

6. 测量并预弯凹侧连接杆,固定头尾两端螺母,使用提拉复位器从头侧向尾侧依次拧紧螺母,并对椎体去旋转,采用同样方法测量并预弯凸侧连接杆,固定螺母矫正畸形。使用体内折弯器依次矫正各节段残留畸形。头尾进行适当撑开加压(图 4-9-16)。

7. 用冲洗枪冲洗伤口,切除 $T_6 \sim T_{11}$ 棘突,使用骨刀和超声骨刀去除椎板皮质(图 4-9-17,图 4-9-18),将切下来的棘突及关节突咬碎后植于双侧椎板(图 4-9-19)。

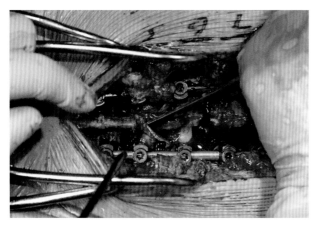

图 4-9-17 使用骨刀和超声骨刀去除椎板皮质

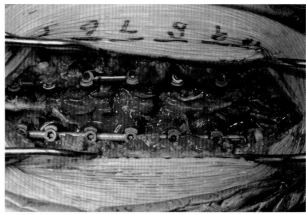

图 4-9-18 去皮质后效果

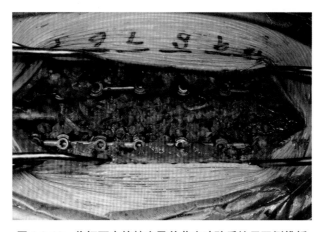

图 4-9-19 将切下来的棘突及关节突咬碎后植于双侧椎板

【手术要点】

1. 截骨术矫正畸形需要同时考虑矢状面及冠状面的畸形。

2. 应用 Mayfield 头架悬吊头部,同时避免眶部受压。

3. 由于手术出血量较大,可使用术中自体血回输系统。

4. 术中应使用多种神经生理监测装置,实时监测神经功能是否受损,特别是在矫正畸形时,包括运动诱发电位及体感诱发电位。

5. Smith-Peterson 截骨切除下关节突及关节囊,可以获得 5° 的矫形。

6. Ponte 截骨切除上、下关节突及部分椎板,可以获得 5°～10° 的矫形。

7. 大于 30° 的矫形,经椎弓根截骨术(pedicle subtraction osteotomy,PSO)是更好的选择。

8. 脊柱前柱结构延长可以导致一些严重的并发症,包括腹主动脉牵拉导致的主动脉破裂,马尾牵拉导致的截瘫,以及拉紧横跨十二指肠的肠系膜上动脉导致的高位肠梗阻。

【典型病例】

患者,女性,13 岁。主诉:发现胸椎侧弯 3 年。患者于 10 岁时发现胸椎向右侧凸,不伴背部肿物隆起、异常毛发,不伴牛奶咖啡斑。后逐年观察,近年来自觉畸形加重,故来北京积水潭医院就诊。诊断:特发性脊柱侧凸。治疗:行胸椎后路 Smith-Peterson 截骨术,侧凸矫形术(图 4-9-20~图 4-9-25)。

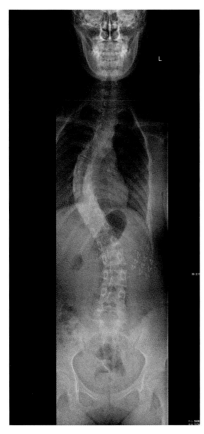

图 4-9-20 术前正位 X 线片

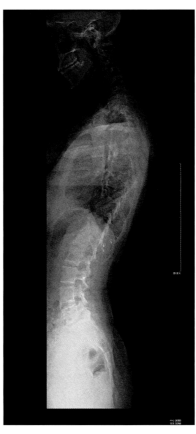

图 4-9-21 术前侧位 X 线片

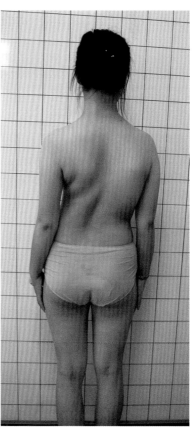

图 4-9-22 术前站立位

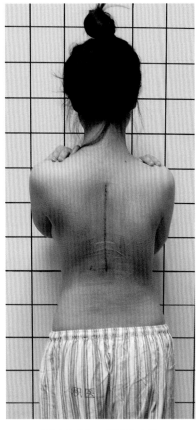

图 4-9-23 术后站立位

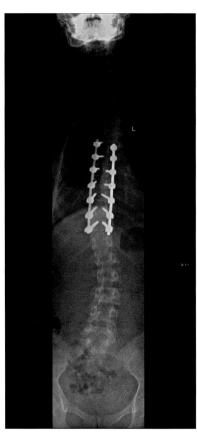

图 4-9-24 术后正位 X 线片

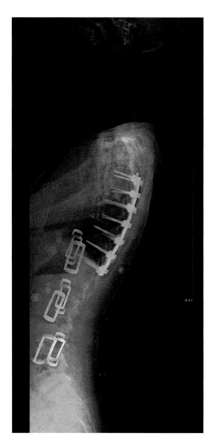

图 4-9-25 术后侧位 X 线片

（韩骁）

参 考 文 献

［1］SMITH-PETERSEN M N, LARSON C B, AUFRANC O E. Osteotomy of the spine for correction of flexion deformity in rheumatoid arthritis［J］. Clin Orthop Relat Res, 66: 6-9.

［2］WILSON M J, TURKELL J H. Multiple spinal wedge osteotomy; its use in a case of Marie-Strumpell spondylitis［J］. Am. J. Surg, 1949, 77(6): 777-782.

［3］PÜSCHEL J, ZIELKE K. Corrective surgery for kyphosis in bekhterev's disease - indication, technique, results(author's transl)［J］. Z Orthop Ihre Grenzgeb, 120(3): 338-342.

［4］PONTE A, VERO B, SICCARDI G L. Surgical treatment of Scheuermann's hyperkyphosis［M］. Bologna: Aulo Gaggi, 1984: 75-80.

［5］LICHTBLAU P O, WILSON P D. Possible mechanism of aortic rupture in orthopaedic correction of rheumatoid spondylitis ［J］. J Bone Joint Surg Am, 1956, 38-A(1): 123-127.

［6］MACEWEN G D, BUNNELL W P, SRIRAM K. Acute neurological complications in the treatment of scoliosis. A report of the scoliosis research society［J］. J Bone Joint Surg Am, 1975, 57(3): 404-408.

第十节 后路胸椎经椎弓根截骨矫形术

【发展历史】

经椎弓根截骨术（pedicle subtraction osteotomy, PSO）是通过后路双侧脊椎的椎弓根切除双侧椎弓根和三角状楔形部分椎体，然后利用椎体前部皮质作为铰链，使椎体后部短缩，从而达到矫正椎体后凸的目的。最初 PSO 设计用于顶椎在腰椎的脊柱畸形截骨矫正，Thomasen 于 1985 年报道腰椎 PSO 用于强直性脊柱炎导致矢状面僵硬性后凸畸形的截骨矫形,后来逐渐广泛用于矫正其他各种原因导致的脊柱后凸,PSO可用于脊柱的各个水平截骨包括颈椎和胸椎。一个水平的PSO截骨可产生30°～40°的后凸矫正,恢复整个矢状位平衡平均约9cm,最大19cm。

【适应证及禁忌证】

1. 适应证　PSO用于矫正各种原因所致矢状位畸形,包括先天性畸形、外伤后畸形、代谢性骨病、退变性疾病及肿瘤等,既可用于矫正矢状位畸形,也可用于矫正冠状位畸形,甚至可以用于以前做过360°融合的脊柱。最佳的适应证是锐性角状矢状位畸形,矢状位失衡超过12cm[矢状垂直轴(sagittal vertical axis, SVA)>12cm],以及行多节段全周融合的患者。

2. 禁忌证

(1)当后凸畸形角度超过40°,伴随冠状位失衡大于6～8cm,不再适合用PSO,而需要用椎体切除截骨术(vertebral column resection, VCR)等截骨矫形术。

(2)严重骨质疏松。

(3)局部感染。

(4)严重内科合并症。

【手术步骤】

(一)常规手术

1. 麻醉满意后,俯卧位施术。

2. 手术开始前在术区棘突打入针头作为标记行X线拍片定位。

3. 取胸部后正中切口,切开皮肤及皮下组织,显露棘上韧带,从棘突两侧切开,沿棘突切开椎旁肌,以Cobb骨膜下剥离器将椎旁肌钝性剥开,以组织剪剪断附着于棘间韧带的椎旁肌,即显露双侧椎板,暴露双侧小关节,用自动拉钩牵开。

4. 在截骨区上下相应椎弓根打孔,位置良好,置入椎弓根螺钉(图4-10-1)。

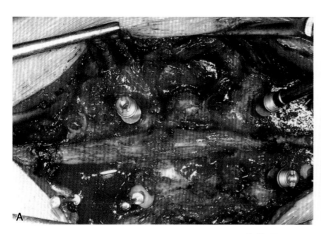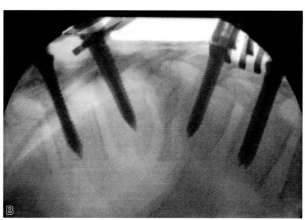

图4-10-1　在截骨区上下相应椎弓根置入椎弓根螺钉

A. 术野所见;B. 透视所见。

5. 用咬骨钳切除棘突,用花棱磨头磨钻将需要减压范围椎板磨薄,然后换成钻石头磨头进一步将椎板磨薄,然后用刮匙和椎板咬骨钳将椎板切除(图4-10-2)。

6. 按术前设计截骨矫形所需截骨范围,先用花棱磨头磨钻沿两侧椎弓根向椎体前部和外侧磨削,直至剩余一薄层皮质,然后换成钻石头磨头继续将椎体前部和外侧部剩余皮质磨削至充分薄。分别通过两侧椎弓根用磨钻向椎体中部磨削使两侧截骨区相连,然后逐步将椎体后缘骨皮质磨薄。分别从两侧椎弓根用反向刮匙将磨薄的椎体后缘分皮质骨向前压断,注意使压断的两侧在椎体后缘中部相连。用咬骨钳将椎体外侧剩余部分包括横突和相邻脊椎的上下关节突按截骨范围咬除(图4-10-3)。

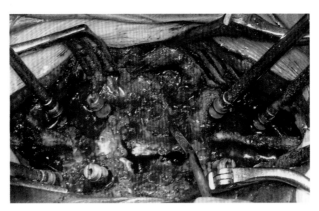

图 4-10-2 切除椎板

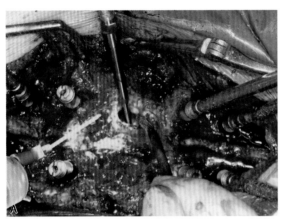
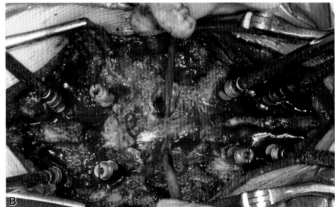

图 4-10-3 经椎弓根椎体截骨术的操作步骤

A. 分别通过两侧椎弓根用磨钻向椎体中部磨削使两侧截骨区相连，然后逐步将椎体后缘骨皮质磨薄。B. 分别从两侧椎弓根用反向刮匙将磨薄的椎体后缘分皮质骨向前压断

7. 安装连杆，闭合截骨面，通过在椎弓根两侧施加压力来闭合截骨面，使上下截骨面接触（图 4-10-4）。

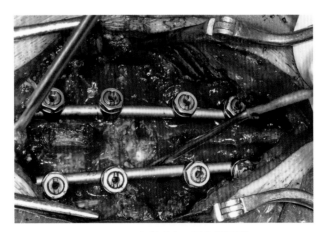

图 4-10-4 安装连杆，闭合截骨面

8. 检查截骨部位，确定减压部位有充分的空间容纳硬膜囊和神经根。

9. 将减压的松质碎骨粒，植入小关节间及椎旁。

10. 用生理盐水冲洗伤口及椎间隙，覆盖减压处神经根及硬膜，清点纱布器械无误，放置负压引流，逐层缝合。

11. 术中采用自体血回输和诱发电位监测。

（二）计算机导航和机器人手术步骤

1. 麻醉满意后，俯卧位施术。

2. 在手术开始之前在术区棘突打入针头作为标记行X线拍片定位。

3. 取胸部后正中切口，切开皮肤及皮下组织，显露棘上韧带，从棘突两侧切开，沿棘突切开椎旁肌，以Cobb骨膜下剥离器将椎旁肌骨性附着部分钝性剥开，以组织剪剪断附着于棘间韧带的椎旁肌，即显露双侧椎板，暴露双侧小关节，用自动拉钩牵开。

4. 在手术区棘突上安放导航或机器人示踪器，行手术区三维C臂扫描，采集图像备用。

5. 三维导航或机器人引导下在截骨区上下相应椎弓根打孔，位置良好，置入椎弓根螺钉（图4-10-5）。

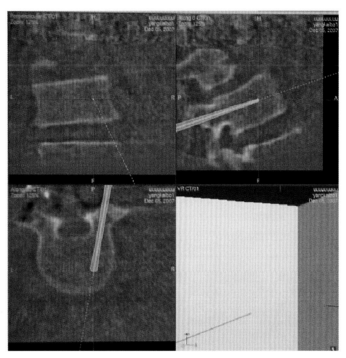

图4-10-5 三维导航或机器人引导下在截骨区上下相应椎弓根打孔

6. 用咬骨钳切除棘突，用花棱磨头磨钻将需要减压范围椎板磨薄，然后换成钻石头磨头进一步将椎板磨薄，再用刮匙和椎板咬骨钳将椎板切除。

7. 按术前设计截骨矫形所需截骨范围，先用花棱磨头磨钻沿两侧椎弓根向椎体前部和外侧磨削，直到剩一薄层皮质，然后换成钻石头磨头继续将椎体前部和外侧部剩余皮质磨削到充分薄。分别通过两侧椎弓根用磨钻向椎体中部磨削使两侧截骨区相连，然后逐步将椎体后缘骨皮质磨薄。在用磨钻磨削过程中，可用三维导航或机器人来确定磨削范围，以指导进一步磨削（图4-10-6）。

8. 分别从两侧椎弓根用反向刮匙将磨薄的椎体后缘分皮质骨向前压断，注意使压断的两侧在椎体后缘中部相连。

9. 用咬骨钳将椎体外侧剩余部分包括横突和相邻脊椎的上下关节突按截骨范围咬除。

10. 安装连杆，闭合截骨面，通过在椎弓根两侧施加压力来闭合截骨面，使上下截骨面接触。

11. 检查截骨部位，确定减压部位有充分的空间容纳硬膜囊和神经根。

12. 将减压的松质碎骨粒，植入小关节间及椎旁。

13. 用生理盐水冲洗伤口及椎间隙，覆盖减压处神经根及硬膜，清点纱布器械无误，放置负压引流，逐层缝合。

14. 术中采用自体血回输和诱发电位监测。

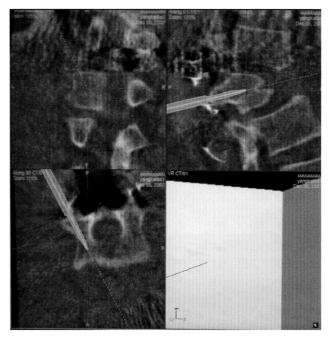

图 4-10-6　用三维导航或机器人来确定磨削的范围

【手术要点】

1. 麻醉满意后,俯卧位施术时,如果后凸非常严重,摆体位时需要更多的支撑垫来支撑。

2. 在截骨上下行充分的椎板减压,包括截骨区上下各一个水平椎板减压,以提供充分的空间,避免截骨后行矫形操作时硬膜膨隆受压出现脊髓损伤。

3. 行椎板减压和经椎弓根截骨时注意不要干扰椎弓根内侧的硬膜外静脉丛,而应清楚地显露和用双极电凝止血。

4. 利用高速磨钻沿双侧椎弓根至椎体截骨,比单纯用咬骨钳切除,更有利于骨面止血。

5. 切除椎体外侧时注意不要损伤椎体外侧的骨膜和其他软组织。

6. 安装纵向连杆闭合截骨面时,一定要同时仔细观察截骨部位硬膜囊,避免操作导致硬膜囊受压。

7. 同时存在冠状位畸形需要截骨矫正的病例,凸侧需要比凹侧截骨更多,凸侧的后柱需要切除更多,同时凸侧的中柱和前柱也需要切除更多,这与标准的 PSO 不太一样。

【典型病例】

患者,男性,14 岁。胸椎后凸畸形(T_{11})(图 4-10-7~图 4-10-13)。

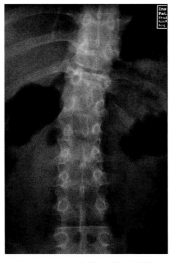

图 4-10-7　术前正位 X 线片

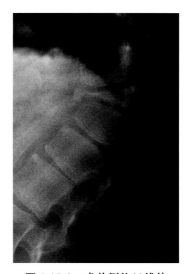

图 4-10-8　术前侧位 X 线片

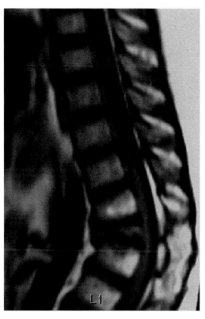

图 4-10-9　术前矢状位 T_1
加权像 MRI

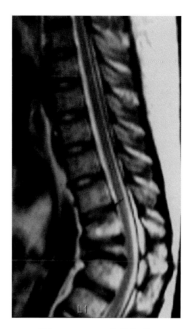

图 4-10-10　术前矢状
位 T_2 加权像 MRI

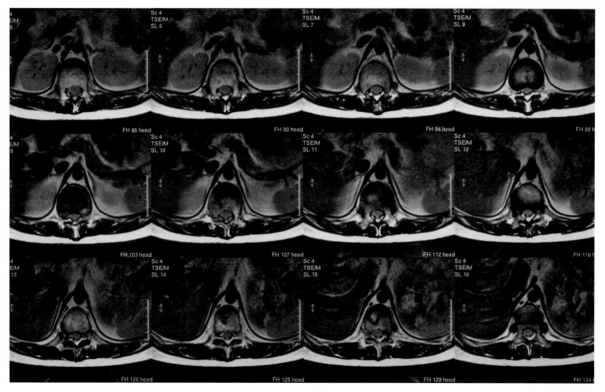

图 4-10-11　术前横断位 MRI

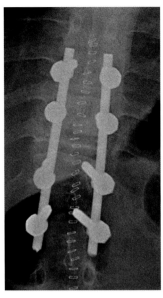

图4-10-12 术后正位X线片

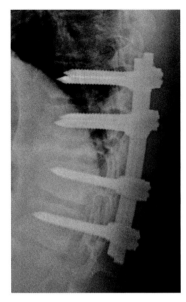

图4-10-13 术后侧位X线片

（袁宁）

参 考 文 献

[1] THOMASEN E. Vertebral osteotomy for correction of kyphosis in ankylosing spondylitis[J]. Clin Orthop Relat Res, 1985 (194): 142-152.

[2] KIM Y J, BRIDWELL K H, LENKE L G, et al. Results of lumbar pedicle subtraction osteotomies for fixed sagittal imbalance: a minimum 5-year follow-up study[J]. Spine, 2007, 32(20): 2189-2197.

[3] BOACHIE-ADJEI O, BRADFORD D S. Vertebral column resection and arthrodesis for complex spinal deformities[J]. J Spinal Disord, 1991, 4(2): 193-202.

[4] BUCHOWSKI J M, BRIDWELL K H, LENKE L G, et al. Neurologic complications of lumbar pedicle subtraction osteotomy: a 10-year assessment[J]. Spine, 2007, 32(20): 2245-2252.

[5] YANG B P, ONDRA S L, CHEN L A, et al. Clinical and radiographic outcomes of thoracic and lumbar pedicle subtraction osteotomy for fixed sagittal imbalance[J]. J Neurosurg Spine, 2006, 5(1): 9-17.

[6] AHN U M, AHN N U, BUCHOWSKI J M, et al. Functional outcome and radiographic correction after spinal osteotomy[J]. Spine, 2002, 27(12): 1303-1311.

[7] ENERCAN M, OZTURK C, KAHRAMAN S, et al. Osteotomies/spinal column resections in adult deformity[J]. Eur Spine J, 2013, 22(Suppl 2): S254-S264.

[8] GILL J B, LEVIN A, BURD T, et al. Corrective osteotomies in spine surgery[J]. J Bone Joint Surg Am, 2008, 90(11): 2509-2520.

[9] AEBI M. The adult scoliosis[J]. Eur SpineJ, 2005, 14(10): 925-948.

[10] SCHWAB F, BLONDEL B, CHAY E, et al. The comprehensive anatomical spinal osteotomy classification[J]. Neurosurgery, 2014, 74(1): 112-120.

[11] TOBIN M K, BIRK D M, RANGWALA S D, et al. T$_1$ pedicle subtraction osteotomy for the treatment of rigid cervical kyphotic deformity: report of 4 cases[J]. J Neurosurg Spine, 2017, 27(5): 487-493.

[12] GUPTA M C, FERRERO E, MUNDIS G, et al. Pedicle subtraction osteotomy in the revision versus primary adult spinal deformity patient: is there a difference in correction and complications?[J]. Spine, 2015, 40(22): E1169-E1175.

[13] BLONDEL B, SCHWAB F, BESS S, et al. Posterior global malalignment after osteotomy for sagittal plane deformity: it happens and here is why[J]. Spine, 2013, 38(7): E394-E401.

[14] LAFAGE V, SCHWAB F, VIRA S, et al. Does vertebral level of pedicle subtraction osteotomy correlate with degree of spinopelvic parameter correction?[J]. J Neurosurg Spine, 2011, 14(2): 184-191.

［15］SMITH J S, SHAFFREY E, KLINEBERG E, et al. Prospective multicenter assessment of risk factors for rod fracture following surgery for adult spinal deformity[J]. J Neurosurg Spine, 2014, 21(6): 994-1003.

［16］ESKILSSON K, SHARMA D, JOHANSSON C, et al. The impact of spinopelvic morphology on the short-term outcome of pedicle subtraction osteotomy in 104 patients[J]. J Neurosurg Spine, 2017, 27(1): 74-80.

［17］LA MAIDA G A, LUCERI F, GALLOZZI F, et al. Complication rate in adult deformity surgical treatment: safety of the posterior osteotomies[J]. Eur Spine J, 2015, 24(Suppl 7): 879-886.

［18］BAKALOUDIS G, LOLLI F, DI SILVESTRE M, et al. Thoracic pedicle subtraction osteotomy in the treatment of severe pediatric deformities[J]. Eur Spine J, 2011, 20(Suppl 1): S95-S104.

［19］BRIDWELL K H. Decision making regarding Smith-Petersen vs. pedicle subtraction osteotomy vs. vertebral column resection for spinal deformity[J]. Spine, 2006, 31(19 Suppl): S171-S178.

［20］TOMITA K, KAWAHARA N, MURAKAMI H, et al. Total en bloc spondylectomy for spinal tumors: improvement of the technique and its associated basic background[J]. J Orthop Sci, 2006, 11(1): 3-12.

［21］WANG M Y, BERVEN S H. Lumbar pedicle subtraction osteotomy[J]. Neurosurgery, 2007, 60(2 Suppl 1): 140-146; discussion 146.

第十一节 后路胸椎椎体切除截骨矫形术

【发展历史】

椎体切除截骨术(vertebral column resection, VCR)是切除脊柱全部三柱的截骨术,它能允许多平面矫形所需的移位和短缩,通常用于严重僵硬性脊柱畸形的矫正。VCR 用于治疗僵硬性脊柱侧凸最初是由 MacLennan 于 1922 年报道,他是通过后路切除脊柱侧凸顶椎,然后术后辅以石膏外固定。自此以后,许多学者都报道了 VCR 用于治疗僵硬性脊柱侧凸,近年来,通过肋骨横突切除术入路纯后路 VCR(posterior vertebral column resection, PVCR)相比前后联合入路 VCR 具有相似的效果和并发症,被越来越多的学者接受和使用,PVCR 的发展和改进着眼于降低手术难度、缩短手术时间和减少传统前后联合 VCR 导致的并发症。

【适应证及禁忌证】

1. 适应证 适用于严重僵硬性脊柱侧凸和后凸,僵硬性脊柱冠状面畸形、角状畸形、半椎体畸形、脊柱肿瘤、外伤后畸形,导致患者疼痛、神经功能障碍、外观畸形影响美观或畸形进行性进展,影响日常生活和工作,非手术治疗效果不佳。

2. 禁忌证
(1)严重骨质疏松。
(2)严重内科合并症。

【手术步骤】

(一)常规手术

1. 麻醉满意后,俯卧位施术。

2. 在手术开始之前在术区棘突打入针头作为标记 X 行线拍片定位。

3. 取胸后正中切口,切开皮肤及皮下组织,显露棘上韧带,从棘突两侧切开,沿棘突切开椎旁肌,以 Cobb 骨膜下剥离器将附着于骨面的椎旁肌钝性剥开,以组织剪剪断附着于棘间韧带的椎旁肌,即显露双侧椎板,暴露双侧小关节,用自动拉钩牵开。

4. 在截骨顶椎上下相应至少 2 个水平椎弓根打孔,位置良好,置入椎弓根螺钉(图 4-11-1)。

5. 用咬骨钳切除椎体上下椎体棘突及棘间韧带,在大部分病例允许切除 2～3 个节段的椎板,用磨钻和椎板咬骨钳切除相应椎板,用刮匙切除黄韧带,以椎板咬骨钳进一步向下外扩大椎管减压范围(图 4-11-2)。

6. 先切除顶椎两侧肋骨头部分,然后骨膜下剥离顶椎两侧面。

7. 先用花棱磨头磨钻沿两侧椎弓根向椎体前部和外侧磨削,直至剩余一薄层皮质,然后换成钻石头磨头继续将椎体前部和外侧部剩余皮质磨削至充分薄。分别通过两侧椎弓根用磨钻向椎体中部磨削使两侧截骨区相连,然后逐步将椎体后缘骨皮质磨薄。分别从两侧用反向刮匙将磨薄的椎体后缘皮质骨向前方压断,注意使压断的两侧皮质在椎体后缘中部相连,然后缓慢地将整个椎体完整切除,这时可用一短杆连接一侧椎弓根螺钉以临时稳定局部结构(图 4-11-3)。

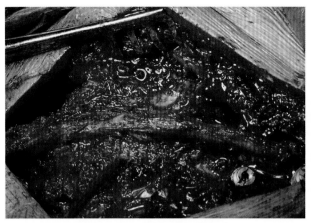

图4-11-1　置入椎弓根螺钉

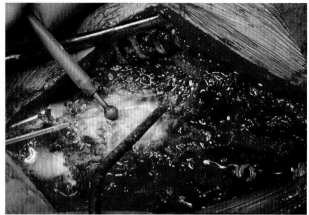

图4-11-2　用磨钻磨除相应椎板

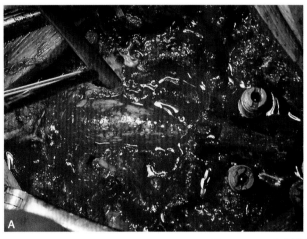

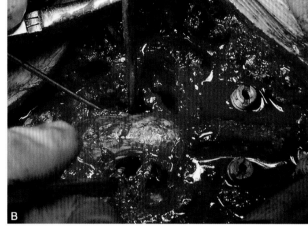

图4-11-3　后路椎体切除术的操作步骤

A. 用磨钻沿两侧椎弓根向椎体前部和外侧磨削；B. 分别通过两侧椎弓根用磨钻向椎体中部磨削使两侧截骨区相连，然后逐步将椎体后缘骨皮质磨薄

8. 用髓核钳切除上下椎间盘，显露相邻的椎体终板，用刮刀及终板锉等去除终板软骨，冲洗、清理椎间，测量前部椎间隙大小，置入相应大小填充了自体骨的钛笼（图4-11-4）。

9. 安装连杆，闭合上下终板，通过在椎弓根两侧加压和撑开来矫正畸形，并使上下终板和钛笼充分贴服（图4-11-5）。

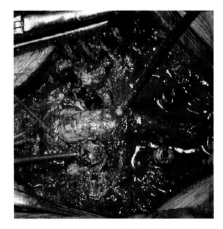

图4-11-4　置入相应大小填充了自体骨的钛笼

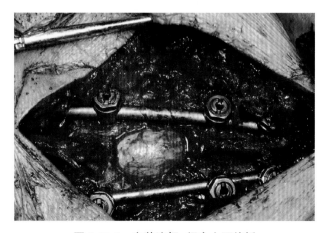

图4-11-5　安装连杆，闭合上下终板

10. 检查截骨部位,确定减压部位有充分空间容纳硬膜囊和神经根。

11. 截除的肋骨植入后柱截骨缺损处,用截骨切除和椎板减压的松质碎骨粒,植入小关节间及椎旁。

12. 用生理盐水冲洗伤切口,应用防粘连膜和止血材料覆盖减压处硬膜及神经根,清点纱布器械无误,放置负压引流,逐层缝合。

13. 术中采用自体血回输和诱发电位监测。

（二）计算机导航和机器人手术步骤

1. 麻醉满意后,俯卧位施术。

2. 在手术开始之前在术区棘突打入针头作为标记行 X 线拍片定位。

3. 取胸后正中切口,切开皮肤及皮下组织,显露棘上韧带,从棘突两侧切开,沿棘突切开椎旁肌,以 Cobb 骨膜下剥离器将附着于骨面的椎旁肌钝性剥开,以组织剪剪断附着于棘间韧带的椎旁肌,即显露双侧椎板,暴露双侧小关节,用自动拉钩牵开。

4. 在手术区棘突上安放导航或机器人示踪器,行手术区三维 C 臂扫描,采集图像备用。

5. 三维导航或机器人引导下在截骨顶椎上下相应至少 2 个水平椎弓根打孔,位置良好,置入椎弓根螺钉（图 4-11-6）。

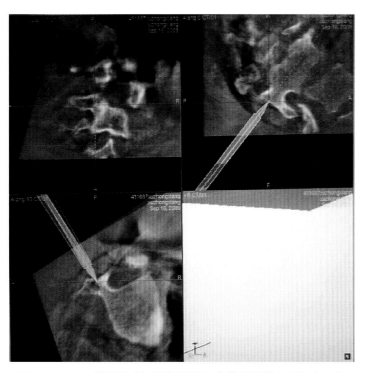

图 4-11-6　三维导航或机器人引导下在截骨顶椎上下相应至少
2 个水平椎弓根打孔

6. 用咬骨钳切除椎体上下椎体棘突及棘间韧带,在大部分病例允许切除 2~3 个节段的椎板,用磨钻和椎板咬骨钳切除相应椎板,用刮匙切除黄韧带,以椎板咬骨钳进一步向下外扩大椎管减压范围。

7. 先切除顶椎两侧肋骨头部分,然后骨膜下剥离顶椎两侧面。

8. 利用三维导航或机器人确定截骨范围,先用花棱磨头磨钻沿两侧椎弓根向椎体前部和外侧磨削,直至剩余一薄层皮质,然后换成钻石头磨头继续将椎体前部和外侧部剩余皮质磨削至充分薄。分别通过两侧椎弓根用磨钻向椎体中部磨削使两侧截骨区相连,然后逐步将椎体后缘骨皮质磨薄。在用磨钻磨削过程中,可用三维导航或机器人来确定磨削范围,以指导进一步磨削。分别从两侧用反向刮匙将磨薄的椎体后缘皮质骨向前方压断,注意使压断的两侧皮质在椎体后缘中部相连,然后缓慢地将整个椎体完整切除,这时需要用一短杆连接一侧椎弓根螺钉以临时稳定局部结构（图 4-11-7）。

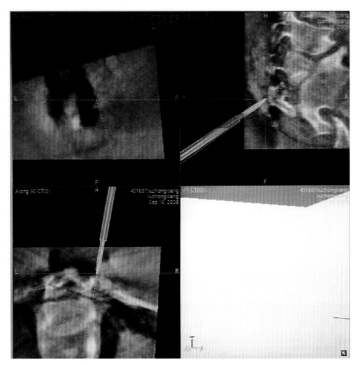

图 4-11-7　确定磨削范围

9. 用髓核钳切除上下椎间盘,显露相邻的椎体终板,用刮刀及终板锉等器械去除终板软骨,冲洗、清理椎间,测量前部椎间隙大小,置入相应大小填充了自体骨的钛笼。

10. 安装连杆,闭合上下终板,通过在椎弓根两侧加压和撑开来矫正畸形,并使上下终板和钛笼充分贴服。

11. 检查截骨部位,确定减压部位有充分的空间容纳硬膜囊和神经根。

12. 截除的肋骨条植入后柱截骨缺损处,用截骨切除和椎板减压的松质碎骨粒,植入小关节间及椎旁。

13. 用生理盐水冲洗伤切口,应用防粘连膜和止血材料覆盖减压处硬膜及神经根,清点纱布器械无误,放置负压引流,逐层缝合。

14. 术中采用自体血回输和诱发电位监测。

【手术要点】

1. 在截骨上下行椎板减压应包括 2～3 个脊椎水平,以提供充分的空间,避免截骨后行矫形操作时硬膜膨隆受压出现脊髓损伤。

2. 行椎板减压和经椎弓根截骨时注意不要干扰椎弓根内侧的硬膜外静脉丛,应清楚地显露和用双极电凝止血。

3. 利用高速磨钻沿双侧椎弓根切除椎体,比单纯用咬骨钳切除,更有利于骨面止血。

4. 切除椎体时注意不要损伤椎体外侧骨膜。

5. 在用高速磨钻将椎体充分磨薄后,先用一短杆临时固定,再行全椎体切除,以避免全椎体切除后上下脊椎移位。

6. 在放置钛笼时应使钛笼和上下终板面有一定压力以免松动和后期不稳定。

7. 安装纵向连杆进行加压和撑开操作时,一定要同时仔细观察截骨部位硬膜囊,避免操作导致硬膜囊受压。

【典型病例】

患者,男性,19 岁,腰椎后凸畸形(L_1)(图 4-11-8～图 4-11-18)。

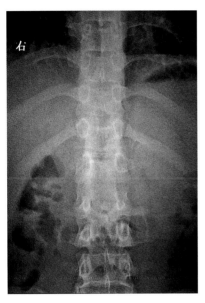

图 4-11-8　术前正位 X 线片

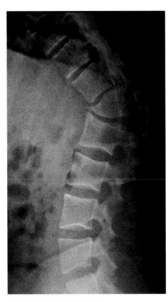

图 4-11-9　术前侧位 X 线片

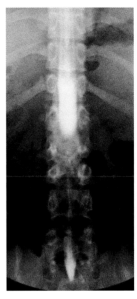

图 4-11-10　术前正位椎管造影 X 线片

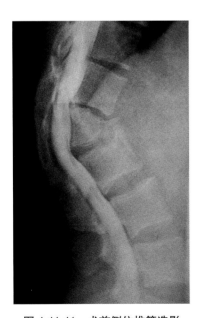

图 4-11-11　术前侧位椎管造影 X 线片

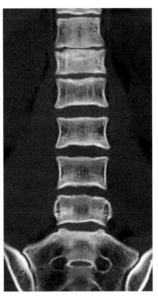

图 4-11-12　术前 CT 冠状位重建

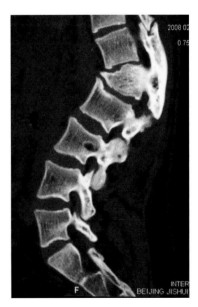

图 4-11-13　术前 CT 矢状位重建

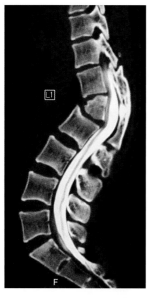

图 4-11-14 术前椎管造影 CT 矢状位重建

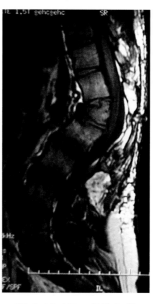

图 4-11-15 术前矢状位 T₁加权像 MRI

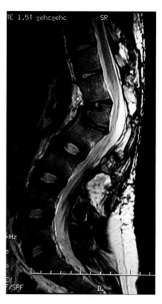

图 4-11-16 术前矢状位 T₂加权像 MRI

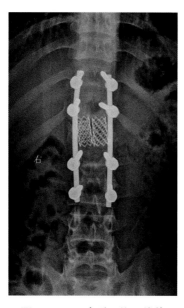

图 4-11-17 术后正位 X 线片

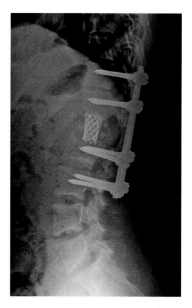

图 4-11-18 术后侧位 X 线片

（袁宁）

参 考 文 献

[1] MACLENNAN A. Scoliosis[J]. Br Med J, 1922, 2: 864-866.

[2] BOACHIE-ADJEI O, BRADFORD D S. Vertebral column resection and arthrodesis for complex spinal deformities[J]. J Spinal Disord, 1991, 4(2): 193-202.

[3] BRADFORD D S, TRIBUS C B. Vertebral column resection for the treatment of rigid coronal decompensation[J]. Spine, 1997, 22(14): 1590-1599.

[4] LOPEZ F A, ENRIQUEZ A J, MAESTRE H J. Arthrodesis resection of the vertebral column[J]. Rev Clin Esp, 1950, 39(4): 252-259.

[5] SUK S I, CHUNG E R, KIM J H, et al. Posterior vertebral column resection for severe rigid scoliosis[J]. Spine, 2005, 30(14): 1682-1687.

［6］SUK S I, CHUNG E R, LEE S M, et al. Posterior vertebral column resection in fixed lumbosacral deformity［J］. Spine, 2005, 30(23): E703-E710.

［7］SUK S I, KIM J H, KIM W J, et al. Posterior vertebral column resection for severe spinal deformities［J］. Spine, 2002, 27(21): 2374-2382.

［8］WANG Y, ZHANG Y G, ZHANG X S, et al. A single posterior approach for multilevel modified vertebral column resection in adults with severe rigid congenital kyphoscoliosis: a retrospective study of 13 cases［J］. Eur spine J, 2008, 17(3): 361-372.

［9］WANG Y, ZHANG Y G, ZHANG X S, et al. Posterior-only multilevel modified vertebral column resection for extremely severe Pott′s kyphotic deformity［J］. Eur Spine J, 2009, 18(10): 1436-1441.

［10］ZHANG J G, WANG S R, QIU G X, et al. The efficacy and complications of one stage posterior vertebral column resection for severe spinal deformities［J］. Zhong hua Wai Ke Za Zhi, 2010, 48(22): 1694-1700.

［11］ZHOU C G, LIU L, SONG Y, et al. Anterior and posterior vertebral column resection for severe and rigid idiopathic scoliosis［J］. Eur Spine J, 2011, 20(10): 1728-1734.

［12］LENKE L G, O′LEARY P T, BRIDWELL K H, et al. Posterior vertebral column resection for severe pediatric deformity: minimum two-year follow-up of thirty-five consecutive patients［J］. Spine, 2009, 34(20): 2213-2221.

［13］LENKE L G, SIDES B A, KOESTER L A, et al. Vertebral column resection for the treatment of severe spinal deformity［J］. Clin Orthop Relat Res, 2010, 468(3): 687-699.

［14］HAMZAOGLU A, ALANAY A, OZTURK C, et al. Posterior vertebral column resection in severe spinal deformities: a total of 102 cases［J］. Spine, 2011, 36(5): E340-E344.

［15］OZTURK C, ALANAY A, GANIYUSUFOGLU K, et al. Short-term X-ray results of posterior vertebral column resection in severe congenital kyphosis, scoliosis, and kyphoscoliosis［J］. Spin, 2012, 37(12): 1054-1057.

［16］GILL J B, LEVIN A, BURD T, et al. Longley: corrective osteotomies in spine surgery［J］. J Bone Joint SurgAm, 2008, 90(11): 2509-2520.

［17］AEBI M. The adult scoliosis［J］. Eur Spine J, 2005, 14(10): 925-948.

［18］SAIFI C, LARATTA J L, PETRIDIS P, et al. Vertebral column resection for rigid spinal deformity［J］. Global Spine J, 2017, 7(3): 280-290.

［19］CHO W, LENKE L G, BLANKE K M, et al. Predicting kyphosis correction during posterior-only vertebral column resection by the amount of spinal column shortening［J］. Spine Deform, 2015, 3(1): 65-72.

［20］DEMIRKIRAN G, DEDE O, KARADENIZ E, et al. Anterior and posterior vertebral column resection versus posterior-only technique: a comparison of clinical outcomes and complications in congenital kyphoscoliosis［J］. Clin Spine Surg, 2017, 30(7): 285-290.

第十二节 胸廓成形术

【发展历史】

剃刀背畸形是由椎体旋转和肋骨变形导致的胸廓畸形，凸侧的肋骨通常向后侧旋转并形成角状畸形。理想的青少年特发性脊柱侧凸手术效果是通过最有效的矫形和最短的融合，获得稳定、平衡的脊柱并防止侧凸进展。患者及家长的首要目的是改善外观，因此为满足患者及家长的手术需求，矫正胸廓畸形更为重要。主要有两种方式矫正胸廓及肋骨畸形：①通过去旋转技术间接矫正胸廓畸形，采用新的螺钉设计（单平面螺钉）、去旋转工具及技术；②通过胸廓成形术直接切除畸形肋骨，在肋骨最突出的位置切除部分肋骨。

1983年Steel等最早报道了采用胸廓成形术治疗青少年特发性脊柱侧凸。Harding等发现包含顶椎凸侧横突、从肋骨颈至最大隆起处的肋骨切除术后成形效果良好。Suk等曾报道一组同时行后路椎弓根螺钉矫正及胸廓成形术的病例，剃刀背高度减少66%。但近些年研究发现胸廓成形术与现代侧凸矫正技术相比，对特发性脊柱侧凸外观改善并没有很大优势，并可能会影响患者肺功能，Lenke等曾经提出成人胸廓成形术后肺功能下降27%，并在2年内未完全恢复。Koller等研究表明，胸廓成形术后6年，用力肺活量仍比术前下降9%。

【适应证及禁忌证】

1. 适应证

（1）胸弯为主，进展性或外观不可接受的剃刀背畸形。

（2）为前路或后路融合提供植骨来源。

2. 禁忌证

（1）患者没有严重的影响美观性的剃刀背畸形。

（2）患者无法承受由胸廓成形术导致的肺功能障碍，其原因包括胸廓顺应性差、切除多根肋骨形成连枷胸、对膈肌和其他呼吸肌的损伤等。

（3）骨骼未成熟为相对禁忌证，因为术后可能出现肋骨畸形再发。

【手术步骤】

在进行胸廓成形术前，需评估患者肺功能，术前需与麻醉师沟通，使用双腔气管插管。胸廓成形术可以从前路手术切口内进行肋骨切除，或后侧单个或双切口，或胸腔镜下切除。下文是开放式后正中切口的做法，可在后路脊柱矫形后一期进行。

1. 后正中切口逐层进入。

2. 钝性剥离斜方肌、菱形肌及前锯肌。

3. 从外侧边缘向中线方向剥离肋骨上的椎旁肌。

4. 用电刀切到肋骨表面，用 Cobb 和肋骨骨膜剥离器分离肋骨。

5. 注意保护肋骨下方的肋间神经和血管。

6. 确定切除范围。根据畸形严重程度可切除 4～8 根肋骨，切除长度 4～5cm，在顶椎处切除长度较长。

7. 在充分保护软组织的前提下，可使用摆锯或使用咬骨钳切除肋骨。

8. 修剪边缘，使胸廓外观更加美观，并防止胸膜及肺部损伤（胸膜损伤发生概率为 5%～10%），必要时放置胸腔闭式引流。

【手术要点】

1. 分离肋骨时进行骨膜下剥离。

2. 注意保护肋间神经及血管。

3. 可以保留肋骨头而切除肋骨隆起部分。

4. 注意保护胸膜及肺组织，如果出现损伤，应放置胸腔闭式引流。

5. 切除肋骨可用于脊柱背侧植骨。

在过去的 20 年中，胸廓成形术的比例从 76% 下降至 20%。其原因在于脊柱矫形工具及技术的长足发展，尤其在椎体去旋转方面。轻中度的胸廓畸形，均可以通过去旋转技术得到良好改善。Samdani 的一项基于水平尺的测量结果表明，在 10° 以内的肋骨畸形，胸廓成形术并无明显效果。而严重胸廓畸形可得到较好的临床效果和自我形象评分。在严重胸廓畸形的患者中，采用后路直接去旋转技术矫正的同时行胸廓成形术，能有效改善胸廓畸形，可以获得满意的术后自我形象评分，并发症发生率较低，并可获得更多的自体骨植骨。建议在患者骨骼成熟后再进行手术，避免再发。

（肖斌）

参 考 文 献

［1］STEEL H H. Rib resection and spine fusion in correction of convex deformity in scoliosis［J］. J Bone Joint Surg Am, 1983, 65（7）: 920-925.

［2］HARDING I J, CHOPIN D, CHAROSKY S, et al. Long-term results of Schollner costoplasty in patients with idiopathic scoliosis［J］. Spine, 2005, 30（14）: 1627-1631.

［3］SUK S I, KIM J H, KIM S S, et al. Thoracoplasty in thoracic adolescent idiopathic scoliosis［J］. Spine, 2008, 33（10）: 1061-1067.

［4］LENKE L G, BRIDWELL K H, BLANKE K, et al. Analysis of pulmonary function and chest cage dimension changes after thoracoplasty in idiopathic scoliosis［J］. Spine, 1995, 20（12）: 1343-1350.

［5］KOLLER H, SCHULTE T L, MEIER O, et al. The influence of isolated thoracoplasty on the evolution of pulmonary function after treatment of severe thoracic scoliosis［J］. Eur Spine J, 2017, 26（6）: 1765-1774.

［6］LONNER B S, REN Y, YASZAY B, et al. Evolution of surgery for adolescent idiopathic scoliosis over 20 years: have outcomes improved?［J］. Spine, 2018, 43(6): 402-410.

［7］HWANG S W, SAMDANI A F, LONNER B, et al. Impact of direct vertebral body derotation on rib prominence: are preoperative factors predictive of changes in rib prominence?［J］. Spine, 2012, 37(2): E86-E89.

［8］BARRETT D S, MACLEAN J G, BETTANY J, et al. Costoplasty in adolescent idiopathic scoliosis. Objective results in 55 patients［J］. J Bone Joint Surg Br, 1993, 75(6): 881-885.

［9］SAMDANI A F, HWANG S W, MIYANJI F, et al. Direct vertebral body derotation, thoracoplasty, or both: which is better with respect to inclinometer and scoliosis research society-22 scores?［J］. Spine, 2012, 37(14): E849-E853.

第十三节　特发性脊柱侧凸矫形术

【发展历史】

在公元前 5 世纪，古希腊名医 Hippocrates 首次描述了脊柱侧凸，并且设计了一种牵引装置用于矫正畸形。在公元 2 世纪，另一位古希腊医师 Galen 创造了词条"脊柱侧凸(scoliosis)、脊柱后凸(kyphosis)、脊柱前凸(lordosis)"。在 16 世纪中期，法国 Ambroise Paré 首先提出了先天性脊柱侧凸并明确了脊髓受压是导致瘫痪的原因之一。1741 年，80 岁高龄的巴黎大学医学教授 Nicholas André 应用古希腊词根组合提出了"Orthopaedia"作为外科学中一门分科的名词，并以图例形象地注解。他认为脊柱侧凸是肌肉不平衡及不良坐姿的结果。

在 19 世纪中晚期，首次外科手术治疗脊柱侧凸被报道。被称为法国骨科之父的 Delpech 在 1818 年发明了肌腱切断术，之后 Guerin 将这种方法用于脊柱侧凸的治疗。1889 年 Volkman 尝试进行畸形肋骨切除，这是脊柱侧凸治疗中首次对骨性结构的改变。William Adams 除了发明著名的艾德姆前屈试验(Adams forward-bend test)，还通过特发性脊柱侧凸尸体解剖研究发现在侧凸顶椎处常伴有前凸，提出了"前凸＋旋转＝侧凸"的理念。1895 年德国物理学家 Roentgen 发现了 X 线，并在次年将其应用于临床。X线的应用使医师能获得二维骨骼图像，能更好地理解特发性脊柱侧凸的病理变化。

1955 年美国 Paul Harrington 发明了具有撑开和加压作用的哈灵顿棒，是脊柱侧凸矫形术发展的里程碑，被称为第一代脊柱内固定系统。这是一种有效、可获得最大矫形并且维持矫形的方法。但早期此种方法效果并不理想，出现了金属切割及假关节形成等并发症。而后哈灵顿不断改进方法，并且建议行长节段至稳定区的固定融合。

在 20 世纪 70 年代后期，葡萄牙 Resina 和 Alves 提出在哈灵顿棒的基础上使用钢丝来增加其固定效果和矫形力。1982 年墨西哥 Eduardo Luque 发明了双 L 型棒与节段性椎板下钢丝的组合，增加了对侧凸的侧向矫正力，被称为第二代脊柱后路内固定系统。

法国 Cotrel 和 Dubousset 发明了革命性的脊柱内固定系统，是所有第三代后路内固定系统的基础。这套系统是由双棒和多个骨钩构成，可以在同一侧连杆上撑开加压，并且在最后紧固前可以通过凹侧旋棒的方式去旋转并减少顶椎处的前凸。随着现代固定技术的发展，椎弓根螺钉的应用可以提供良好的三维矫形能力，韩国的 Suk 教授首先提出了全椎弓根螺钉固定矫正脊柱侧凸，目前椎弓根钉棒系统仍是应用最广泛的脊柱畸形矫正内置物。

脊柱侧凸是指在冠状面上存在大于 10° 的弯曲，并伴有椎体旋转。青少年特发性脊柱侧凸是指在青少年期(10～18 岁)发病的原因不明的脊柱侧凸。在特发性脊柱侧凸中，80%～90% 属于青少年特发性脊柱侧凸，其发病率为 2%～3%。我国学者在崇明岛地区开展过 6 824 名 6～17 岁的学生筛查，青少年特发性脊柱侧凸的发病率为 2.52%(女性为 3.11%，男性为 1.96%)。目前世界范围内使用最广泛的影像学分型为 Lenke 分型，从冠状位、矢状位及腰椎修正指数三部分进行分类，指导手术选择。

【适应证及禁忌证】

1. 适应证

(1) Risser 征 0 级或女性月经期前：侧凸角度＜25°，采取观察及康复；侧凸角度 25°～45°，采取支具治疗(始于侧凸角度＞20°)；侧凸角度＞45°，采取手术治疗。

（2）Risser 征 1~2 级或女性月经来潮<1.5~2 年：侧凸角度<25°，采取观察及康复；侧凸角度 25°~45°，采取支具治疗；侧凸角度>45°，采取手术治疗。

（3）Risser 征 3~5 级或女性月经来潮>2 年：侧凸角度<25°，采取观察及康复；侧凸角度 25°~45°，采取观察及康复；侧凸角度>45°，采取手术治疗。

（4）在月经期前，Risser 征 0 级及髋臼 Y 形软骨未闭的情况下，通常使用生长棒技术，每 6~8 个月撑开一次，至骨骼成熟后，行最终融合。

2. 禁忌证　存在严重的心肺功能障碍，严重低体重及营养不良，存在神经系统异常而脊柱矫形可能引起并发症的情况。

【手术步骤】

1. 体位与定位　全身麻醉。取俯卧位，胸部及双侧髂骨着力，腹部空虚，轻度屈髋屈膝（图 4-13-1）。将无菌定位针头打入棘突定位，确定手术切口范围（图 4-13-2）。

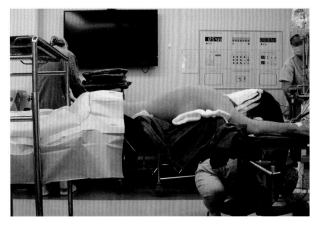

图 4-13-1　手术体位

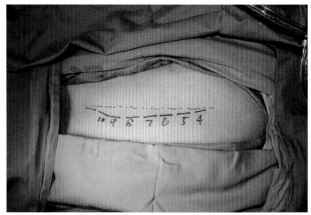

图 4-13-2　确定手术切口范围

2. 暴露　切开皮肤、皮下组织，暴露至深筋膜层后使用电刀纵向切开棘上韧带，使用 Cobb 骨膜下剥离器顿性剥离椎旁肌。并向外暴露肋横突关节（胸椎）或关节突关节（腰椎）（图 4-13-3）。

3. 置钉　根据术者的经验，可以与截骨同时进行。一般采用徒手技术（漏斗技术、Ball-Tips 技术等）或导航技术、机器人辅助技术。根据术前 CT 测量及手术计划选择螺钉类型、长短及粗细（图 4-13-4）。

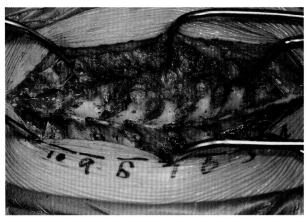

图 4-13-3　后方软组织剥离及显露

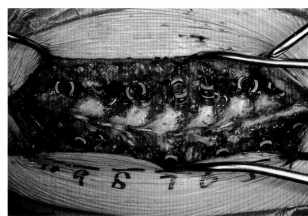

图 4-13-4　根据术前 CT 测量及手术计划选择螺钉类型、长短及粗细

（1）计算机导航辅助置钉步骤

1）在棘突牢固安放患者示踪器，注册导航工具。

2）定位，三维 C 型臂或 O 型臂行三维扫描，将图像传输至导航仪。

3）导航引导下使用尖锥、开路器进行椎弓根打孔（图 4-13-5），使用椎弓根探子确认穿刺位置良好，测量深度后拧入椎弓根螺钉。

（2）机器人辅助置钉步骤

1）在棘突牢固安放患者示踪器。

2）定位，三维 C 型臂或 O 型臂行三维扫描，将图像传输至机器人系统（图 4-13-6）。

3）术中规划（图 4-13-7），机器人预走位。

4）使用电钻沿机器人导向臂将导丝打入椎弓根（图 4-13-8）。

5）打入多枚导丝后，透视确定导丝的位置。

6）使用空心丝锥沿导丝进行攻丝。

7）将导丝取出，拧入椎弓根螺钉，或直接拧入空心椎弓根螺钉。

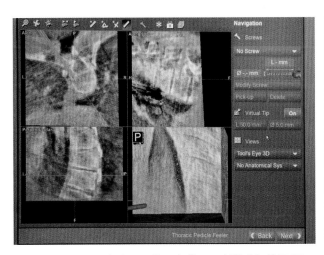

图 4-13-5 导航引导下使用尖锥、开路器进行椎弓根打孔

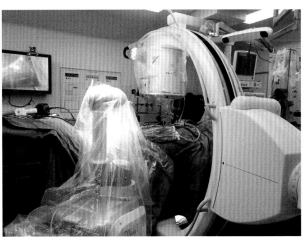

图 4-13-6 将三维扫描像传输至机器人系统

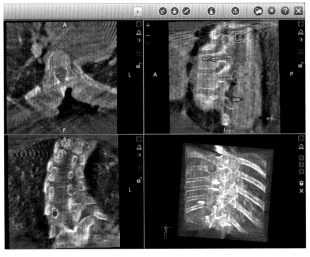

图 4-13-7 术中规划

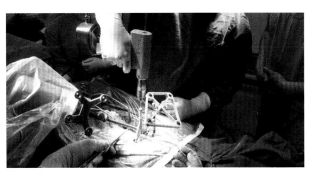

图 4-13-8 将导丝打入椎弓根

4. 截骨 在青少年特发性脊柱侧凸的治疗中，一般采用一级截骨（Smith-Peterson 截骨）。在僵硬性脊柱侧凸的病例中，可以在顶椎附近进行二级截骨（Ponte 截骨）（图 4-13-9）。

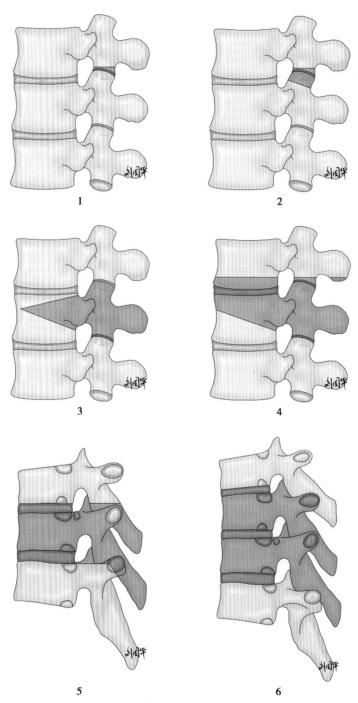

图 4-13-9 Schwab 以解剖结构为基础的截骨分类

5. 矫形　预弯连杆,一般对于胸弯为主的侧凸先安装凹侧杆,腰弯为主的侧凸先安装凸侧杆。使用悬梁臂技术去旋转并矫正侧凸,可进行体内折弯调整(图 4-13-10),并在凹侧撑开、凸侧加压(图 4-13-11,图 4-13-12)。也可使用体外直接去旋转工具或共平面工具。目前研究认为单独凹侧转棒技术对椎体去旋转作用甚微。

目前已生产出许多先进的脊柱矫形工具,尤其在椎体去旋转及保持胸椎后凸方面,手术步骤也并非一成不变。如 Medtronic 公司设计的 VCM、Smartlink 工具,Depuy 公司设计的 VBD 工具及 K2M 公司设计的轨道型连杆等,都增加畸形的矫正能力,尤其在去旋转方面。

6. 拍片/透视、调整　观察侧凸矫正后的整体平衡,进行必要的撑开加压调整,保证融合块的稳定(图 4-13-13)。

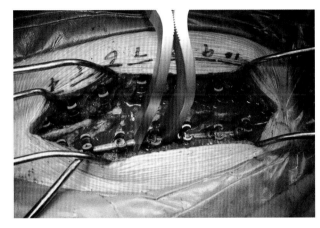
图 4-13-10　进行体内折弯调整

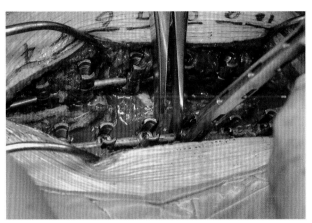
图 4-13-11　凹侧撑开

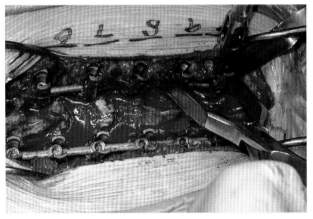
图 4-13-12　凸侧加压

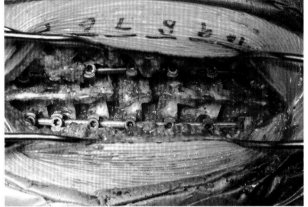
图 4-13-13　观察侧凸矫正后的整体平衡

7. 植骨、关闭伤口　将截骨取下的骨块、棘突作为自体骨移植材料,将椎板去皮质(图 4-13-14),去除上关节突软骨,将修建好的碎骨块植于后柱(图 4-13-15)。放置引流,缝合棘上韧带,逐层关闭伤口(图 4-13-16)。

【手术要点】

1. 麻醉与体位　建议使用全身静脉麻醉。注意保护眼部,注意术中保温。连接神经电生理监测。

2. 暴露　采用骨膜下剥离的方法,可以减少出血。可双侧同时暴露及置钉,缩短手术时间,减少出血。注意保护头侧上固定椎关节与棘上韧带,防止近端交界性后凸。

3. 置钉　置钉准确是脊柱矫形的前提条件。在矫形过程中螺钉需要承受很大的应力,如果出现螺钉豁出或松动,可能出现严重并发症或矫形不理想等后果。典型的 Lenke 1 型侧凸来说,凹侧是矫正侧,使用复位螺钉(长尾螺钉),而凸侧是辅助的,采用普通螺钉或单平面螺钉,或在顶椎附近选择 1~2 对单轴螺钉,有助于去旋转及胸椎后凸的保持。

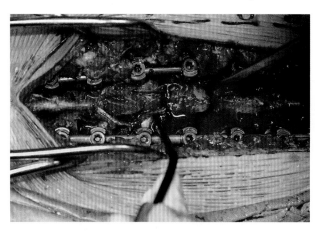

图 4-13-14 椎板去皮质

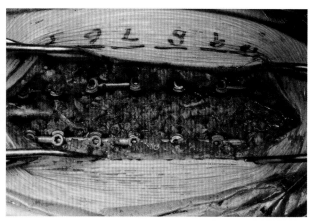

图 4-13-15 后柱植骨

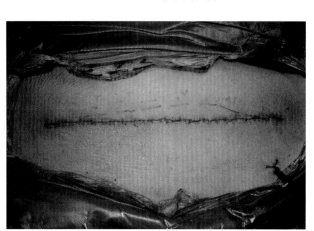

图 4-13-16 逐层关闭伤口

4. 截骨 如果使用徒手置钉法,可以先行一级截骨,以刚好暴露入钉点。原则上能使用简单的截骨方式矫正畸形就不选择复杂的截骨方式。一级截骨相对简单,出血少,可以使用骨刀或超声骨刀操作。二级截骨要切除黄韧带及咬除上关节突,可能引起椎管内出血,一般使用双极电凝和条状凝胶海绵压迫止血。重度僵硬性特发性脊柱侧凸,可以采用三级以上截骨。

5. 矫形 以典型的 Lenke 1 型侧凸为例,凹侧杆(矫形侧)可采用钴铬杆,因凹侧需撑开操作,剪杆时要预留稍长 1cm 左右。为了维持胸椎的后凸,凹侧杆通常预弯较大的后凸,注意头尾侧避免曲度过大,防止应力过大造成固定失效或交界性后凸。凸侧杆一般采用钛合金连杆,稍短,预弯较小的后凸,以便压棒去旋转并减小剃刀背畸形。使用提拉及侧移技术,从头侧固定连杆位置,逐个上紧螺母,注意分散应力。同时在凸侧螺钉施加压力辅助去旋转及减少侧移。矫形侧上杆完成后,如有必要,进行体内折弯。在上凸侧杆前,将凸侧螺钉稍松,安装凸侧连杆,应用悬梁臂技术,进一步矫正畸形。

6. 拍片 / 透视、调整 建议拍片或透视,使用"十字架"样标尺,注意整体平衡,进行必要的撑开及加压,使融合块上下侧移小于 2cm,成角小于 20°,减少远端附加现象(Adding-on)。

7. 植骨 融合是手术成败的关键,此项步骤至关重要。可使用骨刀沿椎板水平去皮质。

【典型病例】

1. 病例一 患者,女性,13 岁 7 个月,发现脊柱侧凸 6 个月,未治疗。患者青少年特发性脊柱侧凸,Lenke 1AN 型(图 4-13-17~图 4-13-20),行选择性后路胸椎融合。近胸弯 T_2~T_4 术前 23°,术后 20°;主胸弯 T_5~T_{11} 术前 60°,术后 18°,矫正率为 70%;胸腰弯 / 腰弯 T_{12}~L_4 术前 40°,术后 16°,自发矫正 60%。T_5~T_{12} 后凸术前 27°,术后 2°(图 4-13-21~图 4-13-26)。

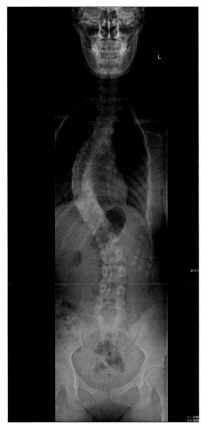

图 4-13-17 术前正位 X 线片

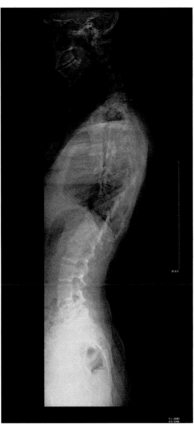

图 4-13-18 术前侧位 X 线片

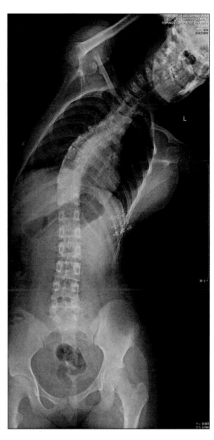

图 4-13-19 术前左侧屈 X 线片

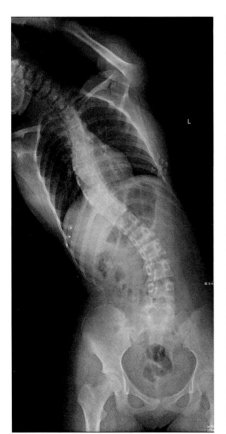

图 4-13-20 术前右侧屈 X 线片

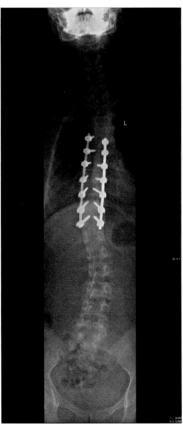

图 4-13-21 术后正位 X 线片

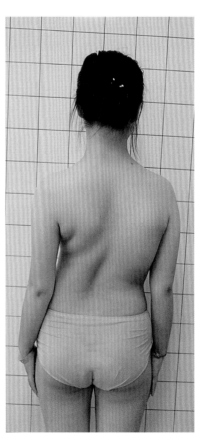

图 4-13-22 术前正位体位

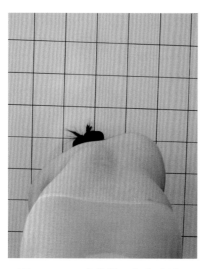

图 4-13-23　术前剃刀背畸形明显

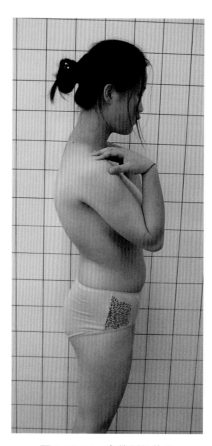

图 4-13-24　术前侧位体位

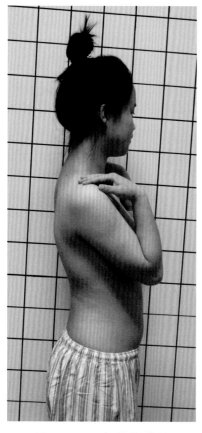

图 4-13-25　术后侧位体位

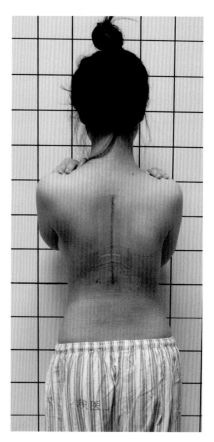

图 4-13-26　术后正位体位

2. 病例二 患者，女性，20 岁。发现脊柱侧凸 5 年，未治疗。患者青少年特发性脊柱侧凸，Lenke 5CN 型（图 4-13-27，图 4-13-28），右凸，行胸腰段固定融合。$T_{10}\sim L3$ 术前 61°，术后 12°，矫正率为 80%。（图 4-13-29~ 图 4-13-34）。

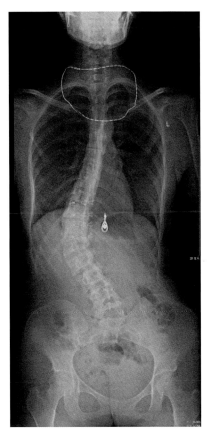

图 4-13-27　术前正位 X 线片

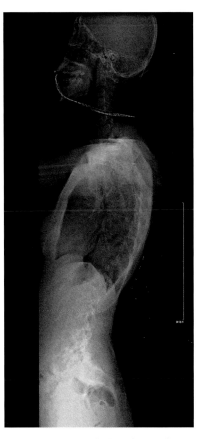

图 4-13-28　术前侧位 X 线片

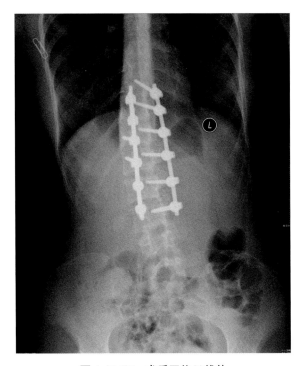

图 4-13-29　术后正位 X 线片

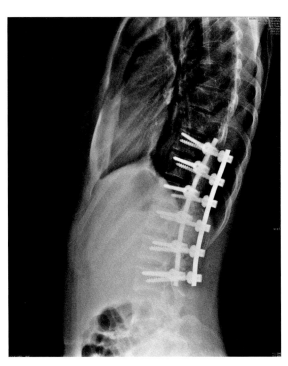

图 4-13-30　术后侧位 X 线片

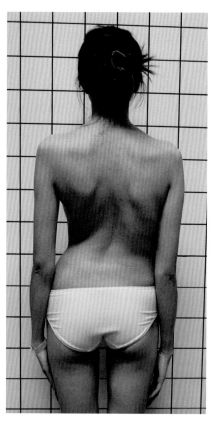

图 4-13-31　术前正位体位

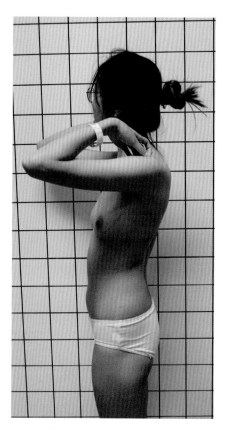

图 4-13-32　术前侧位体位

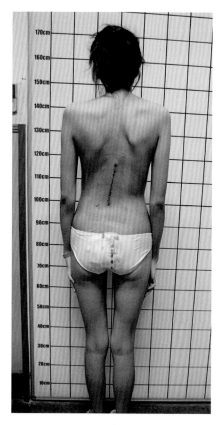

图 4-13-33　术后正位体位

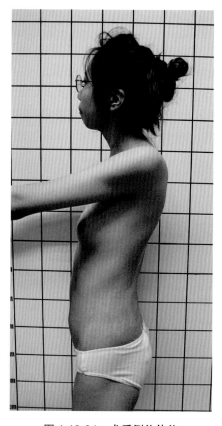

图 4-13-34　术后侧位体位

（肖斌）

参 考 文 献

［1］HALTER U, KRÖDEL A. Praying for the hunchback man. On the cultural history of scoliosis and kyphosis［J］. Z Orthop Ihre Grenzgeb, 1997, 135（6）: 557-562.

［2］HUEBERT H T. Scoliosis. A brief history［J］. Manit Med Rev, 1967, 47（8）: 452-456.

［3］HASLER C C. A brief overview of 100 years of history of surgical treatment for adolescent idiopathic scoliosis［J］. J Child Orthop, 2013, 7（1）: 57-62.

［4］MOEN K Y, NACHEMSON A L. Treatment of scoliosis. An historical perspective［J］. Spine, 1999, 24（24）: 2570-2575.

［5］RANG M. The story of orthopaedics［M］. Philadelphia: WB Saunders, 2000: 160, 377.

［6］ADAMS W. Lectures on the pathology and treatment of lateral and other forms of curvature of the spine［M］. London: Churchill and Sons, 1865.

［7］HARRINGTON P R. Treatment of scoliosis. Correction and internal fixation by spine instrumentation［J］. J Bone Joint Surg Am, 1962, 44-A: 591-610.

［8］RESINA J, ALVES A F. A technique of correction and internal fixation for scoliosis［J］. J Bone Joint Surg Br, 1977, 59: 159-165.

［9］LUQUE E R. Segmental spinal instrumentation for correction of scoliosis［J］. Clin Orthop Relat Res, 1982（163）: 192-198.

［10］COTREL Y, DUBOUSSET J, GUILLAUMAT M. New universal instrumentation in spinal surgery［J］. Clin Orthop Relat Res, 1988, 227: 10-23.

［11］SUK S I, KIM J H, KIM S S, et al. Pedicle screw instrumentation in adolescent idiopathic scoliosis（AIS）［J］. Eur Spine J, 2012, 21（1）: 13-22.

［12］DU Q, ZHOU X, NEGRINI S, et al. Scoliosis epidemiology is not similar all over the world: a study from a scoliosis school screening on Chongming Island（China）［J］. BMC Musculoskelet Disord, 2016, 17（1）: 303.

［13］LENKE L G, BETZ R R, HARMS J, et al. Adolescent idiopathic scoliosis: a new classification to determine extent of spinal arthrodesis［J］. J Bone Joint Surg Am, 2001, 83（8）: 1169-1181.

［14］ZHANG H, SUCATO D J, Stephens Richard Ⅲ B. 青少年特发性脊柱侧凸手术计划方略［M］. 北京: 人民卫生出版社, 2015: 63.

［15］WONG C C, TING F, WONG B, et al. Accuracy of the funnel technique of thoracic pedicle screws insertion in scoliosis surgery-an evaluation by CT-scans［J］Med. J. Malaysia, 2005, 60（Suppl C）: 35-40.

［16］WATANABE K, MATSUMOTO M, TSUJI T, et al. Ball tip technique for thoracic pedicle screw placement in patients with adolescent idiopathic scoliosis［J］. J Neurosurg Spine, 2010, 13（2）: 246-252.

［17］SCHWAB F, BLONDEL B, CHAY E, et al. The comprehensive anatomical spinal osteotomy classification［J］. Neurosurgery, 2015, 76（Suppl 1）: S33-S41; discussion S41.

［18］PANKOWSKI R, ROCLAWSKI M, CEYNOWA M, et al. Direct vertebral rotation versus single concave rod rotation: low-dose intraoperative computed tomography evaluation of spine derotation in adolescent idiopathic scoliosis surgery［J］. Spine, 2016, 41（10）: 864-871.

［19］SHIGEMATSU H, CHEUNG J P, BRUZZONE M, et al. Preventing fusion mass shift avoids postoperative distal curve ddding-on in adolescent idiopathic scoliosis［J］. Clin Orthop Relat Res, 2017, 475（5）: 1448-1460.

第五章　胸腰交界区、腰椎疾病及手术

第一节　胸腰交界区、腰椎常见疾病

一、腰椎间盘突出症

【概述及病因、病理】

腰椎间盘突出症是指腰椎间盘的纤维环部分或全层破裂，髓核组织或髓核组织连同纤维环、软骨终板向外突出，刺激或压迫脊神经脊膜支（窦椎神经）或神经根导致的以腰腿痛为主要症状的一种疾病。腰椎间盘突出症是引起腰腿痛最常见的疾病之一。尸检中发现腰椎间盘突出的概率为27.3%。虽然尸检中发现腰椎间盘突出的概率较高，但是生前产生腰椎间盘突出症的人却很少。美国的腰椎间盘突出症发病率男性为3.1%，女性为1.3%；我国的腰椎间盘突出症发病率男性为1.9%，女性为1.3%。

导致腰椎间盘突出症的基本因素是腰椎间盘退行性病变。诱发因素包括关节突关节不对称，超过正常平均身高，肥胖，遗传因素，职业因素（腰椎过度负荷，如煤炭工人、建筑工人、汽车或拖拉机驾驶员），外伤，吸烟和妊娠等。

腰椎间盘突出的组织病理学表现包括纤维环撕裂，软骨终板变薄、钙化、软骨囊性变和软骨细胞坏死，髓核细胞减少。可以分为凸起型、破裂型和游离型。

【临床表现及诊断】

临床可表现为慢性持续性腰痛、反复发作的腰痛和急性腰痛，下肢放射痛，下腹部或大腿前内侧痛，间歇性跛行，下肢麻木，肌肉痉挛，肌力障碍，马尾综合征（膀胱、直肠功能障碍），脊髓圆锥综合征，外周圆锥综合征，患肢发凉，尾部痛等。症状较重者可出现行走时姿态拘谨、身体前倾而臀部凸向一侧，脊柱可出现抗痛性侧凸，病变椎间隙的棘突旁可出现压痛点，腰椎各个方向的活动度受限，下肢神经支配区域感觉减退，肌力减退，严重者出现肌肉萎缩，膝腱反射、跟腱反射减弱或消失。特殊检查包括直腿抬高试验、健侧直腿抬高试验、直腿抬高加强试验、股神经牵拉试验、坐位伸膝试验、屈髋伸膝试验、仰卧挺腹试验、屈颈试验、腘窝压迫试验等。

根据综合的病史、症状、体征和影像学检查可以作出腰椎间盘突出症的诊断。影像学上X线片可表现为抗痛性侧凸。CT、MRI可以显示椎间盘向椎管内或极外侧突出，突出的节段和临床表现症状的节段一致，若不一致可以做选择性神经根造影后封闭术辅助确诊。

【治疗】

1. 非手术治疗　包括卧床休息、牵引、腰围保护、非甾体抗炎药加肌肉松弛药治疗、射频消融术、神经根封闭术、硬膜外腔封闭术等。

2. 手术治疗

（1）手术方式

1）腰椎板开窗减压、椎间盘切除术。

2）显微镜下腰椎间盘切除术。

3）椎间盘镜下腰椎间盘切除术。

4）椎间孔镜下腰椎间盘切除术。

5）腰椎板减压、椎间盘切除、椎弓根螺钉内固定、植骨融合术。

6）腰椎板减压、椎间盘切除、椎弓根螺钉内固定、椎间融合器置入、植骨融合术。

（2）手术指征

1）非手术治疗超过6周，症状没有改善。

2）患者疼痛剧烈，行动及入睡困难，被迫处于强迫体位。

3）患者病史较长，影响正常的工作和生活。

4）神经功能障碍，肌力减退至Ⅲ级或Ⅲ级以下、马尾综合征、圆锥综合征。

二、腰椎管狭窄症

【概述及病因、病理】

腰椎管狭窄症是指先天性或继发性腰椎管、神经根管或椎间孔的狭窄压迫神经根或马尾导致的以腰腿痛或间歇性跛行为主要症状的一种疾病。1949年荷兰神经外科医师Verbiest首先提出了腰椎管狭窄症的概念，同时他强调了发育性因素的重要性。日本的若松英吉教授则强调获得性因素的重要性。

腰椎管狭窄症包括先天性和继发性两种。先天性包括特发性和软骨发育不良性。继发性包括退行性、先天性合并退行性、医源性、峡部裂性腰椎滑脱，创伤后腰椎管狭窄，佩吉特病、缺铁性贫血、弥漫性特发性骨肥厚症、草酸盐沉积症、假性痛风、氟骨病等导致的腰椎管狭窄。

腰椎管狭窄症的病理改变包括小关节囊的滑膜反应、关节软骨纤维形成、软骨不规整和粗糙退变、骨赘形成、小关节内游离体、关节囊松弛性失稳等；椎间盘高度降低、纤维环撕裂、椎体周边骨赘形成、黄韧带肥厚等；马尾盘旋迂曲、周期性缺血。

【临床表现及诊断】

临床可表现为马尾神经性间歇性跛行，徒步行走数十米或数百米后出现下肢酸胀、乏力、麻木、疼痛、步态不稳而难以继续行走，下蹲或坐下休息后症状缓解或消失，但继续行走会重新出现上述症状。患者骑车时没有上述症状。部分患者出现腰背痛，久站或腰椎后伸时出现下肢疼痛、麻木、行走后尿急、排尿困难或大小便失禁等括约肌障碍症状。少数患者有性功能障碍或肌力障碍。阳性体征较少，可出现腰椎后伸时疼痛、麻木加重，部分狭窄严重患者可出现直腿抬高试验阳性、肌力减退、神经根支配区域感觉减退、腱反射减弱或消失。

根据综合的病史、症状、体征和影像学检查可以作出腰椎管狭窄症的诊断。影像学上X线片可显示为椎间隙变窄，关节突关节增生肥大、关节间隙变窄、关节内聚，椎弓根变短，椎体边缘骨赘形成，椎间孔变窄，椎体滑脱等。正中矢状径小于10mm为绝对狭窄，10～13mm为相对狭窄。CT可以测量椎管正中矢状径和侧隐窝前后径，可以评价骨性椎管狭窄和椎间盘、黄韧带等软组织情况。一般认为侧隐窝前后径小于3mm为狭窄。MRI可以测量椎管径线并显示马尾和神经根受压的情况，也可以评估椎间盘、黄韧带等组织情况。

【治疗】

1. 非手术治疗　包括屈髋、屈膝侧位卧床休息、腰围保护、非甾体抗炎药加肌肉松弛药治疗、硬膜外腔封闭术等。

2. 手术治疗

（1）手术方式

1）腰椎板环形减压、椎间盘切除术。

2）显微镜下腰椎板环形减压、椎间盘切除术。

3）椎间孔镜下腰椎间盘切除术。

4）腰椎板减压、椎间盘切除、椎弓根螺钉内固定、植骨融合术。

5）腰椎板减压、椎间盘切除、椎弓根螺钉内固定、椎间融合器置入、植骨融合术。

（2）手术指征

1）非手术治疗无效，症状影响工作或者生活。

2）马尾或神经根功能障碍，出现肌力减退至Ⅲ级或Ⅲ级以下、括约肌功能障碍。

三、腰椎滑脱症

【概述及病因、病理】

腰椎滑脱症是指由椎体间连接异常造成上位椎体相对于下位椎体部分或全部滑移引起神经根或马尾受压导致的以腰腿痛或间歇性跛行为主要症状的一种疾病。Killian 于 1853 年首先提出腰椎管滑脱的名称。其发病率在欧洲为 4%～6%，在一些爱斯基摩部落可以高达 40%。其中先天性腰椎滑脱占 33%，峡部裂性腰椎滑脱占 15%，退行性腰椎滑脱最常见。腰椎滑脱好发于 L_5 椎体，其次为 L_4 椎体，其他腰椎少见，偶发于颈椎和胸椎。

腰椎滑脱症包括小关节发育异常或椎板缺损、峡部疲劳骨折、峡部狭长薄弱、创伤性腰椎滑脱、退行性腰椎滑脱、病理性腰椎滑脱和医源性腰椎滑脱等。

病理改变包括峡部断裂、峡部狭长薄弱，小关节关节囊增生、软骨下骨硬化，椎间盘退变、高度降低等。

【临床表现及诊断】

临床可表现为腰背痛、腰骶部疼痛或腰腿痛，下肢麻木，间歇性跛行。阳性体征较少，可出现局部叩击痛、腰椎后伸时疼痛、麻木加重，部分狭窄严重患者可出现直腿抬高试验阳性、肌力减退、神经根支配区域感觉减退、腱反射减弱或消失。

根据综合的病史、症状、体征和影像学检查可以作出腰椎滑脱症的诊断。影像学上 X 线片可表现为椎间隙变窄，关节突关节增生肥大、关节间隙变窄、关节内聚，椎体向前或者向后滑移，椎体边缘骨赘形成、骨质象牙化，椎板间隙孔变小，可呈叠瓦状。斜位 X 线片可以辅助判断有无峡部断裂。站立位侧位 X 线片可以对滑脱程度进行分级。临床常用 4 度分级法：将下位椎体上缘分为 4 等份，根据上位椎体相对下位椎体移位的程度分为Ⅰ～Ⅳ度。Ⅰ度指上位椎体相对于下位椎体移位不超过 1/4，Ⅱ度指移位在 1/4～2/4 之间，Ⅲ度指移位在 2/4～3/4 之间，Ⅳ度指移位大于 3/4。CT 可以观察椎体向前或向后滑移、峡部病变、侧隐窝狭窄，观察椎体、椎管、神经根管和小关节退变情况。MRI 可以观察椎体向前或向后滑移、椎管、侧隐窝、神经根管狭窄和神经受压情况。

【治疗】

1. 非手术治疗　包括卧床休息、腰围保护、非甾体抗炎药加肌肉松弛药治疗、硬膜外腔封闭术等。

2. 手术治疗

（1）手术方式

1）腰椎板减压、椎间盘切除、椎弓根螺钉内固定、椎间融合器置入、滑脱复位、植骨融合术。

2）斜侧方入路椎体间融合术。

（2）手术指征

1）持续性腰背部疼痛，非手术治疗无效，症状影响工作或者生活。

2）出现神经根压迫症状或椎管狭窄症状，非手术治疗无效，症状影响工作或生活。

3）马尾或神经根功能障碍，出现肌力减退至Ⅲ级或Ⅲ级以下、括约肌功能障碍。

四、椎间盘源性腰痛

【概述及病因】

椎间盘源性腰痛是一个独立的临床疾病，不同于腰椎退行性椎间盘疾病和腰椎节段性不稳等。Crock 于 1970 年提出了因椎间盘内部结构和／或代谢紊乱导致持续性下腰痛和／或非神经根性牵涉痛的概念，即椎间盘内结构紊乱。Park 等于 1979 年首先提出了腰椎间盘源性腰痛的概念，其症状明显不同于典型神经根性腰痛，不伴根性症状，无神经受压和节段不稳，而是由椎间盘自身内部结构变化导致的腰痛。

【临床表现及诊断】

椎间盘源性腰痛多见于中青年患者。大部分患者主诉下腰部正中深在疼痛，疼痛症状反复发作，病程多持续半年以上。疼痛症状常由弯腰、负重等轴向压力导致加重，休息不能迅速缓解。常伴臀后部、大腿前后、大转子、腹股沟及下肢的非皮节型疼痛。一般无神经损害体征，神经根紧张试验阴性，运动、感觉和反射一般无异常。

通常椎间盘源性腰痛患者的腰椎 X 线片无异常发现，椎间隙变窄不明显，小关节保持正常关节软骨面。MRI 无椎管狭窄，但在 T_2 加权像可见椎间盘信号改变，显示"黑间盘"，部分患者还可见纤维环后方高信号区，但 MRI 在椎间盘源性腰痛的诊断方面没有决定性意义，只具有筛查意义。CT 椎间盘造影在显示椎间盘退变和损伤方面有更高的特异度和灵敏度，结合疼痛诱发试验，被认为是目前诊断椎间盘源性腰痛的"金标准"。

椎间盘源性腰痛的诊断标准目前尚未统一，可综合以下几个方面进行诊断：①腰部、臀部及大腿反复疼痛，疼痛部位与神经根定位不符；②症状反复发作，病程在半年以上；③影像学资料显示无明显神经根受压、无节段性不稳定及其他明确的导致腰痛的腰椎疾病；④椎间盘造影阳性，诱发疼痛与平时疼痛类似，且相邻椎间盘造影对照为阴性。

【治疗】

椎间盘源性腰痛的治疗应采取阶梯治疗策略，即非手术治疗、微创手术治疗、开放性手术治疗。一旦被确诊，即应经过至少 6 个月的正规非手术治疗，如果腰痛缓解不理想，则考虑进行手术治疗。

椎间盘源性腰痛是一个独立的临床疾病，由于其临床症状不典型，常被误诊或漏诊。椎间盘造影是比较可靠的诊断方法。大部分患者可通过非手术治疗好转，部分患者需要手术治疗。

五、退行性脊柱侧凸

【概述及病因】

退行性脊柱侧凸又称为成人脊柱侧凸，是指由各种原因导致的成人脊柱三维结构的改变。按照病因可分为三类：①新发的退行性脊柱侧凸；②未经治疗的青少年脊柱侧凸进展至成年期；③继发于骨折、手术等其他原因导致的脊柱畸形。随着年龄增长，椎间盘退变逐渐加重，尤其是原来就合并畸形的患者。韧带松弛和椎间盘退变导致椎体出现后凸、旋转和侧方滑移畸形，椎体间的异常活动又进一步造成脊柱后方结构退变，最终产生黄韧带肥厚、关节突肥大、脊柱侧凸等。随着后方肌肉软组织力量减弱，又会进一步导致脊柱序列不良，并进一步产生矢状面失平衡，严重影响患者生活质量。

【临床表现及诊断】

背痛常为患者最常见的症状，轴性疼痛常来源于肌肉疲劳或节段不稳，但疼痛具体来源通常较难判断。除此之外常合并根性疼痛，如一侧下肢放射性疼痛、麻木或肌力减弱。矢状面失平衡的患者，常表现为间歇性跛行、不能直立和畸形进展。

诊断主要通过病史采集、体格检查和影像学评估。病史采集主要包括患者相应的临床症状、严重程度、进展速度及对患者生活质量影响的严重程度。体格检查主要是包括脊柱冠状面和矢状面平衡检查，以及下肢神经功能检查，并且需要进一步排除血管源性跛行、脑神经功能和颈髓、胸髓病变。影像学评估包括站立位全脊柱正侧位 X 线片、CT 及 MRI。X 线片主要用来对脊柱序列和角度进行测量。CT 用于评估骨性结构的变化情况，确定内固定范围和方式。MRI 则用于评估神经压迫情况，尤其是伴有根性症状的患者。疼痛难以明确的患者，可以使用激发试验，如神经根封闭术、关节突封闭术等来进一步明确病因。

【治疗】

1. 非手术治疗　适用于畸形较轻、症状较轻的患者，包括非甾体抗炎药、康复锻炼和理疗等。部分疼痛难以定位的患者，可以使用胸腰椎支具进行短期制动缓解疼痛。存在麻醉禁忌难以承受手术的患者，可以使用非麻醉镇痛或短期麻醉镇痛药物对症处理。

2. 手术治疗　手术指征包括非手术治疗无效，症状明显进展，生活质量显著下降。畸形持续进展、同时临床症状和影像学变化相符。同时还需要考虑患者症状来源、年龄、一般情况及手术预期。具体手术方案通常需要根据患者症状、影像学变化制订个体化治疗方案。

六、腰椎骨折/脱位

【概述及病因】

腰椎骨折/脱位是最常见的脊柱损伤，是指由外力导致的腰椎骨结构连续性破坏。按照致伤原因可分为高能量损伤和低能量损伤。高能量损伤包括车祸、高处坠落伤等，除了骨折之外，常合并软组织、神经功能或其他部位损伤。低能量损伤多发生在老年患者中，多由滑倒、摔倒导致，大多数患者合并骨质疏松症，大多数骨折为单纯压缩性骨折。

【临床表现及诊断】

其临床表现包括局部骨折处疼痛、活动障碍及畸形，合并神经损伤的患者可表现为双下肢感觉、运动障碍，严重者可出现马尾综合征。

诊断包括病史采集，明确高能量损伤还是低能量损伤，体格检查，包括局部畸形、压痛叩击痛及轴向叩击痛，合并神经损伤的患者则需要按照标准化神经功能检查对损伤进行分类。完整的影像学检查是重要依据，X线片判断脊柱序列异常、楔形变等情况；CT用来明确骨结构破坏程度，尤其是椎管内骨折碎块压迫程度；MRI现在越来越多地应用于腰椎骨折/脱位的患者中，可以判断神经损伤情况，同时也可以用于判断脊柱后方韧带复合体损伤，决定手术方式和范围。

【治疗】

1. 非手术治疗　单纯的压缩性骨折，不合并神经损伤，可行非手术治疗，支具制动后下地活动。

2. 手术治疗　骨质疏松性椎体压缩骨折，疼痛明显或无法耐受卧床的患者，可行椎体成形术达到缓解疼痛，早期下地活动的目的。大多数腰椎骨折、脱位，如爆裂骨折、后方韧带复合体损伤等不稳定骨折，或者合并神经损伤的患者则需要手术治疗。

1）手术原则　包括复位、减压和固定，在保留活动节段的基础上达到早期下地活动。

2）手术指征　包括不稳定骨折，如爆裂骨折、Chance骨折、压缩性骨折合并后方韧带复合体损伤等；合并神经功能损伤，需行减压手术者。

七、氟骨症

【概述及病因】

氟骨症是由慢性氟中毒，引起骨质异常致密和硬化，并导致四肢和脊柱疼痛和畸形的一种慢性骨骼疾病。多由长期饮食含氟量较高的水或食物导致。多呈地区性分布。骨骼中含氟量升高，导致骨结构变硬，脆性骨折发生率增高。同时骨结构增粗和软组织钙化，引起关节活动度下降，导致僵硬。

【临床表现及诊断】

临床表现从轻到重包括腰背部疼痛、腰椎僵硬、脊柱畸形、肌肉萎缩，并可能出现脊髓压迫产生相应的神经症状。此外，还包括牙齿变色、全身骨质疏松、其他关节累及及胃肠道症状。

诊断包括病史采集，患者生活区域是否为氟骨症高发地区，查体脊柱及四肢畸形程度及活动度大小。X线多提示骨结构增厚、致密、增粗，韧带钙化明显，累及脊柱、骨盆、髋关节和膝关节等多个关节。唾液酸/糖胺聚糖检验能够早期诊断氟中毒。血氟浓度可以检测氟含量，但不如24小时尿氟检测准确。

【治疗】

由于骨结构的氟中毒是不可逆的，最好的治疗方法是早期诊断，避免过多氟化物摄入。累及脊柱的患者早期疼痛可以通过康复锻炼、非甾体抗炎药进行对症处理。产生神经压迫症状的患者，则需要手术进行局部减压及纠正畸形。

手术指征包括：畸形进展，非手术治疗无效，严重影响患者生活质量；局部骨结构异常增生产生神经压迫症状，进行性加重者。

（崔冠宇　徐云峰　蒋继乐）

参 考 文 献

［1］ HALEY J C, PERRY J H. Protrusion of intervertebral discs：study of their distribution, characteristics and effects on the nervous system［J］. Am J Surg, 1950, 80（4）：394-404.

［2］ POSTACCHINI F. Lumbar disc herniation［M］. Wien：Springer-Verlag, 1999：152.

［3］ NOREN R, TRAFIMOW J, ANDERSSON G B, et al. The role of facet joint tropism and facet angle in disc degeneration［J］. Spine, 1991, 16（5）：530-532.

［4］ HELIÖVAARA M. Body height, obesity, and risk of herniated lumbar disc［J］. Spine, 1987, 12（5）：469-472.

［5］ VARLOTTA G P, BROWN M D, KELSEY J L, et al. Familial predisposition for herniation of lumbar disc in patients who are less than twenty-one years old［J］. J Bone Joint Surg, 1991, 73（1）：124-128.

［6］ 周秉文. 突出的腰椎间盘与神经根的关系——解剖及临床观察［J］. 青岛医学院学报, 1980, 17（2）：372-375.

［7］ VERBIEST H. Neurogenic intermittent claudication［M］. Amsterdam：Elsevier Science, 1976.

［8］ 若松英吉. 腰部脊柱管狭窄症［J］. 整形外科, 1970, 30：11.

［9］ EISENSTEIN S. The morphometry and pathological anatomy of the lumbar spine in South African negroes and caucasoids with specific reference to spinal stenosis［J］. J Bone J Surg Br, 1977, 59（2）：173-180.

［10］ GRABIAS S. Current concept review, the treatment of spinal stenosis［J］. J Bone J Surg Am, 1982, 62（2）：308-313.

［11］ DAGENAIS S, CARO J, HALDEMAN S. A systematic review of low back pain cost of illness studies in the United States and internationally［J］. Spine J, 2008, 8（1）：8-20.

［12］ CROCK H V. A reappraisal of intervertebral disc lesions［J］. Med J Aust, 1970, 1（20）：983-989.

［13］ PARK W M, MCCALL I W, O′BRIEN J P, et al. Fissuring of the posterior annulus fibrosus in the lumbar spine［J］. Br J Radiol, 1979, 52（617）：382-387.

［14］ SILVA F E, LENKE L G. Adult degenerative scoliosis：evaluation and management［J］. Neurosurg Focus, 2010, 28（3）：E1.

［15］ SCHWAB F, DUBEY A, GAMEZ L, et al. Adult scoliosis：prevalence, SF-36, and nutritional parameters in an elderly volunteer population［J］. Spine, 2005, 30（9）：1082-1085.

［16］ DIEBO B G, VARGHESE J J, LAFAGE R, et al. Sagittal alignment of the spine：what do you need to know?［J］. Clin Neurol Neurosurg, 2015, 139：295-301.

［17］ HALPIN R J, SUGRUE P A, GOULD R W, et al. Standardizing care for high-risk patients in spine surgery：the northwestern high-risk spine protocol［J］. Spine, 2010, 35（25）：2232-2238.

［18］ AEBI M. The adult scoliosis［J］. Eur Spine J, 2005, 14（10）：925-948.

［19］ VACCARO A R, AN H S, LIN S, et al. Noncontiguous injuries of the spine［J］. J Spinal Disord, 1992, 5（3）：320-329.

［20］ BRADFORD D S, MCBRIDE G G. Surgical management of thoracolumbar spine fractures with incomplete neurologic deficits［J］. Clin Orthop Relat Res, 1987（218）：201-216.

［21］ LEE H M, KIM H S, KIM D J, et al. Reliability of magnetic resonance imaging in detecting posterior ligament complex injury in thoracolumbar spinal fractures［J］. Spine, 2000, 25（16）：2079-2084.

［22］ BOUZA C, LÓPEZ T, MAGRO A, et al. Efficacy and safety of balloon kyphoplasty in the treatment of vertebral compression fractures：a systematic review［J］. Eur Spine J, 2006, 15（7）：1050-1067.

［23］ AEBI M, ETTER C, KEHL T, et al. Stabilization of the lower thoracic and lumbar spine with the internal spinal skeletal fixation system. Indications, techniques, and first results of treatment［J］. Spine, 1987, 12（6）：544-551.

［24］ KRISHNAMACHARI K A. Skeletal fluorosis in humans：a review of recent progress in the understanding of the disease［J］. Prog Food Nutr Sci, 1986, 10（3-4）：279-314.

［25］ JOSHI S, HLAING T, WHITFORD G M, et al. Skeletal fluorosis due to excessive tea and toothpaste consumption［J］. Osteoporos Int, 2011, 22（9）：2557-2560.

［26］ DHUNA A K, GU X F, PASCUAL-LEONE A, et al. Skeletal fluorosis. An unusual cause of progressive radiculomyelopathy［J］. Spine, 1992, 17（7）：842-844.

第二节　前方腹膜后入路腰椎间盘切除融合术

【发展历史】

　　1906 年 Müller 首先报道了采用腰椎前方经腹入路治疗脊柱结核。其他医师从治疗脊柱结核的经验中学习了该入路的手术技巧，并将适应证扩大至其他感染、肿瘤、创伤、脊柱畸形及退行性疾病。1948 年 Lane 首先报道了前方经腹入路腰椎间盘切除融合术，但是这种入路需要打开腹膜，会对腹腔内脏产生干扰。之后 Harmon 将腰椎前方入路改良为经腹膜后入路，大大减少了打开腹膜的概率。腹膜后入路通过一个相对无血管的平面到达手术部位，对腹腔内容物干扰小，术中出血、术后麻痹性肠梗阻、腹腔脏器损伤等并发症发生率较低，因此大多数手术医师都首选腹膜后入路进行手术操作。

经典的前方腹膜后入路是经正中切口或下腹横切口完成。下腹横切口更美观，但无法延展，因此仅适用于 $L_5 \sim S_1$ 节段手术。近年来逐渐出现了各种微创技术，如腹腔镜技术等，这些方式对技术要求高，但并未降低相关并发症发生概率，因此并未取代之前的手术入路。

随着脊柱内固定技术的发展，单纯后方入路已能够处理大部分脊柱病变，但腰椎前方入路仍然具有不可替代的优势。经前方腰椎入路，能够显露整个椎间盘的腹侧面，从而能够直接并且完整地进行椎间盘切除，置入大小合适的椎间融合器，提高融合率，降低融合器沉降概率，同时能更好地恢复腰椎矢状面序列。前方入路手术不破坏后方的肌肉韧带结构，降低了术后腰痛的发生率，入路不穿过腰大肌，降低了损伤腰丛的风险，因此是一种较为安全的手术入路。

【适应证及禁忌证】

1. 适应证

（1）退行性腰椎间盘疾病。

（2）重建腰椎前凸。

（3）腰椎后路融合术后假关节形成。

（4）高危骨不连风险的腰椎融合。

2. 禁忌证

（1）严重的内科合并症。

（2）既往前路腰椎手术史。

（3）周围血管疾病或血管钙化。

（4）腹主动脉瘤。

（5）严重骨质疏松症。

（6）重度肥胖。

【手术步骤】

1. 体位 需使用透 X 线手术床，患者取仰卧位，留置导尿管（图 5-2-1）。患者腰下垫一软垫，使腰部呈手术所需的前凸体位。患者双臂位于身体两侧外展 90°（图 5-2-2）。手术床可适当头低脚高位。如果需要取自体髂骨植骨，则髂嵴部位也需消毒铺单。

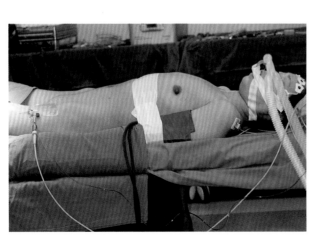

图 5-2-1 患者仰卧位，留置导尿管

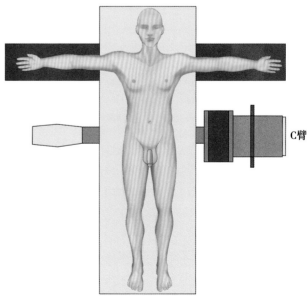

图 5-2-2 患者手术体位

2. 显露 通常需要普通外科或血管外科医师配合进行显露,但是否需要应根据骨科医师是否有相应的训练和经验而定。

(1)使用正中切口或旁正中切口。单一 $L_5 \sim S_1$ 节段的手术,可使用下腹横切口(Pfannenstiel 切口)。北京积水潭医院倾向于使用正中切口(图 5-2-3),一是该切口可以延展;二是该切口提供了正中的工作通道,使切除椎间盘和置入椎间融合器更加容易。

(2)脐位于 $L_3 \sim L_4$ 椎间盘水平,可参考脐的位置行皮肤切口(图 5-2-4)。在相应椎间隙的腹部体表行 10cm 长正中切口,切开皮肤及皮下组织(图 5-2-5)。在左侧中线旁纵向切开腹直肌前鞘,将腹直肌向侧方牵开,显露下方弓状线(图 5-2-6)。

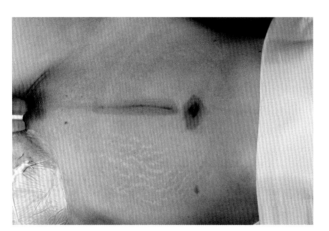

图 5-2-3 手术切口

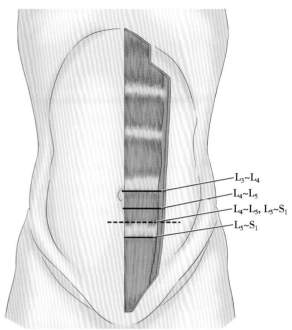

图 5-2-4 各椎间盘水平的腹部体表投影

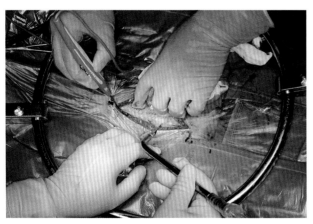

图 5-2-5 正中切口切开皮肤及皮下组织

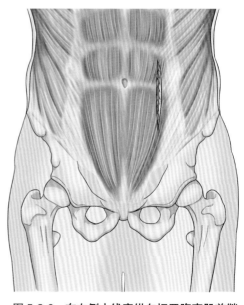

图 5-2-6 在左侧中线旁纵向切开腹直肌前鞘

（3）纵向切开弓状韧带 2~3cm，并在其下方钝性分离，显露下方腹膜（图 5-2-7）。将手伸入腹膜及弓状韧带中间的间隙中由左向右游离腹膜，将腹腔内容物向头尾侧及内侧推开，打开腹膜后间隙（图 5-2-8，图 5-2-9）。使用 Deaver 拉钩将腹膜后脂肪、腹腔内容物和输尿管牵向内侧，显露腰大肌及左髂总动静脉（图 5-2-10，图 5-2-11）。

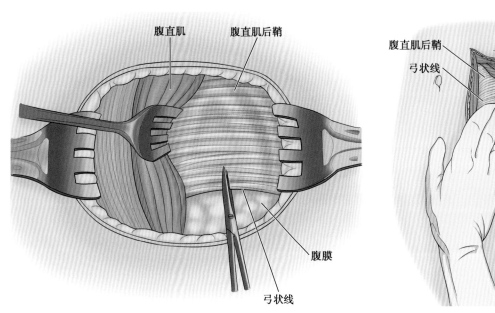

图 5-2-7　纵向切开弓状韧带 2~3cm

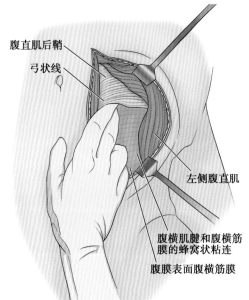

图 5-2-8　打开腹膜后间隙

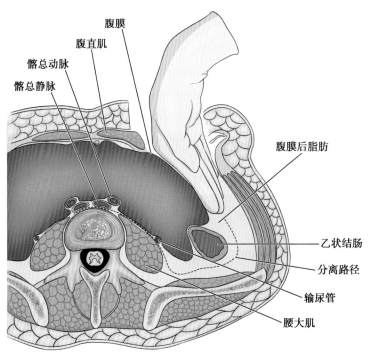

图 5-2-9　腹膜后分离入路

（4）用"花生米"小心钝性显露腹膜后组织（图5-2-12）。在L₃～L₄、L₄～L₅节段将腹主动脉和下腔静脉由左侧牵向右侧，所有静脉分支如髂腰静脉、腰升静脉均需要结扎切断，以便游离大血管（图5-2-13，图5-2-14）。在L₅～S₁节段将髂静脉向侧方小心牵开，结扎骶正中动静脉，在大血管分叉处下方至椎间隙（图5-2-15）。上腰椎手术时为牵开下腔静脉暴露椎体或椎间盘，节段血管也同样需要结扎后切断（图5-2-16）。

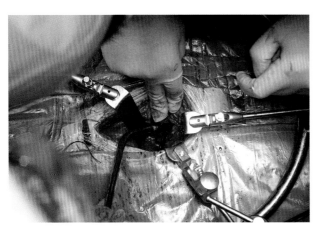

图5-2-10　使用拉钩将腹膜后脂肪、腹腔内容物和输尿管牵向内侧

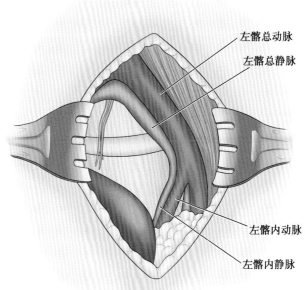

图5-2-11　显露腰大肌及左髂总动静脉

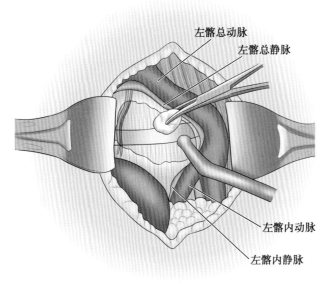

图5-2-12　显露腹膜后组织

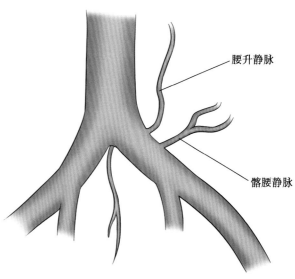

图5-2-13　髂总静脉分支

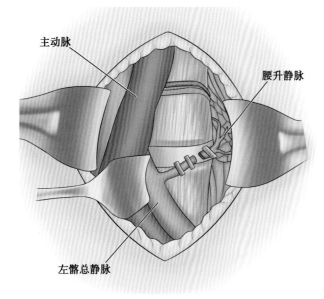

图 5-2-14　结扎切断腰升静脉，以便游离大血管

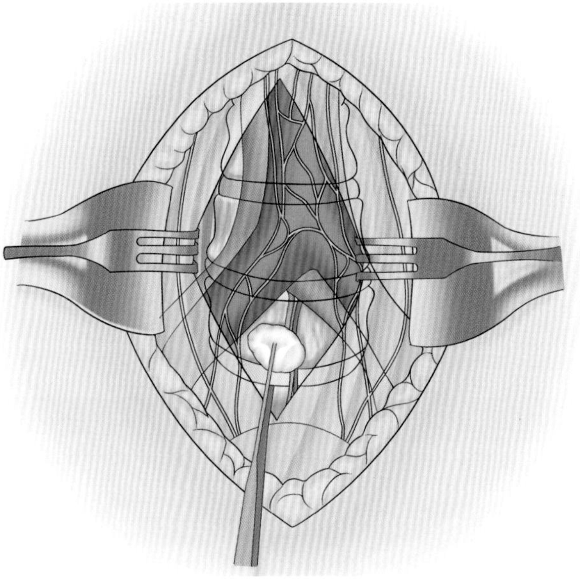

图 5-2-15　在大血管分叉处下方钝性分离到达椎间隙

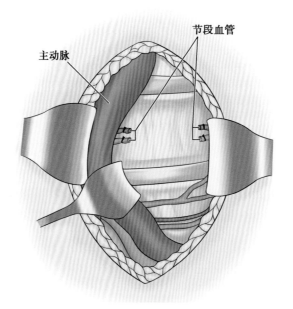

图 5-2-16　结扎切断节段血管，以便游离大血管

（5）将注射器针头插入椎间隙内并行正侧位透视明确手术节段（图 5-2-17）。之后取出定位针并将自动拉钩准确置入已定位的椎间隙边缘。

3. 椎间盘切除融合

（1）在前纵韧带表面钝性分离，暴露腰骶椎椎体及椎间盘（图 5-2-18）。

（2）定中线后，用 15 号手术刀切开椎间盘纤维环。用髓核钳取出髓核组织（图 5-2-19）。彻底清除后方的纤维环，必要时切除后纵韧带。若存在节段性脊柱侧凸，需切除侧凸凹侧的外侧纤维环以矫正畸形。

（3）用终板刮勺去除终板软骨，暴露软骨下骨。使用逐级扩张器撑开椎间隙。

（4）置入试模，确定椎间融合器尺寸。置入合适大小椎间融合器（图 5-2-20），并透视确认位置。安装合适长度的钢板，并将其锁定，透视确认位置（图 5-2-21，图 5-2-22）。

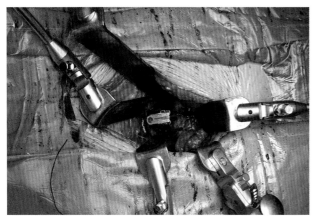

图 5-2-17 将注射器针头插入椎间隙内作为定位标记

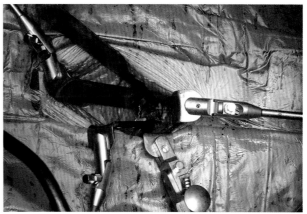

图 5-2-18 显露腰骶椎椎体及椎间盘

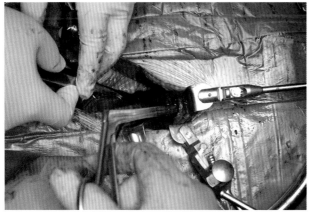

图 5-2-19 用髓核钳取出间隙内髓核组织

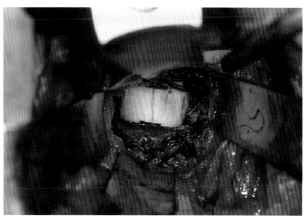

图 5-2-20 置入合适大小椎间融合器

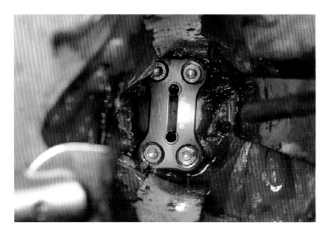

图 5-2-21 安装合适长度的钢板，并将其锁定

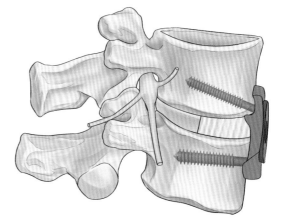

图 5-2-22 侧位图显示钢板及螺钉位置

4. 关闭切口

（1）冲洗伤口，取出纱布等止血材料，去除自动拉钩。

（2）仔细检查是否存在活动性出血，并仔细止血。

（3）使用可吸收缝线关闭腹膜。

（4）使用可吸收缝线关闭腹直肌前鞘。

（5）逐层关闭皮下组织及皮肤。

【手术要点】

1. 术前应调试 C 臂和患者之间的位置,避免术中透视时手术床或患者肢体造成遮挡。

2. 术前应设计好切口位置,切口位置不佳会导致椎间盘切除和器械操作困难,影响内固定物置入。

3. 髂总动脉容易分离并向外侧牵开,但髂总静脉牵拉时需要小心,因为静脉壁很薄,容易损伤,需仔细向外钝性分离。

4. 显露 $L_4 \sim L_5$ 椎间盘时,要注意首先分离结扎髂腰静脉和腰升静脉,损伤上述血管会造成难以控制的出血。

5. 显露 $L_5 \sim S_1$ 椎间盘时,需要找到大血管分叉部,并用"花生米"小心游离。此处使用电刀会造成上腹下丛损伤,导致逆向射精。

6. 避免在前纵韧带表面使用电刀,造成上腹下丛损伤导致逆向射精。

7. 在切除椎间盘时,器械进出椎间隙时需要非常小心,避免损伤周围血管。

8. 处理终板时需要注意终板的方向,避免损伤软骨下骨。

9. 需要选择合适大小的椎间融合器。太小的椎间融合器会造成腰椎后凸,融合面积小会使融合率降低,椎间融合器下沉和移位的发生率增高。

10. 需尽量保证椎间融合器平行终板置入,若不平行,将会导致应力分担不均而出现软骨下骨骨折,最终导致内植物下沉和腰椎前凸丢失。

11. 适当地处理椎体终板,同时联合使用骨诱导物质,结合后方固定,可以降低假关节形成的发生率。

(郎昭)

参 考 文 献

［1］MÜLLER W. Transperitoneale freilegung der wirbelsäule bei tuberkulöser spondylitis［J］. Langenbecks Arch Surg, 1906, 85 （1）: 128-135.

［2］LANE J D, Jr, MOORE E S, Jr. Transperitoneal approach to the intervertebral disc in the lumbar area［J］. Ann Surg, 1948, 127（3）: 537-551.

［3］HARMON P H. A simplified surgical technic for anterior lumbar diskectomy and fusion; avoidance of complications; anatomy of the retroperitoneal veins［J］. Clin Orthop Relat Res, 1964, 37: 130-144.

［4］KEROLUS M, TUREL M K, TAN L, et al. Stand-alone anterior lumbar interbody fusion: indications, techniques, surgical outcomes and complications［J］. Expert Rev Med Devices, 2016, 13（12）: 1127-1136.

［5］MOBBS R J, PHAN K, MALHAM G, et al. Lumbar interbody fusion: techniques, indications and comparison of interbody fusion options including PLIF, TLIF, MI-TLIF, OLIF/ATP, LLIF and ALIF［J］. J Spine Surg, 2015, 1（1）: 2-18.

［6］MOBBS R J, LOGANATHAN A, YEUNG V, et al. Indications for anterior lumbar interbody fusion［J］. Orthop Surg, 2013, 5（3）: 153-163.

第三节 前侧方入路胸腰椎间盘切除内固定融合术

【发展历史】

需要同时进行下胸椎和上腰椎手术的患者,可以通过前侧方入路胸腰椎间盘切除内固定融合术来进行减压、固定和融合。从技术上而言,由于膈肌的存在,同时显露胸腰椎是很困难的,并且同时显露胸腔和腹膜间隙也大大增高了手术的风险。因此,需要行经胸腹入路脊柱手术时,一般选择在膈肌周围做切口可以减少对膈肌功能的影响,并通常选择左侧入路来避开下腔静脉与肝脏。

【适应证及禁忌证】

1. 适应证 主要适应证为单纯后路难以满足减压、复位或固定需求的病例,主要包括以下几种。

（1）胸腰椎间盘突出症。

（2）胸腰段后纵韧带骨化症。

（3）骨折脱位。

（4）畸形矫正。

2. 禁忌证

（1）合并严重胸、腹外伤，无法完成前侧方入路者。

（2）合并一侧肺部疾病，无法使用双腔气管插管完成麻醉者。

（3）通过前侧方减压、固定无法达到减压、畸形矫正及固定目的者。

【手术步骤】

1. 术前准备

（1）需在术前完善胸腔 CT，明确手术节段与相应肋骨位置对应关系，帮助确定术中节段及手术切口范围。通过 CT 及 MRI 明确主动脉、下腔静脉及其大分支在术野中的相对关系。

（2）术中麻醉应使用胃管，并用双腔气管插管以供单侧肺部塌缩时用。

2. 手术方法　需要同时显露下胸椎与上腰椎的情况，在入路上需要将胸椎与腰椎入路相结合。从技术难度上而言，由于膈肌的存在，同时显露胸腔与腹膜后间隙存在一定的风险。膈肌在后侧通过弓状韧带及膈脚与上腰椎和第 12 肋相连，在前侧及外侧与剑突和第 7～12 肋软骨相连。膈神经紧靠心包进入并支配膈肌，应注意避免损伤膈神经及其分支。入路选择上一般选择左侧入路，以避开右侧的下腔静脉及肝脏。

（1）患者右侧卧位并固定。沿肋骨走行做弧形切口（如第 10 肋），根据节段需要选择上下两端延长范围（图 5-3-1），在 T_{12} 椎体水平以下等同于联合腹膜后入路，沿腹外斜肌向下延长（图 5-3-2）。切断附着于目标肋骨的背阔肌、后锯肌以显露肋骨，剥离肋骨并切除取出，注意肋骨下方的神经血管束（图 5-3-3）。

（2）由内向外剥离肋骨下筋膜，向背侧钝性分离壁胸膜，扩大显露至椎体侧面，安装开胸器。拉开肺脏后，切开椎体旁的壁胸膜（图 5-3-4），用镊子夹起胸膜以防损伤节段血管用 Cobb 骨膜剥离子剥离胸膜，显露椎体（图 5-3-5）。

（3）钝性剥离并切断肋骨后的肋软骨内侧，切开腹内、外斜肌，剥离腹横肌内侧，钝性剥离腹膜，推开腹膜后脂肪组织，避开输尿管、肾脏及周围重要组织，显露腰大肌覆盖的腰椎椎体。

（4）钝性剥离腰椎边缘的膈肌，切断附着于肋软骨的膈肌肋骨部，切断附着于 L_1 椎体的内侧膈脚并用丝线悬吊，与胸膜外腔相沟通（图 5-3-6）。

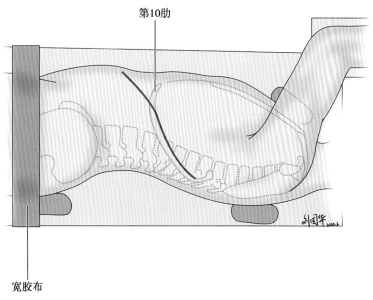

图 5-3-1　术中体位、皮肤切口（T_{12} 椎体入路）

前后路联合时，手术台向腹部倾斜，需要支撑固定耻骨联合部。

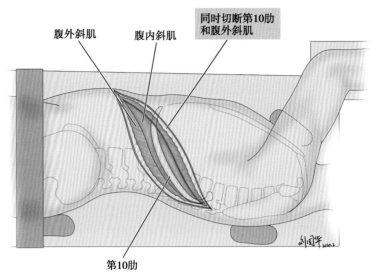

图 5-3-2　显露第 10 肋（T_{12} 椎体入路）

腹外斜肌　腹内斜肌　同时切断第10肋和腹外斜肌

第10肋

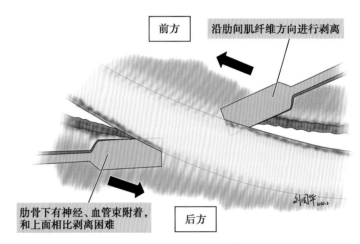

前方　沿肋间肌纤维方向进行剥离

肋骨下有神经、血管束附着，和上面相比剥离困难　后方

图 5-3-3　肋骨的剥离

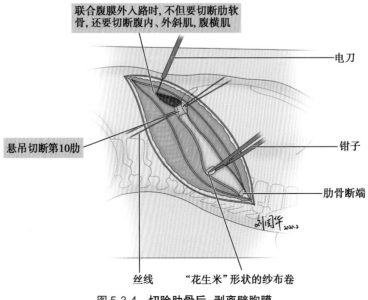

联合腹膜外入路时，不但要切断肋软骨，还要切断腹内、外斜肌，腹横肌

电刀

悬吊切断第10肋

钳子

肋骨断端

丝线　　"花生米"形状的纱布卷

图 5-3-4　切除肋骨后，剥离壁胸膜

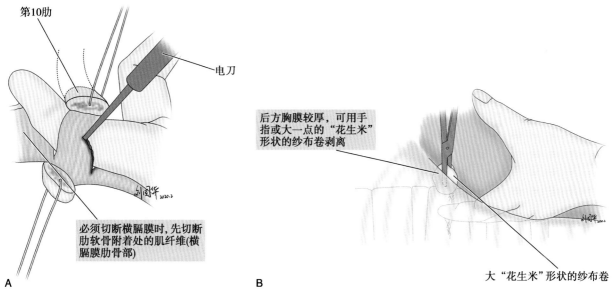

图 5-3-5　壁胸膜后方的剥离

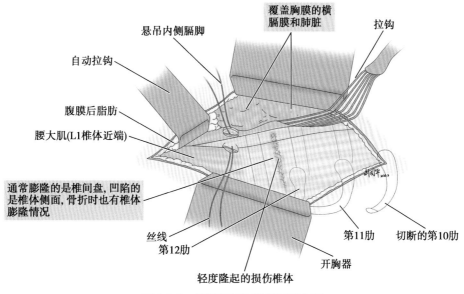

图 5-3-6　胸膜外腔和腹膜后腔会师

（5）将膈肌从下部肋骨牵开，将膈脚从脊椎上切断；或距膈肌止点约 2cm 处切开膈脚，用缝线穿过牵开，待术毕后缝合。

（6）切开椎前筋膜，将横过椎体的节段动静脉游离、结扎并切断，显露椎体前侧面。应注意保留此区域的 Adamkiewicz 动脉（图 5-3-7）。

（7）彻底切除椎间盘并处理终板，根据内固定类型及术前设计进行椎体间融合及内固定，此处不再赘述。之后彻底冲洗切口，放置胸腔引流管后关胸，并逐层关闭切口。

【手术要点】

1. 术前可考虑行动脉造影观察 Adamkiewicz 动脉有无变异，以防术中损伤并导致术后脊髓缺血。

2. 术中将髂腰肌剥离横突可改善椎间盘和椎间孔的暴露，如果暴露仍不够充分，可考虑咬除横突。

3. 术中使患者屈髋可降低髂腰肌张力，进而改善腰椎术野。

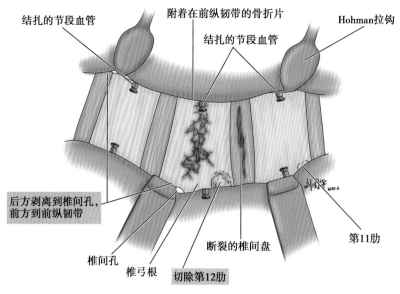

结扎的节段血管　　附着在前纵韧带的骨折片　　Hohman拉钩

结扎的节段血管

后方剥离到椎间孔，前方到前纵韧带

椎间孔　　椎弓根　　切除第12肋　　断裂的椎间盘　　第11肋

图 5-3-7　损伤椎体(T_{12})和相邻椎体(侧面显露)

（曾成）

参 考 文 献

[1] RHEE J M, BODEN S D, FLYNN J M, et al. Operative techniques in spine surgery[M]. Philadelphia：Lippincott Williams & Wilkins，2013.

[2] 马场久敏. 脊柱·骨盆外伤手术[M]. 徐宏兵，译. 郑州：河南科学技术出版社，2014.

第四节　侧方入路腰椎间盘切除融合术

【发展历史】

脊柱融合术已经广泛应用于各种腰椎的病理改变，如肿瘤、脊柱不稳、畸形和腰椎管狭窄。近年来，脊柱手术向微创化方向飞速发展，脊柱融合术也不例外。脊柱微创手术同传统的前路和后路手术相比，具有相同的临床疗效，同时有助于避免传统手术并发症。其优点包括手术入路创伤更小、术后疼痛减少、住院时间缩短、更快恢复日常活动，这对患者和医师都有很大的吸引力。经腰大肌入路的椎体融合术（extreme lateral interbody fusion, XLIF）是一种代替传统前侧入路的手术方法。该手术通过侧方入路进入腰椎，穿过腹膜后脂肪和腰大肌（图 5-4-1），相比前侧和后侧入路创伤更小，同时减少了如术后肠梗阻、肠和血管损伤、逆行射精等传统前路手术造成的并发症。而且，该手术可以在不需要普外科医师情况下完成。此外，与传统的前路或后路手术相比，可以保留前纵韧带和后方张力带，具有更高的稳定性。

经腰大肌入路的腰椎微创技术首先由 Pimenta 和 Bergey 提出，这项技术由 McAfee 和 Fedder 在 20 世纪 90 年代提出的腹腔镜技术演变而来。近年来，经腰大肌入路非常受欢迎，其适应证已经从椎间盘切除减压融合术，扩大至脊柱骨折、肿瘤及畸形。

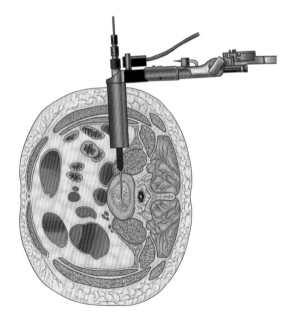

图 5-4-1　经腰大肌入路的轨迹

【适应证及禁忌证】

最初，Ozgur 等认为，外侧椎体融合术适用于没有严重中央椎管狭窄的退行性椎间盘疾病的腰痛患者。随后，经腰大肌的手术方法越来越多地用于椎间盘退行性疾病或术后邻近节段发生病变需要融合的患者，最常见的是 $L_1 \sim L_5$。随着对经腰大肌入路的脊柱内固定手术技术越来越熟悉，同时也随着脊柱内置物的发展，如可膨胀的融合器，外侧入路的适应证已经扩大至椎体骨折、肿瘤和畸形治疗。经腰大肌入路融合术的手术适应证包括：退行性椎间盘疾病；轻度腰椎滑脱（1～2 度滑脱）；邻椎病；椎间盘突出导致椎间孔狭窄，无须后路减压；退行性脊柱侧凸；腰椎爆裂性骨折、腰椎肿瘤、腰椎畸形等需要行椎体次全切除术的情况。这项手术技术的禁忌证，包括异常血管分布、严重腰椎滑脱、既往腹膜后手术、严重椎间盘源性疾病。

【手术步骤】

1. 术前规划　术前影像学检查、详细的手术计划及全面的检查是所有外科手术必要的前提，尤其是经腰大肌入路的手术。应该熟悉腰大肌、脊柱曲线及邻近血管（主动脉、下腔静脉、髂血管等）的解剖，髂嵴位置和第 12 肋骨位置，确保目标节段可以从外侧入路安全到达。任何既往腹部或腹膜后手术应注意瘢痕，这可能使特定部位的解剖复杂化。处理单一节段或有明显脊柱侧凸时，从凸侧入路可以以更短的工作距离到达目标椎间盘，同时凸侧更宽的椎间隙也有利于操作，从凹侧入路可以减少皮肤切口。在一般情况下，应该标记目标椎间盘的前侧（图 5-4-2），轻度椎体滑脱，应该尝试这种手术方法。重度椎体滑脱和严重脊柱畸形患者并发症发生率和手术风险明显增高，应该考虑其他治疗方法。

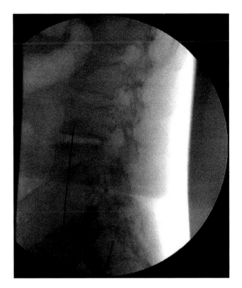

图 5-4-2　术中 X 线片显示使用克氏针标记目标椎间盘的前半侧

2. 神经监测　实时腰丛神经监测在腰大肌入路时，对放置套管和牵开器，建立安全通道有至关重要的作用。还应使用神经刺激探头，从而实现安全的肌肉解剖和套管牵开器放置。与麻醉师沟通避免使用可能干扰肌电检测的任何药物。一般来说，临界值低于 5mA 表示直接接触神经，5～10mA 表示接近神经，11mA 以上表示和神经的距离在安全范围内。

3. 患者体位摆放　患者被放置在一个可被射线穿透，并可折弯的手术床上。标准的正侧卧位，矢状面上患者体位与地面呈 90°。患者的髂骨应该正好位于折弯床的折弯处（图 5-4-3）。下方腿伸直，在膝盖处稍微弯曲，上方腿弯曲，使同侧腰大肌放松，便于扩张。将患

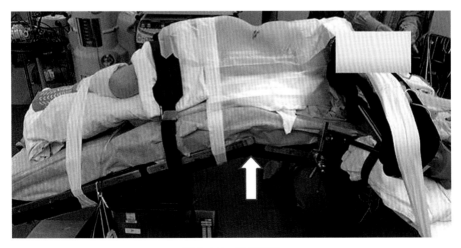

图 5-4-3　患者体位
箭头示髂嵴位于手术台折弯处。

者固定在手术台上,使用 3 条绷带固定。将手术床弯曲,以增加髂嵴和肋骨之间的夹角,以便进入椎间盘间隙,当目标水平是 $L_4 \sim L_5$ 椎间隙,髂嵴有遮挡,这一点就显得尤为重要。应检查所有肌电图的引线,以确保正确连接。

4. 透视定位　使用 C 臂机,利用正位 X 线片确保患者处于正侧卧位。用两个克氏针来定位目标椎间盘的位置,其中一个放在目标椎间盘的中间,另一个平分椎体的前部和后部(图 5-4-4)。在皮肤上标记一个平行的 4cm 左右切口。当需要处理多个节段时,应该在中间椎体的中间部位做一个垂直切口或斜切口。

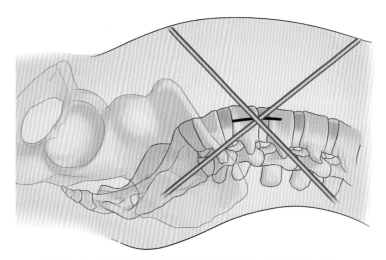

图 5-4-4　使用克氏针定位目标椎间盘并在皮肤表面标记切口

5. 操作步骤

(1)标准的术前准备。先切开皮肤,通过皮下脂肪,显露外侧筋膜,然后用剪刀沿肌肉纤维方向剪开筋膜。使用 Kelly 钳进行侧腹壁肌肉(腹外斜肌、腹内斜肌和腹横肌)钝性分离。腹横筋膜位于深处,切开后进入腹膜后间隙,黄色的腹膜后脂肪是确认进入腹膜后间隙的明显特征。触诊钝性分离及直视下显露腰大肌,横突是腰大肌后缘的标志。手指触诊用于避免管状牵开器对腹膜的损伤。

(2)将一个 8mA 的神经刺激探头在引导下小心插入腰大肌,位于目标椎间盘的前半侧(图 5-4-5A)。用侧位 X 线片来判断其位置正确。如果在插入过程中碰触任何神经结构,探头应该重新定位,稍向前避免穿越神经。在探针正确放置后,进行正位和侧位 X 线片定位,来确定探头位置。然后通过探针套管将克氏针插入目标椎间盘,用正位和侧位的 X 线片再次确认导丝位置适当。在初始扩张套筒中插入克氏针,此时应注意在扩张过程中肌电图的变化。肌电图的变化可能表明有神经压迫,可能需要重新定位扩张器。在放置最后的扩张套筒后,插入相当深度的牵开器挡片,并做固定。若需要应扩张牵开器,以便有充分的空间进入椎间盘。用定位针插入牵开器,稳定挡片。再用正位和侧位 X 线片来确定牵开器的放置位置。最常见的神经系统并发症是一过性无力、麻痹和感觉迟钝,但有时是永久性的。切开纤维环,完整的椎间盘切除术类似于前路或后路手术。一旦椎间盘切除完成后,在透视下用 Cobb 纤维环刀打穿对侧纤维环,用咬骨钳咬掉对侧多余骨赘(图 5-4-5B)。锤打时应用力温和,以防止突然失去阻力。小心进行终板处理,然后去除多余的软骨和椎间盘。椎间盘因被逐渐增大的试模撑开从而恢复椎间盘所需高度,并实现椎间孔间接减压。当确定所需的椎间盘高度后,在透视下放置椎间融合器。应放置一个适当大小的融合器,正好覆盖在两侧的骨突环上,减小沉降。如果没有规划后路固定,可以选择侧方钢板固定。然后将牵开器取出,注意止血。记录腰大肌撑开时间,尽量减少神经挤压和拉伸。利用间断缝合关闭腹外斜肌腱膜,避免在缝合过程中穿过肌肉和神经,皮肤以标准方式缝合。

【手术要点】

1. 入路　经腰大肌入路的解剖结构包括腹外斜肌、腹内斜肌、腹横肌、腹横筋膜、腹膜后脂肪、腰方肌、腰大肌和腰丛。熟悉局部解剖结构是获得最佳手术结果和避免并发症的关键,腹外斜肌、腹内斜肌和

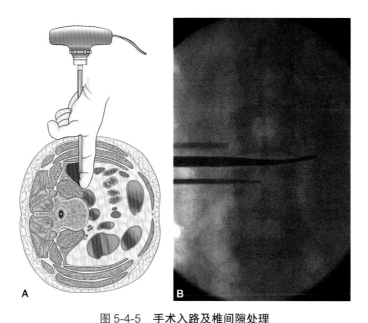

图 5-4-5　手术入路及椎间隙处理

A. 用手指引导神经探头通过腰大肌；B. 术中透视显示用 Cobb 纤维环刀松解对侧纤维环。

腹横肌三层肌肉形成侧腹壁。腹横筋膜紧密附着于腹横肌，覆盖腹膜后脂肪。腹膜后脂肪呈典型的黄色外观，有助于腹膜后间隙的识别。在腹膜后间隙，腰方肌源于第 12 肋骨下缘，至上腰椎横突和髂嵴内侧。腰大肌位于腰方肌前侧，它源于横突和腰椎侧面止于髂肌下方的股骨小转子（图 5-4-6A）。横突和腰方肌是腰大肌后侧的明显解剖标志。腰丛的主要分支有髂腹下神经、髂腹股沟神经、生殖股神经、股外侧皮神经、闭孔神经、股神经及腰骶干。腰丛由第 12 胸神经前支的一部分、第 1～3 腰神经前支和第 4 腰神经前支的一部分组成。第 4 腰神经前支的余部和第 5 腰神经前支合成腰骶干向下加入骶丛。

　　Uribe 和 Moro 等研究证明了腰丛的解剖关系。按椎体前、后边缘划分为 4 个区：Ⅰ区（前 1/4）、Ⅱ区（中间向前 1/4）、Ⅲ区（中间向后 1/4）和Ⅳ区（后 1/4）（图 5-4-6B）。

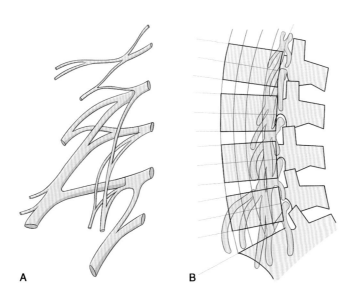

图 5-4-6　经腰大肌入路牵开器放置的安全位置

A. 腰丛解剖；B. 经腰大肌入路的"安全地带"。

　　有潜在损伤风险的神经包括髂腹股沟神经、髂腹下神经和股外侧皮神经，这些神经在腹膜后穿腹壁肌肉斜向前下方走行。经腰大肌入路至 L_4～L_5 椎间盘可能有腰丛损伤的风险，并经常会受高髂嵴的限制。折弯手术床或切除髂嵴有助于在高髂嵴时行侧方入路。经腰大肌入路至 $L_1 \sim L_2$ 椎间盘,可能受到低位的第 12 肋骨的限制,可能需要切除肋骨或经肋间入路。通过在尸体上进行 $L_5 \sim S_1$ 的手术操作,$L_5 \sim S_1$ 通常不适合进行经腰大肌入路,因为腰丛穿过这个节段,会导致神经系统并发症。

2. 潜在并发症　尽管有很多优点,经腰大肌入路仍然存在着一些并发症。有高达 63% 的患者出现术后感觉障碍,包括一过性大腿疼痛和感觉异常,不过这些症状大多数可以在 1 年内好转。术后运动功能障碍如髂腰肌肌力减弱,发生率为 0.7%～33.6%,需要 2～3 周才可改善。这可能是由切开腰大肌放置扩张套管导致。

部分外科医师不认为一过性髂腰肌肌力减弱是一种并发症,而认为是经腰大肌入路的一个可预期的后果。其他重要并发症,如腰神或神经根损伤,报道记载约为 3.4%。肠麻痹的发生率约为 4.2%。髂腹股沟神经、髂腹下神经、股外侧皮神经在腹膜后间隙斜向下走行,存在损伤风险。其他少见并发症,如肠、肾、输尿管或血管损伤也有可能发生,及时与普外科或血管外科医师进行商讨可以降低并发症发生率,改善患者术后效果。熟悉区域解剖、仔细进行术前影像学检查是避免这些并发症的关键。应该在术前对这些潜在的并发症进行详细和深入讨论。

总的来说,经腰大肌入路有许多优势,它提供了一种在腰椎侧前方进行微创手术的外科通道。然而,和所有外科手术一样,选择适合的患者及精细的外科手术技术是获得良好手术结果的关键。脊柱外科医师应该了解经腰大肌入路的局限性和潜在并发症,在术前与患者坦诚讨论。总体而言,除了从正前方入路和后侧入路,经腰大肌入路是脊柱外科医师重要的入路方式,在合适的患者中可以提供很好的手术结果。

(袁强)

参 考 文 献

[1] SMITH Z A, FESSLER R G. Paradigm changes in spine surgery—evolution of minimally invasive techniques[J]. Nat Rev Neurol, 2012, 8(8): 443-450.

[2] OZGUR B M, ARYAN H E, PIMENTA L, et al. Extreme lateral interbody fusion(XLIF): a novel surgical technique for anterior lumbar interbody fusion[J]. Spine J, 2006, 6(4): 435-443.

[3] BERGEY D L, VILLAVICENCIO A T, GOLDSTEIN T, et al. Endoscopic lateral transpsoas approach to the lumbar spine[J]. Spine, 2004, 29(15): 1681-1688.

[4] REGAN J J, YUAN H, MCAFEE P C. Laparoscopic fusion of the lumbar spine: minimally invasive spine surgery. A prospective multicenter study evaluating open and laparoscopic lumbar fusion[J]. Spine, 1999, 24(4): 402-411.

[5] MCAFEE P C, REGAN J J, GEIS W P, et al. Minimally invasive anterior retroperitoneal approach to the lumbar spine. Emphasis on the lateral BAK[J]. Spine, 1998, 23(13): 1476-1484.

[6] ARNOLD P M, ANDERSON K K, MCGUIRE R A, Jr. The lateral transpsoas approach to the lumbar and thoracic spine: a review[J]. Surg Neurol Int, 2012, 3(Suppl 3): S198-S215.

[7] FOGEL G R, PARIKH R D, RYU S I, et al. Biomechanics of lateral lumbar interbody fusion constructs with lateral and posterior plate fixation: laboratory investigation[J]. J Neurosurg Spine, 2014, 20(3): 291-297.

[8] BENGLIS D M, VANNI S, LEVI A D. An anatomical study of the lumbosacral plexus as related to the minimally invasive transpsoas approach to the lumbar spine: laboratory investigation[J]. J Neurosurg Spine, 2009, 10(2): 139-144.

[9] KEPLER C K, BOGNER E A, HERZOG R J, et al. Anatomy of the psoas muscle and lumbar plexus with respect to the surgical approach for lateral transpsoas interbody fusion[J]. Eur Spine J, 2010, 20(4): 550-556.

[10] MORO T, KIKUCHI S, KONNO S, et al. An anatomic study of the lumbar plexus with respect to retroperitoneal endoscopic surgery[J]. Spine, 2003, 28(5): 423-428; discussion 427-428.

[11] URIBE J S, ARREDONDO N, DAKWAR E, et al. Defining the safe working zones using the minimally invasive lateral retroperitoneal transpsoas approach: an anatomical study: laboratory investigation[J]. J Neurosurg Spine, 2010, 13(2): 260-266.

[12] PIMENTA L, OLIVEIRA L, SCHAFFA T, et al. Lumbar total disc replacement from an extreme lateral approach: clinical experience with a minimum of 2 years' follow-up: clinical article[J]. J Neurosurg Spine, 2011, 14(1): 38-45.

[13] DAKWAR E, VALE F L, URIBE J S. Trajectory of the main sensory and motor branches of the lumbar plexus outside the

psoas muscle related to the lateral retroperitoneal transpsoas approach：laboratory investigation［J］. J Neurosurg Spine，2011，14（2）：290-295.

［14］FONTES R B, TRAYNELIS V C. Iliac crest osteotomy to enhance exposure of the L4–5 interspace in minimally invasive lateral transpsoas interbody fusion：a cadaveric feasibility study［J］. J Neurosurg Spin，2013，18（1）：13-17.

［15］URIBE J S, VALE F L, DAKWAR E. Electromyographic monitoring and its anatomical implications in minimally invasive spine surgery［J］. Spine，2010，35（26 Suppl）：S368-S374.

［16］ACOSTA F L, Jr, DRAZIN D, LIU J C. Supra-psoas shallow docking in lateral interbody fusion［J］. Neurosurgery，2013，73（1 Suppl Operative）：ons48-52；discussion ons52.

［17］CUMMOCK M D, VANNI S, LEVI A D, et al. An analysis of postoperative thigh symptoms after minimally invasive transpsoas lumbar interbody fusion［J］. J Neurosurg Spine，2011，15（1）：11-18.

［18］FONTES R B, TRAYNELIS V C. Transpsoas approach and complications［J］. J Neurosurg Spine，2011，15（1）：9-10.

［19］AHMADIAN A, DEUKMEDJIAN A R, ABEL N, et al. Analysis of lumbar plexopathies and nerve injury after lateral retro-peritoneal transpsoas approach：diagnostic standardization：a review［J］. J Neurosurg Spine，2013，18（3）：289-297.

［20］DAKWAR E, LE T V, BAAJ A A, et al. Abdominal wall paresis as a complication of minimally invasive lateral transpsoas interbody fusion［J］. Neurosurg Focus，2011，31（4）：E18.

［21］TORMENTI M J, MASERATI M B, BONFIELD C M, et al. Complications and radiographic correction in adult scoliosis following combined transpsoas extreme lateral interbody fusion and posterior pedicle screw instrumentation［J］. Neurosurg Focus，2010，28（3）：E7.

第五节　斜侧方入路腰椎间盘切除融合术

【发展历史】

腰椎椎体间融合术（lumbar interbody fusion, LIF）可以用于治疗多种腰椎疾病，包括退行性疾病、创伤、感染、肿瘤。LIF 的基本过程是切除椎间盘、处理终板后在椎体间放入内置物（如结构性自体骨或异体骨、Cage）。目前，LIF 可以通过 5 种手术入路来完成：①后路 LIF（posterior lumbar interbody fusion, PLIF）；②经椎间孔 LIF（transforaminal lumbar interbody fusion, TLIF）；③斜侧方 LIF（oblique lumbar interbody fusion, OLIF），也有学者称为腰大肌前侧 LIF；④前路 LIF（anterior lumbar interbody fusion, ALIF）；⑤侧方 LIF（lateral lumbar interbody fusion, LLIF，又称 XLIF/DLIF）。这些手术入路不同，但基本手术目标是一致的，即达到椎体间融合的目的。手术入路的选择在很大程度上决定或影响了手术中并发症及手术效果。不同的手术入路，对患者造成的创伤也或大或小。创伤小的入路总体上可以减少医源性损伤，减轻术后早期疼痛，从而可以使患者尽早开始康复。在手术技术的发展过程中，人们为减少手术入路造成的医源性损伤，不断地经历着向微创转变的过程。

ALIF 和 XLIF/DLIF 是两种应用比较广泛的不影响腰椎后方肌肉的融合技术。髂动静脉的分叉处位于 L$_4$～L$_5$ 和 L$_5$～S$_1$ 水平，血管对这两个椎间盘（尤其是 L$_5$～S$_1$）的前侧没有遮挡，因此，前侧入路可以比较容易且大范围地显露这两个节段的椎间盘，从而可以快速地切除椎间盘、置入较大的融合器、有效地矫正畸形和改善椎管狭窄。ALIF 适于 L$_4$～L$_5$ 和 L$_5$～S$_1$ 的融合。但是，ALIF 的缺点是并发症的发生率较高，曾有报道高达 27%。在处理 L$_4$/L$_5$ 以上的节段时，需要牵拉腹主动脉和下腔静脉，易造成血管损伤。在腹主动脉分叉附近有下腹上丛，在前侧入路时损伤该丛则有可能造成逆行射精。为了避开 ALIF 的风险，XLIF/DLIF 利用纯侧方的经腰大肌入路，因此在进行上腰段操作时，可以避免对腹膜后血管的牵拉损伤。但是，术中对腰大肌的牵拉可能造成术后大腿无力、疼痛和麻木，其发生率可高达 61%。即使术中小心操作并使用神经监测，腰丛（包括股神经和生殖股神经）和腰肌纤维损伤，也常造成术后持续大腿无力、疼痛和麻木。另外，由于髂嵴的阻挡，XLIF/DLIF 到达 L$_4$～L$_5$ 受到限制，L$_5$～S$_1$ 更是不可能。

1997 年 Mayer 首先描述了腰大肌前侧（anterior to psoas, ATP）入路，此入路通过一个小的切口，经过腹膜和腰大肌之间到达椎间盘，该入路所采用的手术界面位于主动脉/下腔静脉和腰大肌之间。2012 年 Silvestre 将采用这种入路进行的椎体间融合术命名为 OLIF。之后，不同学者对此技术的描述有些细微的差别。

手术时患者取左侧或右侧卧位，目前文献中对于左侧或右侧入路在解剖和操作细节上的差别还没有进行广泛的研究。一般首选左侧入路，主要原因是下腔静脉管壁薄，一旦损伤修复困难。两项形态测量研究（一项为 20 例尸体标本研究，一项为 100 例影像学研究）均显示经左侧斜入路到达 $L_2 \sim L_5$ 节段有足够的手术操作空间，手术时采用左侧卧位还可以增大操作的空间，而且对腰大肌仅有轻度的牵拉。但有时 $L_1 \sim L_2$ 节段的入路可能会受胸廓的限制，$L_4 \sim L_5$ 节段偶尔会受髂嵴或髂血管的阻挡。但是有些腰椎侧凸的患者或以前曾行腰椎手术、腹部有瘢痕的患者有时需要选择右侧入路。

理论上讲，OLIF 入路避免了对大血管的牵拉和对腰大肌的直接分离和牵拉，从而可以减少并发症。

目前的一些临床和影像学研究结果表明，OLIF 在治疗腰椎退行性疾病，包括滑脱、后凸、侧凸、椎间盘源性疼痛，可以作为现有椎体间融合术的补充。

Jun Sato 等用影像学检查评价了 OLIF 治疗退行性腰椎滑脱的间接减压效果。他们共研究了 20 例退行性腰椎滑脱患者，采用 OLIF 联合后路经皮椎弓根螺钉固定（不行椎板减压）。对比患者术前和术后 6 个月时的 MRI、CT 及临床症状。用 MRI 测量椎管横截面积，用 CT 测量椎间盘高度、椎间孔横截面积及上位椎体滑移程度。用视觉模拟评分（visual analogue score，VAS）及奥斯维斯特里功能障碍指数（Oswestry disability index，ODI）来评价患者的腰痛、腿痛及下肢麻木情况。手术后，椎管在横断面和矢状面上的前后径分别增加 12% 和 32%，椎管面积增加 19%，椎间盘高度增加 61%，椎间孔面积（右侧增加 21%，左侧增加 39%），上位椎体的滑脱程度减少 9%。与术前相比，腰痛、腿痛及下肢麻木程度也都显著减轻。Jun Sato 等人认为 OLIF 术后椎间盘高度和椎管面积明显改善，膨出的椎间盘复位以及黄韧带被拉伸使椎管减压。其他的研究也显示 OLIF 术后下肢疼痛 VAS 下降 3.2～7.2 分，腰痛 ODI 减少 34%～50%。

也有研究结果显示 OLIF 可以作为其他 LIF 术后未融合的翻修方法。LIF 术后由于局部瘢痕和粘连，若从原入路翻修通常非常困难，OLIF 则可避免这些干扰。帕金森病（Parkinson disease）导致的持续抖动和运动僵硬不利于骨融合，常导致内固定物失效。Wakita 等报道了一个 OLIF 矫正帕金森病患者伴发脊柱畸形的病例，早期复查结果显示 OLIF 可以为融合提供足够的稳定性，OLIF 术可以作为现有 LIF 方法的有力补充。

【适应证及禁忌证】

1. 适应证　腰椎退行性疾病，如果非手术治疗失败，脊柱融合术可能是最后一个选择。但是应该优选哪种融合方式，目前国际上尚无共识。

OLIF 可以用于以下情况，包括腰椎退行性不稳定、退行性腰椎滑脱症、狭部裂腰椎滑脱症、伴有不稳定的腰椎管狭窄症。其中，退行性腰椎滑脱症是 OLIF 的最佳手术适应证。

2. 禁忌证　掌握 OLIF 的手术技术需要一定的学习曲线。OLIF 的相对禁忌证包括以下几种。

（1）中重度腰椎滑脱症。

（2）重度腰椎管狭窄症。

（3）发育性椎管狭窄。

（4）重度骨质疏松。

（5）中重度脊柱畸形。

（6）血管腰大肌间隙小。

（7）腹部手术史。

（8）肥胖。

前 5 项禁忌辅以相应的后路减压内固定技术可以适当放宽，后 3 项是因为增高了椎体前、侧路手术的风险而列入相对禁忌证，如不强求微创并掌握相应的椎前组织松解技术，则可不列为禁忌证。

【手术步骤】

（一）OLIF[25] 手术

自从 1997 年 Mayer 首先描述了腰大肌前侧手术入路后，不同学者对此技术的描述有些细微的差别。美国发明了专用于 $L_2 \sim L_5$ 节段 OLIF 的手术工具与器械，并注册为 OLIF[25]，手术步骤如下。

1. 术前计划　术前用正、侧位 X 线片来确定髂嵴和肋骨下缘的位置及其与目标椎间隙的关系、脊柱的弯曲弧度。通过 MRI 图像来确认腰大肌、腹膜后血管和神经以及肾脏的位置，建议用 MRI 或 CT 连续图像来观察血管分布，特别注意在目标椎间隙水平是否有横向的血管；有时下腔静脉可能会出现在腹主动脉的左侧；观察腰大肌前缘的部位，帮助估计术中操作区域的位置以及需要进行腰大肌下潜行切开纤维环的范围。

基于血管的解剖位置，OLIF 的体位首选右侧卧位，即身体左侧向上。除此之外，外科医师应综合考虑入路的方便性、不同外科医师的偏好及术前影像，来选择最终入路。就脊柱弯曲的矫正而言，从凸侧或凹侧入路均可达到同样的矫正效果。

2. 体位摆放　患者取右侧卧位（即左侧向上）。在腋下放置垫卷，以保护腋下的神经血管。在两臂之间放置衬垫，以使双臂悬吊在中立位置。此外，在膝盖远端的两腿之间及腿下放置衬垫。将患者的下肢稍微弯曲即可，以防止患者在手术台上滚动。该术式入路在腰大肌前侧或经过腰大肌的前部，因此无须过度屈曲患者下肢以放松腰大肌（图 5-5-1）。

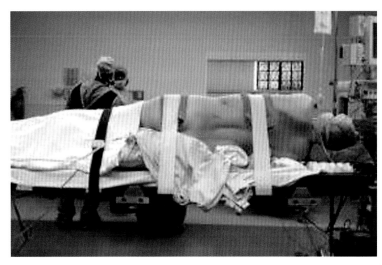

图 5-5-1　患者体位摆放

由于 OLIF 的路径经过髂嵴前侧，因此即使患者髂骨位置较高或 $L_4 \sim L_5$ 椎间隙较深，也无须将手术台折起。

在四个部位用胶带固定，确保患者可靠地固定在手术台上：①骨盆，胶带恰置于髂嵴下；②胸部，胶带恰置于肩关节以远；③两条胶带固定下肢，一条从手术台后经踝关节上，沿小腿侧方绕过膝关节固定至手术台前；另一条则从膝关节远端从小腿前侧向后固定至手术台后侧（患者背侧后为手术台后侧，患者腹侧为手术台前侧）。

术者站立在患者腹侧进行操作，C 臂应放置在患者背侧。胶带固定好后，首先拍摄一张前后位 X 线片，以确保患者体位为真正的侧卧位。如果在透视屏幕上可以清晰地显示双侧椎弓根距脊柱棘突的距离相等，则为标准正位。然后拍摄侧位，应清晰可见椎体终板。透视屏幕上见双侧椎弓根及横突互相重叠，说明达到真正侧位（图 5-5-2）。透视时应确保 C 臂在任何时候都保持在 0° 和 90° 的位置，这样才能保证患者体位为真正的侧卧位，并保证从外侧安全到达椎间隙。多节段脊柱手术应保持 C 臂位置固定，在操作各脊柱节段时，通过旋转手术台获得真正的侧卧位像。

3. 手术切口　利用侧位透视，来确定目标节段的位置，并在患者身体表面画出各椎间隙的前后缘及方向、肋骨下缘及髂骨的位置。单节段手术应在目标椎间盘中点前 4～10cm 处做手术切口标记（若手术节段为 $L_4 \sim L_5$，可在髂嵴最高点与脐连线的外侧 1/3 处做标记）。以标记点为中心，做一个长为 3～6cm 的切口，垂直、水平或斜向均可。双节段手术（如 $L_3 \sim L_5$）应在中间椎体（即 L_4）中线的前 4～10cm 处做手术切口标记。此外，也可在皮肤上标记出手术节段的脊柱前凸弧度，以确定椎间隙的角度（图 5-5-3）。若应用图像导航系统，可使用导航探针，参考系统图像，来确定皮肤切口的位置。

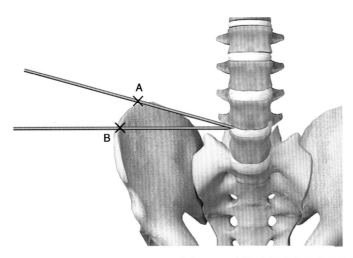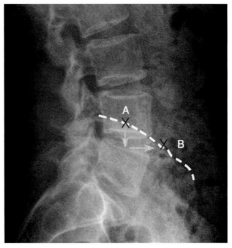

图 5-5-2　透视确保患者体位为真正的侧卧位

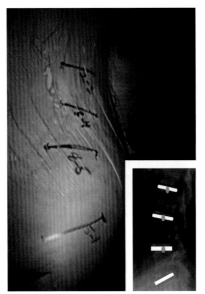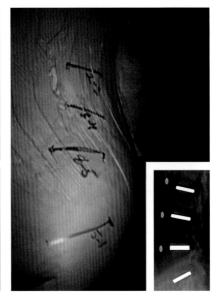

图 5-5-3　体表标记椎间隙位置

4. 切开腹壁　先沿皮肤切口线做皮肤切口,然后逐层切开分离皮下脂肪,直至腹壁肌肉层。在切开皮肤及皮下组织时,可使用小型自动拉钩,也可使用电刀止血。术中面对的第一层组织是腹外斜肌腱膜,也是唯一需要锐性切割的一层。切开腹外斜肌腱膜后,用 Kelly 钳沿肌纤维走行方向逐层钝性分开腹外斜肌、腹内斜肌及腹横肌纤维。在钝性穿透腹横筋膜后,即可见到黄色的腹膜后脂肪。进行此步操作时,为了避免无意中进入腹膜腔,应该斜向穿透腹横筋膜,即用力方向从切口前部斜向后至腰方肌,若能依次触及腰方肌、横突尖端、髂嵴和腰大肌,则可以确定进入腹膜后间隙。

一旦进入腹膜后间隙,即可用示指沿腹壁内侧向后追踪触及腰大肌,并且可以观察该肌肉。用示指或钝性器械钝性分离腹膜后组织,包括贴附在腹膜上的输尿管,从腰大肌前方分开腹膜后脂肪,可直接触及椎体前方(图 5-5-4)。分离过程中除了借助术者的触觉外,还可在直视下进行分离,以确保安全到达椎间隙,避免损伤血管、腹腔脏器及神经结构。可以用手持拉钩,在直视下沿腰肌表面从头侧向尾侧、从背侧向腹侧钝性分离腰大肌表面的脂肪,然后在直视下放置探针或一级扩张器。将手持拉钩放置于腹腔脏器与探针之间,也有助于减少对输尿管和血管的损伤。

5. 定位目标椎间隙　进入腹膜后间隙之后,可以用手指或手持牵开器将腹膜及腹膜外脂肪向前方拉开,将导针或一级扩张器在腰大肌前缘或腰大肌的前部置于目标椎间盘上。导针或扩张器的理想起始位置是腰大肌前缘且与主要血管有一定距离,但也可以放置于腰大肌的前部。与直接外侧入路所不同的是,斜外侧入路可以确保进行操作时,远离腹膜和腰椎前部的大血管,进入椎间盘的倾斜角度可以在术前规划中估测。

透视确认一级扩张器位于目标椎间隙之后,逐级放入扩张套筒和牵开器侧片(图 5-5-5)。牵开器侧片

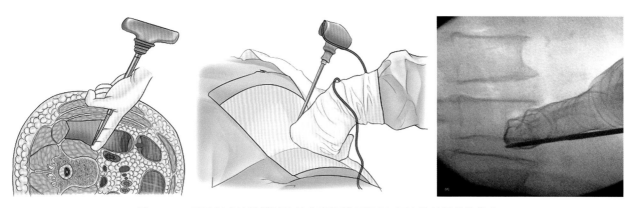

图 5-5-4 用示指或钝性器械钝性分离腹膜后组织,可直接触及椎体前方

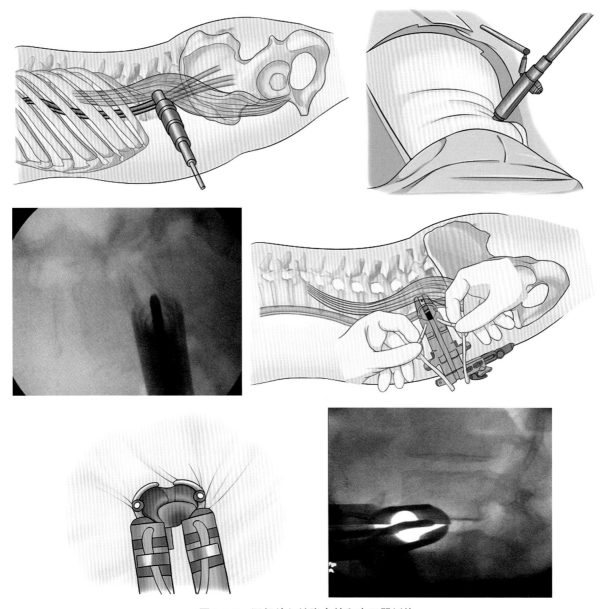

图 5-5-5 逐级放入扩张套筒和牵开器侧片

的固定针应靠近椎体终板,以免损伤位于椎体中部的节段血管。在 $L_4 \sim L_5$ 节段操作时,牵开器的尾侧侧片常无须固定,以免损伤腰升静脉和 / 或髂腰静脉。用这种方法,在切开 $L_4 \sim L_5$ 椎间盘时一般不会触及髂腰静脉或腰升静脉。但是切开椎间盘的位置越靠后,则损伤髂腰静脉、腰升静脉、股神经和闭孔神经的风险越高。牵开器侧片的开口方向应与椎间隙方向一致,这样便于后续切开椎间盘、安放试模及融合器等操作。牵开器安放到位后即可去除扩张套筒,然后打开牵开器。

6. 处理椎间隙 X 线透视确认切开纤维环的位置,应位于椎间盘的前部。矩形切开纤维环,然后去除椎间盘组织,去除过程中术者要注意工具的操作角度,应不时地进行垂直操作(如果始终斜向操作,则有可能穿透后侧纤维环进入硬膜外或对侧椎间孔)。术中可以用透视确认工具所在位置(图 5-5-6)。椎间盘处理完毕后,用钝头的铰刀或 Cobb 骨膜剥离器松解对侧的纤维环。可以由后向前从几个位置上松解对侧纤维环,但要注意避免太靠前,以免损伤位于椎间隙右侧前方的下腔静脉。

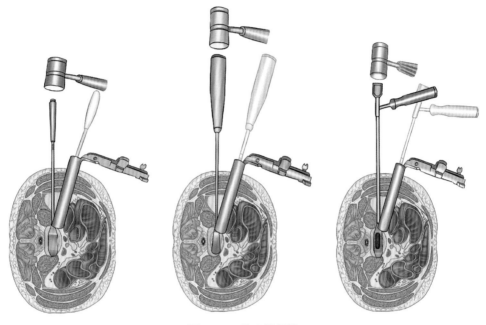

图 5-5-6 处理椎间隙

7. 放置试模及融合器 用试模逐级撑开椎间隙,并选择大小合适的融合器,以使椎间隙保持适度的张力,从而可以达到间接减压的目的。融合器两端的标志线距离边缘各 5mm,置入后的正位图像上,标志线恰与椎弓根外缘对齐则提示所选融合器大小合适。选好合适的融合器后,再次透视确认融合器进入椎间隙的入点和方向,在透视下轻轻敲入,初始角度为斜向,进入椎间隙后,即旋转融合器持器,使融合器垂直进入椎间隙。透视正位图像确认融合器位于椎间隙正中(图 5-5-7)。

8. 缝合切口 直视下取出固定针,观察确认无活动出血后取出牵开器侧片。连续缝合腹内斜肌、腹外斜肌及腹外斜肌筋膜、皮下及皮肤组织。

(二) OLIF[51] 手术步骤

美国发明了专用于 $L_5 \sim S_1$ 节段 OLIF 的手术工具与器械前 / 斜入路腰椎融合钉板系统和椎体间融合系统,并注册为 OLIF[51],手术步骤如下。

1. 术前计划 与 OLIF[25] 术前计划基本一致,通过横断位 MRI 识别髂静脉和髂动脉,基于在 $L_5 \sim S_1$ 上方髂静脉和髂动脉的位置,通常选择左侧入路。

2. 体位摆放 左侧向上,在手臂和腿下方垫入枕头或棉垫,无须折床。患者的腿可以是自然屈伸的。用胶带固定患者以防止术中移动(图 5-5-8)。铺巾前摆放好 C 臂位置。标准正侧位 X 线片清晰地显示椎弓根,棘突在正中央,侧方终板是一条线(图 5-5-9)。使目标椎间隙垂直于地面。必要时调整床的位置而不是 X 线机。在多节段的病例中,需要调整手术床以便获取每一个节段的完美影像。

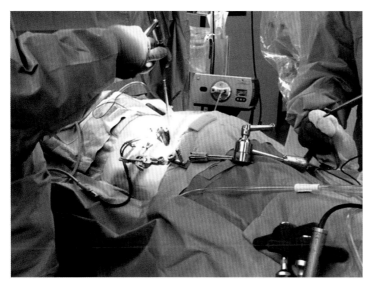
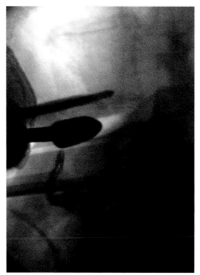
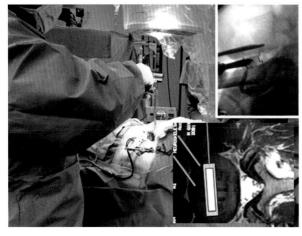
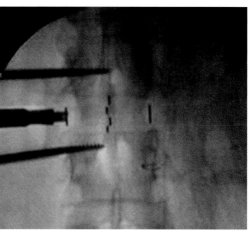

图 5-5-7　放置试模及融合器

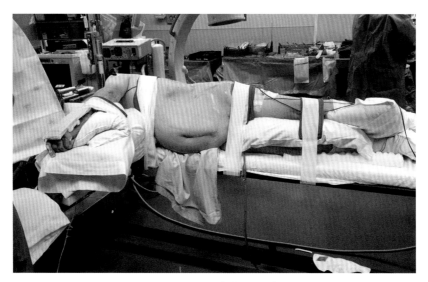

图 5-5-8　患者体位摆放

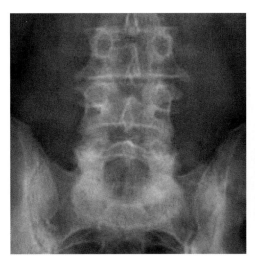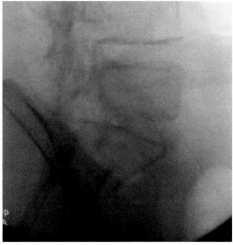

图 5-5-9 X 线机定位

3. 手术切口 利用侧位透视,来确定目标节段的位置(图 5-5-10)。标记髂嵴、$L_5 \sim S_1$ 的椎间盘位置,延长椎间盘的标记线至髂嵴前方。通过髂前上棘(anterior superior iliac spine, ASIS)做垂线,标记 6cm 的切口通过。

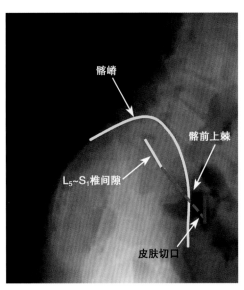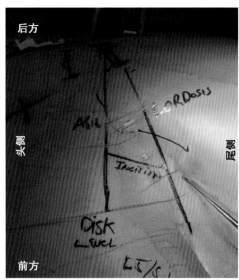

图 5-5-10 确定目标节段的位置

4. 切开腹壁 约 6cm 切口在髂骨的位置。钝性分离腹外斜肌、腹内斜肌、腹横肌及腹横筋膜(图 5-5-11)。用手指沿髂嵴向后经腹膜后隙触及腰大肌、髂血管、椎间盘的前外侧缘(图 5-5-12)。

5. 定位目标椎间隙 手持牵开器滑入脊柱位置。识别椎间隙前方、前纵韧带边缘。定位髂动脉及髂静脉,必要时用双极电凝(图 5-5-13)。放入牵开器前需要分离髂静脉,然后将牵开器滑入脊柱前方,可以通过牵开器观察椎间盘前方外膜层及骶骨(图 5-5-14)。放入血管牵开器及 Hohmann 牵开器,并用固定针固定。通过自由臂固定(图 5-5-15)。

6. 处理椎间隙 X 线透视确认椎间盘的中央为切入点,矩形切开纤维环,然后去除椎间盘组织,术中可以用透视确认工具所在位置(图 5-5-16)。

7. 放置试模及融合器 椎间盘处理完毕后,用试模逐级扩张,确定合适尺寸的内置物(图 5-5-17)。使用持取器从侧方或正侧方将融合器打入椎间隙平前缘(图 5-5-18)。导向器持取器或持取器进行螺钉置入。移除持取器,在 X 线机的指引下进行最终锁紧(图 5-5-19)。再次通过正侧位片确认融合器及螺钉置入位置(图 5-5-20)。

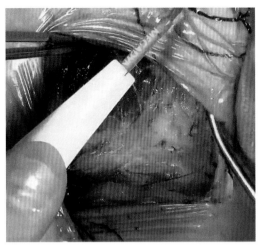

图 5-5-11　钝性分离腹壁肌肉

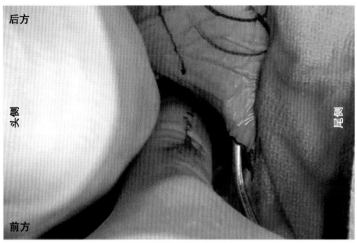

图 5-5-12　用手指沿髂嵴向后经腹膜后隙触及椎体前缘

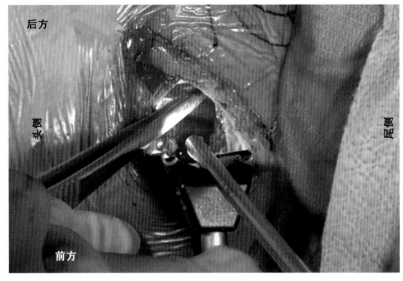

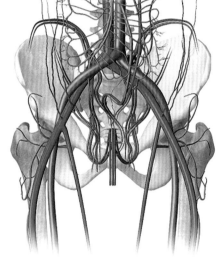

图 5-5-13　定位髂动脉及髂静脉

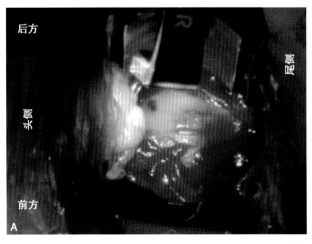

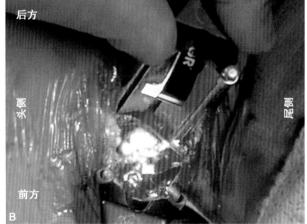

图 5-5-14　通过牵开器观察椎间盘前方

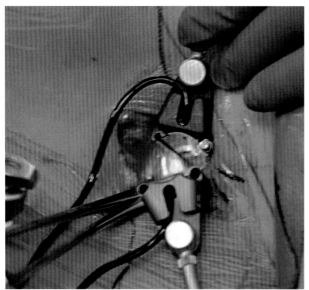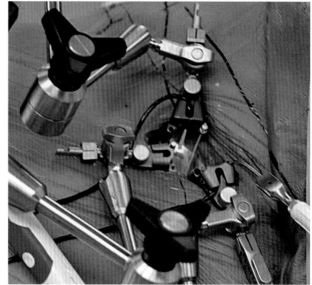

图 5-5-15　放入血管牵开器以及 Hohmann 牵开器，并用固定针及自由臂固定

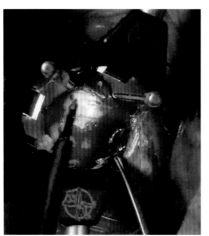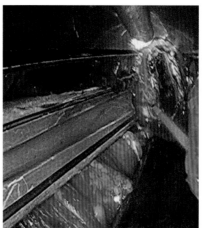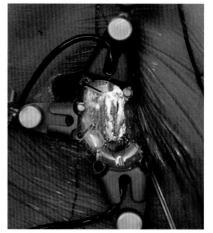

图 5-5-16　去除间盘组织，术中透视确认工具所在位置

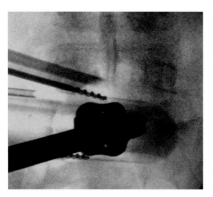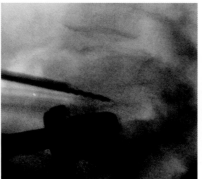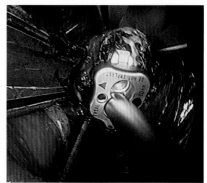

图 5-5-17　用试模逐级扩张，确定合适尺寸的内置物

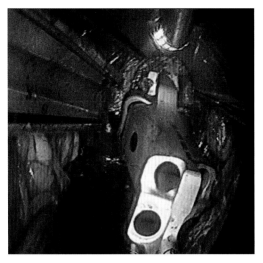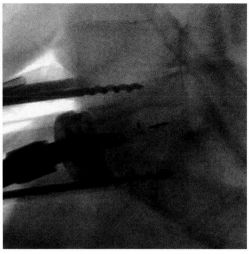

图 5-5-18 将融合器打入椎间隙平前缘

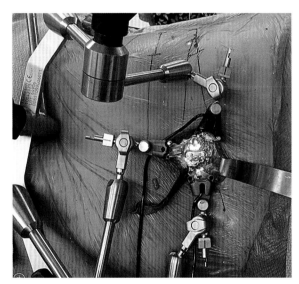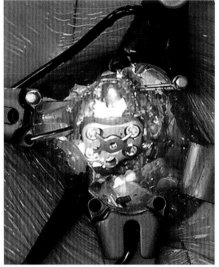

图 5-5-19 移除持取器并锁紧钢板

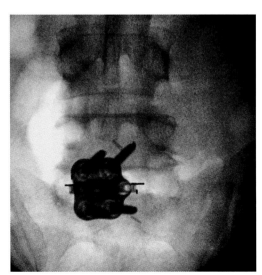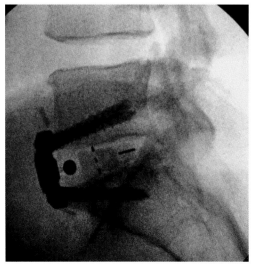

图 5-5-20 确认融合器及螺钉置入位置

8. 缝合切口 直视下取出固定针,观察确认无活动出血后取出牵开器侧片。连续缝合腹内斜肌、腹外斜肌及腹外斜肌筋膜、皮下组织及皮肤。

【手术要点】

OLIF 可以减少入路并发症。Kaiser 等将 OLIF/Mayer 技术与腹腔镜下 ALIF 进行了比较,发现 OLIF/Mayer 技术术后逆行射精发生率显著降低,分别为 6.0% 和 45.5%。Saraph 等报道 OLIF/Mayer 技术与开放 ALIF 相比腹壁肌肉肌力减弱的发生率低,这主要是与切口小有关。

与 OLIF 相关的并发症包括节段动静脉损伤、髂腰静脉损伤、腹膜撕裂等,这些损伤主要发生在暴露椎间盘时,常由过度牵拉导致。如果腰椎节段动脉损伤,在狭小的空间内可以引起大量出血。Orita 等回顾了 272 例患者的腰椎 MRI,发现节段动脉至尾侧椎间盘中心的距离显著大于至头侧椎间盘中心的距离,即节段动脉很少出现在椎体的下半部,因此在椎体下半部打入牵开器侧板的固定针是相对安全的。

报道最多的术后并发症是一过性大腿或腹股沟区的疼痛、无力,这种不适通常在术后 2 周至 3 个月可以缓解。术中对腰大肌、腰丛(如生殖股神经、股外侧皮神经)等的牵拉和刺激可能是造成不适的原因。神经方面的其他并发症包括侧腹壁感觉障碍、一过性肋间神经痛、交感神经链损伤导致的下肢发凉症状、男性性功能障碍等。长时间手术压迫腹腔脏器,可能会造成术后肠梗阻。输尿管损伤的也有个案报道。

为了减少手术并发症,应从以下几方面着手:①了解局部解剖;②正确地摆放体位;③钝性分离腹壁;④术中应用运动诱发电位进行监测;⑤避免过度牵拉。

【典型病例】

1. 病例一 患者,男性,66 岁。主诉:腰痛伴左下肢疼痛,间歇性跛行 <300m。体格检查:腰部活动痛(+),被动后伸试验(+),左小腿前外侧感觉减退,肌力 Ⅴ 级,腱反射双侧对称。影像学检查:X 线片示 L₄ 退行性滑脱;MRI 示 L₄~L₅ 椎间盘膨出,椎间不稳定,椎管狭窄(图 5-5-21)。手术方案:L₄~L₅ OLIF 加经皮经小关节螺钉内固定术(图 5-5-22)。术后:术后第 2 天下地,腰痛及左下肢疼痛明显缓解,术后第 3 天出院。出院前复查 X 线、CT 和 MRI,内固定位置良好,椎管间接减压(图 5-5-23)。

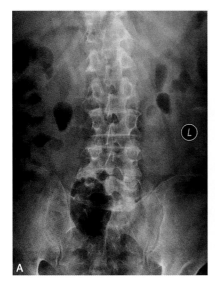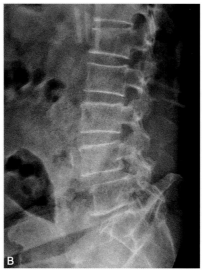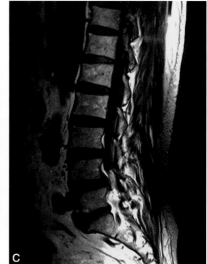

图 5-5-21 术前 X 线片(A、B)及 MRI(C)

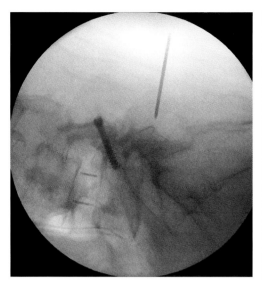
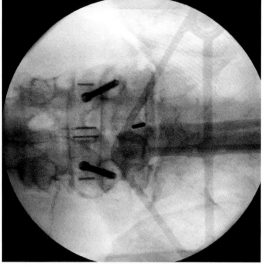

图 5-5-22　术中正侧位 X 线透视

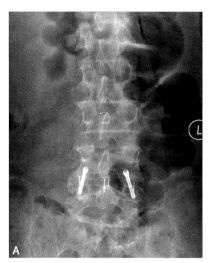
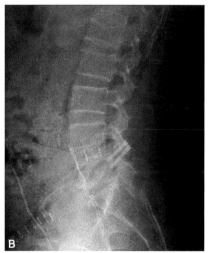
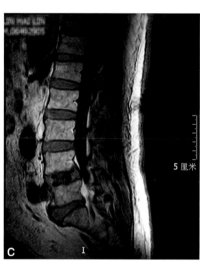

图 5-5-23　术后 X 线片（A、B）及 MRI（C）

2. 病例二　患者，女性，53 岁。主诉：腰痛伴双下肢疼痛、麻木 5 年，间歇性跛行。既往史：8 年前因腰椎间盘突出症（$L_4 \sim L_5$）在外院行腰椎减压融合内固定手术，置入 4 枚椎弓根螺钉。体格检查：腰部活动痛（+），被动后伸试验（+），双下肢大腿外侧、小腿前外侧感觉减退，肌力 V 级，双侧膝腱反射减弱。影像学检查：显示 $L_4 \sim L_5$ 内固定融合良好，但相邻的 $L_3 \sim L_4$ 明显不稳定和椎管狭窄，原椎板减压区域头侧椎管背侧有骨性压迫（图 5-5-24）。手术方案：$L_3 \sim L_4$ OLIF，椎管后方减压，经椎板小关节螺钉内固定。术后：影像学显示 $L_3 \sim L_4$ 椎间隙明显撑开，L_3 椎体滑脱复位，$L_3 \sim L_4$ 关节突螺钉准确置入（图 5-5-25、图 5-5-26）。术后患者腰背痛及双下肢麻木症状明显改善，术后第 3 天出院。

尽管有多种 LIF 的入路方法，但对一个特定的疾病而言，究竟选择哪种术式才最有效尚未达成共识。即使治疗像 $L_4 \sim L_5$ Ⅰ度退行性滑脱伴有椎管狭窄这样常见的情况，不同的脊柱外科医师就可能选择不同的手术方案。相对于 PLIF 和 TLIF，ALIF、XLIF/DLIF 和 OLIF 避免了对后侧椎旁肌的损伤，但却又增高了对腹膜后血管和腰骶丛损伤的风险。近年来出现的 OLIF，与 ALIF 和 XLIF/DLIF 相比，其优势是可能降低术中血管和神经损伤的风险，并且取得了较好的中短期临床效果。未来应进一步研究 OLIF 的手术指征、术后临床和影像效果的评价。

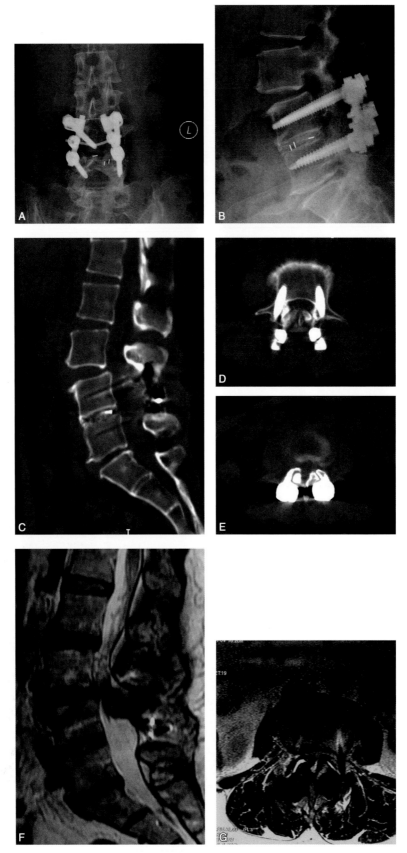

图5-5-24 术前X线片(A、B)、CT(C~E)及MRI(F、G)

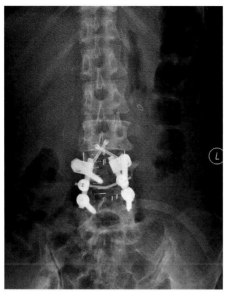
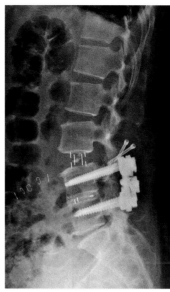

图 5-5-25 术后正侧位 X 线片

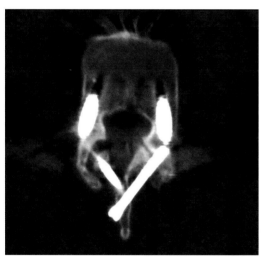
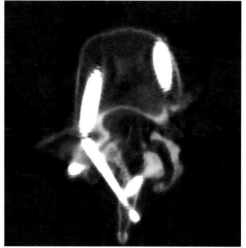

图 5-5-26 术后 CT

（袁强 孙宇庆）

参 考 文 献

［1］FACISZEWSKI T，WINTER R B，LONSTEIN J E，et al. The surgical and medical perioperative complications of anterior spinal fusion surgery in the thoracic and lumbar spine in adults. A review of 1223 procedures［J］. Spine，1995，20（14）：1592-1599.

［2］MAYER H M，KORGE A. Non-fusion technology in degenerative lumbar spinal disorders：facts，questions，challenges［J］. Eur Spine J，2002，11 Suppl 2（Suppl 2）：S85-S91.

［3］RAO P J，LOGANATHAN A，LOGANATHAN A，et al. Outcomes of anterior lumbar interbody fusion surgery based on indication：a prospective study［J］. Neurosurgery，2015，76（1）：7-23；discussion 23-24.

［4］MOBBS R J，LOGANATHAN A，YEUNG V，et al. Indications for anterior lumbar interbody fusion［J］. Orthop Surg，2013，5（3）：153-163.

［5］HÄRTL R，JOERIS A，MCGUIRE R A. Comparison of the safety outcomes between two surgical approaches for anterior lumbar fusion surgery：anterior lum-bar interbody fusion（ALIF）and extreme lateral interbody fusion（ELIF）［J］. Eur Spine J，

2016, 25(5): 1484-1521.

[6] MOLLOY S, BUTLER J S, BENTON A, et al. A new extensile anterolateral retroperitoneal approach for lumbar interbody fusion from L_1 to S_1: a prospective series with clinical outcomes[J]. Spine J, 2016, 16(6): 786-791.

[7] MEHREN C, MAYER H M, ZANDANELL C, et al. The oblique anterolateral approach to the lumbar spine provides access to the lumbar spine with few early complications[J]. Clin Orthop Relat Res, 2016, 474(9): 2020-2027.

[8] MOBBS R J, PHAN K, DALY D, et al. Approach-related complications of anterior lumbar interbody fusion: results of a combined spine and vascular surgical team[J]. Global Spine J, 2016, 6(2): 147-154.

[9] MOBBS R J, PHAN K, MALHAM G, et al. Lumbar interbody fusion: techniques, indications and comparison of interbody fusion options including PLIF, TLIF, MI-TLIF, OLIF/ATP, LLIF and ALIF[J]. J Spine Surg, 2015, 1(1): 2-18.

[10] OZGUR B M, ARYAN H E, PIMENTA L, et al. Extreme lateral interbody fusion (XLIF): a novel surgical technique for anterior lumbar interbody fusion[J]. Spine J, 2006, 6(4): 435-443.

[11] GAMMAL I D, SPIVAK J M, BENDO J A. Systematic review of thigh symptoms after lateral transpsoas interbody fusion for adult patients with degenerative lumbar spine disease[J]. 2015, 9: 62.

[12] DAVIS T T, DAY T F, BAE H W, et al. Femoral neurogram before transpsoas spinal access at L_{4-5} intervertebral disk space: a proposed screening tool[J]. J Spinal Disord Tech, 2015, 28(7): E400-E404.

[13] DAVIS T T, BAE H W, MOK J M, et al. Lumbar plexus anatomy within the psoas muscle: implications for the transpsoas lateral approach to the L_4-L_5 disc[J]. J Bone Joint Surg Am, 2011, 93(16): 1482-1487.

[14] RODGERS W B, GERBER E J, PATTERSON J. Intraoperative and early postoperative complications in extreme lateral interbody fusion: an analysis of 600 cases[J]. Spine, 2011, 36(1): 26-32.

[15] SILVESTRE C, MAC-THIONG J M, HILMI R, et al. Complications and morbidities of mini-open anterior retroperitoneal lumbar interbody fusion: oblique lumbar interbody fusion in 179 patients[J]. Asian Spine J, 2016, 6(2): 89-97.

[16] SILVESTRE C, MAC-THIONG J M, HILMI R, et al. Complications and morbidities of mini-open anterior retroperitoneal lumbar interbody fusion: oblique lumbar interbody fusion in 179 patients[J]. Asian Spine J, 2012, 6(2): 89-97.

[17] MOLINARES D M, DAVIS T T, FUNG D A. Retroperitoneal oblique corridor to the L2-S1 intervertebral discs: an MRI study[J]. J Neurosurg Spine, 2016, 24(2): 248-255.

[18] DAVIS T T, HYNES R A, FUNG D A, et al. Retroperitoneal oblique corridor to the L2-S1 intervertebral discs in the lateral position: an anatomic study[J]. J Neurosurg Spine, 2014, 21(5): 785-793.

[19] JAGANNATHAN J, CHANKAEW E, URBAN P, et al. Cosmetic and functional outcomes following paramedian and anterolateral retroperitoneal access in anterior lumbar spine surgery: clinical article[J]. J Neurosurg Spine, 2008, 9(5): 454-465.

[20] Phan K, Mobbs R J. Oblique lumbar interbody fusion for revision of non-union following prior posterior surgery: a case report[J]. Orthop Surg, 2015, 7(4): 364-367.

[21] FARIAS M. Morphological and morphometric analysis of Psoas Minor Muscle in cadavers. . ResearchGate. Retrieved from https://www.researchgate.net/publication/, Jan. 2012.

[22] GRAGNANIELLO C, SEEX K. Anterior to psoas (ATP) fusion of the lumbar spine: evolution of a technique facilitated by changes in equipment[J]. J Spine Surg, 2016, 2(4): 256-265.

[23] PHAN K, FANG B A, MAHARAJ M M, et al. Anterior lumbar interbody fusion in left-sided inferior vena cava and right-sided aortic arch[J]. Orthop Surg, 2017, 9(1): 133-135.

[24] FUJIBAYASHI S, HYNES R A, OTSUKI B, et al. Effect of indirect neural decompression through oblique lateral interbody fusion for degenerative lumbar disease[J]. Spine, 2015, 40(3): E175-E182.

[25] LIN J F, IUNDUSI R., TARANTINO U, et al. Intra-vertebral plate and cage system via lateral trajec-tory for lumbar interbody fusion-a novel fixation device[J]. Spine J, 2010, 10(9): S86.

[26] WAKITA H, SHIGA Y, OHTORI S, et al. Less invasive corrective surgery using oblique lateral interbody fusion (OLIF) including L_5-S_1 fusion for severe lumbar kyphoscoliosis due to L_4 compression fracture in a patient with Parkinson's disease: a case report[J]. BMC Res Notes, 2015, 8(1): 126.

[27] KAISER M G, HAID R W, Jr, SUBACH B R, et al. Comparison of the mini-open versus laparoscopic approach for anterior lumbar interbody fusion: a retrospective review[J]. Neurosurgery, 2002, 51(1): 97-103; discussion 103-105.

[28] Saraph V, Lerch C, Walochnik N, et al. Comparison of conven-tional versus minimally invasive extraperitoneal approach for anterior lumbar interbody fusion[J]. Eur Spine J, 2004, 13(5): 425-431.

[29] ORITA S, INAGE K, INAGE K, et al. Lower lumbar segmental arteries can intersect over the intervertebral disc in the oblique lateral interbody fusion approach with a risk for arterial injury: radiological analysis of lumbar segmental arteries by using magnetic resonance imaging[J]. Spine, 2017, 42(3): 135-142.

[30] PATEL N P, BIRCH B D, DEMENT S E, et al. The mini-open anterolateral approach for degenerative thoracolumbar disease[J]. Clin Neurol Neurosurg, 2010, 112(10): 853-857.

[31] MEHREN C, SAUER D, SIEPE C, et al. Intra-and perioperative complications with the minimally invasive antero-lateral approach(OLIF)to the lumbar spine[J]. Global Spine J, 2016, 6(Suppl 1): s-0036-1582819.

[32] MEHREN C, KORGE A. Minimally invasive anterior oblique lumbar interbody fusion(OLIF)[J]. Eur Spine J, 2016, 25(Suppl 4): 471-472.

[33] LEE H J, KIM J S, RYU K S, et al. Ureter injury as a complication of oblique lumbar interbody fusion[J]. World Neurosurg, 2017, 102: 693. e7-693. e14.

[34] KUBOTA G, ORITA S, UMIMURA T, et al. Insidious intraoperative ureteral injury as a complication in oblique lumbar interbody fusion surgery: a case report[J]. BMC Res Notes, 2017, 10(1): 193.

第六节　前外侧入路腰椎间盘切除融合术

【发展历史】

腰椎椎体间融合技术广泛应用于各种腰椎退行性疾病以及腰椎畸形中。其中，PLIF、TLIF、XLIF/DLIF 和 ALIF 均被报道具有良好的临床效果。传统 ALIF 的优势在于融合率高，可以矫正脊柱畸形，同时能在直视下减压。但是并发症也时有报道，包括血管损伤、脏器损伤、逆行射精等。此外，由于脊柱外科医师对该入路不熟悉，常需要血管外科或普外科医师协助进行入路暴露。随着技术的发展，微创下外侧经腰大肌椎体间融合技术逐渐兴起，并取得了较好的临床效果。但是，经腰大肌入路存在腰丛损伤的风险（36%），其他并发症包括股神经损伤、肠道穿孔、肾裂伤、血管损伤、无法充分矫正中重度腰椎畸形以及不能安全暴露腰骶交界区。为了克服经腰大肌入路及前方入路的缺点，1997 年 Mayer 首先描述了腰大肌前侧(anterior to the psoas, ATP)入路，此入路通过一个小的切口，经过腹膜和腰大肌之间到达椎间盘。

【适应证及禁忌证】

1. 适应证　腰椎融合适用于非手术治疗无效的腰椎创伤及腰椎退行性疾病的患者。有顽固性腰痛、根性疼痛或神经源性跛行症状，同时存在冠状位或矢状位失衡的患者是该入路的最佳适应证。

2. 禁忌证　极度肥胖、既往腹膜后手术、腹膜后纤维化、腹主动脉瘤、腹腔血管位于椎间隙侧方妨碍入路显露以及一般情况不能耐受手术的患者是该入路的禁忌证。

【手术步骤】

1. 体位　根据血管的位置及腰椎侧凸的弯曲方向选择右侧或左侧入路。患者取侧卧位，骨盆和胸廓垂直于手术床。在腋下放置垫卷，以保护腋下的神经、血管。在两臂之间放置衬垫，使双臂悬吊在中立位置。在膝关节远端的两腿之间及腿下放置衬垫。将患者下肢稍微弯曲，以防止患者在手术台上滚动。在背部、骨盆后方及胸骨剑突水平胸前置入挡片固定患者躯干。用两条胶带在髂嵴下方的骨盆及肩关节以远的胸部将患者可靠地固定在手术台上。

2. 显露

(1) 根据融合节段及髂嵴高度选择切口位置。腰椎侧凸患者，切口选择在侧凸的凹侧，这样可以通过一个切口进行多个椎间隙的处理。

(2) 在皮肤表面做 4～6cm 的切口(图 5-6-1、图 5-6-2)，切开皮肤、皮下组织、腹外斜肌腱膜。依次钝性分离腹外斜肌、腹内斜肌、腹横肌及腹横筋膜。分离腹横筋膜时应从后往前分离，这样可以降低损伤腹膜的风险。

(3) 进入腹膜后间隙，钝性分离至腰大肌表面。注意不要将腰方肌误认为是腰大肌。如果在腰方肌前、腰大肌后进行分离，则找不到可辨认的解剖平面，也会导致出血，并增高神经损伤的概率。

(4) 分离显露腰大肌和腹部大血管之间的间隙。在暴露 L_5～S_1 节段时，根据入路左侧和右侧不同，常需要结扎 L_5 椎体的节段血管或髂腰静脉。

(5) 使用钝头的拉钩叶片维持显露(图 5-6-3)。在大多数情况下，仅需要轻轻牵拉腰大肌即可。但是也有例外，如腰大肌明显增生肥大或椎体存在明显的轴向旋转，则需要用力牵拉腰大肌肌腹。

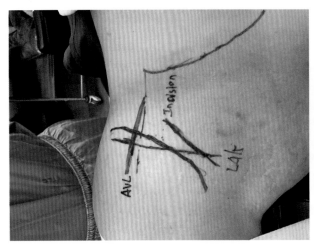

图 5-6-1　术前体表标记线定位

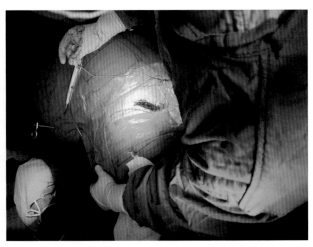

图 5-6-2　手术切口

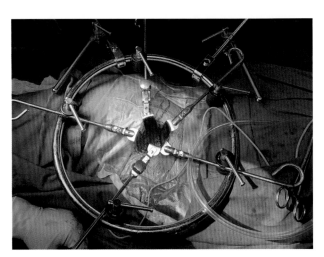

图 5-6-3　使用钝头的拉钩叶片维持显露

3. 椎间盘切除融合

（1）暴露完成后，透视确认节段是否正确。矩形切开纤维环，去除椎间盘组织，去除过程中术者要注意工具的操作角度，应垂直操作，防止穿透后侧纤维环进入硬膜外或对侧椎间孔。同时处理终板时应小心进入椎体骨质内。椎间盘处理完毕后，用钝头铰刀或 Cobb 骨膜剥离器松解对侧纤维环。要注意避免太靠前，以免损伤位于椎间隙右侧前方的下腔静脉。

（2）根据矢状位需要矫形的程度，部分或完全松解前纵韧带。如果需要减压，则切除后纵韧带，去除后方椎间盘及骨赘，暴露硬膜囊及双侧神经根，达到直视下直接减压。

（3）用试模逐级撑开椎间隙，并选择大小合适的融合器，在透视下轻轻敲入，初始角度为斜向，进入椎间隙后，即旋转融合器持器，使融合器垂直进入椎间隙（图 5-6-4）。透视正位图像确认融合器位于椎间隙正中。

（4）根据需要行侧方钉板或钉棒固定，或行后方经皮螺钉固定。

4. 关闭切口　观察腹膜后间隙，逐步去除拉钩叶片。检查血管、腹膜及脏器有无损伤。之后依次缝合腹横筋膜、腹横肌、腹内斜肌、腹外斜肌、腹外斜肌腱膜、皮下组织及皮肤。

【手术要点】

1. 术前需要通过 MRI 图像来确认腰大肌的位置、腹膜后血管和神经以及肾脏的位置，特别注意主动脉及下腔静脉分叉的位置以及血管和腰大肌间是否存在合适的通道进入椎间隙。

2. 分离时动作要轻柔，避免损伤腹膜、腹膜后血管、输尿管等结构。若术中不小心损伤腹膜，应首先

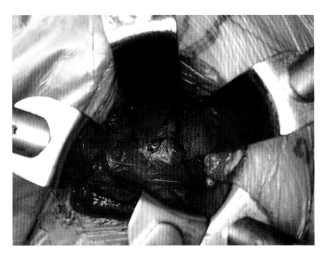

图 5-6-4　选择大小合适的融合器，并垂直置入融合器进入椎间隙

修复腹膜，再进行脊柱外科余下操作。不要过度牵拉腰大肌，避免术后出现屈髋无力。

3. 若腰椎节段动脉损伤，在狭小的空间内可以引起大量出血，因此在分离时，需要小心操作避免损伤节段血管。节段动脉多出现在椎体的上半部，在此部位分离时需要小心。

4. 如果行左侧入路，$L_4 \sim S_1$ 区域需要首先找到左髂腰静脉。如果有必要则结扎该血管。

5. 需要牵拉髂静脉时，首先松解血管周围软组织，之后再置入拉钩叶片。如果不松解血管周围软组织，髂静脉在拉钩叶片下会被牵拉变扁，而不是向前方游离。

6. 在腰大肌前缘操作时避免使用电凝，以免损伤交感神经链。

7. 椎间盘切除后，用钝头终板刮匙或 Cobb 骨膜剥离器轻敲或手敲松解对侧纤维环。可以在从后至前的几个位置上进行纤维环松解，但是需要小心不要在太靠前方位置进行松解，因为在右侧，下腔静脉位于椎间隙的前侧方。

8. 仔细关闭肌肉和筋膜层可以避免术后切口疝的发生，特别需要仔细缝合腹横筋膜和腹外斜肌腱膜。

【典型病例】

患者，女性，52 岁。主诉：腰痛伴右下肢疼痛，平躺后下肢疼痛症状缓解。体格检查：下腰段压痛，双下肢浅感觉无明显异常，肌力 V 级。双侧直腿抬高试验阴性。影像学检查：CT 提示 $L_4 \sim L_5$ I 度滑脱（图 5-6-5）；MRI 提示 $L_4 \sim L_5$ 节段椎管狭窄（图 5-6-6）。治疗：前外侧入路腰椎间盘切除椎体间融合（图 5-6-7，图 5-6-8），后路经皮导航机器人辅助腰椎椎弓根螺钉内固定术。

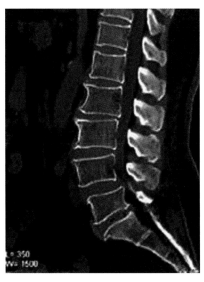

图 5-6-5　术前矢状位 CT

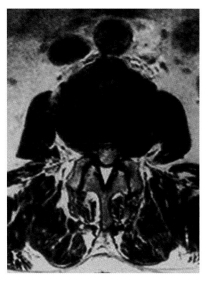

图 5-6-6　术前横断位 MRI

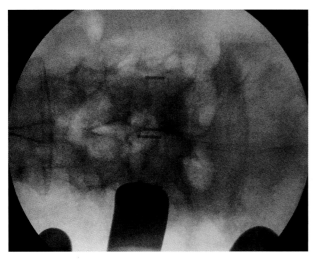

图5-6-7　术后正位X线片

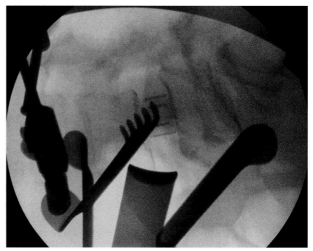

图5-6-8　术后侧位X线片

（何达　郎昭）

参 考 文 献

[1] GRAGNANIELLO C, SEEX K. Anterior to psoas（ATP）fusion of the lumbar spine：evolution of a technique facilitated by changes in equipment[J]. J Spine Surg, 2016, 2（4）：256-265.

[2] MOBBS R J, PHAN K, MALHAM G, et al. Lumbar interbody fusion：techniques, indications and comparison of interbody fusion options including PLIF, TLIF, MI-TLIF, OLIF/ATP, LLIF and ALIF[J]. J Spine Surg, 2015, 1（1）：2-18.

[3] GRAGNANIELLO C, SEEX K A. Anterior to psoas fusion of the lumbar spine[J]. Neurosurg Focus, 2013, 35（2 Suppl）：Video 13.

[4] MOGANNAM A, BIANCHI C, CHIRIANO J, et al. Effects of prior abdominal surgery, obesity, and lumbar spine level on anterior retroperitoneal exposure of the lumbar spine[J]. Arch Surg, 2012, 147（12）：1130-1134.

[5] OSLER P, KIM S D, HESS K A, et al. Prior abdominal surgery is associated with an increased risk of postoperative complications after anterior lumbar interbody fusion[J]. Spine, 2014, 39（10）：E650-E656.

[6] SILVESTRE C, MAC-THIONG J M, HILMI R, et al. Complications and morbidities of mini-open anterior retroperitoneal lumbar interbody fusion：oblique lumbar interbody fusion in 179 patients[J]. Asian Spine J, 2012, 6（2）：89-97.

第七节　后路经椎板腰椎间盘切除融合术

【发展历史】

脊柱植骨融合术是治疗腰椎疾病时应用最广泛和重要的技术。从20世纪早期Hibbs发明植骨融合术以来，外科医师对该手术方法不断地探索和改进，相继出现后路横突间植骨、后路椎体间植骨、前路椎体间植骨融合及360°环形植骨融合等。后路经椎板腰椎间盘切除融合术（posterior lumbar interbody fusion, PLIF）最早由Cloward于1953年提出，Cloward被公认为PLIF之父，PLIF主要通过自体髂骨植骨于腰椎椎间，以恢复椎间隙高度，因取得了良好的临床效果而得到快速普及和推广。PLIF不仅为腰椎提供生物力学稳定，而且避免了腹膜后器官损伤、血管损伤等前路手术常见的并发症，同时可以行椎管减压、探查术。但是，PLIF在术中会牵拉硬脊膜和神经根，可能造成神经功能的损伤，Tumer等的研究结果显示19%的PLIF术后出现马尾综合征。Blume等在20世纪80年代提出了单侧入路的PLIF，可以减少对侧神经损伤。近年来，为了避免术后供区疼痛、减少手术出血等问题，手术者们尝试局部自体骨作为植骨材料，包括手术切除的棘突、椎板等，同时联合融合器行椎体间融合术，以克服植骨块吸收和椎体间隙狭窄等诸多问题。20世纪90年代初，Bagby等研究出经后路应用于脊柱的BAK（Bagby and Kuslich）椎间融合器，并在临床应用中取得满意疗效。此后，研究者们在BAK椎间融合器的基础上不断地改进，设计出更加适合脊柱椎间隙生理结构的椎间融合器，并在临床上广泛应用。Trouillier等联合钛金属融合器和后路减压的自体骨对患者行 PLIF，术后临床和影像学显示的骨融合效果优良。Couture 等结合生物材料的特点，研究出可吸收性融合器联合局部自体骨行 PLIF，其随访的节段骨融合率达到 95.5%，因此该新型融合器具有广阔的应用前景，但其远期的临床有效性和生物安全性仍需要验证。PLIF 用于治疗腰椎间盘突出症等疾病时能够恢复腰椎椎间隙高度和生理曲度并保持椎体生物力学特性，同时联合椎间融合器能达到良好的植骨融合率，但 PLIF 对手术技术要求严格，术后并发症发生率相对较高，因此需要掌握手术适应证，同时有待在脊柱外科医师共同努力下减少并发症。

【适应证及禁忌证】

1. 适应证　腰椎退行性疾病（如腰椎滑脱症、腰椎不稳定、椎间盘源性腰痛、腰椎间盘突出症、腰椎管狭窄症等），脊柱侧凸，脊柱后凸，冠状位或矢状位失平衡，先天性峡部裂、滑脱经非手术治疗 3 个月以上无效，症状持续，影响工作、生活。

2. 禁忌证　包括感染、终板破坏、硬膜外瘢痕严重粘连等。

【手术步骤】

（一）常规手术

1. 气管插管成功后，取俯卧位，头部置于俯卧位头托之中。

2. 透视或拍摄 X 线片定位标记手术节段，有助于确认皮肤切口位置及长度。

3. 常规消毒铺单，于手术节段的两棘突之间做纵向切口，责任节段椎间隙应处于切口中央，骨膜下剥离椎旁肌显露患侧棘突和椎板，自动拉钩牵开软组织，显露相应节段的下关节突和上关节突。

4. 使用高速磨钻或骨刀切除患侧少量椎板、下关节突内侧半，及腹侧上关节突内侧部分，椎板咬骨钳咬除黄韧带。

5. 剥离子分离辨认硬膜及受累神经根，神经根伴行血管及后纵韧带表面血管以双极电凝止血后，剥离子将神经根牵向内侧，以 15 号手术刀片切开椎间盘，髓核钳摘除髓核，椎间撑开器逐级撑开，试模测量椎间高度，终板刮匙及终板锉处理终板（去除终板软骨），神经探钩仔细探查神经根的头侧、尾侧、腹侧和腋下位置，确保神经根及硬膜无压迫。

6. 注射器带套管针针头冲洗椎间隙，确认游离碎片均被清除，按照试模测量的高度，置入相应高度的椎间融合器。透视证实融合器高度及深度合适后，大量水冲洗，并逐层缝合。

（二）计算机导航/机器人辅助手术

1. 气管插管成功后，取俯卧位，头部置于俯卧位头托之中。

2. 透视或拍摄 X 线片定位标记手术节段，初步标记皮肤切口及工作通道的位置。

3. 常规消毒铺单，将导航系统或机器人系统的示踪器固定于床架或手术节段头侧相邻的棘突上，通过三维 C 臂扫描，将三维数据传输于导航系统或机器人系统之中，在导航手术工具或机器人机械手臂指引下，确定皮肤切口、手术节段及相应椎间盘的位置，做皮肤切口后依照开放手术类似步骤进行手术。

【手术要点】

1. 俯卧位手术应注意用软垫保护骨性突起与手术床接触的部位，避免压疮。

2. 切除下关节突时尽量保留 50% 左右的下关节突，避免峡部断裂。

3. 牵拉神经要轻柔，尽量避免大幅度牵拉或长时间牵拉。

4. 应用磨钻时同时用生理盐水喷淋，为磨钻降温并冲洗骨屑。

5. 可与椎间隙内植入自体减压松质骨或从同侧置入双椎间融合器以增高融合率。

【典型病例】

患者，女性，60 岁。主诉：间歇性跛行 6 年，加重伴下腰痛及下肢放射痛。体格检查：站姿正常；龙贝格征阴性；单足站立可；正常步态，足尖、足跟行走可，单足跳跃可；直线连足征正常；脊柱无畸形，脊柱无压痛、叩痛；腰椎活动度基本正常；直腿抬高试验，右侧阴性，左侧阳性，双侧股神经牵拉试验阴性，双侧下肢膝腱反射正常引出，跟腱反射，右侧亢进，左侧减弱；右下肢肌力 V 级，左下肢蹬长伸肌、趾伸肌、蹬长屈肌、趾长屈肌、趾短屈肌肌力 Ⅳ 级，大腿后侧及小腿后外侧至足面、足底感觉减退；双下肢病理征未引出。诊断：腰椎管狭窄症（图 5-7-1）治疗：腰椎板减压、椎弓根钉内固定、PLIF。术后：术后患者症状明显改善（图 5-7-2）。

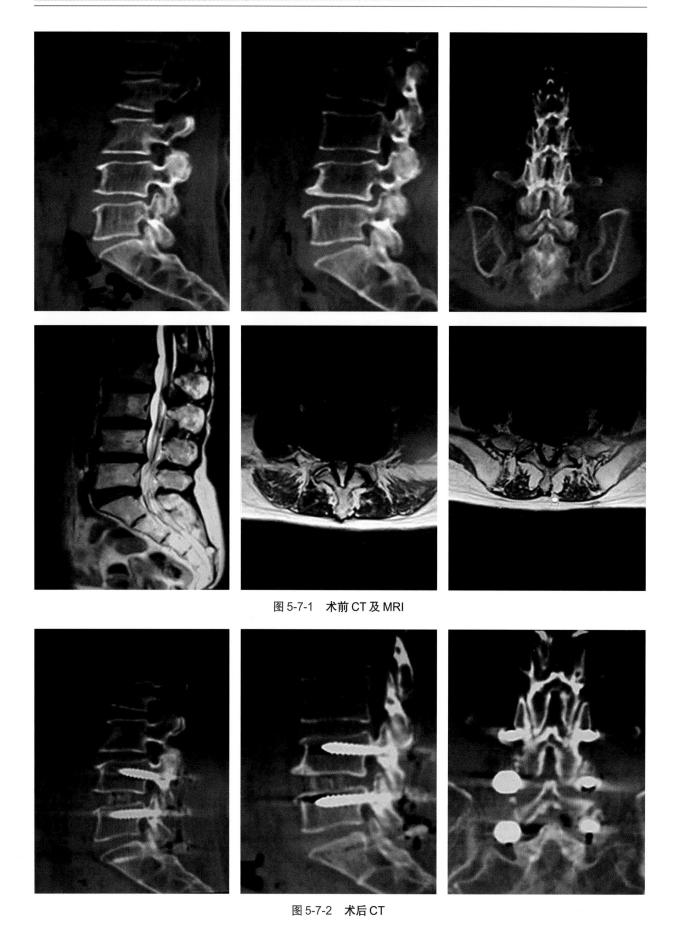

图 5-7-1　术前 CT 及 MRI

图 5-7-2　术后 CT

（郑山　黄越龙）

参 考 文 献

［1］CLOWARD R B. The treatment of ruptured lumbar intervertebral discs by vertebral body fusion. I. Indications, operative technique, after care［J］. J Neurosurg, 1953, 10(2): 154-168.

［2］BLUME H G, ROJAS C H. Unilateral lumbar interbody fusion(posterior approach)utilizing dowel graft［J］. J Neurol Orthop Surg, 1981, 2(2): 171-175.

［3］RAY C D. Threaded titanium cages for lumbar interbody fusions［J］. Spine, 1997, 22(6): 667-679.

［4］TROUILLIER H, BRKENMAIER C, RAUCH A, et a1. Posterior lumbar interbody fusion(PLIF) with cages and local bone graft in the treatment of spine stenosis［J］. Acta Orthop Belg, 2006, 72(4): 460-466.

［5］COUTURE D E, BRACH C L, Jr. Posterior lumbar interbody fusion with bioabsorbable spacers and local autograft in a series of 27 patients［J］. Neurosurg Focus, 2004, 16(3): E8.

第八节 后路经椎间孔腰椎间盘切除融合术

【发展历史】

近年来,腰椎融合术被广泛应用于腰椎退变等疾病,中国腰椎疾病患者已突破 2 亿,美国 1996 年以后每年腰椎融合术数量增加 77%。因此,腰椎融合技术的发展也是日新月异。经椎间孔腰椎椎体间融合术(transforaminal lumbar interbody fusion, TLIF)是由 Harms 于 1983 年在 PLIF 基础上提出并发展而来的脊柱融合技术,至今已有 40 年的发展历史,其临床应用越来越广泛,各种研究也在不断地深入。与 PLIF 相比,TLIF 从单侧进入椎管而达到双侧椎体间融合的效果,减少术中出血量和神经并发症,提供前柱的稳定支撑,更好地保护了周围肌肉、韧带等结构。Hackenberg 等采用 TLIF 治疗腰椎退变患者,随访 3 年发现融合率为 89%,与 PLIF 相比有类似的临床效果,而且可避免后路对脊柱和椎管的影响,明显减少手术并发症。随后,TLIF 也在不断地改进,根据患者的自身特点选用不同的途径,Mummaneni 等将多途径的 TLIF 称为 Versa-LIF。近年来,由于微创脊柱外科的发展和进步,在传统开放 TLIF 的基础上,微创 TLIF 也得到了快速发展,并且相对传统开放 TLIF,微创 TLIF 可明显减少脊柱正常结构的破坏,缩短手术时间,减少术中出血量和术后并发症,缩短康复时间。2003 年 Foley 等首次提出了微创 TLIF,并报道了 12 例行微创 TLIF 的病例,术中平均出血量约 75ml,术后住院时间平均 1.7 天,术后疼痛明显减少。随着椎体融合术在脊柱外科手术中的不断应用,TLIF 的发展也必将更加多样化,新的手术技巧和手术材料将不断应用到微创 TLIF,但由于微创 TLIF 临床开展的时间较短,其远期的效果还有待进一步观察和研究。21 世纪计算机新技术不断和医学技术结合,计算机辅助手术导航系统(computer aided surgery navigation system, CASNS)在临床上也得到不同程度的普及和应用,它可以使微创 TLIF 对肌肉的损伤更小,使用更方便、准确及安全,是脊柱外科发展的一个必然趋势。

【适应证及禁忌证】

1. 适应证 腰椎退行性疾病(如腰椎滑脱症、腰椎不稳定、椎间盘源性腰痛、腰椎间盘突出症、腰椎管狭窄症),脊柱侧凸,脊柱后凸,冠状位或矢状位失平衡,保守治疗无效的腰背痛,先天性峡部裂、滑脱经非手术治疗 3 个月以上无效,症状持续,影响工作、生活。

2. 禁忌证 包括感染、终板破坏、硬膜外瘢痕严重粘连等。

【手术步骤】

(一)常规手术

1. 气管插管成功后,取俯卧位,头部置于俯卧位头托之中。

2. 透视或拍摄 X 线片定位标记手术节段,有助于确认皮肤切口位置及长度。

3. 常规消毒铺单,于手术节段的两棘突之间做纵向切口,责任节段椎间隙应处于切口中央,骨膜下剥离椎旁肌显露患侧棘突和椎板,自动拉钩牵开软组织,显露相应节段的下关节突和上关节突。

4. 使用高速磨钻或骨刀切除患侧下半椎板及下关节突,切除上关节突上半部分(至椎弓根上缘)及内侧部分(至骨性椎管外壁),椎板咬骨钳咬除黄韧带。

5. 剥离子分离辨认硬膜及受累神经根，神经根伴行血管及后纵韧带表面血管以双极电凝止血后，以15号手术刀片切开椎间盘，髓核钳摘除髓核，椎间撑开器逐级撑开，试模测量椎间高度，终板刮匙及终板锉处理终板（去除终板软骨），神经探钩仔细探查神经根的头侧、尾侧、腹侧和腋下位置，确保神经根及硬膜无压迫。

6. 注射器带套管针针头冲洗椎间隙，确认游离碎片均被清除，按照试模测量的高度，置入相应高度的椎间融合器。透视证实融合器高度及深度合适后，大量水冲洗，并逐层缝合。

（二）计算机导航/机器人辅助手术

1. 气管插管成功后，取俯卧位，头部置于俯卧位头托之中。

2. 透视或拍摄X线片定位标记手术节段，初步标记皮肤切口及工作通道的位置。

3. 常规消毒铺单，将导航系统或机器人系统的示踪器固定于床架或手术节段头侧相邻的棘突上，通过三维C臂扫描，将三维数据传输于导航系统或机器人系统之中，在导航手术工具或机器人机械手臂指引下，确定皮肤切口、手术节段及相应椎间盘的位置，做皮肤切口后依照开放手术类似步骤进行手术。

【手术要点】

1. 俯卧位手术应注意用软垫保护骨性突起与手术床接触的部位，避免压疮。

2. 切除下半椎板及下关节突时可参照上关节突尖部水平，避免过高损伤出口神经根。

3. 牵拉神经要轻柔，尽量避免大幅度牵拉或长时间牵拉。

4. 应用磨钻时同时用生理盐水喷淋，为磨钻降温并冲洗骨屑。

5. 应用骨刀时避免同一位置连续敲击，应各个位置同时深入，避免某个部位突破内侧骨板损伤神经根及硬膜。

6. 可与椎间隙内植入自体减压松质骨或从同侧置入双椎间融合器以增高融合率。

【典型病例】

患者，女性，66岁。间歇性跛行8年，加重伴下腰痛及下肢放射痛（图5-8-1）。体格检查：站姿正常；龙贝格征阴性；单足站立可；正常步态，足尖、足跟行走可，单足跳跃可；直线连足征正常；脊柱无畸形，脊柱无压痛、叩痛；腰椎活动度基本正常；双侧直腿抬高试验阴性，双侧股神经牵拉试验阴性，被动后伸试验阳性；双侧下肢膝腱反射、跟腱反射正常引出，双侧对称；双下肢肌力Ⅴ级，对称；双下肢病理征未引出。诊断：腰椎滑脱症、腰椎管狭窄症。治疗：腰椎板减压、椎弓根钉内固定、滑脱复位、TLIF。术后：术后患者症状明显改善（图5-8-2）。

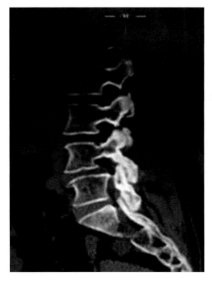
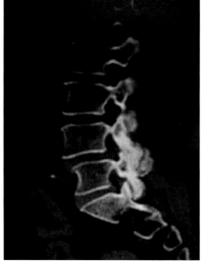
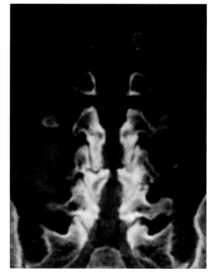

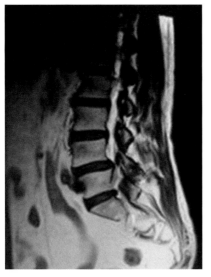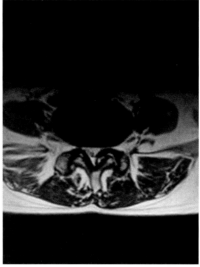

图 5-8-1 术前 CT、MRI

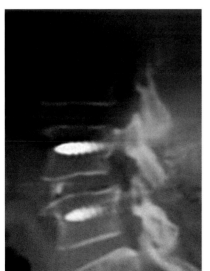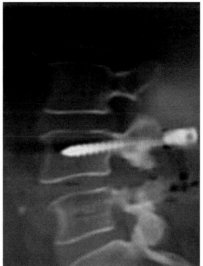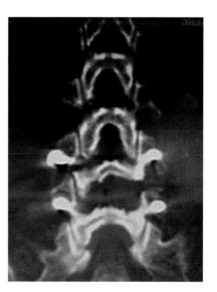

图 5-8-2 术后 CT

（郑山 黄越龙）

参 考 文 献

［1］DEYO R A，NACHEMSON A，NIRZA S K. Spinal-fusion surgery-the case for restraint［J］. N Engl J Med，2004，350(7)：722-726.

［2］HARMS J，ROLINGER H. A one-stage procedure in operative treatment of spondylolistheses：dorsal traction-reposition and anterior fusion［J］. Z Orthop Ihre Grenzgeb，1982，120(3)：343-347.

［3］HACKENBERG L，HALM H，BULLMANN V，et al. Transforaminal lumbar interbody fusion：a safe technique with satisfactory three to five year results［J］. Eur Spine J，2005，14(6)：551-558.

［4］MUMMANENI P V，HAID R W，RODTS G E. Lumbar interbody fusion：state-of-the-art technical advances［J］. J Neurosurg Spine，2004，1(1)：24-30.

［5］FOLEY K T，HOLLY L T，SCHWENDER J D. Minimally invasive lumbar fusion［J］. Spine，2003，28(15 Suppl)：S26-S35.

第九节 经皮后路经椎间孔腰椎间盘切除融合术

【发展历史】

开放的 TLIF 需要做后正中切口并行骨膜下剥离椎旁肌,会造成软组织与肌肉损伤。目前研究认为,持续牵拉与较高的压力会导致肌肉损伤、肌肉力量减弱并增加术后腰背部持续性疼痛的强度。1994 年 Foley 与 Smith 推出了套筒状的牵开系统。基于此工具,他们在 2003 年提出了微创 TLIF(Mini-TLIF)的概念。在之后的 10 余年里,Mini-TLIF 逐渐被接受,术式也逐渐成熟。Mini-TLIF 是经由 Wiltse 入路,经逐级扩张软组织以达到良好显露。该入路可以直视下直接置入椎弓根螺钉,也可以采用经皮入路,依赖 X 线、计算机导航或手术机器人来实现精准的椎弓根钉置入。

相对于开放手术,微创手术的优点主要包括软组织损伤减少、失血量减少、术后疼痛减轻、镇痛泵使用减少、总失血量减少;可早期下床锻炼,缩短住院时间;保护后方结构,减少邻近节段退变发生。但它也有一定的不足之处,主要包括学习曲线相对长,手术视野局限(有时不利于辨认结构),减压可能不彻底,增加 X 线暴露时间,长节段及畸形明显的患者操作比较困难,病理性肥胖的患者无法施行手术。

【适应证和禁忌证】

大致同开放 TLIF 手术适应证及禁忌证,其中长节段及畸形明显的患者操作困难,病理性肥胖的患者无法施行手术。

【手术步骤】

Mini-TLIF 的术前计划十分重要。由于通道位置的局限性,术中显露解剖结构及置钉角度有限,最好在术前 CT 上做好细致规划。术中使用计算机导航技术或手术机器人辅助也可以显著提高精确程度。

有些术者倾向于采用微创可视化技术进行手术,在术中可以直视病灶并减压,并可以实现后外侧融合。通常切口位于棘突连线旁开 4~4.5cm。因患者胖瘦程度不同,每个节段的具体数值应在术前 CT 上进行精确测量,路径应直达椎间隙及椎弓根。手术入路采用 Wiltse 入路,充分显露并放置扩张器后透视证实位置(图 5-9-1)。

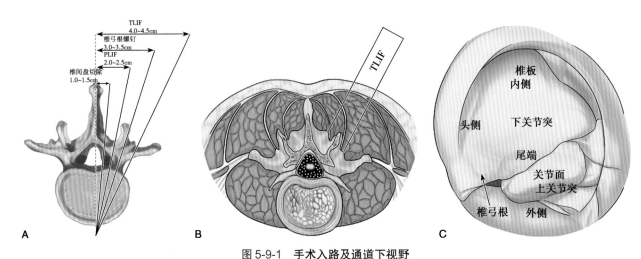

图 5-9-1 手术入路及通道下视野

A. 不同手术方式时皮肤切口距棘突的距离;B、C. 置入通道的位置以及置入后通道内可见的解剖结构。

有些术者采用创伤更小的微创非可视化经肌肉技术,可行多个长 1.5cm 左右的切口。此方法术中无法直视解剖标志,故对计算机辅助导航设备要求较高。另外,因直视条件有限,从单侧入路进行对侧减压很困难,若确实双侧均需减压则双侧放置扩张器。在使用计算机辅助导航时会增加一个切口,用于放置示踪器。

(一)机器人辅助下 Mini-TLIF

1. 患者全身麻醉,取俯卧位实施手术,常规备皮、消毒、铺单(图 5-9-2)。

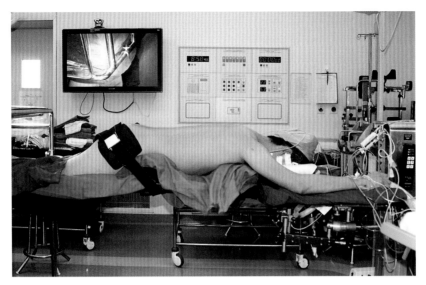

图 5-9-2 术中患者体位

2. 固定示踪器于手术节段上一节段棘突末端（图 5-9-3）。

3. 用无菌保护套将机器人隔离（图 5-9-4）。

4. 安装机器人示踪器和定位标尺（图 5-9-5）。

5. 调整机械臂定位标尺标记点均在 C 臂透视视野内（图 5-9-6）。

6. 术中 Iso-C 扫描，获取手术部位的三维图像（图 5-9-7）。

7. 规划手术路径，确定置入物方向及规格（图 5-9-8）。

8. 根据手术规划，机器人自动调整姿态（图 5-9-9）。

9. 沿机器人位置，试行插入套筒，确定皮肤切口位置（图 5-9-10）。

10. 在确定皮肤切口位置处，做横向 1cm 切口，钝性分离软组织（图 5-9-11）。

11. 插入套筒，确保套筒前端与脊柱骨性部分接触（图 5-9-12）。

12. 使用电钻沿套筒方向钻入椎弓根，取出电钻，留置导针（图 5-9-13）。

13. 重复前述步骤，依次完成后续机器人引导和导针置入操作（图 5-9-14）。

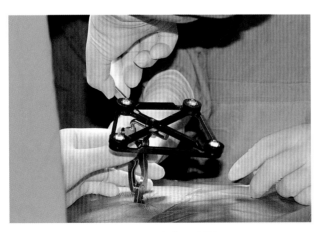

图 5-9-3 安装示踪器

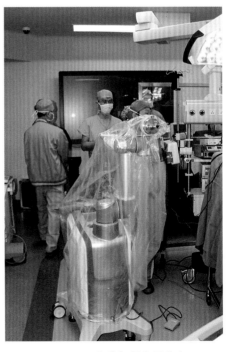

图 5-9-4 安装机器人无菌套

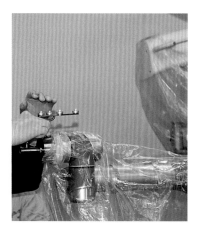

图 5-9-5 安装机器人示踪器

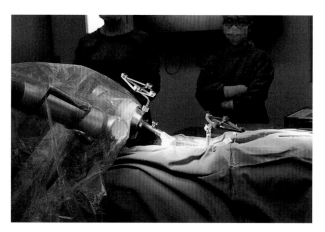

图 5-9-6 调整标尺位置

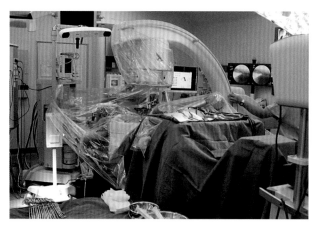

图 5-9-7 获取三维图像

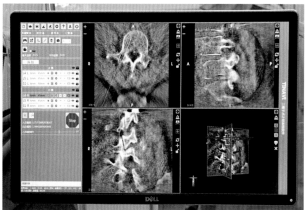

图 5-9-8 规划置入物

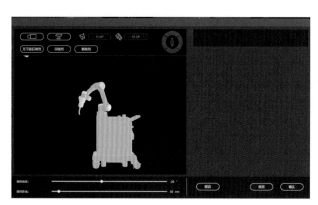

图 5-9-9 机器人走位

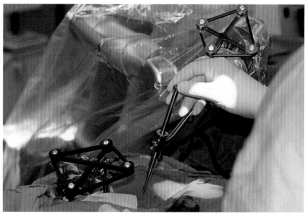

图 5-9-10 定位切口

14. 待所有导针均置入后，行正、侧位 X 线透视，验证导针位置（图 5-9-15）。

15. 确认无误后，沿导针方向依次置入空心螺钉（图 5-9-16）。

16. 相应椎间隙减压（以 L_4～L_5 为例），切除部分 L_4 下关节突和 L_5 上关节突，切开 L_4～L_5 椎间盘，用髓核钳将突出的椎间盘组织尽量摘除（图 5-9-17）。

17. 手术机器人操作结束，推离机器人，进行归位、复原。

18. 依次对间隙进行撑开，去软骨终板，冲洗椎间隙，然后置入椎间融合器（图 5-9-18）。

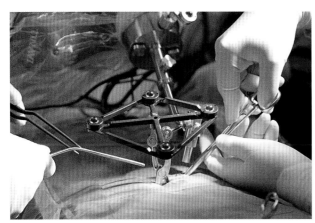

图 5-9-11　切开皮肤

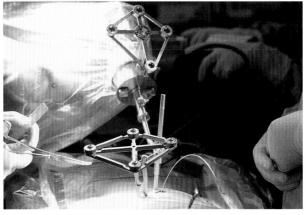

图 5-9-12　置入套筒

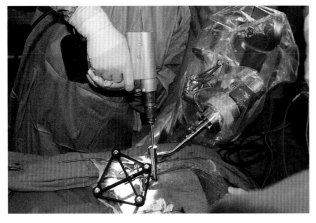

图 5-9-13　置入导针

图 5-9-14　置入后续导针

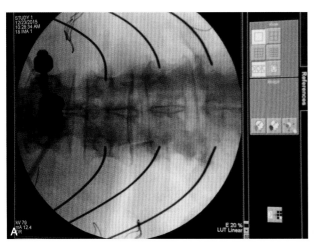

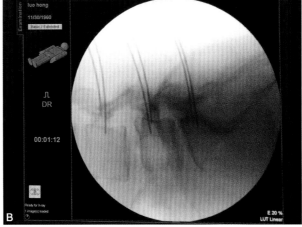

图 5-9-15　透视验证导针位置
A. 透视正位像；B. 透视侧位像。

19. 行正侧位X线透视,椎弓根螺钉和椎间融合器位置良好(图5-9-19)。

20. 分别使用专用置棒器,经皮安装双侧连杆及提拉复位,拧紧螺母(图5-9-20)。

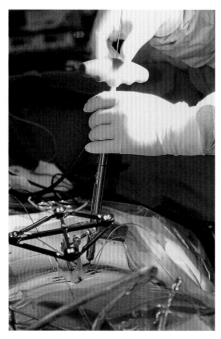

图5-9-16　置入空心螺钉

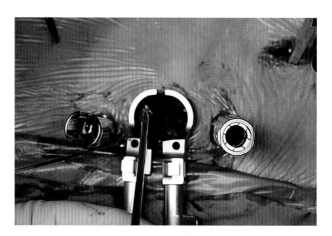

图5-9-17　完成减压操作

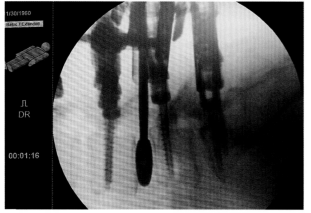

图5-9-18　置入椎间融合器

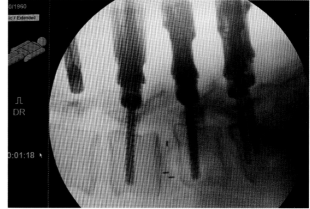

图5-9-19　透视验证螺钉及融合器位置

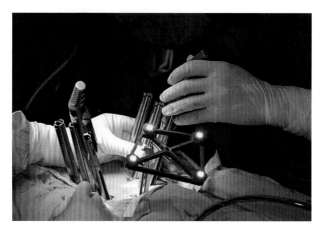

图5-9-20　经皮置入连杆

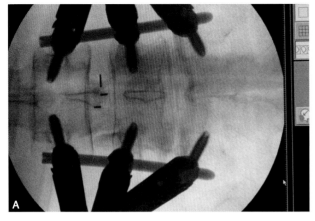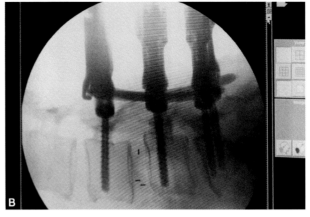

图 5-9-21　透视验证连杆位置
A. 透视正位像；B.透视侧位像。

21. 正侧位 X 线透视检查螺钉及椎间融合器位置（图 5-9-21）。

22. 冲洗伤口，放置引流管，缝合伤口，手术结束（图 5-9-22）。

在使用手术机器人过程中应避免牵拉软组织，以免造成图像漂移，影响手术安全性。患者呼吸同样对手术精确性有影响，可以在钻取钉道前，短时间内请麻醉师控制患者的潮气量以减少呼吸运动的影响。椎弓根入点处时常较为光滑、陡峭，钻取钉道时容易出现滑移。在接触第一层皮质时，先不要急于往深度钻，把持电钻，在这一深度钻取几秒钟，随后再往深处钻取，这样可以避免滑移。目前机器人的机械臂上已设计出可安装超声骨刀的通道。在定位完成后，可使用超声骨刀在入钉点处预先打孔，再置入导针，也可以有效地避免滑移。

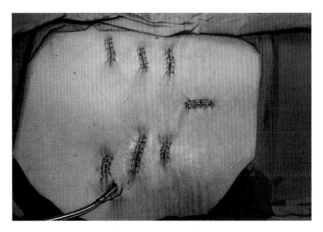

图 5-9-22　关闭伤口

（二）导航辅助及透视辅助下 Mini-TLIF

计算机导航辅助下手术及透视辅助下手术步骤与机器人辅助下手术步骤相比，在置钉步骤有所区别，减压固定步骤相同。

使用计算机导航辅助时首先需安装示踪器，扫描后确定皮肤切口位置，钝性分离软组织。在导航指引下以尖椎及开路器制备通道后完成置钉。

在透视辅助下手术时，需在术前做好规划。如果条件允许，应该做个体化的术前设计，而非笼统的经验位置。

首先在术前 CT 上设计好钉道的位置、螺钉长度及入钉点旁开中线的距离（图 5-9-23）。

之后利用辅助软件虚拟出置钉通道在接触皮肤及骨面时的位置，两点一线则钉道位置确定（图 5-9-24，图 5-9-25）。

两点确定钉道的方向术前也可以模拟手术减压入路，大致了解术中所见及位置关系（图 5-9-26）。

【手术要点】

1. 术前仔细阅片，做好术前规划，根据需要减压的位置设计通道。

2. 导针置入过程中容易在入钉点处打滑，偏离预设钉道，透视时需注意观察，及时矫正。

3. 部分退行性滑脱患者，仅有单侧症状。术中通常仅减压患侧关节突关节，不减压健侧关节突关节。若术中充分复位，需注意复位后健侧下位椎体上关节突可能相对前移压迫出口神经根（图 5-9-27）。

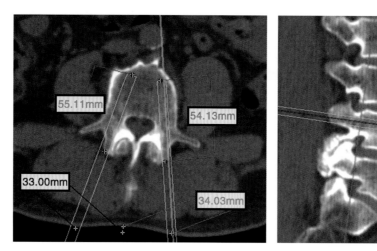

图 5-9-23　在术前 CT 上设计钉道，测量螺钉长度及入钉点旁开中线的距离

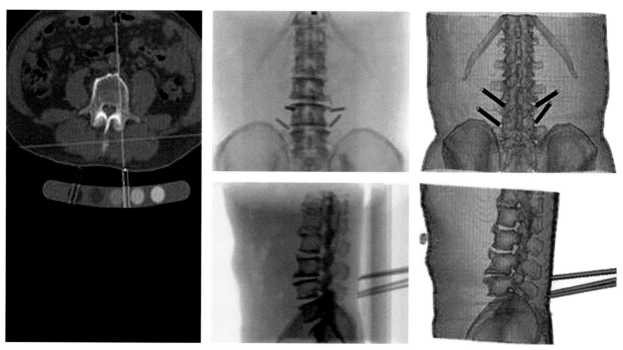

图 5-9-24　利用计算机软件虚拟穿刺通道在接触皮肤时的位置，供术中参考

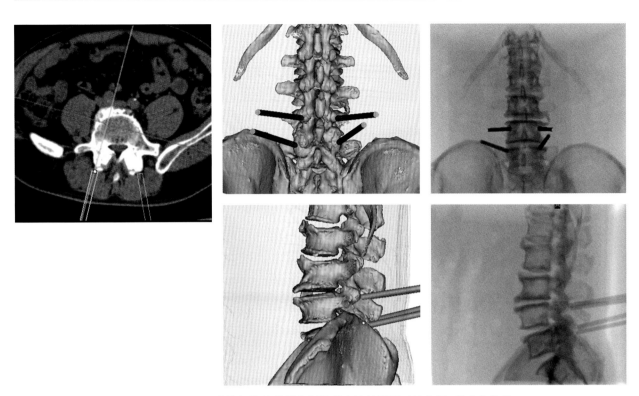

图 5-9-25　利用计算机软件虚拟穿刺通道在接触骨面时的位置，供术中参考

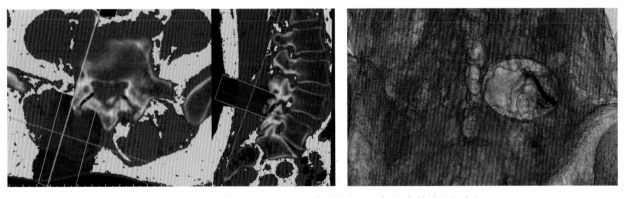

图 5-9-26　术前虚拟手术入路，黑色为依据 CT 标记出的神经根走行

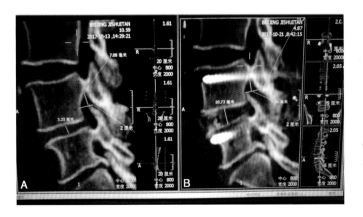

图 5-9-27　术前术后对比
A. 滑脱复位前，L_5 上关节突增生；B. 滑脱复位后，L_5 上关节突前移压迫出口神经根。

【典型病例】

患者,男性,42岁。主诉:间断腰痛2年余,加重伴左下肢放射性疼痛2个月。体格检查:站姿正常;L_4、L_5棘突间可触及台阶感。脊柱叩痛。双侧直腿抬高试验阴性,双侧椎间孔挤压试验阴性;膝腱反射双侧亢进;跟腱反射双侧未引出;双下肢肌力V级,感觉对称无减退。影像学检查:术前X线及CT可见患者双侧L_5峡部裂,Ⅰ度腰椎滑脱,双侧椎间孔变窄(图5-9-28)。诊断:Ⅰ度腰椎滑脱症(L_5)、双侧腰椎峡部裂(L_5)。治疗:行手术机器人辅助下Mini-TLIF。术后:术后患者症状缓解。术后X线及CT提示减压充分,内固定位置及滑脱复位满意(图5-9-29)。

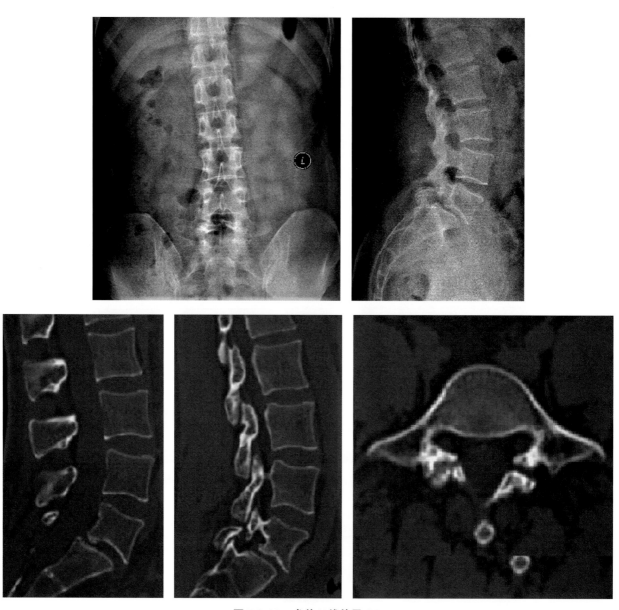

图5-9-28　术前X线片及CT

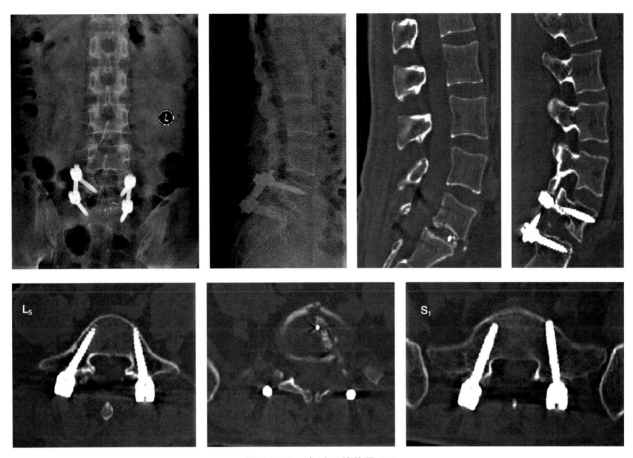

图 5-9-29　术后 X 线片及 CT

（张宁）

参 考 文 献

［1］ROSER F, TATAGIBA M, MAIER G. Spinal robotics: current applications and future perspectives［J］. Neurosurgery, 2013, 72(Suppl 1): 12-18.

［2］FAN S W, HU Z J, ZHAO F D, et al. Multifidus muscle changes and clinical effects of one-level posterior lumbar interbody fusion: minimally invasive procedure versus conventional open approach［J］. Eur Spine J, 2010, 19(2): 316-324.

［3］BERTELSEN A, MELO J, SÁNCHEZ E, et al. A review of surgical robots for spinal interventions［J］. Int J Med Robot, 2013, 9(4): 407-422.

［4］DSUTSCH H, MUSACCHIO M J, Jr. Minimally invasive transforaminal lumber interbody fusion with unilateral pedicle screw fixation［J］. Neurosurg Focus, 2006, 20(3): E10.

［5］SHOHAM M, BURMAN M, ZEHAVI E, et al. Bone-mounted miniature robot for surgical procedures: concept and clinical applications［J］. IEEE Transactions on Robotics and Automation, 2003, 19(5): 893-901.

［6］OZGUR B M, YOO K, RODRIGUES G, et al. Minimally invasive technique for transforaminal lumbar interbody fusion (TLIF)［J］. Eur Spine J, 2005, 14(9): 887-894.

［7］FOLEY K T, GUPTA S K. Percutaneous pedicle screw fixation of the lumbar spine: preliminary clinical results［J］. J Neurosurg, 2002, 97(1 Suppl): 7-12.

［8］MIMMANENI P V, RODTS G E. The mini-open transforaminal lumber interbody fusion［J］. Neurosurg, 2005, 57 (4 Suppl): 256-261.

［9］FESSLER R G. Minimally invasive percutaneous posterior lumbar interbody fusion［J］. Neurosurgery, 2003, 52(6): 1512.

［10］SCHWENDER J D, HOLLY L T, ROUBEN D P, et al. Minimally invasive trasforaminal lumbar interbody fusion(TLIF): technical feasibility and initial results［J］. J Spinal Disord Tech, 2005(18 Suppl): S1-S6.

［11］HU X B, OHNMEISS D D, LIEBERMAN I H. Robotic-assisted pedicle screw placement: lessons learned from the first 102 patients［J］. Eur Spine J, 2013, 22(3): 661-666.

第十节　腰椎板开窗椎间盘切除术

【发展历史】

神经减压一直是脊柱外科手术的主要目的之一。早在 16～18 世纪，就有外科医师提出开放式的椎管减压。在 19 世纪时，手术主要针对脊柱肿瘤、外伤、炎症等。但当时的外科医师无法理解脊柱退行性疾病的发病机制，因此没有将该类手术的适应证扩大至脊柱退行性疾病。1857 年，Rudolph Virchow 第一次提出了椎间盘突出这个病理概念。之后，多位学者分别在各自的研究中描述了椎间盘突出的病理表现并阐述了突出的髓核与神经根病变之间可能的关系。1908 年 Openheim 和 Krause 报道了首例腰椎间盘切除术，尽管所谓的"椎间盘"当时被认为是"内生软骨瘤"。在上述研究的基础上，Mixter 和 Barr 对一名诊断为椎管内肿瘤的患者实施手术，术后对比了标本及正常椎间盘组织，认为结构相同。两人在 1934 年的《新英格兰医学杂志》（*New England Journal of Medicine*）上发表论文，定义了腰椎间盘突出这一概念及其与神经根病变之间的关系。由此，医学界对退行性脊柱疾病的认识取得了巨大的突破，手术技术也逐渐改进。1934 年，来自梅奥医学中心（Mayo clinic）的 Love 医师提出了经硬膜外有限手术暴露的方法，即腰椎板开窗、椎间盘切除术。在随后的 70 多年时间里，许多医师进行了手术方法、器械等的革新，包括经皮髓核切除、显微镜下髓核切除、后路内镜等方法。但时至今日，由 Love 医师率先使用的腰椎板开窗、椎间盘切除术仍是治疗腰椎间盘突出的经典手术方法。

【适应证及禁忌证】

腰椎间盘突出症是成年人十分常见的疾病。首先，需要通过仔细分析患者的病史、物理检查及影像学结果以明确腰椎间盘突出症的诊断并定位责任节段。诊断明确后，大部分患者首先接受 6 周到 3 个月的非手术治疗，包括卧床休息、非甾体抗炎药、适当体疗等，通常能获得一定的效果。当非手术治疗失败后需考虑手术治疗。医师和患者都应在术前充分认识手术的目的不是治愈该疾病而是缓解症状。手术无法延缓椎间盘退变，甚至可能带来医源性腰椎不稳定。延缓患者椎间盘退变更多需要患者术后改变生活方式。

手术适应证的把握很大程度上影响手术预后。理想的手术适应证：患者的为单侧神经症状或主要集中在一侧，症状以下肢疼痛为主，无腰痛或相对较轻；经过至少 6 周规范的非手术治疗，症状仍不能缓解或反复发作严重影响生活质量；患者出现进行性加重的神经功能障碍；不合并明显的腰椎不稳定。当患者出现马尾综合征时，尤其出现了大小便功能障碍，应急诊手术。

若患者的症状与影像学检查不符，为手术禁忌证。患者术前影像学改变不严重，症状主要以腰痛为主，术后腰痛可能无法改善。另外，患者若存在明显的非器质性症状和体征（Waddell 征：标签触痛、模拟测试、注意力分散测试、过度反应、非解剖学区域不适，5 种中至少 3 种），则其不适合接受任何手术治疗。

较大的中央型椎间盘、合并一定程度椎管狭窄需要广泛减压；椎板宽度过窄减压时易损伤关节突关节；压迫严重，开窗减压手术可能造成神经功能进一步损伤的。如果患者存在上述情况，建议行更为广泛的减压手术。

在大多数腰椎间盘突出的患者中，不合并有腰椎不稳定，因此可以保留该节段的活动。有多项研究提供了 Ⅲ 级的证据，认为术前存在背痛的从事体力劳动的患者以及运动员术后易出现疼痛复发，这类患者更倾向于行融合手术。多次复发提示运动节段功能已丧失，非融合手术后易出现椎间盘突出复发，建议行融合手术。

在确定了患者准备行腰椎板开窗间盘切除术后有两个问题需要术者在手术之前认真观察：①椎间盘突出的位置及程度；②是否存在神经根变异。

在失状位上可以参照 McCulloch 提出的"三层楼"的比喻来定位椎间盘（图 5-10-1）。第一层位于间盘水平，第二层位于椎体的下半部分，第三层位于椎体的上半部分（椎弓根水平的椎体）。在横断位上可将椎间盘定位于中央区、旁正中区、侧隐窝区、椎间孔区与极外侧区。术前准确定位有利于术中准确切除病灶以及评估是否有病灶残留。

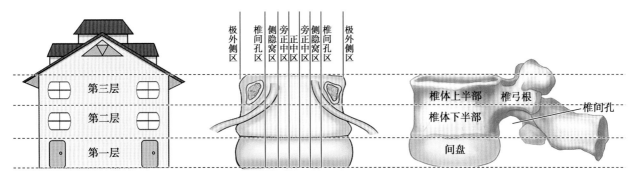

图 5-10-1 McCulloch 的"三层楼"概念

　　尸体解剖学研究及影像研究表明,腰椎存在不同程度的神经根变异。手术中间可能因为认识不充分,从而造成神经根损伤。常见的为神经根高位、联合神经根变异等。联合神经根变异可分为Ⅰ～Ⅲ型(图 5-10-2)。联合神经根较正常神经根的活动性更小,容易造成牵拉损伤。神经根高位时可能出现一个节段的椎间盘突出压迫两个神经根,容易发现了一个神经根,没有注意到另一个神经根而出现损伤。单纯横断位 MRI 或 CT 均不容易识别神经根变异,横断位 CT 上一个层面观察到两个距离比较近的神经根断面提示可能存在神经根高位(图 5-10-3),磁共振选择性水激励脂肪抑制技术(magnetic resonance principle of selective excitation technique,MR-PROSET)可以清楚地分辨神经根的变异,但目前受限于患

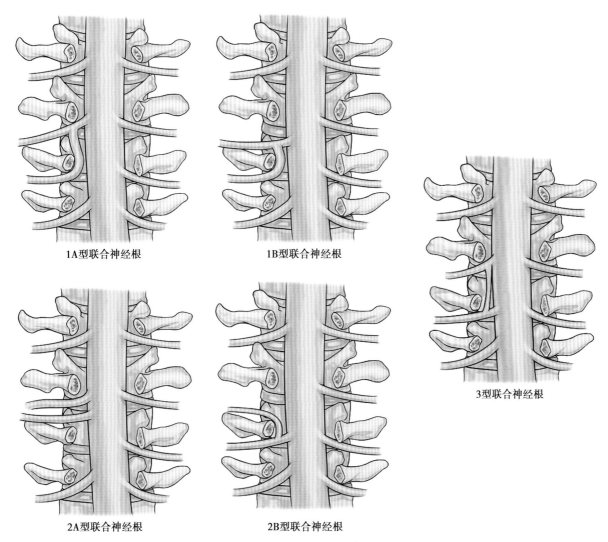

图 5-10-2　几种常见的联合神经根变异

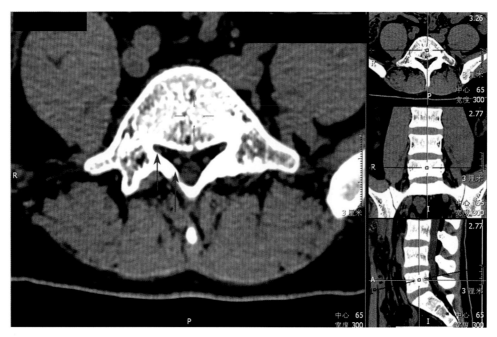

图 5-10-3 L_5 椎体中段横断位。箭头为 L_5 及 S_1 神经根，提示 S_1 神经根发出较早

者花费、影像科技术水平及单个患者扫描时间等问题，大部分患者难以进行该检查。相对容易的替代方法是使用患者 CTDICOM 数据进行重建并追踪每一个神经根走行。单一层面的横断位 CT 比 MRI 更不容易发现神经根变异，但自神经根从硬膜囊发出开始持续地进行追踪可以清晰地了解神经根走行及变异。

在临床症状、体征、影像学不完全符合时，可尝试选择性神经根封闭术来明确责任节段。就北京积水潭医院脊柱外科经验，术前行神经根封闭的患者，大多出现神经根的感觉分布区与支配的关键肌与经典的神经分布区不一致的情况。如电刺激 L_4 神经根，诱发的关键肌收缩为股四头肌，但异常感觉放射区为小腿外侧至足背。既往已有文献报道 L_4 神经根变异，但主要基于有限的尸体标本。我科在临床工作中追踪每一位患者的神经根变异情况，发现在腰椎的神经根中，L_4 神经根变异较大，部分患者 L_4 神经根出椎间孔后可完全向前加入腰丛，部分可完全向后加入骶丛，还有部分出孔后分为两支，分别加入腰丛及骶丛。当出现影像学上压迫节段与临床症状不相符或无法解释时，可以尝试个体化追踪责任神经根，如部分 $L_3 \sim L_4$ 椎间盘突出的患者，表现出小腿外侧及足背疼痛以及直腿抬高试验阳性，若是在术前 CT 上发现患者 L_4 神经根加入了骶丛，就可以解释其症状，再通过神经根封闭来证实，手术就更加有的放矢。

【手术步骤】

（一）开放手术

1. 手术可选择局部浸润麻醉、椎管内麻醉及全身麻醉，北京积水潭医院均采用全身麻醉。术中患者取俯卧位，置于专用脊柱手术床上，腹部悬空减少硬膜外血管出血。所有骨性结构均需垫起，利用腰桥增加腰部后凸以利术中显露（图 5-10-4）。

2. 在棘突上打入定位针并透视确定手术节段（图 5-10-5）。

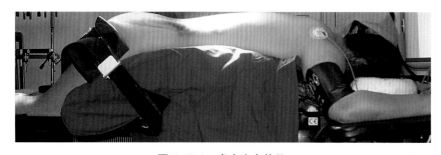

图 5-10-4 术中患者体位

3. 在拟手术节段做后正中切口，长约3cm（图5-10-6）。

4. 切开皮肤、皮下脂肪及筋膜层，避免损伤棘上韧带及棘间韧带。骨膜下剥离椎旁肌（图5-10-7）。充分电凝止血。在伤口内安装自动牵开器（图5-10-8）。暴露过程中需小心，避免破坏关节突关节的关节囊。

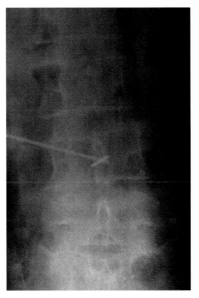

图 5-10-5　术前透视定位

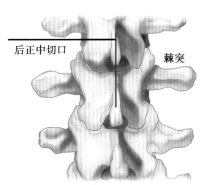
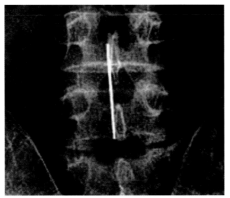
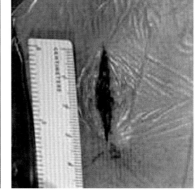

图 5-10-6　后背正中手术切口

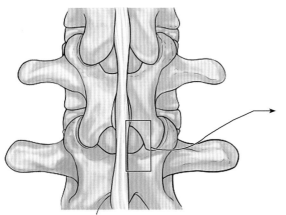
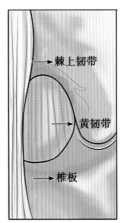
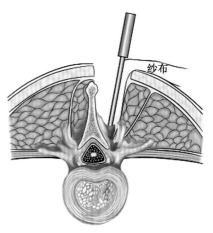

图 5-10-7　逐层切开，骨膜下剥离椎旁肌，显露术野

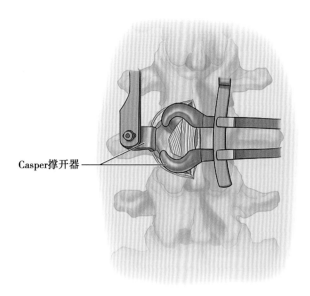

Casper撑开器

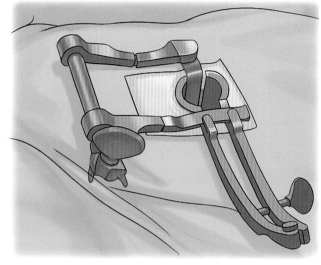

图 5-10-8 安装自动牵开器

5. 使用专用撑开器充分显露后可使用磨钻或椎板咬骨钳切除部分椎板。椎板切除范围上至中线黄韧带附着处,向外向下至黄韧带外缘,另外需参考术前影像学图像上椎间盘的位置决定切除椎板范围。减压过程中需注意去除椎板范围,以免损伤椎弓峡部。随着手术节段上升,椎板宽度逐渐减小,手术难度增高,除了 $L_5 \sim S_1$ 节段外,其他大部分节段手术中均需切除部分上下关节突内侧缘(图 5-10-9)。

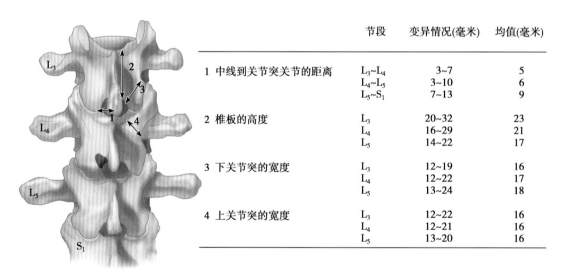

节段	变异情况(毫米)	均值(毫米)
1 中线到关节突关节的距离		
$L_3 \sim L_4$	3~7	5
$L_4 \sim L_5$	3~10	6
$L_5 \sim S_1$	7~13	9
2 椎板的高度		
L_3	20~32	23
L_4	16~29	21
L_5	14~22	17
3 下关节突的宽度		
L_3	12~19	16
L_4	12~22	17
L_5	13~24	18
4 上关节突的宽度		
L_3	12~22	16
L_4	12~21	16
L_5	13~20	16

图 5-10-9 术中椎板减压的范围。随着手术节段上升,椎板宽度逐渐减小

6. 黄韧带由深浅两层组成,可以用刮匙从黄韧带与椎板附着处松解。自黄韧带靠近中线处近端或远端附着点开始分离黄韧带,可将黄韧带翻起,并用咬骨钳咬除,即可进入椎管。去除黄韧带的多少取决于局部解剖特点及所需切除椎间盘位置(图 5-10-10)。

7. 使用双极电凝对硬膜外静脉丛充分止血并融化硬膜外脂肪。充分探查并清晰显露神经根后,使用神经剥离子小心地向内侧牵开神经根,显露下方的椎间盘组织。如神经根剥离困难需注意腹侧是否有粘连以及是否存在神经根变异。椎间盘组织通常是无血管的白色纤维状结构。严重受压的神经根有时容易被误认为是纤维环或黄韧带的一部分,需仔细辨识以免误伤。探查并清理脱出的髓核组织,之后用 15 号手术刀片 T 形或矩形切开纤维环,将髓核钳深入椎间盘组织内,取出椎间隙内游离的椎间盘组织。操作过程中注意髓核钳深入的深度,避免损伤椎间盘前方的血管。髓核钳应只在椎间盘组织内进行撑开,以避免损伤硬膜囊及神经根(图5-10-11)。目前合适的椎间盘取出量仍没有定论,但建议不要过多地取出椎间盘。神经减压完成后,需要充分地冲洗椎间隙,有助于发现和清除游离的椎间盘碎块。需要注意的是,若术中冲洗液消失,则提示椎间盘前缘穿孔,可能已损伤腹膜后结构。骨性结构去除不够时,会导致过多地牵拉硬膜囊及神经根。更多地去除骨质后可以减少对神经根的骚扰,但注意保持峡部完整并尽量减少对关节突关节的破坏(图5-10-12)。

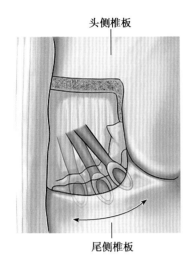
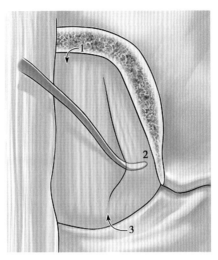
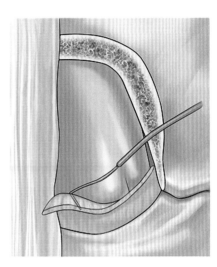

图 5-10-10　分离并切除黄韧带

1. 分离黄韧带的近端附着点;2. 沿黄韧带腹侧向远端分离;3. 分离至远端椎板附着点。

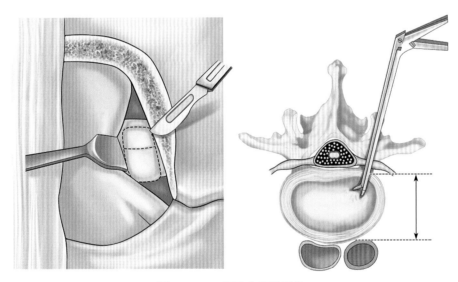

图 5-10-11　切除突出椎间盘

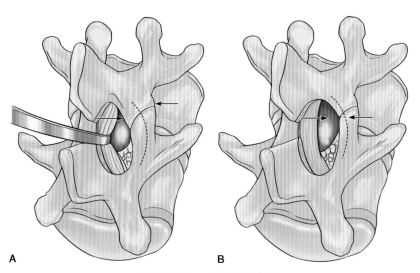

图 5-10-12 椎板开窗范围

A. 骨性结构去除不足,术中过多地牵拉硬膜囊及神经根;B. 去除骨质过程中需注意保持峡部完整并尽量减少对关节突关节的破坏。

8. 椎间盘切除后需仔细止血,避免血肿形成导致术后疼痛及硬膜外纤维化。持续的硬膜外出血可使用明胶海绵止血。通常不放置引流,若术中硬膜外出血较多,也可放置引流管。最终使用可吸收缝线缝合筋膜层及皮下层,缝合或黏合皮肤。

9. 患者术后即可进行恢复性的日常活动。步行、直腿抬高等动作有助于保持神经活动度,减少神经根瘢痕、粘连。4~6 周逐渐开始进行腰部活动锻炼。少数患者需要进行重体力劳动,需建议其更换工作岗位。

（二）显微镜下手术

显微镜下手术步骤同开放手术大致相同。

1. C 臂透视确定手术节段位置(图 5-10-13)。

2. 中线旁开 1~2cm,做 1~2cm 大小皮肤切口,扩张器逐级扩张并透视确认位置准确(图 5-10-14)。

3. 连接显微镜,依照开放手术步骤,切除椎板及黄韧带,显露神经根,充分止血并切除突出的椎间盘(图 5-10-15)。

【手术要点】

1. 术前仔细阅片,了解突出椎间盘位置以及是否存在神经根变异。

2. 术中通过术中 C 臂定位手术切口。

3. 术中尽量减少对神经根的骚扰以及对关节突的破坏。

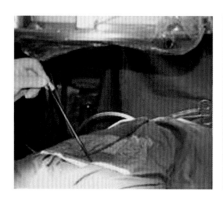 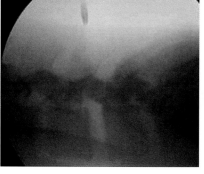 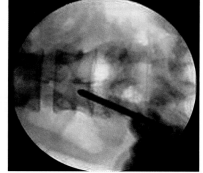

图 5-10-13 C 臂定位手术切口位置

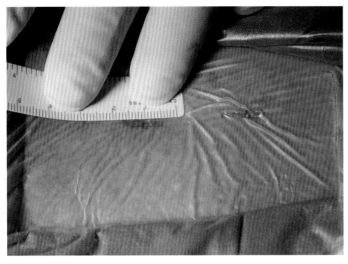
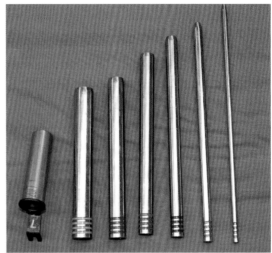

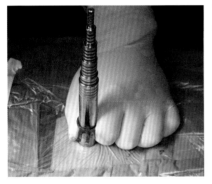
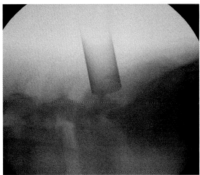
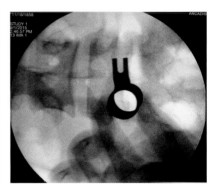

图 5-10-14　做皮肤切口后使用扩张器逐级扩张，置入套筒后透视位置满意

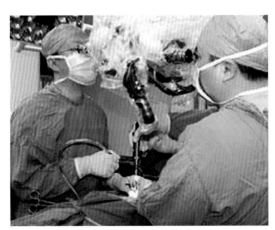
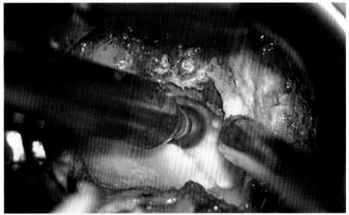

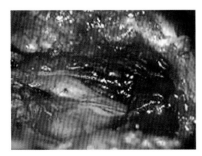
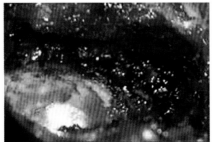
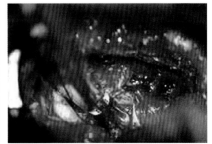

图 5-10-15　显微镜下切除黄韧带及椎间盘

【典型病例】

患者,男性,22岁。主诉:反复右下肢疼痛 6 个月,加重 2 个月。患者 6 个月前无明显诱因出现右下肢疼痛,多在劳累后出现,自右臀部放射至大腿后侧、小腿后侧,伴足背、足底麻木。曾于外院就诊,行腰椎 MRI,诊为"腰椎间盘突出症"。行休息及口服药物,效果不明显。此后上述腰腿痛症状间断出现。2 个月前开始症状逐渐加重,疼痛、麻木至右小腿后外侧至足底,仅能行走 100m。体格检查:无脊柱叩痛,腰椎各向活动正常;直腿抬高试验右(+),30°,左(−),70°;内收直腿抬高试验(Bonnet 征),右侧阳性,左侧阴性;椎间孔挤压试验(Kemp 征),右侧阳性、左侧阴性;跟腱反射双侧对称引出。巴宾斯基征,右侧阴性、左侧阳性;双侧下肢肌力Ⅴ级;双侧下肢感觉对称。影像学检查:术前 MRI 提示 $L_4 \sim L_5$ 椎间盘突出,$L_5 \sim S_1$ 椎间盘膨出(图 5-10-16)。横断位 CT 及 MRI,$L_5 \sim S_1$ 椎间盘未压迫 S_1 神经根,动力位 X 线无明显不稳定表现,无法解释患者小腿后方及足底症状。使用患者 CT 数据做曲面重建后发现该患者 S_1 于 $L_4 \sim L_5$ 椎间盘水平发出,$L_4 \sim L_5$ 椎间盘突出压迫右侧 L_5 及 S_1 两根神经根(图 5-10-17)。诊断:腰椎间盘突出症($L_4 \sim L_5$)。治疗:术前行超声引导下选择性神经根封闭术,封闭 L_5 神经根后小腿外侧及足背疼痛缓解。封闭 S_1 神经根后小腿后方及足底疼痛缓解。遂行腰椎板开创减压、椎间盘切除术。术中探查到突出的 $L_4 \sim L_5$ 椎间盘位于 S_1 神经根肩部,L_5 神经根腋部。术后:术后患者下肢疼痛完全缓解。

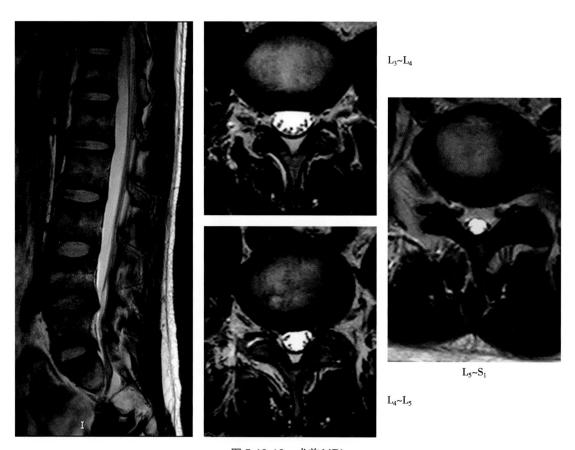

图 5-10-16　术前 MRI

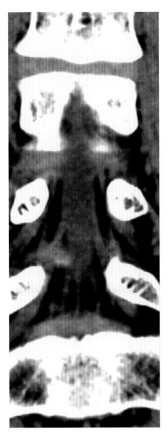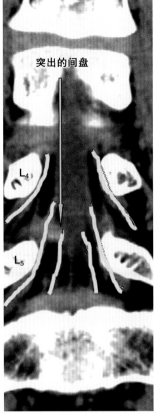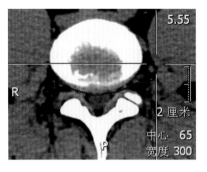

图 5-10-17　曲面重建冠状位 CT

可见在 $L_4 \sim L_5$ 椎间盘水平，L_5 和 S_1 神经根相继自硬膜囊发出（图中用黄线标出神经根）。突出的椎间盘位于 L_5 神经根的腋下，S_1 神经根的肩上。

（张宁）

参 考 文 献

［1］KIM Y S, CHO Y E, CHIN D K. Minimally invasive surgery in lumber disc herniations with microendoscopic discectomy system: technical note［J］. J Korean Neurosurg Soc, 1998, 27(2): 251-221.

［2］HUDGINS W R. The Role of microdiscectomy［J］. Orthop Clin North Am, 1983, 14(3): 589-603.

［3］CUCKLER J M, BERNINI P A, WIESEL S W, et al. The use of epidural steroids in the treatment of lumber radicular pain: a prospective, randomized, double-blind study［J］. J Bone Joint Surg Am, 1985, 67(1): 63-66.

［4］RAHMAN M, SUMMERS L E, RICHTER B, et al. Comparison of techniques for decompressive lumber laminectomy: the minimally invasive versus the l"classic" open approach［J］. Minim Invasive Neurosurg, 2008, 51(2): 100-105.

第十一节　椎间盘镜下腰椎间盘切除术

【发展历史】

腰椎间盘突出症严重影响着人们的生活、学习、工作，是骨科的常见病之一。自 Mixter 和 Barr 在 1934 年报道以来，人们对该病的认识不断深入，治疗方法也是层出不穷，概括起来可分为非手术治疗和手术治疗。非手术治疗包括休息、药物及理疗等；若非手术治疗无效则应考虑手术治疗，传统的手术方法有部分椎板切除开窗髓核摘除术、半椎板或全椎板切除髓核摘除术等。手术的目的是进行神经减压消除症状，但脊柱解剖结构深在，要达到神经减压的目的，传统方法需要较大的手术切口，广泛剥离周围重要软组织，并强力牵开显露。手术入路带来的软组织损伤，会造成术后肌肉失神经、萎缩及肌力减弱，导致患者术后腰背部慢性疼痛，常称为腰椎术后失败综合征。

微创一直是外科医师追求的目标，以最小的创伤给患者带来最大获益。早在 1955 年，Ottolenghi

和 Argentina 就采用了经皮穿刺的微创方法进行椎体活检。1963 年 Lyman Smith 报道了经皮椎间盘穿刺注入木瓜蛋白酶化学溶解髓核的介入治疗方法，使腰椎间盘突出症治疗迈入了微创阶段。1975 年 Hijikata 报道了经皮后外侧穿刺髓核切除术，借助 X 线透视将 4～6mm 的管道穿入椎间盘，通过钳夹、抽吸来摘除髓核。经皮髓核化学溶解术和经皮腰椎间盘髓核摘除术，出血少、对软组织损伤小、不影响脊柱的稳定结构，但不能在直视下进行操作，常出现减压不彻底及神经损伤等并发症，限制了其推广。

科技的进步同样给外科技术带来革新，光学与机电技术的进步，使内镜下微创手术在外科许多领域得以实现，如腹腔镜、胸腔镜、关节镜等。内镜下手术不仅减少了创伤，还降低了微创手术盲目性，提高了手术精确性。在脊柱外科领域，脊柱解剖位置深在，操作空间非常有限，并且周围是重要的神经血管，因此脊柱显微内镜起步较晚。1982 年 Schreiber 将内镜技术应用到经皮髓核切除术中，4 年后其报道了 40 例经皮内镜监视下髓核切除术治疗腰椎间盘突出症的病例。1990 年 Leu 报道了 148 例经皮内镜监视下髓核切除术治疗腰椎间盘突出症的病例。这个时期，内镜技术在经皮穿刺髓核摘除术中主要起到监视作用，内镜和手术工具必须交替使用，仍然不能全程直视下操作，术中止血困难，术野不清，容易出现神经损伤、术后血肿等并发症。1989 年 Scheriber 报道了 109 例经皮内镜下髓核切除术，其中 2 例出现神经根损伤、8 例出现椎间盘炎、1 例出现血管损伤，总体效果不及传统手术。

此后，人们不断地对内镜技术和经皮髓核切除术加以改进，以便能在全程监视下手术，更准确、有效地摘除髓核，减少手术盲目性，提高手术安全性。1993 年 Kambin 报道了经后路 6.5mm 通道髓核摘除术，共治疗 250 例椎间盘突出患者，成功率达到 87.5%，无血管神经及其他严重的并发症。1993 年 Mayer 和 Brock 报道了应用直而坚硬的内镜做经皮椎间盘切除术，局部麻醉下置入 5mm 的工作套管于椎间盘侧后缘，椎间盘纤维环用环形钻打开，髓核用髓核钳摘除。这个时期的内镜系统多是直管不能弯曲，不方便外科医师操作，较难看清楚椎管内复杂的解剖结构，不能准确判断减压程度，且设备昂贵，其推广同样受到一定限制。

随着内镜技术、光导纤维技术、成像技术的进步，配套微创手术工具的研发，内镜系统的缺陷不断得到弥补，从而使内镜下椎间盘髓核摘除术得到了迅速发展。1992 年以后 Mathews、Kambin 和 Leu 等研制出了侧后方椎间孔入路的内镜，以及精密灵巧的手术器械。之后，有些学者在后路显微镜下腰椎间盘摘除术的基础上，用内镜代替显微镜，做 2.0cm 的纵向切口，套管扩张后放入工作通道、内镜和各种器械，在电视监视下，切除少量椎板下缘、黄韧带，经椎板间隙入路摘除椎间盘，被称为中后路椎间盘镜手术。1997 年 Foley 和 Smith 研制了 MED 相关的手术系统(microendoscopic discectomy)，提出了后路椎间盘镜手术的概念，将传统的椎板开窗椎间盘髓核摘除与内镜下微创技术有机结合。1999 年推出了其第二代产品 METRx，较第一代产品有了一些改进：通道直径增加到 18mm，内镜外径减少到 1.6mm，器械操作空间增加，视野放大倍数由原来的 15 倍增加到 64 倍。

但是椎间盘镜髓核摘除术也存在一些不利的因素，工作通道狭小，减压范围受限，通过电视显示屏只能显示二维平面视野，对复杂型间盘突出术中需要进行反复探查定位及分离操作，无疑会增高术中神经损伤的风险，影响手术效果。北京积水潭医院脊柱外科李勤等于 2001 年采用术前椎管造影后 CT、椎间盘造影后 CT、选择性神经根造影及封闭等方法进行术前精确定位责任间隙及神经根定位，由于 CT 脊髓造影较 MRI 分辨率高，术前可获取椎管内详细的三维信息，增加对突出椎间盘与受压神经和硬膜囊界面形态的了解。椎间盘造影后 CT 可以清楚显示髓核破裂及从纤维环突出的裂隙，以及突出或脱出髓核在椎管内的走行及准确位置。这些辅助检查可以减少探查减压范围，避免过多分离操作，降低神经血管损伤风险，还能安全有效地扩大椎间盘镜的手术适应证，取得了较好的疗效。至此人们已将脊柱外科微创技术和内镜技术完美地结合起来，用于治疗腰椎间盘突出症。

【适应证及禁忌证】

1. 适应证

（1）腰椎间盘突出症，导致神经受压产生神经根病变，包括下肢或臀部放射痛、皮肤感觉异常、麻木或肌力减退。

（2）腰椎间盘突出症的影像学证据，包括椎间盘高度的丢失，髓核突出导致中央椎管和／或椎间孔狭窄。

（3）非手术治疗无效（包括卧床休息、理疗、药物治疗、封闭），治疗时间超过6个月。

（4）腰椎间盘突出症根性疼痛剧烈，非手术治疗无法缓解者。

（5）愿意接受手术治疗者。

2. 禁忌证

（1）慢性疾病（肾功能不全、呼吸功能不全）不能耐受手术者。

（2）脊柱感染性疾病者。

（3）有脊柱结核病史者。

（4）病理性肥胖，体重指数大于40kg/m²。

（5）腰骶部严重畸形者。

（6）腰椎间盘突出症诊断不明确者。

（7）椎间盘突出症症状较轻，对生活、工作影响不明显者。

（8）腰椎间盘突出症初次发作、症状较轻，未经非手术治疗或非手术治疗可缓解者。

（9）巨大腰椎间盘突出，需要急诊手术充分减压者，如马尾综合征。

（10）高位椎间盘突出症（$L_1 \sim L_2$）者。

（11）相同节段术后复发者，硬膜粘连严重者。

（12）腰椎间盘突出症患者为神经质，心理压力过大者。

（13）不愿意接受手术治疗者。

【手术步骤】

（一）手术器械及辅助设备

1. 专用脊柱手术床。

2. 后路脊柱显微内镜手术系统，包括光源、摄像监视系统、专用手术器械及手术通道、自由臂。

3. 双极电凝。

4. 高速气模手术系统。

5. 椎体后缘处理器械。

6. C臂或G臂X线机。

7. 备传统开放手术椎间盘髓核摘除器械。

（二）具体操作步骤

1. 麻醉

（1）局部麻醉：局部麻醉下行MED取决于手术医师的经验和熟练程度，以及病变性质和患者是否能良好配合。主要适用于单椎间隙椎间盘突出、无严重椎管内合并症患者。

（2）椎管内麻醉和全身麻醉：适用于手术时间较长，配合度差或具有恐惧心理的患者，以及初学者，常选用椎管内麻醉。如果存在椎管内麻醉禁忌，则选用全身麻醉。

2. 体位　患者麻醉成功后，采取俯卧位固定在碳素手术床上。使用头托固定头部，双前臂置于臂托上并固定，胸骨柄及双侧髂前上棘使用硅胶材质的软垫支撑使腹部及胸腔悬空，降低腹压及椎管内静脉丛的压力，减少术中出血。腰椎应向背部弯曲，以降低神经根张力，增加一定活动度，增大椎板间隙，便于术中操作。碳素手术床可完全被X线穿透，因此不影响术中C臂透视。

3. 常规消毒、铺无菌单，切口处粘贴透明膜保护。

4. 定位　取腰椎后正中线旁0.5～0.8cm作为进针点，使用一根导针平行病变椎间隙放置，前后位X线透视，确定病变椎间隙，导针穿刺置病变椎间隙上位椎板下缘，然后刺入，有黄韧带突破感后即停，然后侧位X线透视最后确认（图5-11-1，图5-11-2）。

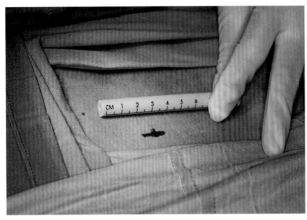

图 5-11-1　术中定位确认手术切口

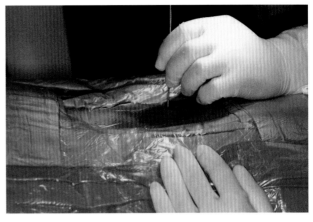

图 5-11-2　穿入导针

5. 切口　以导针为中心，做长 1.8～2.0cm 的纵向切口，切开皮肤及胸腰筋膜。

6. 扩展组织　沿定位导针依次插入扩展器，插入第二个扩张器后，拔出导针，再继续插入扩张器，确认扩张器紧贴椎板下缘(图 5-11-3，图 5-11-4)。

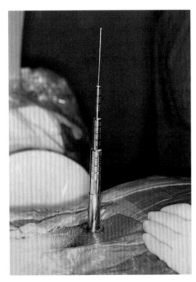

图 5-11-3　逐级扩展软组织

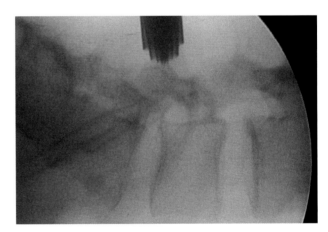

图 5-11-4　术中透视确认

7. 安装工作通道和自由臂固定　沿第五个扩张器插入工作通道，向下直抵椎板下缘，移除扩张器，建立一个直径约为 1.6cm 的工作通道。将通道管连接自由臂，通过固定杆与手术床连接，确认固定确实(图 5-11-5)。

8. 连接椎间盘镜手术系统　先连接摄像系统，然后连接光源，将摄像、光源系统与主机连接，调节椎间盘镜清晰度。调节椎间盘镜的白平衡，在显示屏上获取最佳的清晰度——屏幕上无重影，网眼纱清晰可见，色彩和对比度自然。

9. 放置内镜　小心将光源、摄像系统后的椎间盘镜放置于工作套管内，镜头应安放在操作者对侧，并固定在通道壁上，并通过调整螺丝调整好合适的深度、景深(图 5-11-6)。

10. 调节视野与方位　调节内镜目镜上的调节罩，使监视器上的画面内的箭头方向指向患者头侧或尾侧。然后调节微调，以达到最佳清晰度和合适放大倍数，椎管外的操作一般放大 8～10 倍，进入椎管后可放大 10～64 倍。通过工作通道内放入的工具，确定头侧、尾侧、内侧和外侧。也可根据需要将内镜在工作通道上旋转至理想位置，但需要将画面上的箭头重新对向头侧或尾侧。工作通道位置也可以根据实际情况适时调整，如处理向尾侧游离的髓核时，工作通道内口应向下移或加大向头侧倾斜角；处理中央型椎间盘时，应加大与矢状面的角度；处理侧隐窝狭窄时，应减小与矢状面的夹角(图 5-11-7)。

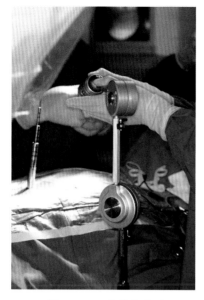

图 5-11-5 安装自由臂

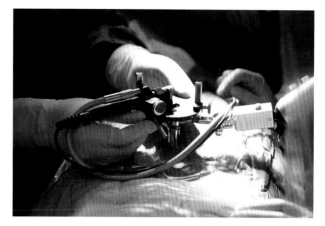

图 5-11-6 置入内镜

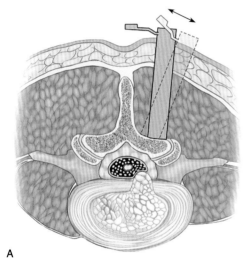

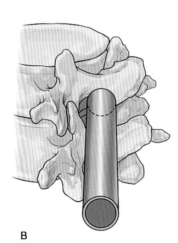

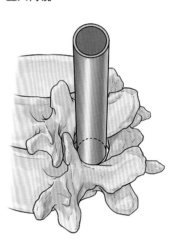

图 5-11-7 调整工作通道的位置
A. 工作通道内外移动；B. 工作通道上下移动。

11. 清理工作通道内软组织显露椎板 尽量让工作通道贴紧椎板固定，先用双极电凝处理工作通道内软组织，以减少出血，再使用髓核钳将通道内软组织清除（图 5-11-8）。使用刮匙暴露椎板下缘和关节突内侧缘。

12. 进入椎管 将工作通道中心置于上位椎板下缘处，用刮匙暴露椎板下缘和关节突内侧缘，椎板咬骨钳或磨钻切除部分椎板下缘，必要时切除部分（1/3～1/2）关节突内侧（图 5-11-9）。使用刮匙沿椎板下缘与关节突内侧将黄韧带由起点处剥离。

13. 显露硬脊膜、神经根及椎间盘 神经剥离器探查并分离黄韧带深层，用咬骨钳由黄韧带剥离处清除黄韧带。仔细辨认硬脊膜及神经根的解剖关系，使用神经探子和剥离器轻柔分离，再用拉钩吸引器将神经根和 / 或硬脊膜向内侧牵开，即可显露椎间盘。显露过程中如遇静脉丛影响显露，可使用双极电凝切断，如止血困难可用止血棉填压止血；如在显露过程中侧隐窝狭窄导致神经根牵拉困难，则应先使用椎板钳或刮匙扩大侧隐窝；若发现髓核已脱出或游离，可用髓核钳将其取出。

14. 切除椎间盘或摘除髓核 使用神经剥离子探查突出物的质地，保护好神经根、硬脊膜，用小尖刀切开纤维环；使用小号咬骨钳咬除周边纤维化和骨性增生组织，用髓核钳摘除变性的髓核组织，解除神经根压迫。还要重点探查后纵韧带和椎体边缘交界处、神经根腋下、小关节突下方和神经根管是否有残留的髓核组织，可将其推入椎间隙，再用髓核钳取出（图 5-11-10）。

15. 处理椎管狭窄　咬除肥厚的椎板间黄韧带、咬除增生的关节突内侧扩大狭窄的侧隐窝，显露神经根，再沿神经根扩大神经根管，尤其注意咬除神经根管入口处前方隆起的纤维环残面或骨赘。神经根管减压后神经根可向内自由移动 1cm，球形探头可沿神经根方向轻松插入神经根管；中央椎管减压后可见到硬膜囊波动，神经探子可以轻松置入腹侧并能上下移动。

16. 关闭切口　冲洗术野（图 5-11-11），彻底止血；拔除工作通道；依次缝合深筋膜、皮下组织与皮肤（图 5-11-12）。

17. 术后处理　MED 损伤小、脊柱稳定性干扰小、术中病灶处理彻底、术后并发症较少，因此术后康复较快。恢复工作的时间取决于患者的年龄、病程、腰背肌肌力和椎管病变的处理。建议术后第 2 天下地活动，术后 1 个月恢复轻体力工作，术后 3 个月恢复正常工作。若术中切除部分纤维环、后纵韧带，导致创面、缺口较大，加上腰背肌肌力减弱，则应推迟术后恢复工作的时间。

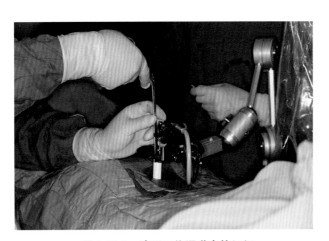

图 5-11-8　清理工作通道内软组织

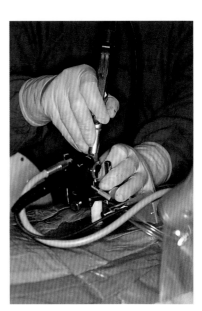

图 5-11-9　使用磨钻切除椎板下缘

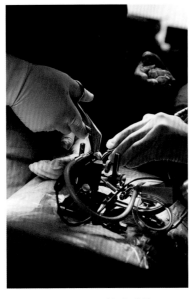

图 5-11-10　摘除髓核

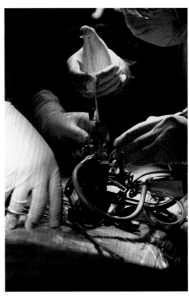

图 5-11-11　冲洗术野

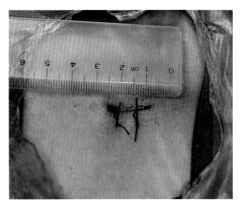

图 5-11-12　缝合伤口

【手术要点】

1. 定位 后路脊柱显微内镜椎间盘摘除切口小、显露少、操作空间有限,容易造成定位错误。术前仔细询问病史及体格检查,判断椎间盘突出的部位及性质。仔细阅读术前影像资料,了解棘突及椎板间隙与椎间隙的对应关系。临床中常遇到骶椎腰化、腰椎骶化等情况,常规方法容易出现定位错误。建议对照术中透视与术前 CT、MRI 影像,无论哪种畸形,均将最下端椎间隙定义为 $L_5 \sim S_1$,再由下而上定位,不容易发生错误。建议将导针先接触椎板骨质,再下滑至黄韧带,以免导针刺破硬膜囊,发生脑脊液漏。工作通道建立后仍需再次透视,确认病变椎间隙。

2. 建立工作通道 扩张器应直抵椎板,通过扩张管在椎板上充分滑动剥离扩张管道周围的软组织,减少工作通道内的软组织,确保镜下视野清晰。移动工作通道时,一定要紧贴椎板、关节突表面,以免周围软组织挤入影响视野。椎板间隙较大者移动工作通道时,应注意方向和角度,避免通道损伤硬脊膜或神经根。

3. 进入椎管 进入椎管是 MED 的关键步骤。初学者大多数时间常耗费在进入椎管这一操作步骤上,甚至因此而中转开放手术的也并不少见。进入椎管的方法包括经椎板间隙入路、经椎板骨性入路、侧方入路等。经椎板间隙入路又分为椎板下方入路和椎板下缘关节突内侧入路。黄韧带在椎板下缘处最薄弱,而椎管内又以神经根的外上方("肩部")最安全,因此常选用椎板下缘关节突内侧入路,可用刮匙刮除或尖刀切开黄韧带进入椎管。椎板骨性入路适用于椎间隙狭窄或消失的患者,侧方入路适用于极外侧型椎间盘突出的患者。

4. 解剖结构辨认 通过调节镜头在手术通道内的高度来实现对视野的放大调控(8~60 倍),其清晰度高、照明度好,与传统开放手术相比其更精确、更清晰。进入椎管后,第一步应该是辨别神经根,神经根在镜下呈米白色,沿硬脊膜寻找向外的凸起(神经根起始部)。通常 L_4 神经根与硬脊膜成 60°,在椎间隙下方;L_5 神经根与硬脊膜成 45°,在椎间隙平面或稍上方;S_1 神经根与硬脊膜约成 30°,在椎间隙上方或同一平面。术中还要注意变异的神经根(分叉、重叠等)。由于放大倍数太大,容易将条索状纤维组织误认为神经纤维,耽误手术进程。建议在实际操作中,要根据实际情况调整放大倍数,在刚进入椎管前不能放大太大。探查椎间盘、神经根和髓核时,应在高倍视野下操作。

5. 以神经根为中心,处理椎管内病变 进入椎管后,一旦显露神经根后,应以神经根为中心,广泛探查椎管内各种病变。探查应包括椎间盘突出的类型,髓核纤维环是否游离,纤维环是否有钙化,椎体后缘骨赘,神经根起始、行程,以及侧隐窝有无狭窄。即以神经根为中心,探查和处理椎管内各种病变。若神经根卡压较重,不可强行牵拉,应沿着神经根表面切除关节突内侧缘、椎板下缘,扩大神经根入口,使神经根管获得最大减压。老年患者主要处理椎管内病变,主要是摘除突入椎管内的髓核,清理后纵韧带钙化及椎体后缘骨赘。年轻患者要同时处理椎管内病变和椎间隙内退变的髓核组织。在摘除椎间髓核时,手术工具不能插入过深(< 2.5cm),以免损伤椎体前面的重要组织。

6. 止血 术中出血较少,但一旦止血不完善,将严重影响手术操作,甚至因此被迫中转为开放手术。如何减少术中出血并妥善止血,是手术顺利进行的关键。术中悬空腹部以降低腹压,避免腹腔静脉受压,减少椎管内静脉丛出血。术中对避让不开的椎管内静脉丛,可用双极电凝灼烧后切断,必要时可用可吸收明胶海绵或脑棉压迫止血。

7. 冲洗与抽吸 助手不断使用生理盐水向管道内冲洗,清洁镜头、止血、防雾,确保视野清晰。在使用双极电凝时,实时冲洗还可防止高温灼伤。神经拉钩型吸引管,既可抽吸又可牵拉神经根及硬膜囊,充分显示术野。但抽吸应该避免在硬膜囊上抽吸及反复移动,这样容易引起硬脊膜撕裂、蛛网膜膨出,出现脑脊液漏。

【典型病例】

　　患者,女性,49 岁。主诉:反复腰痛 8 年,加重伴左下肢放射痛 1 年半。入院查体:左侧直腿抬高试验阳性,左侧蹬长伸肌力减弱(Ⅳ级),左侧足外侧皮肤感觉减退(图 5-11-13～图 5-11-19)。

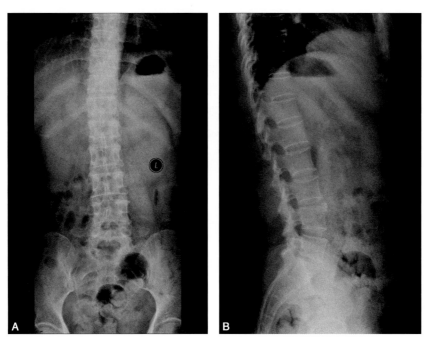

图 5-11-13　术前 X 线片

A. 正位 X 线片示腰椎出现功能性侧凸;B. 侧位 X 线片示腰椎存在前凸。

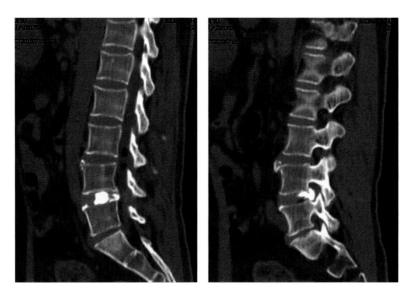

图 5-11-14　术前椎间盘造影后 CT 矢状位

示 L_4～L_5 椎间盘严重退变,纤维环破裂,髓核向后外侧脱出。

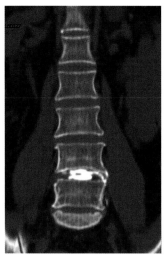
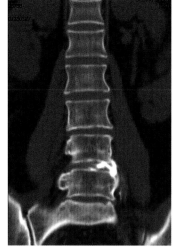

图 5-11-15　术前椎间盘造影后 CT 冠状位

示 L_4～L_5 椎间盘严重退变，纤维坏破裂，髓核向左侧脱出。

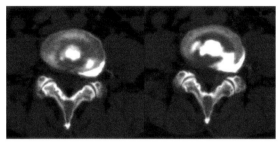
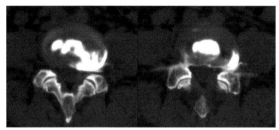

图 5-11-16　术前椎间盘造影后 CT 横断位

示 L_4～L_5 椎间盘严重退变，纤维环破裂，髓核向左后方脱出。

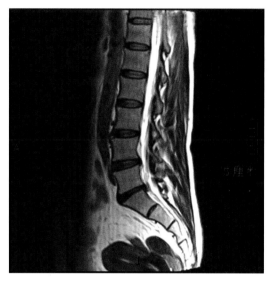

图 5-11-17　术前腰椎矢状位 MRI

示 L_4～L_5 椎间盘严重退变，椎间盘向后方突出。

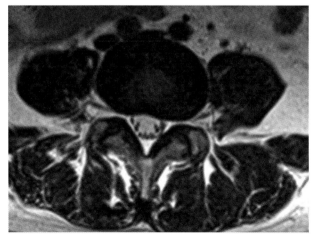
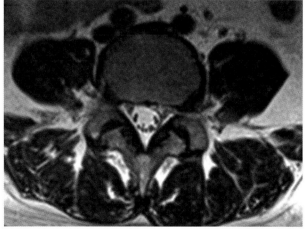

图 5-11-18　术前腰椎横断位 MRI

示 L_4～L_5 椎间盘严重退变，椎间盘向左后方突出。

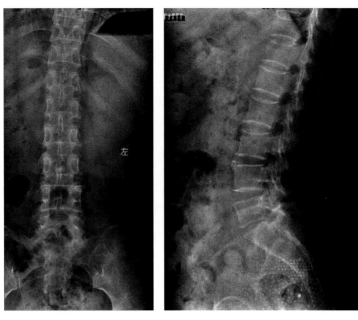

图 5-11-19 术后 3 个月正位 X 线片
示腰椎侧凸已矫正。

（徐云峰）

参 考 文 献

[1] MIXTER W J, BARR J S. Rupture of intervertebral disc with involvement of the spinal canal[J]. N Engl J Med, 1934, 211：210-215.

[2] AGHION D, CHOPRA P, OYELESE A A. Failed back syndrome[J]. Med Health Rhode Island, 2012, 95(12): 391-393.

[3] OTTOLENGHI C E. Diagnosis of orthopaedic lesion by aspiration biopsy; result of 1,061 punctures[J]. J Bone Joint Surg Am, 1955, 37-A(3): 443-464.

[4] SMITH L, GORVIN P L, GESLER R M, et al. Ensyme dissolution of the nucleus pulposus[J]. Nature, 1963, 198: 1311-1312.

[5] HIJIKATA S. Percutaneous nucleotomy: a new treatment method for lumbar disk herniation[J]. J Toden Hosp, 1975, 5: 5-13.

[6] SCHREIBER A, SUEZAWA Y, HEU H J. Does percutaneous nucleotomy with discoscopy replace conventional discectomy? Eight years of experience and results in treatment of herniated lumbar disc[J]. Clin Orthop Relat Res, 1989(238): 35-42.

[7] LEU H J, SCHREIBER A. 10 years of percutaneous disk surgery: results and developments[J]. Schweiz Rundsch Med Prax, 1989, 78(51): 1434-1439.

[8] KAMBIN P, ZHOU L. History and current status of percutaneous arthroscopic disc surgery[J]. Spine, 1996, 21(24 Suppl): 57S-61S.

[9] FOLEY K, SMITH M Z. Microendoscopic discectomy[J]. Techniques in Neurosurgery, 1997, 4: 301-307.

[10] BRAYDA-BRUNO M, CINNELA P. Posterior endoscopic discectomy (and other procedure)[J]. Eur Spine J, 2000, 9 (Suppl 1): S24-S29.

第十二节 椎间孔镜下侧入路腰椎间盘切除术

【发展历史】

经皮内镜椎板间入路椎间盘切除术（percutaneous endoscopic interlaminar discectomy, PEID）是脊柱内镜技术中的重要组成（图 5-12-1）。从 20 世纪 30 年代 Mixter 和 Barr 开始，到 70 年代 McCuloch 开放椎板间入路显微椎间盘摘除术，逐渐成为一标准术式。90 年代脊椎内镜发展主要分为两个方向：一个方向是 1997 年 FORLEY 首次报道的应用后路椎间盘镜下腰椎间盘切除术（microendoscopic discectomy, MED），此术式集合了传统椎板间隙开窗技术和内镜微创技术的优点，其镜下依然以空气介质为主（图 5-12-2）；

另一方向是 Yeung 和 Hoog Land 等研制出了后外侧经椎间孔入路的内镜系统，其镜下介质为灌注的生理盐水，这种集工作、通道、灌洗、照明、广角镜头于一体的内镜，有学者称为"完全内镜"。2005 年德国 Ruetten 最早将"完全内镜"应用于椎间板入路。

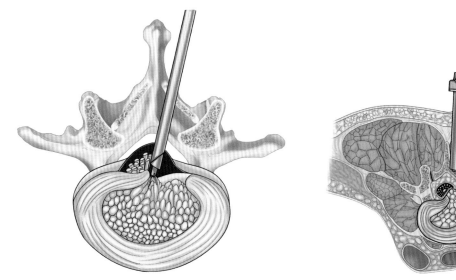

图 5-12-1　经皮内镜椎板间入路椎间盘切除术　　　　　图 5-12-2　后路显微内镜腰椎间盘切除

PEID 主要用于 L_5 横突肥大和高髂嵴经椎间孔入路特别困难的 $L_5 \sim S_1$ 椎间盘突出。Ruetten 进一步拓展了此术式的适应证，在镜下磨钻的协助下完成中央型和外周型腰椎管狭窄的微创治疗，并取得良好的临床疗效。

【适应证及禁忌证】

1. 适应证　主要用于 $L_5 \sim S_1$ 椎间盘突出，尤其是高髂嵴、L_5 横突肥大，或不利于侧路穿刺的其他情况，因此更多地将此术式作为 PEID 的一个补充。

2. 禁忌证　主要是合并腰椎不稳定，单纯行减压手术无法完全缓解症状者。

【手术步骤】

1. 体位　取俯卧位，采用俯卧位架，使腰椎前凸变小，$L_5 \sim S_1$ 椎板间隙增大，以利于穿刺。

2. 麻醉　局部麻醉或全身麻醉。一般多采用全身麻醉，类似于后路开放椎间盘摘除手术。

3. 定位、穿刺　在 S_1 棘突旁，术侧做标记，在 C 臂透视下，用穿刺针向 $L_5 \sim S_1$ 椎间隙上外处穿刺，希望将工作套管引导到 S_1 神经根的肩外部椎间盘，套管斜面对着黄韧带方向（图 5-12-3）。

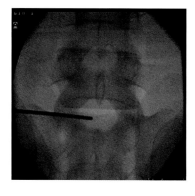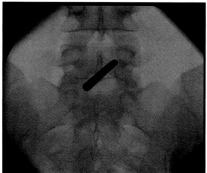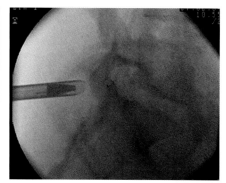

图 5-12-3　定位、穿刺，并置入工作套筒

4. 安装内镜系统　一般术者站在患侧进行操作，用镜下黄韧带剪剪开黄韧带，即可看到硬膜、神经根及椎管内脂肪（图 5-12-4）。辨认神经根后，可以应用剥离子将其与腹侧突出椎间盘进行分离。用镜下

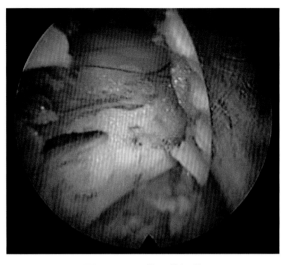

图 5-12-4 剪开黄韧带

剪刀剪开纤维环后逐步取出突出的髓核组织。总之，与显微镜下椎间盘摘除术步骤是一致的。因为是镜下操作，所以进行一定练习后，才能做到较好的手眼配合。

5. 减压完成后，撤出工作套管，关闭切口。如果是局部麻醉手术，患者可当天下地活动。因为多用全身麻醉下手术，一般会嘱患者次日下地活动。

【手术要点】

1. PEID 直接进入椎管，操作过程中对患者神经刺激较大，且需在俯卧位下行手术，因此推荐全身麻醉下手术。在体位摆放时需注意腹部悬空，减少腹压增高引起的出血。椎管内血供丰富，因此 PEID 的难点在于镜下止血。一方面要注意避免血压过高或腹压过高，另外一方面要了解常见的出血部位，包括神经根腋下血管、侧隐窝入口血管和神经腹侧静脉丛。如果出血过多镜下视野不清可暂停操作，增加水压或压迫止血，避免视野不清导致镜下结构损伤。

2. 进入椎管有两种方法。一种是使用穿刺针透视下穿刺，可感受到穿透黄韧带进入椎管，侧位 X 线提示穿刺针尖抵抗 $L_5 \sim S_1$ 椎间盘水平或 L_5 椎体下缘。这种穿刺定位能够尽量避免损伤神经，而且椎板间黄韧带头外侧相对尾侧相对薄弱易于切开，然后沿导丝做纵向切口，插入二级扩张器抵达黄韧带，再导入套管。但这种入路依然有损伤神经和硬膜的风险，尤其对腋下型椎间盘突出。另外一种方法是切开皮肤及浅筋膜，直接使用二级扩张器穿刺至黄韧带浅层，因为二级扩张器为钝头，因此不会造成神经损伤，沿扩张器放入工作套筒后在镜下使用剪刀和椎板咬骨钳横向剪开黄韧带，进入椎管。

3. PEID 和传统的 MED 没有明显区别，因此减压范围大，可以做到侧隐窝全程减压，甚至可以椎板下潜行减压对侧。但工作套筒位置不固定，因此镜下操作和位置感较经椎间孔入路困难。一般来说在去除硬膜外脂肪暴露硬膜和神经根后，可以先向外侧至关节突内侧，充分松解神经根肩部和关节突之间的粘连，然后从神经根肩上进入椎间隙，取出突出椎间盘。如果椎间盘位于腋下，可直接从腋下将突出椎间盘取出。在操作过程中注意使用双极电凝、神经剥离子和套筒将神经挡开，避免误操作。

腰椎间盘手术治疗，既往开放手术存在骨性结构破坏较多、影响脊柱稳定性及患者恢复时间长等问题。PEIT 作为一种新型的脊柱微创技术，安全性高、术中创伤小，而对 $L_5 \sim S_1$ 椎间盘突出，尤其是高髂嵴、L_5 横突肥大，或其他不利于侧路穿刺的情况，可以使用 PEID 进行充分减压。随着研究的深入和技术进展，PEID 将进一步得到推广应用。

【典型病例】

患者，男性，47 岁。主诉：右下肢疼痛半年，加重 1 个月。治疗：完善术前检查后，在全身麻醉下行 $L_5 \sim S_1$ 经椎板间入路内镜下椎间盘摘除术（图 5-12-5～图 5-12-10）。术后下肢症状完全缓解。

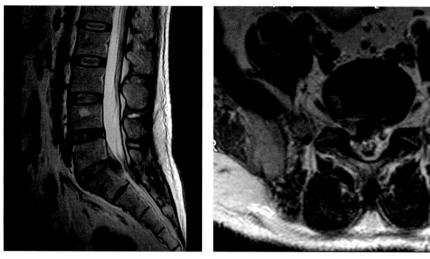

图 5-12-5　术前 MRI

示 $L_5 \sim S_1$ 椎间盘突出，偏右侧，向下脱垂至 L_5 椎体中段。

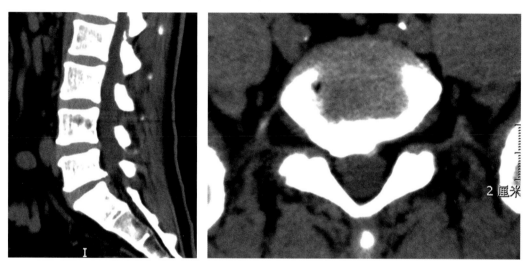

图 5-12-6　术前 CT

示 $L_5 \sim S_1$ 椎间隙水平椎间盘突出伴钙化，向下脱垂游离。

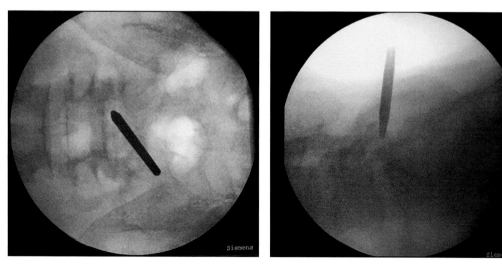

图 5-12-7　透视下置入二级扩张器

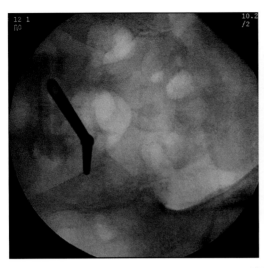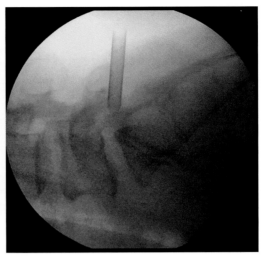

图 5-12-8 透视下置入工作套筒

指向 S$_1$ 神经根肩部,深度在黄韧带水平。

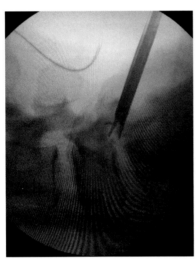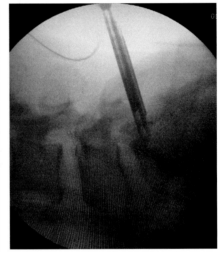

图 5-12-9 透视下明确减压范围

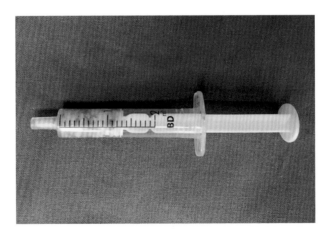

图 5-12-10 取出的椎间盘

(行勇刚)

参 考 文 献

［1］CHOI G, LEE S H, RAITURKER P P, et al. Percutaneous endoscopic interlaminar discectomy for intracanalicular disc herniations at L₅-S₁ using a rigid working channel endoscope[J]. Neurosurgery, 2006, 58(1 Suppl): ONS59-ONS68; discussion ONS59-ONS68.

［2］RUETTEN S, KOMP M, GODOLIAS G. A New full-endoscopic technique for the interlaminar operation of lumbar disc herniations using 6-mm endoscopes: prospective 2-year results of 331 patients[J]. Minim Invasive Neurosurg. 2006; 49(2): 80-87.

［3］RUETTEN S. The full-endoscopic interlaminar approach for lumbar disc herniations[M]// MAYER H M. Minimally invasive spine surgery. Berlin: Springe-Verlagr, 2005: 346-355.

第十三节　椎间孔镜下经椎板间入路腰椎间盘切除术

【发展历史】

公元前 4 世纪,古希腊 Hippocrates 就已对坐骨神经痛(sciatica)进行了描述。直到 20 世纪 30 年代美国医师 Mixter 和 Barr 认识到是腰椎间盘破裂导致这一病症,并通过手术治疗痊愈。自此开始了腰椎间盘突出症手术治疗的新纪元。当时采用的是椎板或半椎板切除的"大开放式"手术。20 世纪 70 年代 McCulloch 等报道开始用手术显微镜进行椎间盘摘除术,此术式逐渐成为治疗腰椎间盘突出症的标准术式。

随着脊柱外科技术的不断进步,在尽可能减少手术创伤的基础上,保持脊柱结构的完整性和稳定性、减少术后并发症,成为治疗脊柱疾病的研究方向。20 世纪后半叶,基于椎间盘造影及化学髓核的椎间孔入路逐渐成形。Kambin 于 1990 年明确描述了"椎间孔安全三角区"(Kambin 三角)的概念,并详细描述和阐明了该三角是进行椎间孔镜手术的"安全三角区",为以后的内镜操作手术的安全性提供了理论基础;如图 5-13-1 所示,以出口根为外界,下位椎体上缘为下界,硬膜及走行根为外界的三角区。而随着外科内镜技术的发展,1997 年 Attoney Yeung 发明了现在我们集多通道广角柱状镜头于一体的三代脊柱内镜系统(Yeung endoscope spine system, YESS)其入路与经椎间孔髓核溶解术相似。2005 年 Hoogland 研发出脊柱内镜系统(Thomas Hoogland endoscope spine system, THESSYS)其进点离正中线的距离更远,也更易到达椎管内。

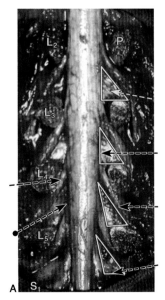
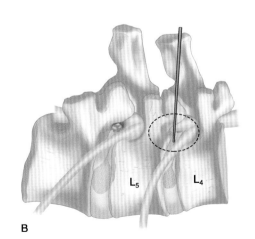

图 5-13-1　Kambin 安全三角区

YESS 技术强调经 Kambin 三角进入椎间盘,由内而外切除椎间盘组织。而 HoogLand 强调是用特制的环钻或骨钻逐级进行椎间孔扩大成形,这样就可将工作导管置入椎管内,直视下取出椎间盘组织或游离的髓核组织，即所谓由椎间盘外向椎间盘内减压。2005 年 Ruetten 又提出远外侧入路，类似于 YESS 技术，但入点极度靠外，此技术更易到达硬膜腹侧甚至对侧。图 5-13-2 显示了三种入路的穿刺方法。早期有关几种入路的争论很多，但结果一致，均可达到髓核摘除神经减压的目的。目前大家都称为 PELD（percutaneous endoscope lateral discectomy，PELD）或 PTED（percutaneous trasforaminal endoscope discectomy，PTED），此类技术近年来在国内发扬光大，又衍生了诸多改进技术。

【适应证及禁忌证】

1. 适应证　原则上讲 PTED 的手术适应证与开放显微椎间盘切除术相同，主要是经非手术治疗无效的腰椎间盘突出症，但近年来随着技术和器械的改进，其适应证范围也有所扩大，除了单纯的包容性腰椎间盘突出症，还包括以下几种。

（1）脱出、游离的椎间盘突出。

（2）合并环状骨骺或伴钙化的椎间盘突出。

（3）极外侧椎间盘突出。

（4）既往行后路开窗髓核摘除术后复发的椎间盘突出症。

（5）融合术后出现的邻近节段退变。

（6）特定类型的腰椎管狭窄症，椎间孔狭窄以及侧隐窝入口狭窄为主。

2. 禁忌证

（1）合并腰椎不稳定。

（2）合并侧隐窝 / 中央椎管骨性狭窄。

【手术步骤】

侧卧位或俯卧位均可，北京积水潭医院习惯使用侧卧位，常规消毒铺单。

（一）常规手术

以下操作以北京积水潭医院常用的 Maxmore 系统为例。

1. 用 G 臂和克氏针标记出突出椎间盘的水平。正位 X 线片显示下位椎体上关节突尖与下位椎体终板中心的连线，侧位 X 线片显示 $L_5 \sim S_1$ 30°～40°、$L_4 \sim L_5$ 和 $L_3 \sim L_4$ 20°～25°（图 5-13-3）。

图 5-13-2　三种入路的穿刺方法

蓝箭头：YESS 入路；红箭头：THESSYS 入路；白箭头：远外侧入路。

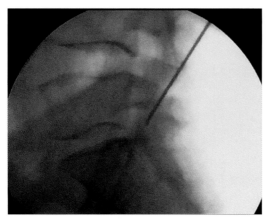
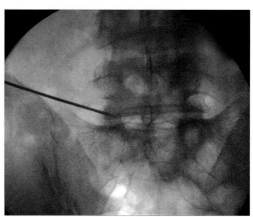

图 5-13-3　入点标记及穿刺

2. 切口　皮肤用 1% 利多卡因 2ml 浸润，将 18G 穿刺针穿到下位椎体上关节突尖处，局部浸润 2ml 利多卡因（可根据情况在通道上多点浸润）放入导丝后局部做 0.8cm 切口。

3. 沿导丝插入 TOMShidi 针套，去除导丝，置换成尖锐的 TOM 针，从下位椎体上关节突尖开始，按照既定的方向将其打入椎间孔，当出现落空感时，换成钝头的 TOM 针，继续将 TOM 针深入直达椎管前方，接近突出椎间盘部位，此时将 TOM 针置换为导丝（图 5-13-4）。

4. 导丝引导下，依次用 4～8mm 骨钻进行椎间孔扩大成形，注意骨钻应顺行导丝走向，避免使其打弯或折断，建议用 X 线密切监视骨钻的位置（图 5-13-5）。

5. 撤出骨钻后，换成二级皮肤扩张器，导入工作套筒，使套筒尖部接近突出椎间盘水平（图 5-13-6）。

6. 连接内镜的光源镜头和生理盐水灌洗，在白平衡和对焦清晰后，即可进行镜下减压。先用髓核钳去除松动的碎屑，可以辨认黄韧带、关节突及椎间盘组织，这时通常还看不见神经组织，耐心且缓慢地将突出的髓核组织清除后，就可看到下落进入视野的神经根及硬膜组织（图 5-13-7），术中看到神经波动，取出的髓核组织和 MRI 显示的体积匹配时，认为减压足够了。局部麻醉下可以询问其症状是否缓解。有些术者可在关闭伤口前在神经附近局部浸润少量糖皮质激素，术后 2 小时局部麻醉患者可下地活动，但全身麻醉建议次日下地活动，一般无须抗生素治疗。

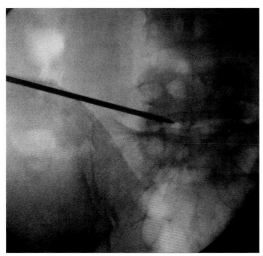
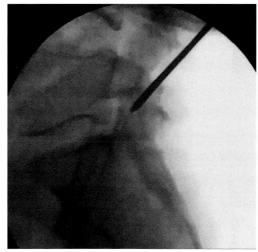

图 5-13-4　TOMShidi 针打入

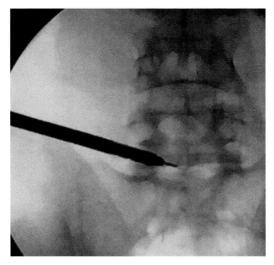
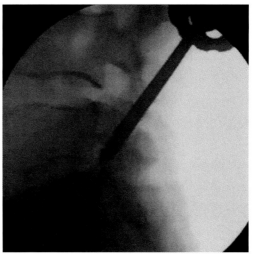

图 5-13-5　椎间孔扩大成形

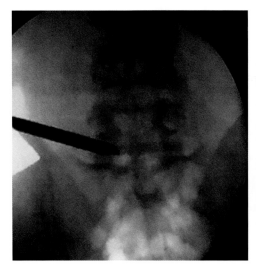
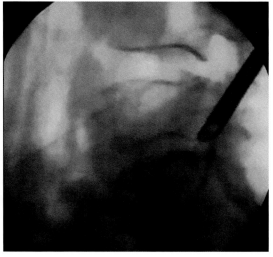

图 5-13-6　导入工作套筒

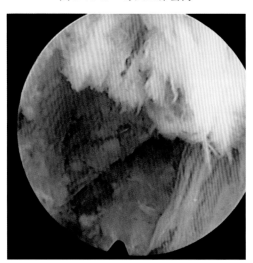

图 5-13-7　减压后神经回落

可显示左上角走行根,右下角出口根及两者之间的 Kambin 三角。

（二）导航或机器人手术

由于椎间孔镜手术为微创手术,因此可通过体表标志物进行体外导航和定位。

1. 粘贴体表标志物后,通过 C 臂扫描进行注册(图 5-13-8)。

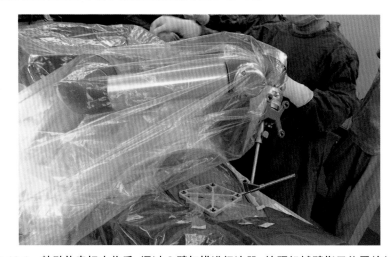

图 5-13-8　粘贴体表标志物后,通过 C 臂扫描进行注册,按照机械臂指示位置放入套筒

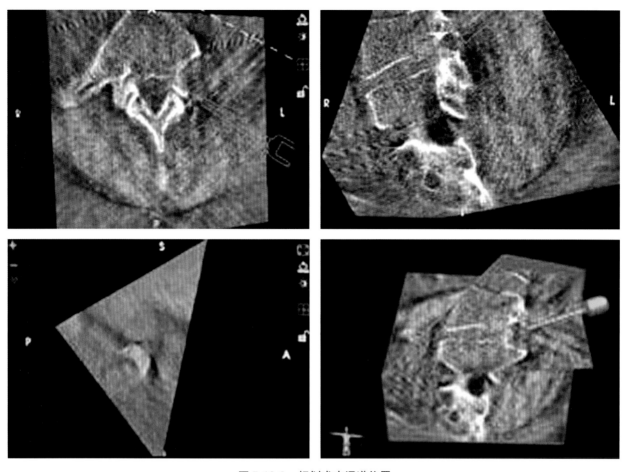

图 5-13-9　规划术中通道位置

2. 在机器人指引下选择入点和方向，可根据手术入路选择 YESS、THYSSES 或远外侧入路（图 5-13-9）。

3. 沿机器人工作套筒置入导针，按照同样的方法进行椎间孔成形、放入工作套筒，透视位置满意后进行镜下操作。

【手术要点】

1. **手术麻醉**　大多数术者倾向于在静脉镇静基础上给予 1% 利多卡因局部浸润麻醉，也有越来越多的术者愿意给予全身麻醉。局部麻醉的好处是患者能及时向术者进行反馈，起到神经监护的作用，但术中神经周围操作时难以避免地引起疼痛和紧张情绪，同时患者常无法长时间耐受同一姿势。因此，不易进行配合的患者（如年龄小的患者），或手术难度较大、估计时间较长的患者，更倾向于全身麻醉。很多医生常担心的全身麻醉下神经损伤问题，如果严格按照标准穿刺路径，避免锐性器械进入椎管，基本上可以避免穿刺过程中的神经损伤。

2. **体位摆放**　俯卧位或侧卧位均可，主要看术者的爱好和习惯，习惯于做开放性脊柱手术的医师来说，俯卧位在解剖学上更加熟悉，而且患者体位稳定，不易移位，但侧卧位也有优势：①侧卧位更有利于麻醉管理；②如果手术时间长，侧卧位较俯卧位更能耐受，俯卧位对患者尤其是老年患者的呼吸功能影响更大；③侧卧位因有手术床的对抗作用，使穿刺和置管更加容易；④侧卧位对腹腔脏器更加安全，侧卧位易于进行直腿抬高试验和股神经牵拉试验；⑤侧卧位加用腋垫可以使术侧椎间孔扩大。

3. **穿刺路径选择**　$L_5 \sim S_1$，尤其是高髂嵴或向下脱垂的患者，可以选择 THESSYS 入路或在其基础上衍生的 BEIS 入路，通过切割上关节突甚至横突来达到靶向区域。压迫来源于腹侧 $L_4 \sim L_5$ 或 $L_3 \sim L_4$ 椎间盘突出，可以使用极外侧入路，避免对关节突的破坏。而对于更高椎间隙的椎间盘突出，由于穿刺路径中需避开肾脏等腹膜后结构，通常 YESS 入路更为安全。但如果椎间盘向下脱垂或合并来自背侧的压迫，则需要行 THESSYS 入路切割上关节突来暴露神经根背侧,从而达到减压的目的。

4. 如何判断减压充分 镜下操作的一大难点通常是判断是否减压充分,在局部麻醉时可以通过询问患者来验证,但这一主观体验通常并不十分准确,间隙内仍然可能有残留的椎间盘组织碎片,导致术后短时间复发。判断终点的主要依据包括以下几点:①神经根随心跳搏动;②取出的突出组织与 MRI 所显示相匹配;③术中直腿抬高试验(侧位)或股神经牵拉试验(正侧位)观察到神经自如滑行;④探查神经走行范围内下方没有组织压迫。

5. 常见的并发症 Yeung 总结了近 2 000 例 PTED,总的手术并发症发病率为 3.5%,随着手术经验积累,发病率小于 1%。常见手术并发症包括:①硬膜撕裂,多由穿刺骨钳或镜下粗暴操作导致,一般无须特殊处理。术后凝血块可起阻塞的作用。②神经根损伤,按理此并发症在局部麻醉下很难发生,如果患者术中出现神经疼痛,就应及时进行方向调整,如万般调整仍不能避免,此时可行椎板切开髓核摘除术。③出口神经根支配区感觉异常,发病率 5%~15%,这是通道入路并发症。多发生于术后数天内,均为一过性。一般认为与术中工作套筒靠近神经根的背根神经节有关。可考虑局部糖皮质激素注射封闭治疗。④头颈部疼痛,个别患者与术中冲洗液过度灌注有关,患者主诉头颈部疼痛僵硬,个别患者会出现严重的硬脊膜刺激症状,甚至四肢肌肉痉挛疼痛。给予镇静、吸氧观察,建议在手术操作中尽量避免过高的灌注水压及长时间操作。⑤除此以外,一些少于并发症,如腹膜后血肿、术后椎间盘感染、肠管损伤等均有报道。术后复发与传统的开窗椎间盘切除术的发病率(5%~11%)类似。为了避免术中不必要的风险,术中有以下症状时术者一定要谨慎处理:①局部麻醉时患者出现出乎意料的腰腿不适,此时要仔细检查调整穿刺和操作;②患者出现头颈疼痛、腹痛等应先停止手中操作进行评估,必要时放弃手术。

【典型病例】

患者,女性,33 岁,主诉:左下肢疼痛 3 个月,加重 1 周(图 5-13-10,图 5-13-11)。治疗:全身麻醉下行侧卧位经椎间孔入路内镜下椎间盘摘除术(图 5-13-12~图 5-13-15)。减压后可见神经根下方压迫解除,神经根张力减小,表面血管充盈,行直腿抬高试验神经根滑动明显,减压结束(图 5-13-16)。

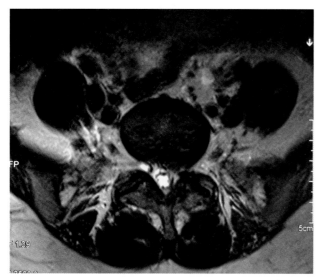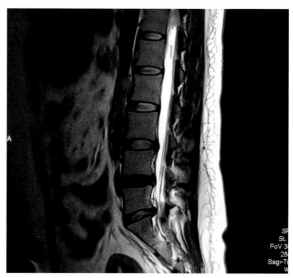

图 5-13-10 术前 MRI
显示 L_5~S_1 椎间盘突出,偏左侧;L_4~L_5 椎间隙退变明显,但无明显突出椎间盘。

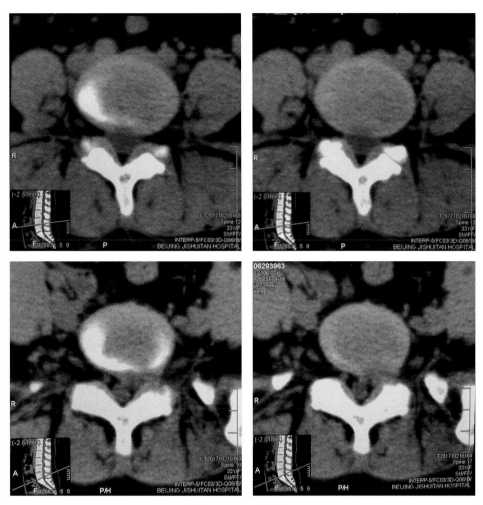

图 5-13-11　术前 CT
显示 $L_5 \sim S_1$ 椎间盘左侧后外侧突出，未见明显钙化。

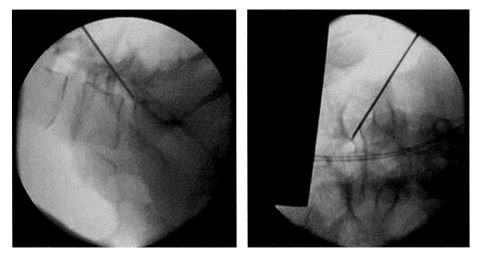

图 5-13-12　穿刺针沿上关节突腹侧穿刺至其根部

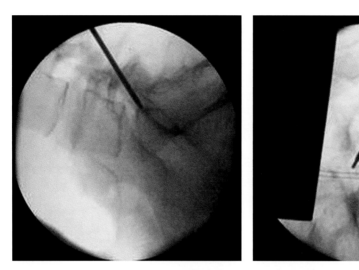

图 5-13-13　使用 TOMShidi 针微调后明确工作路径

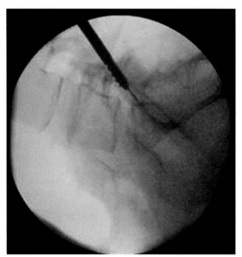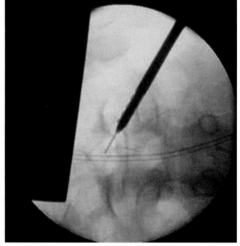

图 5-13-14　椎间孔成形

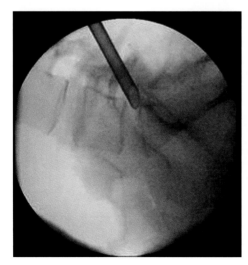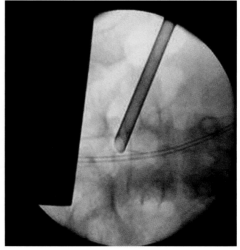

图 5-13-15　置入工作套筒,开始镜下减压

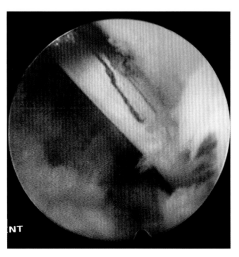

图 5-13-16　减压后 X 线透视

（行勇刚）

参 考 文 献

［1］MIXTER W J, BARR J S. Rupture of the intervertebral disc with involvement of spinal canal［J］. N Engl J Med, 1934, 211: 210.

［2］KAHANOVITZ N, VIOLA K, MCOLLOCH J. Limited surgical discectomy and microdescectomy: a clinical comparison［J］. Spine, 1989, 14（1）: 79-81.

［3］MAROON J C, ABLA A A. Microlumbar discectomy［J］. CLin Neurosurg, 1986, 33: 407-417.

［4］MCCULLOCH J A. Principles of microsurgery for lumbar disc diseases［M］. New York: Raven Press, 1989.

［5］KAMBIN P, ZHOU L. History and current status of percutaneous arthro-scopic disc surgery［J］. Spine, 1996, 21（24 Suppl）: 57S-61S.

［6］YEUNG A T. The evolution and advancement of endoscopic foraminal surgery: one surgeon′s experience incorporating adjunctive techologies［J］. SAS J, 2007, 1（3）: 108-117.

［7］RUETTEN S, KOMP M, GODOLIAS G. An extreme lateral access for the surgery of lumbar disc herniations inside the spinal canal using the full-endoscopic uniportal transforaminal approach-technique and prospective results of 463 patients［J］. Spine, 2005, 30（22）: 2570-2578.

第十四节　腰椎人工间盘置换术

【发展历史】

人工腰椎间盘置换术通过重建退变节段的椎间隙高度、恢复腰椎的活动度,解除由椎间盘退行性疾病引起的下腰背痛和坐骨神经痛,预防邻近节段及对应关节面的退变,理论上更符合人体的生理需要,已成为脊柱外科领域研究的重点与热点。1956 年 Van Steenbrugghe 首次提出椎间盘假体的概念,并于 17 年后首次将人工全椎间盘置入黑猩猩体内。1966 年 Fernstrom 最早在临床上使用一个不锈钢球替代椎间盘重建椎间隙高度以保存手术节段的运动功能。随着对脊柱生物力学、运动学、材料学等相关学科的深入研究,人工椎间盘置换术得到了极大的发展。目前临床上应用较多的主要包括两种全腰椎间盘假体:Charité 型人工全椎间盘假体和 ProDisc 型人工全椎间盘假体。Charité 型人工全椎间盘假体由德国 Butter-Janz 于 1988 年设计,截至目前,已在欧洲 13 个国家中应用,总病例数已达万余例;ProDisc 型人工全椎间盘假体在 20 世纪 80 年代晚期由法国脊柱外科医师 Thierry Marnay 设计,1990 年 3 月至 1993 年 2 月首次在 64 例患者中使用,1999 年第二代 ProDisc 型人工全椎间盘假体设计成功,至今使用病例数也达到 5 000 余例。人工腰椎间盘假体的开发需经过有限元分析、体外标本力学实验、摩擦磨损实验、动物实验等体外辅助评估手段来完善并确定其合理性和安全性。经过批准才能进入临床试验阶段,迄今为止,已设计的椎间盘假体已有1 000余种,只有10余种进入临床试验阶段。目前,美国国家食品药品监督管理局(Food and Drug Administration,FDA)只批准了 Charité Ⅲ 在单节段置换术中的应用,对于第二代 ProDisc 型人工全椎间盘假体允许进行双节段置换术。

【适应证及禁忌证】

1. 适应证　要取得该手术的成功,关键在于严格掌握手术适应证、较熟练的腰椎前路手术经验和必要的设备。目前人工全椎间盘置换术的临床适应证仍较窄。荷兰的 Zeegers 提出的人工椎间盘置换术的适应证得到许多医师的认同。

(1)退行性椎间盘疾病,年龄在45岁以下(最高不超过50岁);脊椎关节突关节接近正常,无明显的退行性病变。

(2)脊椎骨质量好。

(3)必须诊断清楚,确定腰痛来源为此节段椎间盘,而不是其他部位,宜采用椎间盘造影及激发试验证实。

(4)在既往已融合的节段以上或以下邻近节段出现退行性改变且出现腰痛,不伴放射性腿痛,并被证实。

2. 禁忌证　包括局部感染、肿瘤或椎间骨缺损、骨质疏松、椎管狭窄、关节突增生、神经功能缺失及放射性腿痛等。不适合腰椎前路手术者也应列为禁忌证。

【手术步骤】

1. 体位及显露　手术采用标准的前方腹膜后入路(具体步骤参见前方腹膜后入路腰椎间盘切除融合术)。

2. 椎间盘切除、人工椎间盘置入

(1)在前纵韧带表面钝性分离,暴露腰骶椎椎体及椎间盘(图5-14-1)。

(2)定中线后,用15号手术刀切开椎间盘纤维环,用髓核钳取出髓核组织(图5-14-2)。彻底清除后方的纤维环,必要时切除后纵韧带。当存在节段性脊柱侧凸时,需切除侧凸凹侧的外侧纤维环以矫正畸形。

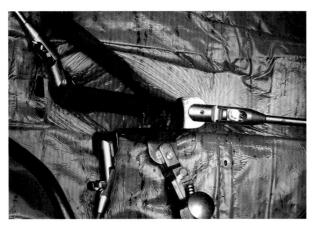 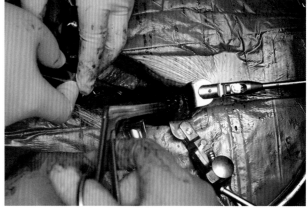

图5-14-1　显露腰骶椎椎体及椎间盘　　　　图5-14-2　用髓核钳取出间隙内髓核组织

(3)用终板刮匙去除终板软骨,暴露软骨下骨。使用逐级扩张器撑开椎间隙。

(4)打入试模,透视确定人工椎间盘大小、上终板角度和人工椎间盘内衬高度。用生理盐水冲洗椎间隙,置入合适大小人工椎间盘(图5-14-3),并充分打实,透视确认位置(图5-14-4)。

3. 关闭切口

(1)冲洗伤口,取出纱布等止血材料,去除自动拉钩。

(2)仔细检查是否存在活动性出血,并仔细止血。

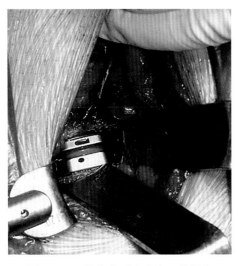

图 5-14-3　植入合适大小人工椎间盘

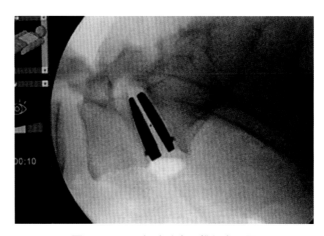

图 5-14-4　透视确认人工椎间盘位置

（3）使用可吸收缝线关闭腹膜。

（4）使用可吸收缝线关闭腹直肌前鞘。

（5）逐层关闭皮下组织及皮肤。

【术后注意事项】

1. 早期下床活动。

2. 佩戴腰围 2 周。

3. 进食流食,待肠道功能恢复后逐步恢复正常饮食。

4. 术后使用抗生素 24 小时。

5. 使用足底静脉泵及弹力袜预防血栓形成。

6. 起床活动后拔除尿管。

【手术要点】

1. 应在腰椎间盘的范围内尽可能往后置入人工椎间盘。

2. 侧位 X 线透视来监测人工间盘置入的角度及深度;正位 X 线透视来确认人工间盘放置在中线位置。

【典型病例】

患者,男性,51 岁。主诉:反复腰痛伴双下肢放射性疼痛 10 年,加重 3 个月。影像学检查:术前腰椎侧位、过屈过伸位 X 线片示腰椎无明显不稳定(图 5-14-5～图 5-14-7)。术前腰椎 MRI 示 L_4～L_5 椎间盘退变、突出(图 5-14-8)。术前腰椎间盘 CT 造影示 L_4～L_5 椎间盘突出,患者有诱发痛(图 5-14-9)。诊断:椎间盘源性腰痛、腰椎间盘突出症。治疗:完善检查后行腰椎人工间盘置换术。术后:术后患者腰痛及双下肢放射痛缓解。术后腰椎正侧位 X 线片示腰椎人工椎间盘位置(图 5-14-10,图 5-14-11)。术后 3 个月随访腰椎正侧位、过屈过伸位 X 线片示腰椎人工间盘位置及活动度(图 5-14-12～图 5-14-15)。术后 3 年随访腰椎正侧位、过屈过伸位 X 线片示腰椎人工间盘位置及活动度(图 5-14-16～图 5-14-19)。

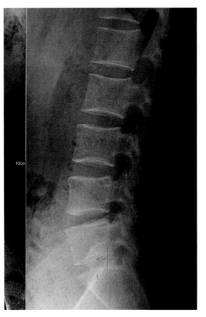

图 5-14-5　术前腰椎侧位 X 线片

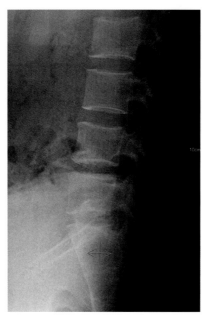

图 5-14-6　术前腰椎过屈位 X 线片

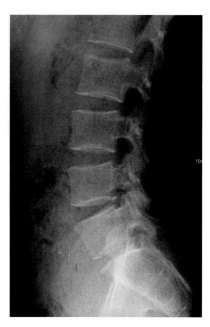

图 5-14-7　术前腰椎过伸位 X 线片

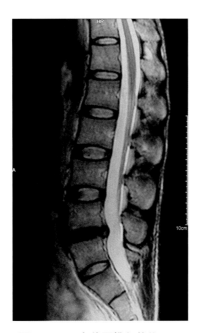

图 5-14-8　术前腰椎矢状位 MRI

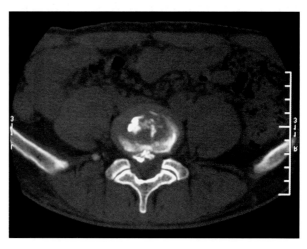

图 5-14-9　术前 CT 腰椎间盘造影横断面

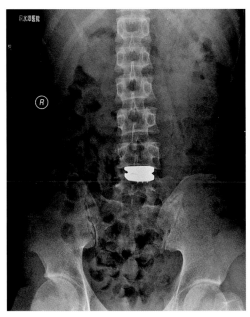

图 5-14-10　术后腰椎正位 X 线片

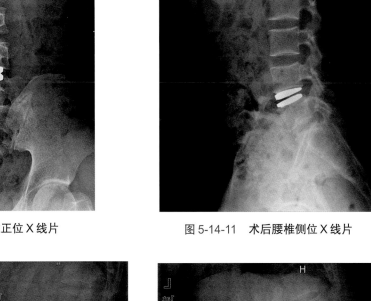

图 5-14-11　术后腰椎侧位 X 线片

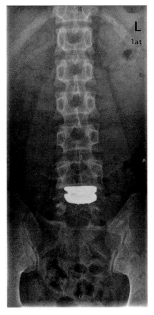

图 5-14-12　术后 3 个月腰椎正位 X 线片

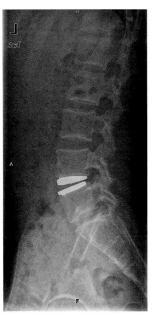

图 5-14-13　术后 3 个月腰椎侧位 X 线片

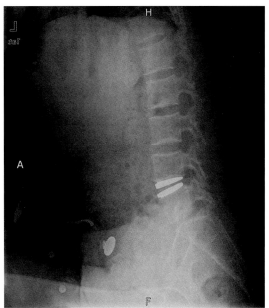

图 5-14-14　术后 3 个月腰椎过屈位 X 线片

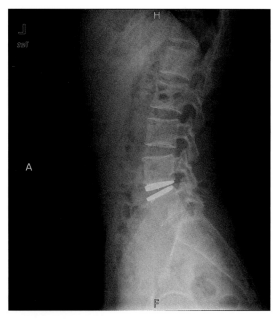

图 5-14-15 术后 3 个月腰椎过伸位 X 线片

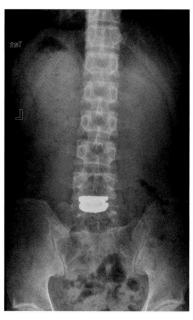

图 5-14-16 术后 3 年腰椎正位 X 线片

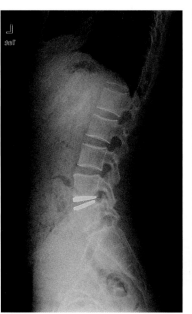

图 5-14-17 术后 3 年腰椎侧位 X 线片

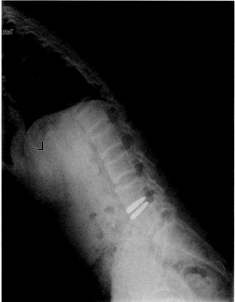

图 5-14-18 术后 3 年腰椎过屈位 X 线片

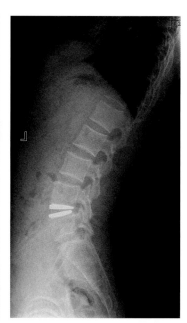

图 5-14-19 术后 3 年腰椎过伸位 X 线片

　　人工腰椎间盘置换术在治疗椎间盘退行性疾病时，相对脊柱融合存在很多优势，初步临床试验结果显示短、中期疗效较好，可比肩腰椎融合术，然而远期疼痛缓解效果、节段活动的保留及是否对邻近节段症状性退变产生影响都是该技术面临的问题。

（王华栋）

参 考 文 献

［1］BLONDEL B，TROPIANO P，GAUDART J，et al. Clinical results of total lumbar disc replacement regarding various aetiologies of the disc degeneration：a study with a 2-year minimal follow-up［J］. Spine，2011，36（5）：E313-E319.

［2］VAN STEENBRUGGHE M H. Improvements in joint prosthesis［J］. French Patent，1956，28（5）：122-128.

［3］FERNSTRÖM U. Arthroplasty with intercorporal endoprothesis in herniated disc and in painful disc［J］. Acta Chir Scand, 1966, 357: 154-159.

［4］白文媛, 顾洪生, 廖振华, 等. 人工腰椎间盘置换的临床应用: 现状与未来［J］. 中国组织工程研究, 2013, 17(35): 6321-6326.

［5］LI Z Y, HAN X, MA S, et al. Effect of total lumbar disc replacement on the treatment of discogenic low lumbar pain: preliminary outcomes［J］. Chin Med J(Engl), 2013, 126(8): 1504-1508.

［6］阮狄克. 对人工腰椎间盘置换术的几点看法［J］. 中国脊柱脊髓杂志, 2002, 12(3): 9.

［7］ZEEGERS W S, BOHNEN L M, LASPER M, et al. Artificial disc replacement with the modular type SB Charité Ⅲ: 2-year results in 50 prospectively studied patients［J］.Eur Spine J, 1999, 8(3): 210-217.

第十五节　经皮胸腰椎内固定术

【发展历史】

胸腰椎椎弓根螺钉内固定术是目前脊柱外科手术应用最广泛的手术操作之一, 可应用于治疗胸腰椎骨折、退行性疾病、脊柱畸形、肿瘤等常见脊柱外科疾病, 随着医学技术的进步, 椎弓根螺钉内固定术, 也从最初期的切开直视下螺钉置入, 到借助于计算机辅助导航引导下或机器人引导下经皮螺钉置入, 使手术操作更加精确, 患者术后效果得到进一步提高。

微创内固定技术最早应用于胸腰椎骨折的治疗, 20 世纪 50 年代末, Harington 开始应用钩 - 棒撑开技术治疗胸腰椎不稳定骨折, 早期的手术操作要点包括经中线有限暴露, 不损伤关节突关节, 保留关节活动功能, 这些理念现在依然应用于临床, 即减少软组织损伤, 保护关节囊, 选择性节段固定和融合。之后, Jacobs 更进一步推广了微创的理念, 并提出了"长节段固定, 短节段融合", 他强调软组织保护, 并且尽可能保留节段活动功能。另一个重要的理念, 是 20 世纪 70 年代末提出的关于终板和后方韧带复合体的完整性对脊柱骨折诊断和治疗的意义, 并由此提出了 Magerl/AO 分型。

经皮椎弓根螺钉的置入最早由 Magerl 于 1977 年发表, 他利用内固定器械治疗胸腰椎骨折, 之后也应用于骨折复位、严重滑脱及脊柱感染的手术治疗。虽然大多数手术是通过常规入路进行, 但也有很多例螺钉是通过微创入路置入, 但是由于手术入路为正中入路, 向两侧暴露时, 还是存在对手术节段关节囊的损伤。

随着科学技术的发展, 尤其是内固定和术中影像学系统的进步, 现在的微创脊柱手术(minimally invasive spine surgery, MISS)技术得到了质的飞跃, 明显提高了螺钉置入的精确性, 并且减少了软组织的牵拉和损伤。具体手术操作入路包括两个重要部分, 传统的经肌间沟入路(Wiltse 入路)和肌肉扩张系统。经肌间沟入路是通过多裂肌和最长肌间隙找到入钉点, 但该入路仍存在对软组织的直接牵拉, 理论上可能引起肌肉坏死和术后肌肉萎缩或纤维化, 在实际操作中, 如果手术节段位于胸腰段($T_{10} \sim L_2$), 暴露相对容易, 不易出现肌肉的过度牵拉, 但是如果进行下腰椎手术, 由于腰椎前凸的影响, 操作空间深, 并且最长肌即将止于骶骨和髂嵴, 可牵拉范围有限, 可能会出现软组织过度牵拉的情况。而肌肉扩张套筒的使用, 理论上可以减少手术周围肌肉的牵张力。

【适应证及禁忌证】

1. 适应证　几乎所有需要胸腰椎椎弓根螺钉内固定的病例都可以使用经皮微创技术, 结合计算机辅助导航或骨科机器人引导, 可以更安全有效完成手术操作。具体手术适应证如下。

(1)胸腰椎骨折, 伴或不伴脱位。

(2)脊柱退行性疾病(腰椎滑脱、腰椎不稳定)。

(3)脊柱畸形(脊柱侧凸、脊柱侧后凸)。

(4)脊柱病灶清除后的脊柱稳定性重建。

2. 禁忌证　经皮胸腰椎内固定术无特殊手术禁忌证, 但有两点需要注意。

(1)需要清晰的术中影像支持, 或在计算机辅助导航及手术机器人指引下进行操作, 因此完善的影像设备必不可少。

（2）术野有限,无法在直视下清晰暴露椎弓根螺钉置入点,因此需要导针及空心螺钉,以防置钉方向偏移。

【手术步骤】

（一）透视下手术

1. 前后位,椎体位于影像中心,调整机头位置,垂直于椎弓根方向,椎体上下终板分别重叠成一条线,棘突位于椎体中线,并且显示双侧横突。

2. 穿刺针从关节复合体和横突交接处（椎弓根外缘）进针,确保在侧位穿刺针尖端到达椎弓根基底部之前,正位尖端不要超过椎弓根内缘,继续进针,直到侧位椎体一半长度。

3. 拔出穿刺针针芯,置入导针,透视确定导针位置,经导针置入空心螺钉。

（二）导航或机器人引导下手术

由于计算机辅助导航系统可以术中实时显示三维影像,准确指引入钉点及进钉方向,并且明显减少手术人员放射线暴露,是经皮胸腰椎内固定术最成熟的操作方式,故以此为例,介绍手术步骤。机器人引导下手术步骤类似,在此不再赘述。

1. 确定示踪器夹钳固定的位置,在需要椎弓根螺钉固定的脊椎中,一般选择最头侧脊椎的椎体,在透视下进行标记。

2. 消毒铺巾后,在棘突标记处纵向切开皮肤 1～2cm,剥离棘突两侧的椎旁肌,选择合适的示踪器夹钳,固定到选定的棘突上。

3. 进入导航界面,将位置传感器朝向术野,依次注册患者示踪器,指点器,注册台,导航椎弓根器械（指点器、尖椎、开路器）,以及 C 臂。

4. C 臂正侧位透视,调整 C 臂的位置的高低,使手术区域在透视正侧位上均居中,并能够被位置传感器感应。进行旋转190°透视扫描并传输数据。如果固定节段较长,可以分多次进行扫描。

5. 观察三维重建图像,使用导航指点器明确经皮的入钉位置。

6. 纵向或横向切开皮肤 2～3cm。

7. 钝性分离椎旁肌肉至关节突附近,使用套筒扩张器逐级钝性扩张至最大。

8. 显露清楚套筒内的骨性标志,之后在导航下按照开放手术方法进行钉道准备。

9. 钉道内插入导针。

10. 确定好螺钉直径和长度后,在导丝的引导下拧入空心螺钉。

【手术要点】

1. 导航的示踪器应牢固地固定在患者的骨性标志上,否则将影响精准度。

2. 患者示踪器上有红外反射器与红外接收相机之间不能有阻挡,否则影响操作。

3. 应用导航钻探椎弓根孔道后拧入螺钉应严格依据所钻孔拧入,以往有随意拧入导致失准的现象。

4. 在导航手术操作过程中,患者示踪器要固定牢靠,并且要避免触碰示踪器。因为示踪器是标示操作部位空间定位的桥梁,一旦示踪器不稳固发生位置移动,就会出现图像发生漂移,影响置钉准确性。

5. 在手术过程中,术者如果感觉导航不准,可以使用指点器在骨性标志部位,如棘突、关节突上进行测试。一旦确定不准,需要重新进行注册和 C 臂扫描。

6. 手术切口,如果选择纵向切口有利于连接杆的置入,骨折患者可能更加适合;如果选择横向切口更有利于椎板减压。

【典型病例】

患者,男性,56 岁。主诉:2m 坠落伤后腰背痛 3 天。体格检查:胸腰段叩击痛,棘突间压痛,双下肢浅感觉无明显异常,肌力 V 级。影像学检查:正侧位 X 线片示 T_{12} 椎体楔形变,椎体前缘压缩约 30%,椎体后缘骨质不完整（图 5-15-1）;MRI 示 T_{12} 椎体楔形变,椎体前缘压缩约 30%,椎体后缘骨质不完整,硬膜囊受压（图 5-15-2）。诊断:胸椎骨折（T_{12}）。治疗:胸腰段骨折复位,经皮胸腰椎椎弓根螺钉内固定术（图 5-15-3,图 5-15-4）。术后:术后正侧位 X 线片示 T_{12} 椎体高度恢复,局部后凸纠正,胸腰段力线恢复,内固定位置正常（图 5-15-5）。

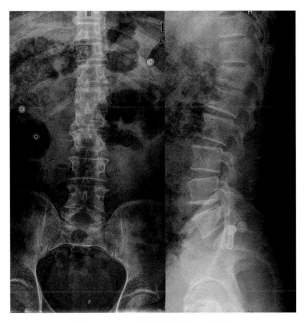

图 5-15-1 术前正侧位 X 线片

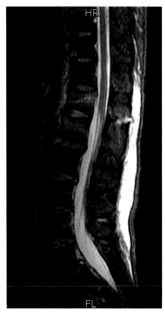

图 5-15-2 术前 MRI

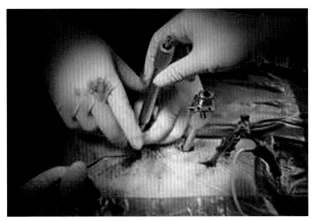

图 5-15-3 沿椎弓根轴线经皮置入套筒

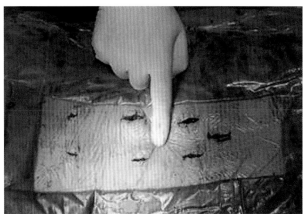

图 5-15-4 置钉完成后可见皮肤表面微创切口

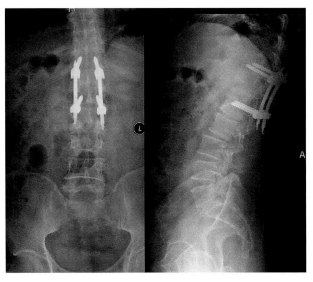

图 5-15-5 术后正侧位 X 线片

（马赛）

参 考 文 献

［1］HARRINGTON P R. Treatment of scoliosis. Correction and internal fixation by spinal instrumentation［J］. J Bone Joint Surg, 1962, 44-A: 591-610.

［2］JACOBS R R, ASHER M A, SNIDER R K .Thoracolumbar spinal injuries. A comparative study of recumbent and operative treatment in 100 patients［J］. Spine, 1980, 5(5): 463-477.

［3］MAGERL F, AEBI M, GERTZBEIN S D, et al. A comprehensive classification of thoracic and lumbar injuries［J］. Eur Spine J, 1994, 3(4): 184-201.

［4］KIM D Y, LEE S H, CHUNG S K, et al. Comparison of multifidus muscle atrophy and trunk extension muscle strength: percutaneous versus open pedicle screw fixation［J］. Spine, 2005, 30(1): 123-129.

［5］WILTSE L L, BATEMAN J G, HUTCHINSON R H, et al. The paraspinal sacrospinalis-splitting approach to the spine［J］. J Bone Surg Am, 1968, 50(5): 916-926.

第十六节 腰椎峡部裂微创入路经峡部螺钉内固定术

【发展历史】

腰椎峡部是椎板外侧凹陷部分，连接上下关节突关节，在生物力学中，峡部是腰椎节段的应力集中点，容易造成单侧或双侧峡部的疲劳性骨折，导致椎体和椎板之间失去骨性连接，可进而出现脊柱节段滑移。

国外文献统计峡部裂的发病率为 4%～6%，男性多见，L_5 出现概率最大，其中有 50% 只表现为峡部裂，而不伴随滑脱。峡部裂多出现在 5～7 岁。Wiltse 将峡部裂滑脱分为三类：Ⅰ 型为疲劳损伤造成的峡部完全断裂或分离；Ⅱ 型为反复微骨折和自我修复，引起的峡部延长；Ⅲ 型为急性峡部断裂。

从解剖上看，峡部横断面直径在上腰椎相对大，而在 L_5 薄弱。如果存在先天性峡部发育不良，直立后伸位时，峡部应力集中，可能会导致骨折的出现。尤其是对于常从事后身动作的体育运动者，更容易出现腰骶部的应力增加，引起骨折。腰椎峡部裂滑脱患者，腰椎关节突关节在冠状位更加朝头向。自发的峡部修复会导致关节软骨和纤维组织的增生，侧隐窝狭窄，引起出口神经根损伤。

峡部修复手术种类较多，如 Scott 横突棘突间钢丝捆绑法、Buck 螺钉修复术和 Moscher 钩螺钉技术等。其中 Buck 教授于 1970 年首次报道采用峡部螺钉和自体骨植骨治疗腰椎峡部裂，并取得了 93% 的融合率。在后续的研究中，有多名学者采用此术式，并取得了良好的手术效果。Menga 等对 31 位中青年患者行峡部螺钉内固定术，其中 25 位是竞技类运动员，腰背痛术后均得到明显改善，并且其中 19 位运动员重回赛场。Debnath 选择了 22 位年轻运动员患者进行治疗，术后经过 4～10 个月的康复，其中 18 位继续之前的运动。Ohmori 等研究在使用 Buck 法治疗 31 例患者中通过随访发现其术后优良率为 90.3%。何达等将 Buck 技术及计算机辅助导航微创技术相结合，使螺钉置入精准性和安全性显著提升，并且减少了软组织损伤。

【适应证及禁忌证】

1. 适应证

（1）腰椎峡部裂直接修复手术适用于明确的由峡部裂导致的腰背痛患者。

（2）临床表现为腰骶部或下腰部疼痛的患者。

（3）腰椎后伸位疼痛加重，屈曲位疼痛减轻的患者。

（4）经正规非手术治疗 6 个月以上无效的患者。

（5）腰痛术前经峡部封闭证实均可得到缓解的患者。

（6）不伴下肢感觉运动功能障碍的患者。

（7）神经系统查体正常的患者。

（8）腰椎 MRI 示无峡部裂节段椎间盘突出、无明显的椎间盘退变及损伤，椎间盘高度不低于正常的 2/3，峡部裂相邻椎体间滑移≤3mm 的患者。

2. 禁忌证

（1）相对禁忌证

1）Ⅰ度腰椎滑脱：虽然有文献报道Ⅰ度滑脱患者可通过峡部螺钉固定获得满意效果，但是不建议对此类患者行此手术，因为失败率更高。

2）明显椎间盘退变的患者。

（2）绝对禁忌证

1）Ⅱ度及Ⅱ度以上腰椎滑脱的患者。

2）严重的椎间盘源性腰痛（疼痛程度大于屈曲位大于后伸位）的患者。

【手术步骤】

腰椎峡部骨性结构狭小，结构复杂，与神经根关系紧密，在透视下影像结构复杂，不能清晰反映解剖关系和内固定位置，且反复调整螺钉可能造成钉道毁损及神经损伤，螺钉置入需要一次性成功，因此腰椎峡部裂经峡部螺钉内固定术不建议在术中透视下完成。计算机辅助导航系统可以实时显示术中三维影像，设计最合理的钉道位置，是完成此类手术最佳方式，同时，骨科机器人还可以通过机器臂更精准完成导针置入操作，是未来完成此类手术的更好方法。在此以导航手术为例，说明手术步骤。

1. 患者气管插管全身麻醉后俯卧于脊柱专用手术床。C臂透视确定峡部裂节段的近端第2个节段棘突，并用划线笔标记。常规消毒铺单，在标记处纵向切开一长约0.5cm的切口，于棘突两侧骨膜下剥离肌肉，放置示踪器。注册各个导航手术工具，包括指点器、导航尖锥和导航开路锥。

2. 三维C臂以峡部裂椎体为中心进行旋转190°的自动连续扫描，采集100幅数字图像进行自动三维重建，并将图像传输至导航系统。

3. 结合术前设计确定峡部裂拉力螺钉的走行，在导航引导下确定手术通道，确定手术切口，切开一长约2.0cm的横向切口。

4. 从拉力螺钉的入点方向放入导针、各级扩张器，放置微创工作套筒显露椎板下缘。

5. 在导航引导下确定峡部裂拉力螺钉的入点和方向。峡部裂拉力螺钉的入点和方向需要根据导航图像显示的具体骨性解剖结构来确定，拉力螺钉应从峡部中央穿过，并尽可能与峡部裂平面相垂直。

6. 使用虚拟尖端技术确认螺钉长度，应用虚拟螺钉来确认螺钉完全在骨质内。

7. 使用导航开路器和空心钻钻头钻探螺钉通道，从椎板下缘沿椎板轴线穿过峡部裂到达椎弓根，留置导针备用。同法经同一切口钻探对侧峡部裂螺钉通道，并留置导针。

8. 利用上述切口应用导航确定右侧髂后上棘的位置，放入导针、各级扩张器，放置微创工作套筒显露部分髂后上棘骨面，用骨刀和刮匙取适量骨松质备用。

9. 导航下分别确定双侧峡部裂的体表投影位置，分别做一约1.5cm的横向切口，应用微创套筒分别显露双侧峡部。导航下精确确定峡部裂的位置和方向，用刮匙和磨钻清理纤维软骨组织和硬化骨，植入自体骨松质并用植骨器打压嵌实。

10. 沿导针分别拧入拉力螺钉，将椎板外侧部、峡部表面凿成粗糙面，深达骨松质，将碎植骨条块植于峡部背侧。

11. 内固定结束，透视确认螺钉位置。

12. 使用三维C臂对螺钉固定好的峡部裂进行扫描并多平面重建，可以更清楚显示螺钉的准备位置以及和周围结构的关系。

13. 缝合深筋膜后皮内缝合。

【手术要点】

1. 牢固固定示踪器，安放的位置和角度要保证整个手术过程中始终朝向导航摄像机，既不干扰手术操作，又不被遮挡。示踪器位置变化会引起导航误导术者做出错误的选择，术者可以随时用指点器检测导航的指点位置准确与否。如果发现实际位置和导航指向的位置有偏差，需要重新固定示踪器并重新扫描。

2. 术中操作步骤严格遵守导航手术流程。

3. 术中操作要轻柔,避免操作引起椎板和椎弓根相对位置发生变化,导致导航下图像位置和实际位置有偏差。

【典型病例】

患者,男性,21岁。主诉:反复腰痛5年,右大腿及臀部疼痛半年。患者5年前无明显诱因出现腰痛,半年前出现右大腿及右臀部疼痛,站立、行走及后伸腰部时明显。曾佩戴腰围非手术治疗半年,无明显疗效。体格检查:时腰椎深压痛,双侧股神经牵拉试验阴性,双侧直腿抬高试验阴性,双侧 Bonnet 征阴性,双侧 Kemp 征阴性,被动伸腰痛,双下肢感觉、活动无障碍。影像学检查:腰椎正侧位、双斜位 X 线片示 L$_4$ 双侧峡部裂(图 5-16-1);矢状位 CT 可明确显示 L$_4$ 双侧峡部不连(图 5-16-2);MRI 示椎间盘没有明显的退变(图 5-16-3)。诊断:L$_4$ 双侧峡部裂。治疗:在全身麻醉下行计算机导航辅助经椎板拉力螺钉腰椎峡部裂固定术。俯卧位施术(图 5-16-4),将示踪器固定在 L$_2$ 棘突上(图 5-16-5),在计算机导航辅助下确定螺钉通道并留置导针(图 5-16-6),确定峡部裂的位置并用刮匙和磨钻清理峡部裂的纤维软骨组织和硬化骨质。导航辅助下从髂后上棘取骨松质植于清理后的峡部裂处,沿着导针拧入合适长度的拉力螺钉,将椎板外侧部、峡部表面凿成粗糙面,深达骨松质,将碎植骨条块植于峡部背侧。术中多平面重建图像显示螺钉位置良好(图 5-16-7,图 5-16-8)。

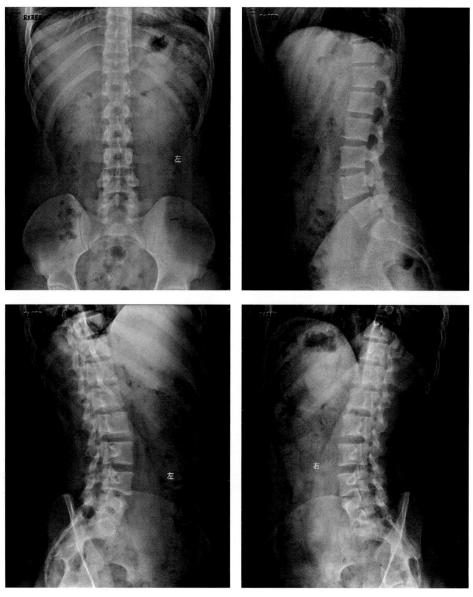

图 5-16-1　术前腰椎正侧位,双斜位 X 线片

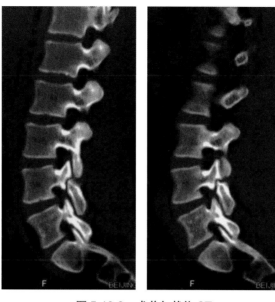

图 5-16-2　术前矢状位 CT

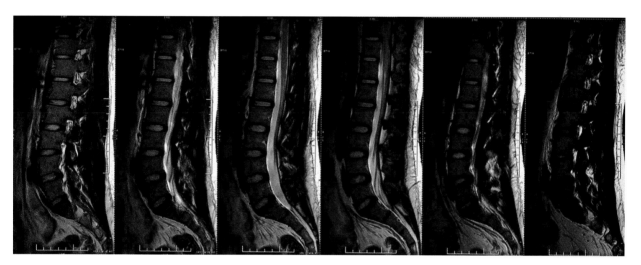

图 5-16-3　术前 MRI

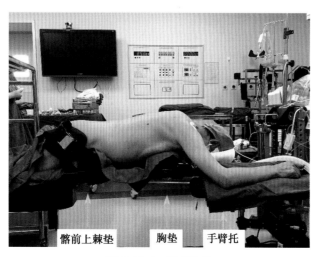

髂前上棘垫　　　胸垫　　　手臂托

图 5-16-4　手术体位

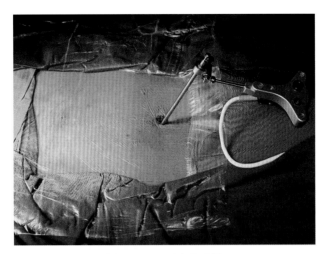

图 5-16-5　固定示踪器

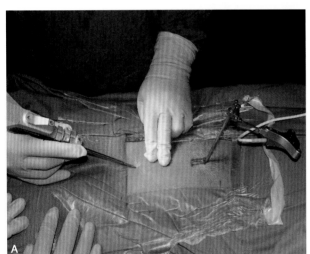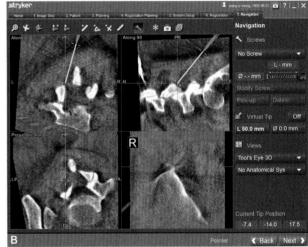

图 5-16-6　在计算机导航辅助下确定螺钉通道

A. 用导航指点器指示位置；B. 在导航图像引导下确认钉道位置。

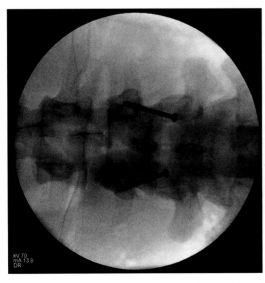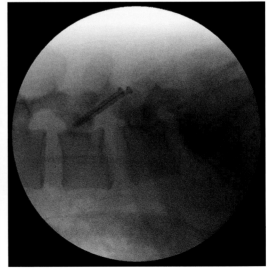

图 5-16-7　术中正侧位透视

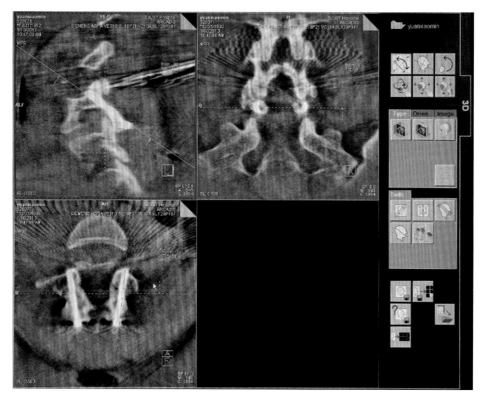

图 5-16-8　术中 CT

（马赛）

参 考 文 献

［1］BUCK J E. Direct repair of the defect in spondylolisthesis［J］. J Bone Joint Surg Br, 1970, 52（3）: 432-437.

［2］MENGA E N, KEBAISH K M, JAIN A, et al. Clinical results and functional outcomes after direct intralaminar screw repair of spondylolysis［J］. Spine, 2014, 39（1）: 104-110.

［3］OHMORI K, SUZUKI K, ISHIDA Y. Translamino-pedicular screw fixation with bone grafting for symptomatic isthmic lumbar spondylolysis［J］. Neurosurgery, 1992, 30（3）: 379-384.

［4］HAMBLY M F, WILTSE L L, PEEK R D. Spondylolisthesis［M］// WATKINS R G. The Spine in Sports. St. Louis: Mosby, 1996: 157-163.

第十七节　腰椎峡部裂椎弓根钉 - 椎板钩系统内固定术

【发展历史】

腰椎峡部是指腰椎的上下关节突之间，椎板与椎弓根连接处最狭窄的部分，腰椎峡部裂是关节突间骨质连续性中断，是引起腰背部慢性疼痛的常见原因之一，在慢性腰背痛患者中，腰椎峡部裂的发生率为6%。非手术治疗无效的患者，脊柱节段间融合内固定是传统治疗方法，但其破坏腰部生理及解剖结构，减少腰椎活动度，加速相邻节段退变，对患者工作、生活影响较大。脊柱节段内直接修复可保留腰椎活动度，减少相邻阶段蜕变发生，是一种有效的治疗方式。

主要方法包括：①Buck 关节突螺钉法，即经过峡部的关节突间的固定，术后容易出现螺钉断裂或松动、植骨不愈合等问题；②Scott 钢丝捆绑法，用钢丝张力带通过捆绑患椎的棘突和横突，达到固定峡部的方法，存在创伤大、失血多、横突骨折及形成假关节等缺点；③Hefti 钩螺钉法，为固定上关节突并提拉椎板的固定，但螺钉的固定力量有限，容易松动断裂，造成假关节或不愈合；④椎弓根钉、椎板钩技术治疗腰椎峡部裂可恢复脊柱正常解剖结构，保留椎体运动单元，防止椎体的滑脱及进展，提高患者生活质量，文献报道手术优良率为75%~90%。

原理：以椎板钩向上提拉椎板的接触点作为支点，利用椎弓根螺钉钻入椎体及预弯的连接棒所产生拉力，使峡部的骨折断端紧密结合，并使椎体向后移动复位并防止滑脱，使峡部达到满意的力学性能，重建脊柱的稳定性。其主要优点为：①椎弓根螺钉、椎板钩系统是脊柱单节段内固定，保留了脊柱良好的活动性，节段间运动性得到了保留，重建了脊柱的生物力学稳定性，又避免了融合固定后椎体相邻节段发生继发性退变；②脊柱强度可靠的三柱固定，强度可靠，恢复了脊柱正常的解剖结构和力线，将剪切力降至正常水平，术后可早期恢复活动，有利于峡部骨折端的骨性愈合；③椎弓根螺钉与椎板钩相互加压锁紧，可使峡部的断端与植骨之间紧密结合，微动显著减少，为骨性愈合提供有利条件；④植骨区域不受器械干扰，良好的植骨床可充分植骨；⑤手术操作相对简单，内固定器械的操作安装简洁，并发症少。

【适应证及禁忌证】

1. 适应证

（1）中青年患者，无明显手术禁忌证。

（2）反复的下腰痛或下肢疼痛、麻木，严格非手术治疗失败，且严重影响日常生活的患者。

（3）合并Ⅰ度以内的腰椎滑脱患者。

（4）无间歇性跛行和神经根受压的患者。

（5）X线或CT检查峡部骨质无严重硬化和吸收，椎体间无明显不稳定和椎间隙狭窄的患者。

2. 禁忌证

（1）存在严重的心肺功能障碍，严重低体重及营养不良的患者。

（2）Ⅱ度及以上的腰椎滑脱患者。

（3）出现间歇性跛行等神经症状的患者。

【手术步骤】

（一）常规手术

1. 完善术前相关检查，均行腰椎正侧位、斜位及过伸过屈位X线片及CT检查。

2. 全身麻醉后，患者取俯卧位，胸骨下及腹股沟两侧防止软垫，避免受压。

3. 取腰部后正中纵向切口，逐层切开，骨膜下分离，显露双侧关节突及椎板。

4. 横突向外侧剥离以超过上关节突的外缘并显露横突的根部为宜。

5. 仔细清理峡部断端的硬化骨质及瘢痕组织。

6. 如果有神经根的卡压应进行减压处理。

7. 置入椎弓根螺钉。

8. 选取合适的椎板钩于椎板下缘最凹处由下向上提拉固定，连接已预弯的合适长度的连接棒。

9. 于髂骨上取适量的骨松质，修理成小片状及小块状植于椎体峡部断裂间隙处。

10. 靠拢加压椎板钩与椎弓根钉并拧紧螺帽，使峡部断端相互贴附靠紧。

11. X线透视确定内固定椎弓根、椎板钩的位置，满意后充分止血冲洗，放置引流管，逐层缝合关闭伤口。

（二）计算机导航辅助椎弓根钉-椎板钩手术

1. 在棘突牢固安放患者示踪器，注册导航工具。

2. 定位，使用C臂进行三维扫描，将图像传输至导航仪。

3. 使用尖锥、开路器进行椎弓根打孔，使用椎弓根探子确认穿刺位置良好，测量深度后拧入椎弓根螺钉。

4. 其余步骤与传统手术一致。

【手术要点】

1. 椎弓根-椎板钩系统依靠椎弓根钉提供坚强的三柱固定，关键是术中准确找到椎弓根的标志，明确椎弓根钉的进钉点和进钉的方向和深度。

2. 轻微的腰椎滑脱并不需要解剖复位,以椎板与椎板钩的接触点作为支点,通过预弯连接棒的杠杆作用提拉向前滑脱的椎体使其复位。

3. 峡部的硬化骨及瘢痕需要仔细清理,新鲜化。

【典型病例】

患者,女性,25 岁。主诉:慢性腰背痛 1 年。影像学检查:腰椎正侧位 X 线检查示腰椎峡部裂(图 5-17-1);术前 MRI 示相应椎间盘无明显突出(图 5-17-2)。治疗:在全身麻醉下行椎弓根螺钉、椎板钩内固定手术。术后:术后腰背痛症状缓解。术后正侧位 X 线片示显示内固定位置良好(图 5-17-3)。

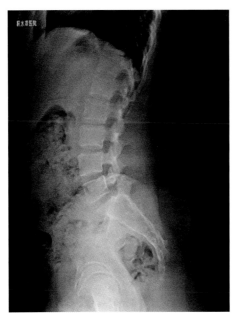
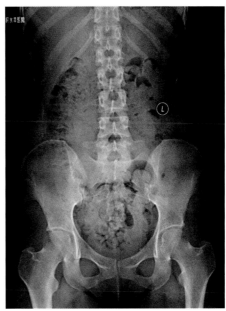

图 5-17-1　术前正侧位 X 线片

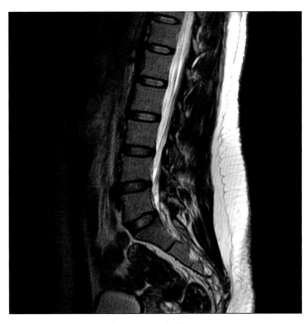

图 5-17-2　术前 MRI

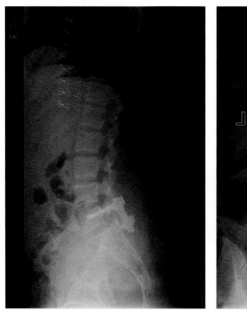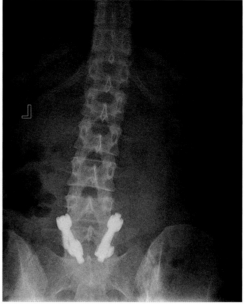

图 5-17-3 术后正侧位 X 线片

（韩晓光）

参 考 文 献

[1] FREDRICKSON B E, BAKER D, MCHOLICK W J, et al. The natural history of spondylolysis and spondylolisthesis[J]. J Bone Joint Surg Am, 1984. 66(5): 699-707.

[2] BUCK J E. Direct repair of the defect in spondylolisthesis. Preliminary report[J]. J Bone Joint Surg Br, 1970, 52(3): 432-437.

[3] GILLET P, PETIT M. Direct repair of spondylolysis without spondylo- listhesis, using a rod-screw construct and bone grafting of the pars defect[J]. Spine, 1999, 24(12): 1252-1256.

[4] OHMORI K, SUZUKI K, ISHIDA Y. Translamino-pedicular screw fixation with bone grafting for symptomatic isthmic lumbar spondylolysis[J]. Neurosurgery, 1992, 30(3): 379-384.

[5] ALBASSIR A, SAMSON I, HENDRICKX L. Treatment of painful spondylolysis using Morscher's hook[J]. Acta Orthop Belg, 1990, 56(2): 489-495.

第十八节 腰椎椎弓根螺钉内固定术（后正中入路及 Wiltse 入路）

【发展历史】

腰椎后路手术是目前脊柱外科最常用的手术方式,对腰椎椎弓根的解剖形态及生物力学特点的研究已经数不胜数。经椎弓根的钉棒内固定系统发展迅速,在腰椎创伤、退变及畸形的治疗上发挥了不可替代的作用。由于椎弓根内侧及下方紧邻神经根及硬膜囊,为了避免误置椎弓根钉所导致的严重神经损伤并发症,对椎弓根入点及进钉方向的判断就尤为重要。

历史上 Roy-Camille 首先提出以过关节突关节间隙的延长线及横突平分线两条线的交点为进针点。Magerl 采用的进钉标志为沿固定椎体上关节突外缘的垂线与横突平分线的交点。Krag 对 Magerl 的方法进行了改进,进钉点较 Magerl 方法更靠外,其水平线为横突上 2/3 与下 1/3 的交界线。Levine 和 Edwards "上内法" 的纵向参考线与 Magerl 技术相同,但水平参考线为横突下 1/3。国际内固定研究学会（ Arbeitsgemeinschaftfür Osteosynthesefragen, AO ）推荐的腰椎椎弓根定位点为上关节突外缘的切线和横突平分线的交点,该交点位于上关节突与横突基底之间的交角处。这些方法可以笼统地称为"十字交叉技术"。

另一类定位方法称为"峡部技术"。峡部是指椎弓根与椎板的连接区域,在实际病例中除峡部裂外,此区域增生较少,术中相对容易确定位置。峡部可以作为椎弓根内侧壁的参考。

还有一大类方法就是临床上最常用的"人字脊"定位法,又称乳突定位法。乳突是指横突基底的一个小的骨性隆起,其与上关节突外侧的副突之间存在一条骨脊,形成"人"字的一撇。而上关节突与峡部之间自然延续的另一条骨脊为人字的一捺。"人"字两线焦点即为椎弓根的入点。

在实际工作中,尤其是腰椎退行性疾病及峡部裂的治疗过程中,正常的椎弓根入点常存在大量的瘢痕及增生的骨赘,造成椎弓根入口辨识困难,椎弓根钉误置的现象仍时有发生。为了克服徒手置钉的弊端,北京积水潭医院脊柱外科于国内较早使用了术中三维实时导航技术,极大地提高了置钉的准确性。近年来在导航的基础上又结合机器人技术,在国际上首先提出并进行了机器人辅助椎弓根置钉的临床研究,进一步提高了置钉的精确性。

传统腰椎后侧入路通过后正中切口,骨膜下剥离椎旁肌肉从而显露棘突、椎板及小关节,也可显露横突和椎弓根。但是此种方法软组织损伤大,出血多,术后背伸肌肉力量差、恢复慢。鉴于此 Wiltse 等改良了腰椎后侧入路,纵向分开腰椎的骶棘肌群,显露腰椎的后外侧。此方法特别适合极外侧型腰椎间盘突出椎间盘摘除、神经根管减压及椎弓根钉置入,可减少后方韧带复合体损伤并保护肌肉。

【适应证及禁忌证】

1. 适应证

(1)各种腰椎不稳定或医源性不稳定的患者。

(2)不稳定型脊柱外伤的患者。

(3)各种脊柱畸形需矫正的患者。

2. 禁忌证

(1)身体存在活动性感染的患者。

(2)存在无法纠正凝血障碍的患者。

(3)存在对内置物金属过敏的患者。

(4)无法耐受全身麻醉手术的患者。

【手术步骤】

(一)后正中入路

1. 手术为了安全和无痛,原则上选择全身麻醉下手术并机械辅助通气。患者俯卧位置于 Jackson 脊柱手术床上或俯卧位垫上(图 5-18-1)。

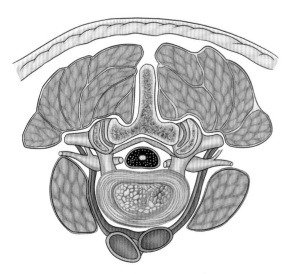

图 5-18-1　患者俯卧位时腰部解剖

2. 手术开始前通过透视确定手术节段的定位,并在体表画线或棘突钉入针头作为标记。

3. 以手术节段为中心在皮肤和皮下注射 1 : 500 000 的肾上腺素溶液帮助止血,做后正中皮肤切口。沿切口向下切开皮下组织至胸腰筋膜,用自动拉钩将两侧软组织撑开。

4. 再次确认棘突中线位置,在紧邻棘突的两侧切开胸腰筋膜,注意保护棘上韧带。用电刀和 Cobb 骨膜剥离子在棘突上做骨膜下剥离,并用纱布填塞压迫止血。

5. 在棘间水平用剪刀或电刀将短外旋肌自支点处切断,并用电凝止血。沿棘突及椎板向外侧显露峡部、小关节乃至横突(图 5-18-2)。

6. 在拟定的入点除使用磨钻或尖锥在皮质骨上开口,再使用开路锥沿椎弓根方向制备钉道。

7. 钉道准备完毕后应使用椎弓根探子检查及标记针透视,确认钉道位置是否理想。随后即可置钉及进行减压等其他操作。

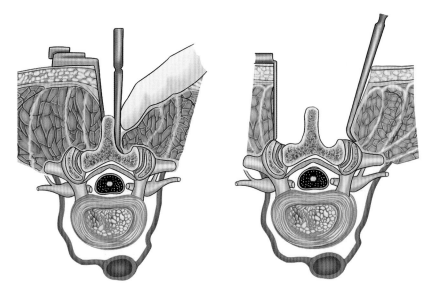

图 5-18-2 沿棘突及椎板向外侧显露峡部、小关节乃至横突

（二）肌间隙入路（Wiltse 入路）

1. 麻醉手术体位与定位方法与后正中入路相同。后正中切口直至胸腰筋膜。

2. 在棘突中线两侧 2cm 做筋膜纵向切口。其下方可见最长肌与多裂肌的自然分界面，用手指在此肌间隙内钝性分开。

3. 手指可触及小关节。此时使用 Gelpi 拉钩将两侧肌群分开，在小关节肌肉附着点可用电刀进行剥离。

4. 再次透视确认手术节段的定位，并置入椎弓根螺钉及其他操作。

5. 术后双侧放置负压引流后缝合伤口。佩戴支具固定 4～6 周，术后第 2 天鼓励患者尽早下地活动开始功能锻炼。

（三）机器人或导航手术

1. 向头侧延长后正中切口，一般选择上固定椎头侧 1～2 节脊椎的棘突。

2. 剥离棘突两侧的椎旁肌，选择合适的示踪器夹钳，固定至选定的棘突上。

3. 导航手术时进入导航界面，将位置传感器朝向术野，依次注册患者示踪器，指点器，注册台，导航椎弓根器械（指点器、尖椎、开路器），以及 C 臂。机器人手术时，将星座模板贴近患者术区皮肤。

4. C 臂正侧位透视，调整 C 臂的位置的高低，使手术区域在透视正侧位上均居中，患者示踪器及机械臂示踪器并能够被位置传感器感应。机器人手术时注册模板也在正侧位透视视野内。确认三维 C 臂行程无阻挡，进行旋转 190° 透视扫描并传输数据。如果固定节段较长，可以分多次进行扫描。

5. 观察三维重建图像，使用导航指点器明确经皮入钉位置。机器人手术时在操作界面上规划理想中的椎弓根钉位置。

6. 之后在导航或机器人辅助下按照开放手术方法进行钉道准备或使用电钻钻入导针。

7. 再次透视或三维扫描确认钉道位置满意后，选定好螺钉直径和长度，沿制备好的钉道拧入空心螺钉。

【手术要点】

1. 注意保证腹部悬空以减低静脉压从而减少手术出血。

2. 摆放体位时注意调整髂嵴垫头尾侧滑移的位置来调整腰椎前凸的大小。原则上减小腰椎前凸可以使椎板间隙增宽，便于减压与椎间融合器置入，术中可通过调整连接棒的弧度再将正常腰椎前凸恢复。

3. 目前除传统直形开路锥外，Lenke 还介绍使用一种弧形开路锥，其使用时先将尖头朝外，钻入时待开路锥抵到椎弓根内侧骨皮质时将开路锥拔出掉转方向使尖头向内再插入之前打入的孔洞内，将开路锥钻入椎体骨松质内。

【典型病例】

患者,女性,22岁。高处坠落摔伤致 L_1 椎体爆裂骨折。体格检查:患者不伴有神经损伤,不伴有其他部位合并损伤。TLICS 评分 5 分。MRI 矢状位 T_2 压脂像示 T_{12}~L_1 后方韧带复合体损伤。治疗:采用肌间隙入路在导航辅助下行 T_{12}~L_2 椎弓根钉复位内固定术。术后:患者术后第 2 天在支具保护下下地行走,随访 5 年。患者完全恢复正常生活能力(图 5-18-3~图 5-18-5)。

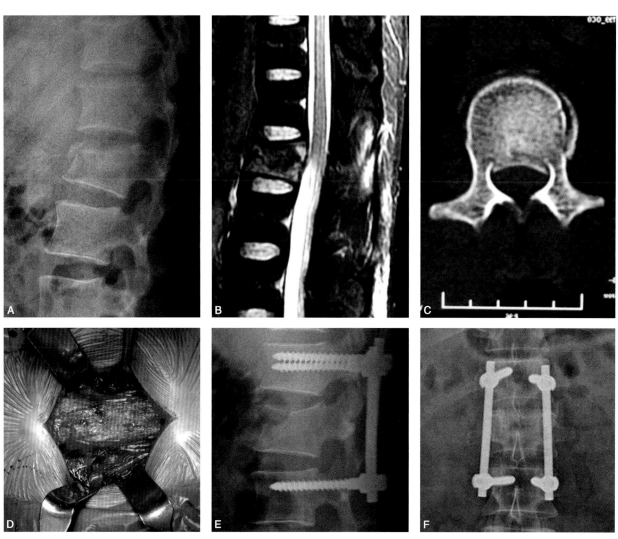

图 5-18-3 患者术前、术中及术后即刻情况

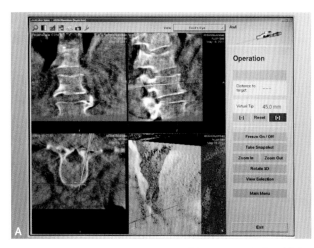
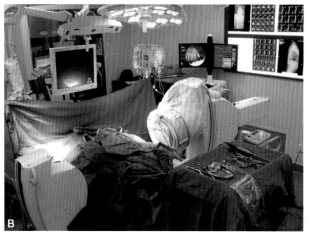

图 5-18-4 术中三维实时导航辅助椎弓根螺钉置入

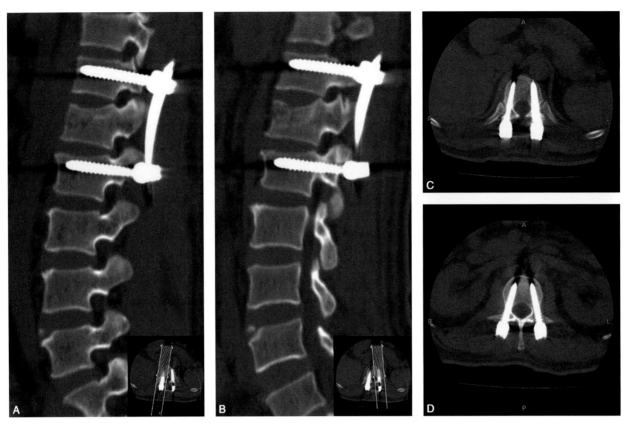

图 5-18-5 术后 CT 评估骨折复位情况及椎弓根螺钉置入的准确性

（江晓舟）

参 考 文 献

[1] GERTZBEIN S D. Scoliosis research society. Multicenter spine fracture study[J]. Spine, 1992, 17(5): 528-540.

[2] DENIS F, Armstrong G W, Searls K, et al. Acute thoracolumbar burst fractures in the absence of neurologic deficit. A comparison between operative and nonoperative treatment[J]. Clin Orthop Relat Res, 1984(189): 142-149.

[3] DOMENICUCCI M, PREITE R, RAMIERI A, et al. Thoracolumbar fractures without neurosurgical involvement: surgical or conservative treatment?[J]. J Neurosurg Sci, 1996, 40(1): 1-10.

[4] SIEBENGA J, LEFERINK V J, SEGERS MJ, et al. Treatment of traumatic thoracolumbar spine fractures: a multicenter prospective randomized study of operative versus nonsurgical treatment[J]. Spine, 2006, 31(25): 2881-2890.

[5] VACCARO AR, ZEILLER S C, HULBERT R J, et al. The thoracolumbar injury severity score: a proposed treatment algorithm[J]. J Spinal Disord Tech, 2005, 18(3): 209-215.

[6] VACCARO A R, LEHMAN R A, Jr, HURLBERT R J, et al. A new classification of thoracolumbar injuries: the importance of injury morphology, the integrity of the posterior ligamentous complex, and neurologic status[J]. Spine, 2005, 30(20): 2325-2333.

[7] GELB D, LUDWIG S, KARP J E, et al. Successful treatment of thoracolumbar fractures with short-segment pedicle instrumentation[J]. J Spinal Disord Tech, 2010, 23(5): 293-301.

[8] KIM D Y, LEE S H, CHUNG S K, et al. Comparison of multifidus muscle atrophy and trunk extension muscle strength: percutaneous versus open pedicle screw fixation[J]. Spine, 2005, 30(1): 123-129.

[9] KAWAGUCHI Y, MATSUI H, TSUJI H. Back muscle injury after posterior lumbar spine surgery. A histologic and enzymatic analysis[J]. Spine, 1996, 21(8): 941-944.

[10] PANG W, ZHANG G L, TIAN W, et al. Surgical treatment of thoracolumbar fracture through an approach via the paravertebral muscle[J]. Orthop Surg, 2009, 1(3): 184-188.

[11] WILTSE L L, BATEMAN J G, HUTCHINSON R H, et al. The paraspinal sacrospinalis-splitting approach to the lumbar spine[J]. J Bone Joint Surg Am, 1968, 50(5): 919-926.

［12］ WILTSE L L, SPENCER C W. New uses and refinements of the paraspinal approach to the lumbar spine［J］. Spine, 1988, 13(6): 696-706.

［13］ FOLEY K T, GUPTA S K. Percutaneous pedicle screw fixation of the lumbar spine: preliminary clinical results［J］. J Neurosurg, 2002, 97(1 Suppl): 7-12.

［14］ RINGEL F, STOFFEL M, STUER C, et al. Minimally invasive transmuscular pedicle screw fixation of the thoracic and lumbar spine［J］. Neurosurgery, 2006, 59(4 Suppl 2): ONS361- ONS366; discussion ONS366- ONS367.

［15］ MIRZA S K, WIGGINS G C, KUNTZ C, et al. Accuracy of thoracic vertebral body screw placement using standard fluoroscopy, fluoroscopic image guidance, and computed tomographic image guidance: a cadaver study［J］. Spine, 2003, 28(4): 402-413.

［16］ YOUKILIS A S, QUINT D J, MCGILLICUDDY J E, et al. Stereotactic navigation for placement of pedicle screws in the thoracic spine［J］. Neurosurgery, 2001, 48(4): 771-778; discussion 778-779.

［17］ MCCORMACK T, KARAIKOVIC E, GAINES R W. The load sharing classification of spine fractures［J］. Spine, 1994, 19(15): 1741-1744.

［18］ MUMFORD J, WEINSTEIN J N, SPRATT K F, et al. Thoracolumbar burst fractures. The clinical efficacy and outcome of nonoperative management［J］. Spine, 1993, 18(8): 955-970.

［19］ DAI L Y, JIANG L S, JIANG S D. Conservative treatment of thoracolumbar burst fractures: a long-term follow-up results with special reference to the load sharing classification［J］. Spine, 2008, 33(23): 2536-2544.

［20］ FAIRBANK J C, PYNSENT P B. The oswestry disability index［J］. Spine, 2000, 25(22): 2940-2952; discussion 2952.

［21］ VERLAAN J J, DIEKERHOF C H, BUSKENS E, et al. Surgical treatment of traumatic fractures of the thoracic and lumbar spine: a systematic review of the literature on techniques, complications, and outcome［J］. Spine, 2004, 29(7): 803-814.

［22］ LEE J Y, VACCARO AR, SCHWEITZER K M, Jr, et al. Assessment of injury to the thoracolumbar posterior ligamentous complex in the setting of normal-appearing plain radiography［J］. Spine J, 2007, 7(4): 422-427.

［23］ CROSBY C G, EVEN J L, SONG Y, et al. Diagnostic abilities of magnetic resonance imaging in traumatic injury to the posterior ligamentous complex: the effect of years in training［J］. Spine J, 2011, 11(8): 747-753.

［24］ PARKER J W, LANE J R, KARAIKOVIC E E, et al. Successful short-segment instrumentation and fusion for thoracolumbar spine fractures: a consecutive 41/2-year series［J］. Spine, 2000, 25(9): 1157-1170.

［25］ MCLAIN R F, SPARLING E, BENSON D R. Early failure of short-segment pedicle instrumentation for thoracolumbar fractures. A preliminary report［J］. J Bone Joint Surg Am, 1993, 75(2): 162-167.

［26］ MAGERL F, AEBI M, GERTZBEIN S D, et al. A comprehensive classification of thoracic and lumbar injuries［J］. Eur Spine J, 1994, 3(4): 184-201.

［27］ TEZER M, OZTURK C, AYDOGAN M, et al. Surgical outcome of thoracolumbar burst fractures with flexion-distraction injury of the posterior elements［J］. Int Orthop, 2005, 29(6): 347-350.

［28］ DAI L Y, JIANG L S, JIANG S D. Posterior short-segment fixation with or without fusion for thoracolumbar burst fractures. a five to seven-year prospective randomized study［J］. J Bone Joint Surg Am, 2009, 91(5): 1033-1041.

［29］ NI W F, HUANG Y X, CHI Y L, et al. Percutaneous pedicle screw fixation for neurologic intact thoracolumbar burst fractures［J］. J Spinal Disord Tech, 2010, 23(8): 530-537.

［30］ CHOW G H, NELSON B J, GEBHARD J S, et al. Functional outcome of thoracolumbar burst fractures managed with hyperextension casting or bracing and early mobilization［J］. Spine, 1996, 21(18): 2170-2175.

［31］ XU Y J, ZHOU X Z, YU C, et al. Effectiveness of postural and instrumental reduction in the treatment of thoracolumbar vertebra fracture［J］. Int Orthop, 2008, 32(3): 361-365.

［32］ LEKOVIC G P, POTTS E A, KARAHALIOS D G, et al. A comparison of two techniques in image-guided thoracic pedicle screw placement: a retrospective study of 37 patients and 277 pedicle screws［J］. J Neurosurg Spine, 2007, 7(4): 393-398.

［33］ CITAK M, STUBIG T, KENDOFF D, et al. Navigated minimally invasive thoracolumbar pedicle screw placement with flat panel 3-D imaging. A feasibility study［J］. Technol Health Care, 2010, 18(2): 101-110.

第十九节　腰椎骨皮质螺钉内固定术

【发展历史】

2009 年 Santoni 首次正式提出腰椎骨皮质螺钉。在此之前,有些研究已经试图通过不按照椎弓根轴线的方向改变螺钉置入通道。Roy-Camille 及其同事在 1976 年和 1992 年描述了通过椎弓根轴线的垂直螺钉置入方式,该方式比常规的椎弓根螺钉与骨皮质接触的面积增加,从而提高了螺钉的强度。

在骨皮质螺钉概念被提出之前，2004 年 Steel 已开始使用该通道。当时被描述为"内外上通道"技术（图 5-19-1）。最初应用于胸腰段爆裂骨折的单节段固定，并取得了良好的临床效果（无神经损伤和内固定失败）。这些早期的研究为椎弓根螺钉的各种通道变化提供了基础。

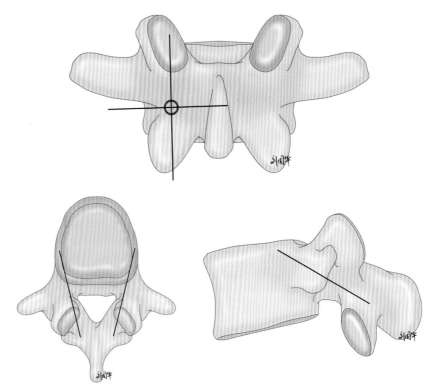

图 5-19-1　"内外上通道"技术入点及钉道

即使在骨皮质螺钉概念提出后，有学者仍在使用"内外上通道"技术来报道这种手术技术。

相对于传统的椎弓根螺钉，新型的骨皮质螺钉固定有其优点：①与椎弓根螺钉置入相比，骨皮质螺钉通道需要显露少，创伤小。最初入点在峡部内侧，因此可以减小切口、减少肌肉的剥离和牵拉。尤其对那些肥胖的患者，手术入路通常充满了挑战。相应的好处就是术中和术后出血减少，术后疼痛减少，有利于缩短住院时间和提高术后康复水平。②骨皮质螺钉通道能降低神经和血管损伤的风险。横断位上该通道由内向外，矢状位上该通道由下至上，因此螺钉的方向是远离神经根、硬膜和前方血管结构。③通道避开了脊神经后支的内侧支。传统的椎弓根螺钉置入时，尤其在乳突附近容易损伤脊神经后支的内侧支。该神经损伤后可能导致神经根炎，骨皮质螺钉可有效地避免此并发症。

该通道的缺点和并发症包括螺钉直径的不合适可能导致椎弓根骨折，螺钉过深穿透皮质容易损伤神经出口根。术前和术中充分理解解剖结构有助于减少这些潜在的并发症。与椎弓根螺钉联合应用时，由于入钉点不在一条线上会造成上杆的困难。关节破坏或之前行椎体间融合术的病例，徒手行骨皮质螺钉还是较难找到解剖标志的。术中三维导航辅助和机器人辅助很好地解决了入钉点和通道的问题。徒手置入骨皮质螺钉需要术中透视，加上学习曲线的问题，术者射线辐射量和手术时间要高于传统的椎弓根螺钉置入。另外，小直径和短螺钉的长期有效性和内固定失败可能还需要大量和长时间的随访资料。

Gun Keorochana 等对骨皮质螺钉和椎弓根螺钉 2016 年 10 月之前发表的文章进行了循证医学分析。在 2016 年 10 月之前发表的文章中，分析了 1 130 篇文章后他们共找了 8 篇对比研究（1 篇是随机对照研究，7 篇是队列研究）。他们发现在疼痛评分（VAS，腰痛和腿痛）、伤残评分（ODI）、功能评分（JOA）、术中并发症（硬膜损伤、骨折、螺钉位置不佳等）和融合率等方面，骨皮质螺钉联合椎间融合器的 PLIF 和椎弓根螺钉联合椎间融合器的 PLIF 效果相似，差异无统计学意义。但在术后并发症（血肿、伤口问题、复位丢失、内置物移位、邻近节段退变、骨溶解）方面，骨皮质螺钉的 PLIF 能降低 50% 左右，并且差异有统计学意义。

长久以来，椎弓根螺钉在腰椎融合术中的稳定作用已得到广泛认可，但在椎弓根螺钉置入时或在分离肌肉过程中有损伤小关节和椎管内结构（硬膜和神经根）的风险。骨皮质螺钉的出现可以避免这些缺点，但目前的循证医学显示术中并发症发生情况的差异并无统计学意义。在术后并发症方面骨皮质螺钉是有优势的。由于切口缩小和肌肉剥离减少，伤口问题（感染和血肿）在骨皮质螺钉组的发生率更低；由于避免侵袭小关节并与骨皮质紧密接触，复位丢失、内置物移位、邻近节段退变和骨质溶解的发生率也更低。

Matsukawa 等对 100 例成年患者腰椎 CT 图像进行三维重建，分析骨皮质螺钉内固定技术的螺钉直径、长度、进钉角度等。研究指出，骨皮质螺钉进钉点位于上关节突中垂线与横突下缘下 1mm 的交点处。螺钉直径由 L_1（6.2mm ± 1.1mm）至 L_5（8.4mm ± 1.4mm）逐渐增加；L_3 和 L_4 螺钉长度最长，自 L_1～L_5 分别为 36.8mm ± 3.2mm、38.2mm ± 3.0mm、39.3mm ± 3.3mm、39.8mm ± 3.5mm 和 38.3mm ± 3.9mm；螺钉头倾角、侧倾角自 L_1～L_5 则无明显区别，头倾角分别为 26.2° ± 4.5°、25.5° ± 4.5°、26.2° ± 4.9°、26.0° ± 4.4° 和 25.8° ± 4.8°，侧倾角分别为 8.6° ± 2.3°、8.5° ± 2.4°、9.1° ± 2.4°、9.1° ± 2.3° 和 8.8° ± 2.1°。Matsukawa 对 CT 图像进行三维重建分析后还发现，在腰椎节段，骨皮质螺钉在左侧的进钉点总是位于椎弓根峡部轮廓 5 点方向，右侧则对应 7 点方向（图 5-19-2）。基于这一发现，他们提出了另一种骨皮质螺钉进钉点定位方法：术中行腰椎正位照片，左侧椎弓根进钉点在椎弓根峡部 5 点方向，右侧椎弓根在 7 点方向；钉道方向在左侧指向 11～12 点方向，右侧则指向定位不受关节突位置干扰，在关节突移位、破坏等情况下依然适用，且术中可减少解剖结构的显露范围。

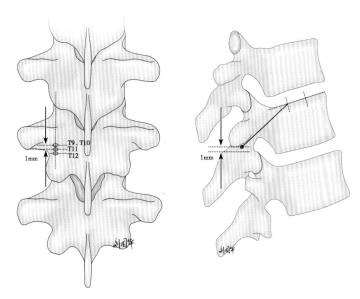

图 5-19-2　腰椎骨皮质螺钉的进钉点

Iwatsuki 等设计了另一种骨皮质螺钉定位方法：术中行腰椎侧位照片，进钉点定位于椎弓峡部向内 3mm，同时侧位平椎间孔上缘处，螺钉进钉方向则与原骨皮质螺钉基本一致。该方法进钉点较原骨皮质螺钉偏向头侧，螺钉相对较短，拔出力较原骨皮质螺钉稍低，但可降低螺钉误入椎间孔、椎管并损伤神经的风险。

最初骨皮质螺钉内固定技术仅被用于腰椎内固定手术。Matsukawa 等对胸椎骨皮质螺钉内固定技术进行研究，在 T_9～T_{12} 节段，垂直冠状面斜向上进钉，进钉点均位于上关节突外 2/3 平横突下沿最低处附近，螺钉直径自 T_9～T_{12} 由平均 5.8mm 增加至 8.5mm，螺钉长度自 T_9～T_{12} 由平均 29.7 mm 增加至 32.0mm，头向角平均值自 T_9～T_{12} 由 21.4° 增加至 27.6°；该研究还通过离体胸椎试验，证实胸椎骨皮质螺钉旋入矩较传统椎弓根螺钉平均提高 53.8%。

该学者还将骨皮质螺钉内固定技术的应用范围拓展到腰骶部位（图 5-19-3），在对 50 例患者 CT 影像进行分析的基础上，提出穿透 S_1 上终板的骨皮质螺钉固定方法：S_1 上关节突中线上自 L_5 下关节突最下缘向下 3mm 为进钉点,以头向角 30.7°±5.1°、侧向沿矢状面向前的角度进钉,经椎弓根向前上方向穿出 S$_1$ 上终板。临床研究表明,该技术旋入矩较传统椎弓根钉技术平均提高 141%。

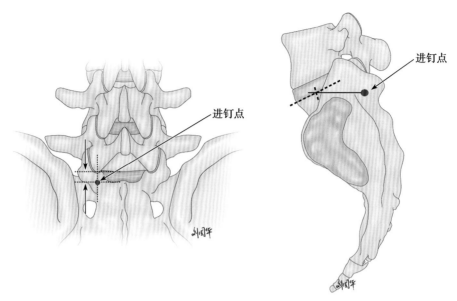

进钉点

进钉点

图 5-19-3　穿透 S$_1$ 上终板的骨皮质螺钉固定方法

骨皮质螺钉的缺点包括相比椎弓根螺钉的广泛应用,骨皮质螺钉适用于短节段。在矫正脊柱畸形和融合手术中,椎弓根螺钉目前还是最常用最可靠的方法。在骨质疏松症的患者中螺钉的松动是一个无法回避的问题,骨皮质螺钉与强度大的骨皮质接触面积最大,在尸体研究中,CBT 螺钉固定钉道周围骨质感兴趣区域(region of interest,ROI)的平均 CT 值明显高于传统螺钉,差异有统计学意义,前者数值为后者的 1.7~2.3 倍。部分患者骨皮质螺钉与传统螺钉 ROI 对应的平均 CT 值相差不大,主要原因是其椎弓根处骨皮质厚度较薄,且椎板内骨量较低。对此类患者来说,由于骨皮质螺钉本身力学特性欠佳,其置入后的螺钉稳定性相比传统螺钉可能并没有明显优势。

Hiroki Oshino 及其同事进行了腰椎运动节段的生物力学研究。在对 20 组 3 岁雄鹿的尸体标本进行腰椎单节段各方向运动的稳定性比较椎弓根螺钉固定和骨皮质螺钉固定发现,骨皮质螺钉固定在屈曲和旋转方面与椎弓根螺钉系统强度的差异无统计学意义。

【适应证及禁忌证】

1. 适应证

(1)行腰椎融合的后路固定。

(2)椎板减压时需要的后路融合。

(3)经椎间孔的椎体间融合需要的辅助固定。

(4)肥胖患者需要减少内固定置入时软组织显露剥离。

(5)骨量减低或骨质疏松的患者需要通过骨皮质螺钉增加稳定性和拔出力。

2. 禁忌证

(1)相对禁忌证:超过 3 个节段的长节段重建或多节段的脊柱侧凸;峡部狭窄或先天性小椎弓根。

(2)绝对禁忌证:先天性峡部缺失和峡部缺少骨皮质。

【手术步骤】

1. 徒手螺钉置入　全身麻醉后,患者取俯卧位于碳素手术床,胸部软垫和髂部软垫,腹部隔空。手术节段标记针定位后,常规手术消毒、铺单。行腰椎后路手术节段正中切口,逐层暴露至棘突,骨膜下剥离棘突两侧椎旁肌群,显露椎板外侧及关节突内侧缘结构。显露完毕后,以上关节突内下缘向下、向内各 2mm 处椎板为进钉点,进钉以磨钻开槽,进钉方向冠状位由内向外倾 5°~15°,矢状位尾倾 30°~10°,用开路器开出螺钉通道后,用探子探查四壁和底部。探查各壁完整后,放入标记针,显示透视位置良好后,用丝锥全程锥出通道再次探查四壁和底部并测量所需螺钉长度。打入螺钉（选用皮质骨螺钉），螺钉直径一般选用 4.5mm（3.5～5.0mm），螺钉长度以 40mm 为佳（能达到 35mm 稳定性即可）。螺钉前端通过椎弓根贴近椎体外壁的骨皮质，圆头非自攻钉可过骨皮质，尖头自攻钉不宜过骨皮质。

2. 三维导航辅助下骨皮质螺钉置入　麻醉、体位、手术准备和切口同徒手螺钉置入的方式。显露时对于上位的小关节不必显露（如行 $L_4 \sim L_5$ 的固定融合手术，$L_3 \sim L_4$ 的小关节不必显露，只需要显露 L_4 的椎板和峡部），因此导航示踪器放置与椎弓根螺钉置入时相比可以少一个棘突。显露完成后在入点附近用导航的尖锥找出合理入点，用磨钻开出骨皮质及部分通道后再用导航开路器完成整个螺钉通道准备。在导航辅助下测量螺钉的长度更准，常能切好到达椎体外缘的骨皮质。

3. 机器人辅助下骨皮质螺钉置入　手术准备基本同导航辅助下手术。目前机器人手术的被动示踪器体积比导航要大一些，因此还是建议放置在上位棘突上。显露要求同导航手术。图像采集完成后，规划好各个骨皮质螺钉的入点、走行方向、直径和长度。按机器人标准操作开始各个骨皮质螺钉置入，放置好操作通道后，必须在入点处用磨钻开槽而不是直接用克氏针尖部直接钻孔。峡部内侧的椎板皮质坚硬而且有斜度，因此磨钻开槽后入点要垂直于克氏针的方向，防止克氏针出现不同程度的偏移。入点处理不好常使克氏针向外上方偏移。待所有克氏针打入后，透视确认位置良好，再行丝锥和螺钉置入。

【手术要点】

1. 不管哪种方式的骨皮质螺钉置入，由于骨皮质螺钉的入点接近下一间隙的上缘，行减压手术尤其是椎间融合器置入手术时要特别注意。一方面螺钉会影响减压的视线，另一方面减压的扩大会影响螺钉入钉点处骨皮质的骨量。选择 4.5mm 的螺钉，操作指南要求保证减压边缘距离螺钉 3mm。在行减压手术包括 TLIF、PLIT 或 MIDLIF 时，根据标准入点预先拧入螺钉做好完整通道后取出螺钉。充分减压后，再置入螺钉。由于螺钉的内心是锥形，预拧的时候不要完全拧入，大概 1/2 或 2/3 即可。如果有导航或机器人辅助，在选择合理的入点之前首先要观察椎间盘上缘对应的椎板位置，留够 3mm 空间后再定入点或规划螺钉。

2. 需要手术的峡部裂滑脱的病例，能否行骨皮质螺钉固定复位的问题需要具体分析峡部裂部位的骨质形态。

3. 导航的使用能增加骨皮质螺钉置入的准确性。在 Snyder 等的回顾性研究中，发现使用导航辅助的 69 例患者所有骨皮质螺钉置入的位置均无偏移。其他的文献也显示导航指引能明显提高置钉的准确性。

【典型病例】

患者，61 岁，女性。术前诊断：腰椎滑脱症（$L_4 \sim L_5$）。治疗：行机器人辅助下骨皮质螺钉置入（图 5-19-4～图 5-19-16）。

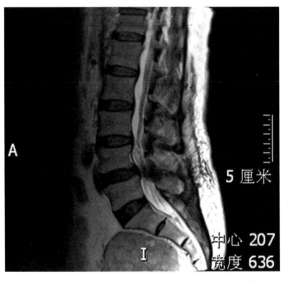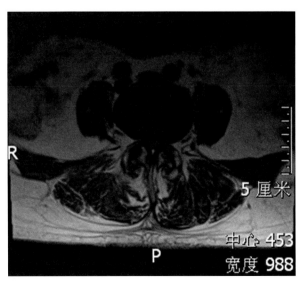

图 5-19-4　术前 MRI 示 $L_4 \sim L_5$ 腰椎滑脱伴狭窄

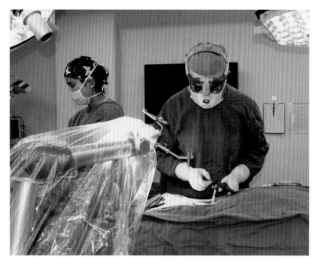

图 5-19-5　术者安装示踪器，并进行机器人机械臂的调整

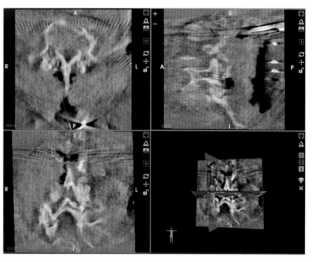

图 5-19-6　术中进行骨皮质螺钉的规划

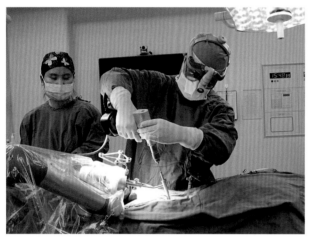

图 5-19-7　通过机械臂打入导针

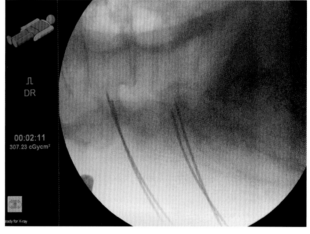

图 5-19-8　透视确认位置良好

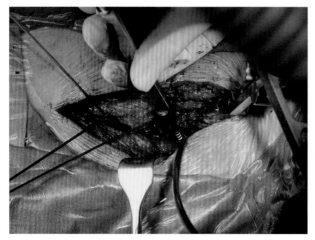

图 5-19-9　测量每个螺钉所需的长度

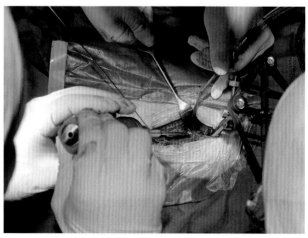

图 5-19-10　丝攻做出 CBT 螺钉的通道

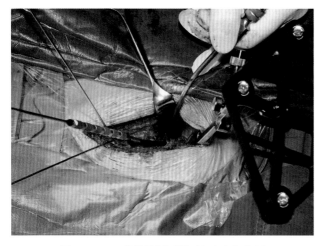

图 5-19-11　探子探查螺钉的四壁和底部

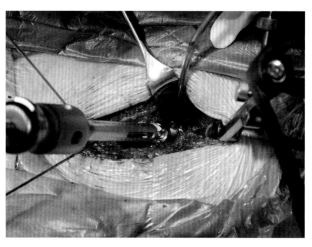

图 5-19-12　拧入骨皮质螺钉

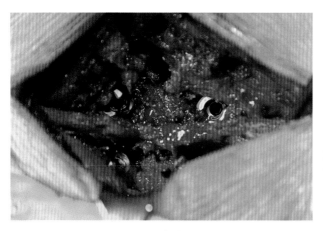

图 5-19-13　完全拧入所有螺钉

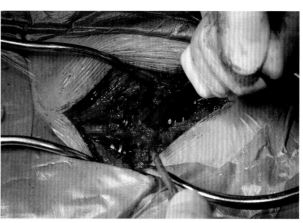

图 5-19-14　进行椎管减压及椎体间融合等操作

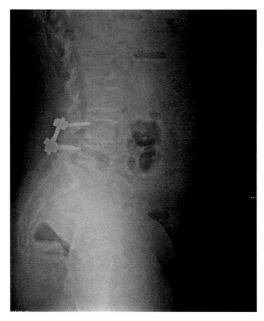
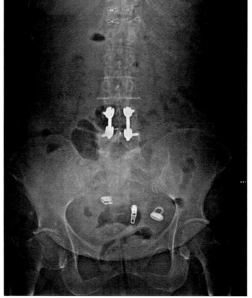

图 5-19-15　术后正侧位 X 线片

示 CBT 螺钉位置良好，滑脱完全复位，椎间融合器位置满意。

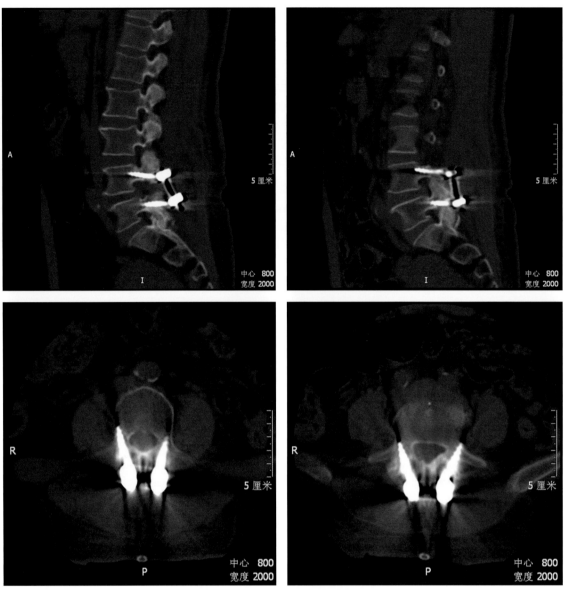

图 5-19-16 术后 CT 示 CBT 螺钉位置良好

（吴昕峰）

参 考 文 献

［1］SANTONI B G, HYNES R A, MCGILVRAY K C, et al. Cortical bone trajectory for lumbar pedicle screws［J］. Spine J, 2009, 9(5): 366-373.

［2］ROY-CAMILLE R, SAILLANT G, BERTEAUX D, et al. Osteosynthesis of thoraco-lumbar spine fractures with metal plates screwed through the vertebral pedicles［J］. Reconstr Surg Traumatol, 1976, 15: 2-16.

［3］ROY-CAMILLE R. Posterior screw plate fixation in thoracolumbar injuries［J］. Instr Course Lect, 1992, 41: 157-163.

［4］STEEL T R, RUST T M, FAIRHALL J M, et al. Monosegmental pedicle screw fixation for thoraco-lumbar burst fracture［J］. Orthopaedic Proceedings, 2004, 86-B(Suppl. Ⅳ): 458.

［5］MOBBS R J. The "medio-latero-superior trajectory technique": an alternative cortical trajectory for pedicle fixation［J］. Orthop Surg, 2013, 5(1): 56-59.

［6］KEOROCHANA G, PAIRUCHVEJ S, TRATHITEPHUN W, et al. Comparative outcomes of cortical screw trajectory fixation and pedicle screw fixation in lumbar spinal fusion: systematic review and meta-analysis［J］. World Neurosurg, 2017, 102: 340-349.

［7］金海明, 徐道亮, 潘翔翔, 等. 椎弓根皮质骨螺钉固定与传统椎弓根螺钉固定钉道周围骨质 CT 值比较［J］. 中国脊柱脊

髓杂志,2016,26(12):1115-1120.

[8] OSHINO H, SAKAKIBARA T, INABA T, et al.A biomechanical comparison between cortical bone trajectory fixation and pedicle screw fixation[J]. J Ortho Surg Res, 2015, 10(1): 125.

[9] MATSUKAWA K, YATO Y, NEMOTO O, et al. Morphometric measurement of cortical bone trajectory for lumbar pedicle screw insertion using computed tomography[J]. J Spinal Disord Tech, 2013, 26(6): E248-E253.

[10] IWATSUKI K, YOSHIMINE T, OHNISHI Y, et al. Isthmus-guided cortical bone trajectory for pedicle screw insertion[J]. Orthop Surg, 2014, 6(3): 244-248.

[11] MATSUKAWA K, YATO Y, HYNES R A, et al.Cortical bone trajectory for thoracic pedicle screws: a technical note[J]. Clin Spine Surg, 2017, 30(5): E497-E504.

[12] MATSUKAWA K, YATO Y, KATO T, et al. Cortical bone trajectory for lumbosacral fixation: penetrating S_1 endplate screw technique: technical note[J]. J Neurosurg Spine, 2014, 21(2): 203-209.

[13] SNYDER L A, MARTINEZ-DEL-CAMPO E, NEAL M T, et al. Lumbar spinal fixation with cortical bone trajectory pedicle screws in 79 patients with degenerative disease: perioperative outcomes and complications[J]. World Neurosurg, 2016, 88: 205-213.

[14] YSON S C, SEMBRANO J N, SANDERS P C, et al. Comparison of cranial facet joint violation rates between open and percutaneous pedicle screw placement using intraoperative 3-D CT(O-arm)computer navigation[J]. Spine, 2013, 38(4): E251-E258.

[15] SIPOS E P, TEBO S A, ZINREICH S J, et al. In vivo accuracy testing and clinical experience with the ISG viewing wand[J]. Neurosurgery, 1996, 39(1): 194-202; discussion 202-204.

[16] YOUKILIS A S, QUINT D J, MCGILLICUDDY J E, et al. Stereotactic navigation for placement of pedicle screws in the thoracic spine[J]. Neurosurgery, 2001, 48(4): 771-778; discussion 778-779.

第二十节　侧前路腰椎内固定术

【发展历史】

目前脊柱外科临床发展的趋势是尽可能多地使用微创手术入路,但是腰椎前外侧腹膜外入路仍然具有不可替代的临床地位。该入路能够直视所有的腰椎椎体及腰交感神经链。通过该入路可以对 $L_2 \sim L_4$ 前方病变进行直视下手术,而 L_5 椎体由于有髂血管的阻挡其显露则复杂一些。腹膜外入路可以避免进入胸膜腔及腹膜腔相关并发症。

在一些医院,进行侧前入路手术可能需要一位专门的血管外科医师帮助显露,游离腹膜后大血管及保护前方腹腔内器官。在手术团队中应包含这样一位医师可以缩短手术时间并减少术中出血,同时可应对术中可能发生的血管损伤。

【适应证及禁忌证】

1. 适应证

(1)交感神经链切除。

(2)神经减压(脊柱骨折、肿瘤、退行性疾病、感染)。

(3)重建脊柱前柱稳定性。

2. 禁忌证

(1)病理性肥胖(相对禁忌证)。

(2)大血管钙化。

(3)转移瘤。

(4)既往腹膜后腹部手术史(相对禁忌证)。

(5)近前接受过术区放疗。

(6)腹膜后纤维化。

【手术步骤】

1. 术前准备、麻醉和体位

(1)麻醉诱导后,部分患者可以使用鼻胃管进行胃肠减压。开放外周静脉通路及动脉置管,既往全身情况不理想及血流动力学不稳定的患者可以行中心静脉置管以便监测。患者下肢可以使用梯度弹力袜或机械气压泵以防下肢深静脉血栓的发生,同时常规使用尿管进行膀胱减压并通过尿量监测来判断补液量是否充足。

（2）患者右侧腋下放置腋卷保护,将右上肢置于手臂托上,并在肘部及腕部放置防压垫;患者左臂平行右臂置于另一手臂托上。患者左侧髂嵴下放置可充气气囊,通过气囊进一步调节患者躯干侧弯角度。患者两腿之间放置软枕,并注意保护内踝及膝关节内侧的骨性突出部位,右腓骨头及右外踝也要使用防压垫。

（3）皮肤准备的范围应该从腋后线至前正中线、头端应超过肋缘 5cm、尾端应在髂嵴线尾侧 5cm。手术开始前在透视下确认患者的体位以及手术节段在体表的投影,并用画线笔标记。常规消毒铺单后在术区粘贴含碘护皮膜。术前 30 分钟静脉使用预防性抗生素,抗生素种类应根据地区或医院致病菌监测结果决定。Ⅰ类手术切口抗生素总使用时间应不超过 72 小时。

2. 手术切口　一般来说,术者站立于患者腹侧,手术切口应根据术前的透视或术中的导航引导决定。

（1）$L_1 \sim L_2$,手术切口应位于目标节段头侧 2 个节段,自腋后线向前直至腹直肌鞘外缘（肋缘至脐中点近端）。

（2）显露 $L_2 \sim L_5$ 切口应位于肋缘与髂嵴的中间线上,自腋后线至腹直肌鞘外缘。$L_2 \sim L_3$ 应自肋缘与脐之间;$L_3 \sim L_4$ 应指向脐;$L_4 \sim L_5$ 应指向脐与耻骨联合中点的上方。

（3）显露 $L_5 \sim S_1$,切口应在髂前上棘的上外方平行于髂嵴与腹股沟韧带位于头侧,止于腹直肌鞘外缘（图 5-20-1）。

3. 入路

（1）腹壁肌肉可以沿肌肉纹理走行及自然肌肉间隙进行分离显露,这种方法可以显著减少出血以及术后疼痛,但是其显露视野通常比较有限,在没有专用内镜或微创拉钩辅助下通常只能进行活检、引流及有限的交感神经链切除。

（2）另外还有一种方法,在沿肌肉纹理劈开腹外斜肌后将腹内斜肌用电刀切开,这种方法可以提高显露范围,但是腹壁损伤较大,术中出血与术后恢复都比劈开肌肉入路差。

（3）腹横筋膜与腹膜之间存在脂肪,应在此脂肪层内向后方钝性分离（图 5-20-2）。

（4）生殖股神经在 L_3 水平腰大肌内侧穿出,走行于腰大肌表面,如果其发生损伤,术后患者大腿前侧及腹股沟区会出现麻木症状,手术中应将其连同腰大肌向背侧牵开（图 5-20-3,图 5-20-4）。

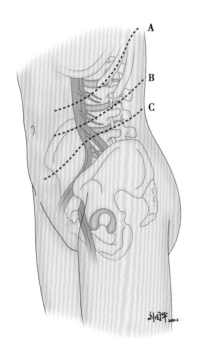

图 5-20-1　**手术切口的选择**

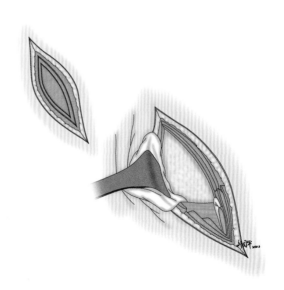

图 5-20-2　**腹横筋膜与腹膜之间存在脂肪**

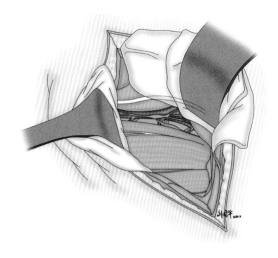

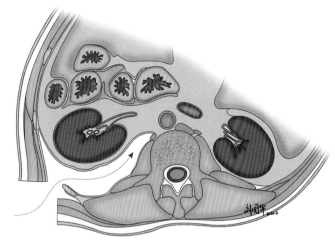

图 5-20-3　显露至椎体前方,注意保护周围神经结构　　　　图 5-20-4　显露平面

（5）输尿管走行于腹膜反折后方,术前可以置入输尿管支架帮助术中识别,或者对可能是输尿管的组织轻轻挤压,如果观察到其平滑肌蠕动即可确认,此方法泌尿外科医师称为 Kelly 征。

（6）L_1 椎体的侧方显露,可能需要切除第 11 和 12 肋。

（7）在 L_1 椎体前纵韧带分离膈脚,在 L1 横突前方分离弓状韧带可以帮助显露 T_{12} 椎体的尾侧。膈肌应在距外缘 2cm 处切断以防损伤自内侧发出的膈神经。

（8）L_5 与 $L_5 \sim S_1$ 椎间盘位于髂血管分叉的下方。在双侧骶髂关节间,腰骶丛被骶前血管丛覆盖,这些结构可以通过紧贴左髂血管内侧的筋膜切开向中线游离。如果需要进一步扩大暴露范围则需通过结扎髂内血管的分支,将椎体前的组织拉向对侧（图 5-20-5）。

4. 椎间盘处理

（1）按照上述方法显露脊柱侧前方,随后在目标椎间盘插入枪刺样针头并透视确认节段。

（2）向背侧牵开腰大肌显露椎间盘,有时术中可以通过增加屈髋角度减低腰大肌张力进而增加牵开程度,也有一些文献建议部分切开腰大肌前缘,但是这种方法会增高神经损伤以及出血的风险。

（3）第 5 腰静脉有时会通过髂腰静脉汇入髂总静脉,髂腰静脉位于 $L_4 \sim L_5$ 椎间盘或 L_5 椎体左侧,在进行 $L_4 \sim L_5$ 椎间隙手术时要注意辨别并结扎防止出血。

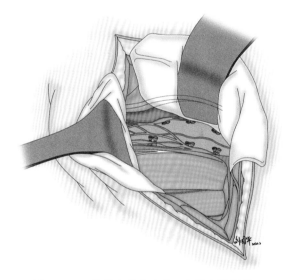

图 5-20-5　结扎血管分支进一步扩大暴露范围

（4）交感神经链位于腰大肌前缘与腹主动脉(左侧)或下腔静脉(右侧)之间椎体侧前方的筋膜内,通常为浅灰黄色,沿其走行可以发现膨大的神经节。应将其紧贴腰大肌前缘向腹侧剥离。

（5）当上述可能损伤的重要结构处理妥当后,即可使用 15 号手术刀切开侧前方椎间盘纤维环,并按照常规方式切除髓核并刮除软骨终板。

5. 椎体处理

（1）椎体切除应显露至病变节段头尾侧的正常椎体。用骨刀、刮匙、超声骨刀及高速磨钻将病变椎体及椎体两侧的椎间盘切除干净,如非感染或肿瘤性病变可以将切除下来的骨质作为自体植骨材料使用。

（2）融合时可以使用自体的肋骨段、髂骨,或异体的胫骨或肱骨作为结构性植骨。目前还可以选择内填骨松质的人工椎体或钛笼。

6. 内固定方式　侧前方内固定目前有很多方式,包括接骨板 - 螺钉、钉棒系统、人工椎体以及钛笼。不论选择何种内置物,均应显露病变头尾端的正常椎体。不论使用何种系统,在头尾段正常椎体的固定螺钉应尽可能位于椎体正中,术中应多角度透视避免出现螺钉压迫神经及穿出对侧损伤对侧血管的情况发生。

【术后处理】

1. 患者应按照全身麻醉手术常规进行补液与监护。

2. 如术中固定牢固,患者第 2 天即可在硬支具保护下下地活动。患者尿管及监护在患者下地后即可撤除。

3. 应注意观察患者术后伤口引流以及胃肠功能情况。

4. 术后出现迟发性大出血的情况很少见,但如果手术节段多或进行椎体切除可能会出现腹膜后血肿。如患者血流动力学稳定,通常无须二次手术探查止血。

5. 术后 3 个月复查正侧位以及过屈过伸位 X 线,如未发现异常活动即可去除支具保护。术后 6 个月及 12 个月应行正侧位 X 线以及 CT 检查,评价融合情况。

【手术要点】

1. 全身麻醉后患者置于右侧卧位,将患者腰部置于手术床可折弯处,术中通过调节手术床折弯角度的调节来调整术中腰部的侧凸。术中通过调整手术床的弯曲角度来调整躯干的侧凸,同时术中将左髋关节屈曲以减少腰大肌的张力。患者最终被要求摆放在纯侧位的体位上,在透视时通过观察终板是否在 X 线上呈现两条平行直线及正位上棘突是否居中、椎弓根投影是否对称来检查体位是否放置满意。也会使用右侧前外侧入路,但是右侧入路会遇到肝脏及下腔静脉,其显露难度及损伤处理都比左侧入路困难。极少见的情况下患者因既往后腹膜手术存在轻度粘连或纤维化以及一些恶性疾病侵袭后腹膜时,术前会请泌尿外科放置输尿管临时支架,以便术中辨认输尿管防止损伤。

2. 腹膜呈灰色半透明状,在身体的侧方是最厚的,在前外侧入路上腹膜极少发生粘连。如果腹膜不慎被打开,应即刻用可吸收缝线进行修补,然后再进行下一步手术。有时左肾下极会影响暴露,可以用棉垫垫好后用 Deaver 拉钩拉向腹侧,有时需要纵向增加显露建议使用 Bookwalter 拉钩。

3. 显露椎体侧前方后,可以看到并触及脊柱侧方呈竹节样,椎间盘未外凸的部分,椎体为凹陷的部分。$L_5\sim S_1$ 前方突起也是比较明显的解剖标志。

4. 有时为了显露椎体的侧方需要结扎腰节段动脉,腰节段动脉位于椎体正中水平。供应脊髓血运的 Adamkiewicz 动脉也是从节段动脉发出经椎间孔进入椎管内供应脊髓血运,但是其具体的解剖起源个体差异较大,有研究显示其从左侧胸腰段节段血管发出的概率较大,在其进入椎间孔附近其侧支最少,因此在此结扎节段动脉应尽可能远离椎间孔,使 Adamkiewicz 动脉通过侧支得到血液供应。研究显示由于侧支的存在结扎单一节段动脉不会引起脊髓梗死。一般来说无须术前常规做血管造影,或者说即便造影发现 Adamkiewicz 动脉的存在也不是侧前入路腰椎手术的禁忌证。

5. 在开始切除椎体时建议从椎体的侧前方进入,并尽量在椎体前方和对侧的皮质内进行操作,以便保护未完全显露的对侧大血管。椎体后缘骨质及后纵韧带可以用椎板咬骨钳及髓核钳小心去除。特别提醒要注意大血管钙化,在此处牵拉或操作时可能导致血管破裂。

【典型病例】

患者,男性,38 岁。车祸致 T_{12} 椎体骨折,于外院行"切开复位,全椎板减压,椎板钩钢丝撑开内固定,植骨融合术"。术后 2 年患者因背部疼痛于当地复查发现"骨折不愈合,内置物断裂",遂来我院治疗。后于我院行"侧前入路,腰椎体切除减压,钛笼置入,钢板螺钉内固定术"。术后患者恢复良好(图 5-20-6～图 5-20-9)。

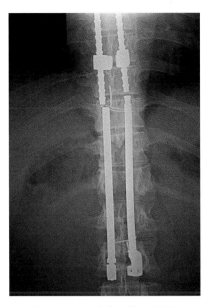

图 5-20-6　术前正位 X 线片

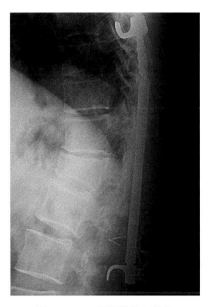

图 5-20-7　术前侧位 X 线片

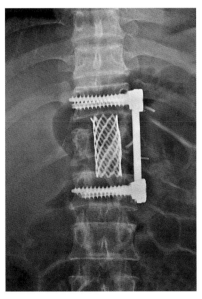

图 5-20-8　术后正位 X 线片

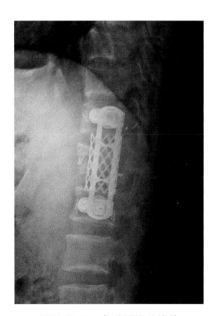

图 5-20-9　术后侧位 X 线片

（江晓舟）

参 考 文 献

［1］BUTTERMANN G R, GLAZER P A, BRADFORD D S. The use of bone allografts in the spine［J］. Clin Orthop Relat Res，1996（324）：75-85.

［2］COTLER H B, COTLER J M, STOLOFF A, et al. The use of autografts for vertebral body replacement of the thoracic and lumbar spine［J］. Spine, 1985, 10（8）：748-756.

［3］LOWERY G L, HARMS J. Titanium surgical mesh for vertebral defect replacement and intervertebral spacers［M］// THALGOTT J S, AEBI M. Manual of internal fixation of the spine. Philadelphia：Lippincott-Raven, 1996：127-146.

［4］ECK K R, BRIDWELL K H, UNGACTA F F, et al. Analysis of titanium mesh cages in adults with minimum two-year follow-up［J］. Spine, 2000, 25（18）：2407-2415.

［5］RAJASEKARAN S, SOUNDARAPANDIAN S. Progression of kyphosis in tuberculosis of the spine treated by anterior arthrodesis［J］. J Bone Joint Surg Am, 1989, 71（9）：1314-1323.

［6］BRIDWELL K H, LENKE L G, MCENERY K W, et al. Anterior fresh frozen structural allografts in the thoracic and lumbar spine. Do they work if combined with posterior fusion and instrumentation in adult patients with kyphosis or anterior column defects?［J］. Spine, 1995, 20(12): 1410-1418.

第二十一节 经皮椎体成形术及经皮椎体后凸成形术

【发展历史】

椎体成形术是指将骨水泥等替代物注射入骨质疏松或因肿瘤破坏的椎体中间来进行加固的技术。其最早应用于治疗椎体血管瘤,来源于法国医师 Galibert 和 Deramond,他们通过聚甲基丙烯酸甲酯注射治疗 C_2 椎体血管瘤,并取得了非常好的效果,患者疼痛完全缓解,此后这种治疗方法进一步推广至胸椎和腰椎血管瘤的治疗中,并确定了一些基本的操作要点,如大孔径的穿刺针,带有显影剂的骨水泥等。在技术早期,胸椎节段后外侧入路常造成骨水泥外溢,改良为经椎弓根入路后,显著降低了此类风险。受到这种手术方法良好效果的启发,来自法国里昂大学的医师尝试将骨水泥注入破坏的椎体内进行治疗,7 例患者中 4 例为骨质疏松性椎体压缩骨折,2 例为侵袭性血管瘤,1 例为骨转移癌,均取得了良好的效果。此后该项技术逐渐在法国流行起来,并通过 CT 或 X 线引导的方法达到了经皮穿刺的效果。

20 世纪 90 年代早期,椎体成形术传入美国,并从那时起在美国流行起来。但与欧洲主要将该技术用于治疗椎体肿瘤引起的疼痛不同,美国的主要适应证为痛性椎体压缩性骨折。这种区别主要由于两地的流行病学并不完全一致,在美国骨质疏松性椎体压缩骨折是一个临床常见疾病,美国每年有 700 000～1 000 000 名患者发生伴有严重疼痛的椎体压缩骨折,这不仅包括了原发性骨质疏松,也有大量患者是因为使用了激素、抗癫痫药等引起的继发性骨质疏松。但在经皮椎体成形术(percutaneous vertebro plasty, PVP)之前,这类骨折并没有什么有效的治疗方法,通常只能采用卧床休息及镇痛等非手术治疗,PVP 能够使这类患者减轻疼痛,早期下地活动,显著改善生活质量。同样的情况也出现在肿瘤患者中,因为肿瘤治疗方法的进步,带瘤生存期延长和对生活质量的要求,都得 PVP 越来越流行。随着技术和器械的进步,各种厂家不同类型的技术也进一步应用于临床,如球囊扩张或其他带有支架的椎体后凸成形术。

在治疗椎体骨折方面,椎体成形术能够很快地缓解疼痛,据文献报道 93% 患者疼痛术后能够明显缓解,即使相对陈旧的骨折,80% 患者术后疼痛也能够明显缓解。另外一方面,骨水泥能够预防已经骨折椎体进一步塌陷,椎体塌陷严重的患者,后凸成形术能够进一步恢复局部前凸,增加椎体高度。同样,骨水泥能够预防后伸位可能出现的椎体骨折骨不连,其发生率高达 40%。一项纳入了 26 项研究的系统综述评估接受经皮椎体后凸成形术(percutaneous kyphoplasty, PKP)治疗的椎体压缩骨折患者,发现 PKP 能够明显地改善 VAS、ODI 及局部后凸角度。另外一项纳入了 12 例前瞻性和回顾性研究,包括 333 个患者,481 个节段的研究发现 PKP 能够明显减轻疼痛,并改善功能,但纳入患者中还包括了多发性骨髓瘤,血管瘤等疾病。英国 NICE 在治疗骨质疏松性椎体压缩骨折的指南中总结了既往 9 项比较 PVP、PKP 及非手术治疗的随机对照试验,其中两项双盲随机对照试验研究认为 PVP 与非手术治疗并没有明显区别,但在其他 7 项随机对照试验研究中,PVP 或 PKP 均明显优于非手术治疗,这一结论也与临床经验相符,因此指南认为 PVP 和 PKP 能够有效地缓解骨折引起的疼痛,提高生活质量。另外一方面,通过来自美国的大数据分析认为,PVP 或 PKP 和非手术治疗相比,能够明显地降低死亡率,来自德国的注册研究也得到了类似的结论。

关于 PVP 和 PKP 的比较研究多证明两者在减轻疼痛、改善功能方面没有明显差异,PVP 只能将骨折固定在原位,而 PKP 则能够增加椎体高度,纠正后凸畸形,但这仅为理论上 PKP 的优势,因为在 PVP 过程中同样能够通过体位进行一定程度的复位。但一些因椎体压缩骨折产生椎管狭窄症状的患者,或者椎体转移性肿瘤的患者,球囊扩张能够达到更有效撑开椎体高度的目的。更多研究者认为 PKP 在减少骨水泥渗漏,尤其是减少有症状的骨水泥渗漏方面有重要作用。一项纳入了 11 个前瞻性研究的综述发现影像学渗漏率达到 9.2%～39%，其中有症状的渗漏是 3.1%，而 PKP 则是 0～26.3%，其中没有症状性渗漏。在目前的随机对照试验研究中，仅有一篇研究比较了 PVP 和 PKP 之间的疗效差异，认为两者在缓解疼痛方面没有区别，但 PKP 在恢复椎体高度，改善局部后凸方面更佳。

术后邻近椎体骨折似乎是椎体成形术后常见情况，但骨水泥强化后是否会增加邻近椎体骨折这一点还存在争议。因为如果将骨折患者的自然病程也考虑在内，本身这类患者发生再次骨折的风险就较高。第一次椎体压缩性骨折推出是后续再次骨折最大的危险因素，尤其是对多节段骨折患者来说，发生多次骨折的概率很高。因此，术前应告知患者注意预防跌倒，加强抗骨质疏松治疗，避免再次发生骨折。另外，骨折椎体局部后凸产生的应力变化、骨水泥渗漏至椎间隙带来的额外应力等情况会增高邻近椎体再骨折发生概率，预先在骨折发生风险高的椎体进行骨水泥强化。但如何将可能发生骨折的椎体鉴别出来，或者预测患者将来出现再次骨折的风险目前尚不明确。

【适应证及禁忌证】

1. 适应证

（1）椎体压缩性骨折引起的进行性疼痛，因为骨质疏松或转移性椎体肿瘤等因素引起的疼痛。

（2）非手术治疗后疼痛严重不缓解，或者患者合并其他内科疾病无法接受长期卧床等非手术治疗。

（3）溶骨性椎体压缩性骨折（多发性骨髓瘤、骨转移瘤）。

（4）陈旧椎体骨折骨不连引起的疼痛。

（5）可联合内固定系统，强化椎弓根螺钉，用于治疗严重骨质疏松患者。

（6）侵袭性血管瘤、骨髓瘤、溶骨性骨转移瘤等肿瘤。

2. 禁忌证

（1）局部活动性感染。

（2）凝血系统障碍。

（3）椎体后缘骨皮质不完整。

（4）合并有神经症状和体征。

（5）对对比剂过敏。

椎体后缘骨皮质不完整这一点尚存在争议，部分老年压缩性骨折患者后壁也可能出现缺损。没有神经症状的压缩性骨折或轻度爆裂性骨折患者，也可以使用骨水泥强化技术来稳定骨折。在这种情况下术中需小心操作，实时 C 臂监测下避免骨水泥向后方流动侵入椎管，来达到稳定骨折、减轻疼痛的目的。

【手术步骤】

（一）常规手术

1. 使用全身麻醉或局部麻醉，术中需进行心电监护及氧饱和度监测，局部麻醉时必要时加用静脉镇痛药。

2. 患者俯卧位于有合适衬垫，可透射线的脊柱手术床上。

3. 通过双平面透视图像确定进针点。

4. 局部麻醉后，在进针点处做 3mm 切口。

5. 使用硬膜外穿刺针在筋膜层做浸润麻醉后，置于椎弓根外侧进针点，并滑动感受其骨性标志物，在入针点周围骨膜表面做局部麻醉。

6. 将 Jamshidi 针置于椎弓根投影进针点，在透视下调整头尾向及横向，穿过椎弓根到达椎体后壁。通过透视确认正位上针尖位置位于椎弓根内壁时，侧位上针尖已到达椎体后壁。

7. 拔出内芯，更换为钝头导针，并穿透至椎体前缘，避免穿破椎体前方皮质。

8. 拔出 Jamshidi 针，经导针置入工作套筒及钝头分离器，并将其放置在椎体后皮质前方，套筒放置在椎体后 1/3 处，位置满意后拔出导针。

9. 去除钝头分离器，使用钻头在椎体内建立球囊通道（图 5-21-1）。

10. 透视下经工作套筒置入球囊，通过透视明确其准确位置。

11. 球囊充气进行膨胀,并利用无菌生理盐水和显影剂检测器位置,通过带有压力传感器的注射器来检测球囊体积及压力(术前应熟悉具体球囊设置的压力和容量上限)(图 5-21-2)。

12. 球囊扩张、骨折复位满意后,抽空并撤除球囊,将聚甲基丙烯酸甲酯骨水泥混合后通过推杆填充在空腔内。

13. 先填充空腔内前方区域,然后填充上下方区域,使骨水泥能够填充满上下终板,在骨水泥注射过程中注意透视避免发生骨水泥渗漏(图 5-21-3)。

14. 待骨水泥完全硬化后,取出工作套筒,并行正侧位透视明确最终位置。

15. 穿刺点直接缝合 1~2 针或拉皮条直接封闭伤口。穿刺点出血可行加压包扎止血。

16. 术后患者卧床 3 小时后即可在支具保护下下地活动。

17. 如单侧入路骨水泥分布位置不佳,可考虑从对侧增加通道行双侧入路。

(二)导航或机器人椎体后凸成形术

由于椎体成形术及后凸成形术为局部麻醉手术,因此可通过体表标志物进行体外导航和定位。

1. 粘贴体表标志物后,通过 C 臂扫描进行注册。

2. 在机器人指引下选择入点和方向,可根据椎体节段选择经椎弓根入路或椎弓根外入路(图 5-21-4)。

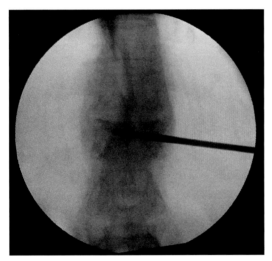
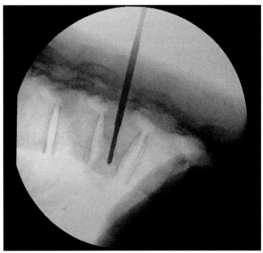

图 5-21-1　使用骨钻在椎体内建立球囊通道

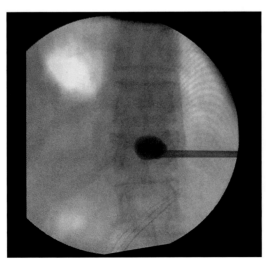
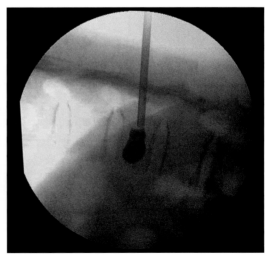

图 5-21-2　使用气囊进行骨折复位,并在术中实时监测

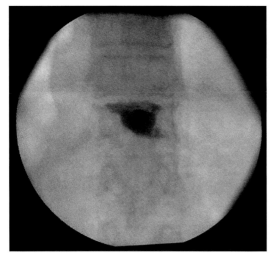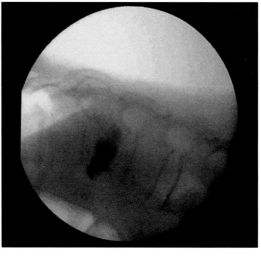

图 5-21-3　透视避免发生骨水泥渗漏

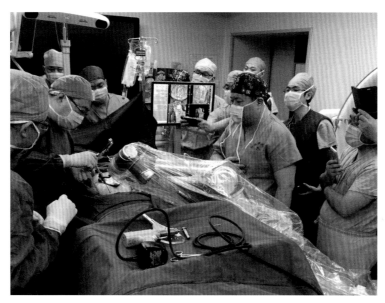

图 5-21-4　在机器人指引下选择入点和方向

3. 切开皮肤及皮下组织，与常规方法相同依次置入 Jamshidi 针、导针、工作套筒和骨钻。

4. 球囊扩张后注射骨水泥，待骨水泥完全凝固后可再次行 C 臂三维扫描明确骨水泥分布情况。

【手术要点】

1. 透视时获得标准正侧位位置，正位确保椎体上下终板相平行，棘突位于两侧椎弓根中间，侧位片上终板呈一条线，双侧椎弓根重叠。结合术前 X 线片骨折椎及邻近椎体的形态和肋骨数目，明确手术节段。上位胸椎的透视通常较困难。

2. 进针头尾向需在术中侧位透视时明确，横向进针角度可在术前 CT 上测量来明确具体大小。术中进针点横向角度太大，在置入工作套筒时容易穿破椎弓根内壁。而横向角度太小，容易激惹位于椎弓根外壁的神经根，尤其是腰椎手术中，并且在单侧入路中，横向角度过小骨水泥常无法弥散至对侧。最理想的位置是穿刺针前段位于椎体前 1/3 时，正位片针尖能够越过中线到达对侧。

3. 操作过程中避免穿透椎体前方皮质，球囊扩张时注意体积和压力。不同球囊设计标准不一，术者在术前应熟悉所用手术器械，避免压力过大导致的球囊破裂，一般来说体积不超过 3ml。新鲜骨折球囊撑开时通常能够明显恢复椎体前方高度。但注意避免过度撑开，这种情况下可能造成椎体骨皮质破裂，导致骨水泥渗漏加重。

4. 骨水泥进入拉丝期后再注入椎体。过早注入骨水泥可能会增高骨水泥渗漏和肺梗死的风险。在透视过程中反复进行双平面透视以明确骨水泥位置。术者需事先熟悉骨水泥的黏度、工作时间窗，以避免过早或过晚注射骨水泥。如果在注射过程中骨水泥出现了渗漏，则需要暂时停止注射，并透视明确渗漏位置和大小。骨水泥常会沿着骨折裂隙进行渗漏，可暂停一段时间，将套筒稍向后撤，或者更改工作套筒方向，继续少量注射骨水泥观察渗漏有无增加。在一侧渗漏严重的情况下，也可以采用双侧进针的方法，减少渗漏的发生。

5. 骨质疏松越严重，骨水泥注射越容易，通常每个椎体注射量为 3～6ml，在骨水泥填塞过程中，含有脂肪的骨髓被驱赶进入循环，因此对多节段椎体成形术来说，骨水泥总量应控制在 25ml 以内，节段数应该在 6 个节段以内。应该使骨水泥在椎体前方连续分布，能够传递椎体上下终板之间的应力。注射结束之后使用实心套筒暂时封闭工作套筒，避免骨水泥残留在椎弓根通道内。但伴有前方皮质破裂或 Kummel 病的病例，可以保留一段椎弓根的骨水泥，避免骨水泥后期继发移位。应该在骨水泥完全凝固之后再取出套管，以避免软组织内残留骨水泥。

【典型病例】

患者，男性，84 岁。主诉：胸背痛 6 个月。影像学检查：X 线片示 T_8 椎体楔形变明显，前缘变扁，压缩性骨折可能大（图 5-21-5）。CT 可见 T_8 椎体中间空腔，Kummel 征阳性，平卧位后前方张口，局部存在不稳定（图 5-21-6）。因患者体内有金属内置物，无法行 MRI 检查，骨扫描示 T_8 局部浓聚影，骨不连可能。治疗：完善术前检查后，在局部麻醉下行 T_8 球囊扩张椎体后凸成形术（图 5-21-7～图 5-21-11）。术后：术后正侧位 X 线片示示骨水泥位置良好（图 5-21-12）。术后 3 个月复查 CT 示骨水泥位置良好（图 5-21-13）。

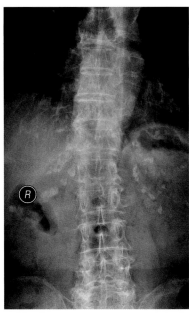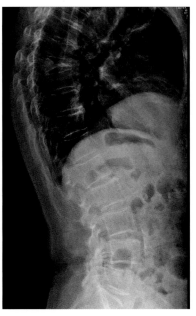

图 5-21-5　术前 X 线片

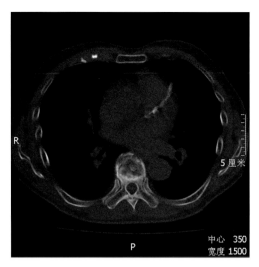

图 5-21-6 术前 CT

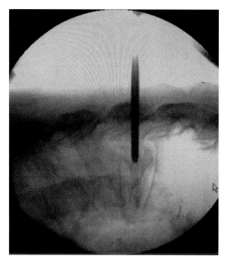

图 5-21-7 放置工作套筒

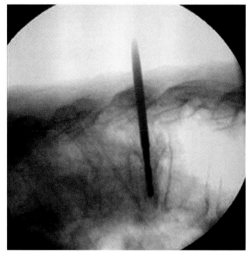

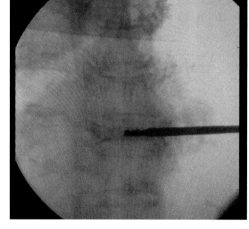

图 5-21-8 使用骨钻开路

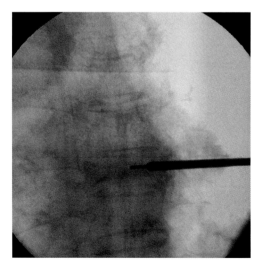

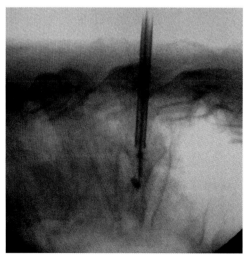

图 5-21-9 撑开骨折椎体

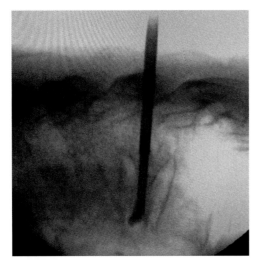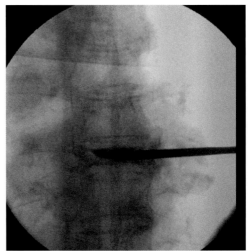

图 5-21-10　从前向后依次注入骨水泥

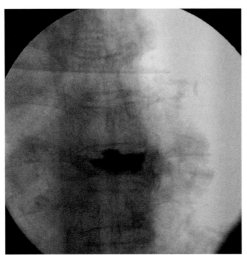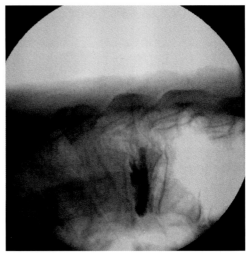

图 5-21-11　骨水泥均匀分布

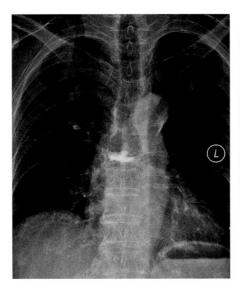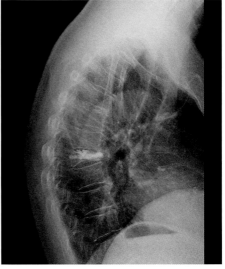

图 5-21-12　术后胸椎正侧位 X 线片

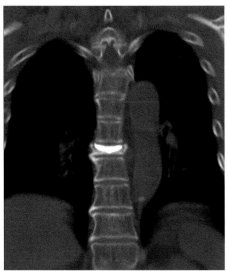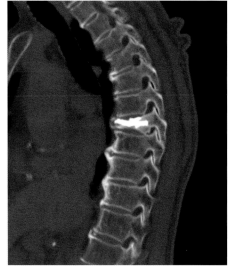

图 5-21-13　术后 3 个月 CT

（蒋继乐）

参 考 文 献

［1］GALIBERT P, DERAMOND H, ROSAT P, et al. Preliminary note on the treatment of vertebral angioma by percutaneous acrylic vertebroplasty［J］. Neurochirurgie, 1987, 33（2）: 166-168.

［2］DERAMOND H, DARRASON R, GALIBERT P. Percutaneous vertebroplasty with acrylic cement in the treatment of aggressive spinal angiomas［J］. Rachis, 1989, 1（2）: 143-153.

［3］LAPRAS C, MOTTOLESE C, DERUTY R, et al. Percutaneous injection of methylmethacrylate in osteoporosis and severe vertebral osteolysis（Galibert's technic）［J］. Ann Chir, 1989, 43（5）: 371-376.

［4］JENSEN M E, EVANS A J, MATHIS J M, et al. Percutaneous polymethylmethacrylate vertebroplasty in the treatment of osteoporotic vertebral body compression fractures: technical aspects［J］. Am J Neuroradiol, 1997, 18（10）: 1897-1904.

［5］COTTEN A, DEWATRE F, CORTET B, et al. Percutaneous vertebroplasty for osteolytic metastases and myeloma: effects of the percentage of lesion filling and the leakage of methyl methacrylate at clinical follow-up［J］. Radiology, 1996, 200（2）: 525-530.

［6］MELTON L J, 3rd. Epidemiology of spinal osteoporosis［J］. Spine, 1997, 22（24 Suppl）: 2S-11S.

［7］MELTON L J, 3rd, KAN S H, WAHNER H W, et al. Lifetime fracture risk: an approach to hip fracture risk assessment based on bone mineral density and age［J］. J Clin Epidemiol, 1988, 41（10）: 985-994.

［8］KANIS J A, JOHNELL O. The burden of osteoporosis［J］. J Endocrinol Invest, 1999, 22（8）: 583-588.

［9］MILLER K K, KLIBANSKI A. Clinical review 106: amenorrheic bone loss［J］. J Clin Endocrinol Metab, 1999, 84（6）: 1775-1783.

［10］BOUZA C, LOPEZ T, MAGRO A, et al. Efficacy and safety of balloon kyphoplasty in the treatment of vertebral compression fractures: a systematic review［J］. Eur Spine J, 2006, 15（7）: 1050-1067.

［11］MENDEL E, BOUREKAS E, GERSZTEN P, et al. Percutaneous techniques in the treatment of spine tumors［J］. Spine, 2009, 34（22）: S93-S100.

［12］FOURNEY D R, SCHOMER D F, NADER R, et al. Percutaneous vertebroplasty and kyphoplasty for painful vertebral body fractures in cancer patients［J］. J Neurosurg, 2003, 98（1 Suppl）: 21-30.

［13］MCGIRT M J, PARKER S L, WOLINSKY J P, et al. Vertebroplasty and kyphoplasty for the treatment of vertebral compression frac-tures: an evidene-based review of the literature［J］. Spine, 2009, 9（6）: 501-508.

［14］TAYLOR R S, TAYLOR R J, FRITZELL P. Balloon kyphoplasty and verte-broplasty for vertebral compression fractures: a comparative systematic review of efficacy and safety［J］. Spine, 2006, 31（23）: 2747-2755.

第六章　腰骶骨盆交界区疾病及手术

第一节　腰骶骨盆交界区常见疾病

一、腰骶畸形

【概念及病因】

先天性腰骶畸形最常见的类型为腰骶部半椎体,是由一侧椎体发育障碍导致的椎体畸形,可分为完全分节型、半分节型和未分节型。影像学上可表现为 L_5 半椎体或 S_1 半椎体,局部畸形可继发腰椎侧凸,甚至出现胸椎代偿性侧凸。随着年龄的增长,可导致严重后果,因此半椎体应早期积极手术治疗。腰椎峡部裂和腰椎滑脱最常出现于 L_5 椎体,是腰骶畸形最常见疾病。腰椎峡部裂指单侧或双侧腰椎峡部的骨缺损,可伴随椎体间移位。腰椎滑脱指头侧椎体相对于尾侧椎体出现向前滑移。腰椎滑脱分型(Wiltse 分型):1 型,$L_5 \sim S_1$ 关节先天性发育不良。2 型,峡部裂。2A 型,峡部应力性骨折;2B 型,峡部延长或变薄;2C 型,峡部骨折。3 型,退行性。4 型,椎弓根骨折。5 型,病理性。6 型,医源性。

【临床表现及诊断】

临床表现主要为下腰部轴性疼痛,伴或不伴双下肢及鞍区神经功能障碍。

站立位行正侧位 X 线片和双斜位 X 线片,在斜位片上,如果发现典型的"苏格兰狗头"征,可以明确诊断腰椎峡部裂;过屈过伸侧位 X 线片,可评估是否存在局部节段不稳定;脊柱全长侧位 X 线片,可评估矢状位平衡以及骨盆参数。骨扫描可以发现即将出现的峡部裂,并可协助判断急性或慢性峡部裂。CT 可以更清晰显示骨性结构细节,除了峡部裂,还可评估其他骨性结构特点,为手术设计和术后影像学评估提供帮助。MRI 可以用于评估神经根和硬膜囊受压情况,以及腰椎间盘形态和退变程度。

骨盆参数主要包括:①骨盆指数(pelvic incidence,PI),是指 S_1 上终板中点及双侧股骨头中心连线中点的连线与 S_1 上终板垂线的夹角。②骨盆倾斜角(pelvic tilt,PT),是指 S_1 上终板中点与双侧股骨头中心连线与铅垂线的夹角。③骶骨倾斜角(sacral slop,SS),是指 S_1 上终板切线与水平线的夹角。PI 对个体来讲是一个固定的解剖参数,SS 和 PT 则是可变的参数。参数之间的关系,用公式可以表达为:PI=PT+SS。

【治疗】

1. 非手术治疗　无症状的腰椎峡部裂或腰椎滑脱症患者,无须特殊治疗。有症状的腰椎峡部裂或腰椎滑脱症患者,早期可采用非手术治疗,包括休息、口服非甾体抗炎药、硬膜外注射类固醇药物、物理治疗及改变运动方式(避免腰椎过度后伸)、减轻体重、戒烟及佩戴支具等。

2. 手术治疗　腰骶部半椎体患者,一旦确诊,应尽早手术。手术指征:非手术治疗无效,症状与影像学相符的腰椎峡部裂滑脱,腰椎滑脱进展至 2 度以上,有症状的 3 度或 4 度腰椎滑脱,存在腰椎管狭窄症状或神经功能损伤加重,马尾综合征。

二、骶髂关节炎

【概念及病因】

骶髂关节炎是指单侧或双侧骶髂关节炎症,最常见病因为强直性脊柱炎,其他病因包括致密性骨炎、骶髂关节退行性病变、弥漫性特发性骨肥厚症、掌跖脓疱病性关节炎、痛风导致骶髂关节受累、骶髂关肿瘤、骶髂关节感染。

【临床表现及诊断】

骶髂关节炎通常认为是诊断强直性脊柱炎的重要依据,骶髂关节破坏是强直性脊柱炎最早期的表现。最初期表现为骨皮质边缘模糊,之后出现骨皮质下破坏,髂骨侧多于骶骨侧。晚期表现为骶髂关节完全融合,皮质骨破坏表现消失。骶髂关节炎疼痛特点为弥散性钝性疼痛,臀部深部疼痛。体格检查骶髂关节压痛。影像学检查中,骶髂关节炎常两侧对称出现,可通过骨盆正位 X 线片诊断,但 CT 和 MRI 早期诊断骶髂关节炎要明显优于 X 线片,尤其是 MRI 冠状位 T_2 压脂像,可以看到骶髂关节内高信号,以及关节周围骨皮质下高信号区,提示骨髓水肿。目前较常用的分级标准,有基于骶髂关节 X 线片,1984 年修订的强直性脊柱炎纽约分类标准骶髂关节炎分级标准:0 级,正常;1 级,可疑异常;2 级,局限性骨侵蚀或骨硬化;3 级,中重度骶髂关节炎,出现以下 1 项或多项(骨侵蚀、骨硬化、关节间隙增宽或狭窄、部分强直);4 级,完全强直。基于骶髂关节 CT,Lee 等制定的分级标准:0 级,正常;1 级,局限性骨侵蚀仅见于单个层面;2 级,骨侵蚀见于 <25% 的层面,不伴关节间隙改变;3 级,骨侵蚀见于 ≥25% 的层面,伴有关节间隙改变和 / 或部分强直;4 级,完全强直。

【治疗】

骶髂关节炎的治疗主要为药物治疗,非甾体抗炎药为一线用药,存在心血管疾病、胃肠道疾病及肾功能不全的患者应慎用;非甾体抗炎药效果不佳,或存在药物使用禁忌时,可使用对乙酰氨基酚或阿片类镇痛药;改善病情抗风湿药,如柳氮磺吡啶、甲氨蝶呤等,无证据显示对治疗有效;高反应性的患者,建议使用抗肿瘤坏死因子治疗。其他治疗方式还包括患者教育、规律性锻炼、局部物理治疗等。

三、骶骨骨折 / 脱位

【概念及病因】

骶骨是连接脊柱和骨盆的重要结构,它通过发育良好的韧带和骨性结构将腰椎与左右两侧髂骨连接起来,并将躯干的负荷分散至骶髂关节和髋关节。骶骨骨折原因可分为高能量损伤和低能量损伤。高能量损伤常见原因包括机动车事故、高空坠落、挤压伤等;低能量损伤常见于病理性骨折。

【临床表现及诊断】

骶骨骨折会造成局部剧烈疼痛,和 / 或伴有鞍区感觉和二便功能障碍,体格检查应按照《美国脊柱损伤协会指南》严格执行,包括评估直肠穹隆有无出血及前列腺位置是否正常。直肠评估包括四个部分:①存在自发性肛门括约肌张力;②最大自主肛门括约肌收缩力;③轻触和针刺的肛周感觉;④出现肛门松弛和球海绵体反射。残留尿量可评估神经源性膀胱。在女性患者中,阴道穹隆检查也很重要。在影像学检查中,首先应行骨盆正位 X 线片,但是骶骨存在倾斜角度,普通正位 X 线片不一定能清晰显示骶孔或周围是否有骨折线存在,因此怀疑骨折的患者,应进一步行骨盆进口位、骨盆出口位及骶骨侧位 X 线片检查。如果怀疑骨盆环骨折,需行 CT 来评估骨折的三维结构稳定性。虽然 MRI 不是常规检查,但它有助于判断神经损伤部位和损伤程度。

由于骶骨属于骨盆的后半部分,骶骨骨折可以单独进行分型,或者可归属为骨盆骨折的一部分。丹尼斯分型是最常用的骶骨骨折分型,其意义在于对相关神经损伤的发生率和类型的影响评估,它采用最内侧的骨折延伸区分出三个骨折类型:① 1 区骨折,指出现在骶孔外侧的骨折,最常见,与之相关神经损伤率最低,神经损伤局限于 L_5 神经根或坐骨神经;② 2 区骨折,延伸穿过骶孔,是第二常见的骨折类型,约 1/4 患者可能出现腰骶神经根损伤;③ 3 区骨折,涉及中央骶椎管,是最不常见的损伤类型,但具有最高的神经损伤率,可能出现骶神经根损伤、马尾神经横断,或者伴随出现膀胱、直肠损伤。

【治疗】

1. 非手术治疗　稳定、无移位骶骨骨折,无骨盆环损伤,无 $L_5 \sim S_1$ 关节突关节损伤,神经功能完整等可行非手术治疗。非手术治疗方法包括部分负重、胸腰骶支具固定、卧位骨牵引等。

2. 手术治疗　目的是骨折复位及固定、神经减压。

(马赛)

参 考 文 献

［1］SLABAUGH P B, WINTER R B, LONSTEIN J E, et al. Lumbosacral hemivertebrae. A review of twenty-four patients, with excision in eight［J］. Spine, 1980, 5（3）: 234-244.

［2］WILTSE L L, NEWMAN P H, MACNAB I. Classification of spondyloisis and spondylolisthesis［J］. Clin Orthop Relat Res, 1976, 117: 23-29.

［3］王炎焱, 赵征, 张江林, 等. 骶髂关节炎 509 例临床资料分析［J］. 中华内科杂志, 2013, 52（11）: 924-927.

［4］MANDL P, NAVARRO-COMPÁN V, TERSLEV L, et al. EULAR recommendations for the use of imaging in the diagnosis and management of spondyloarthritis in clinical practice［J］. Ann Rheum Dis, 2017, 74（7）: 1327-1339.

［5］VAN DER LINDEN S, VALKENBURG H A, CATS A. Evaluation of diagnostic criteria for ankylosing spondylitis. A proposal for modification of the New York criteria［J］. Arthritis Rheum, 1984, 27（4）: 361-368.

［6］LEE Y H, HONG Y S, PARK W, et al. Value of multidetector computed tomography for the radiologic grading of sacroiliitis in ankylosing spondylitis［J］. Rheumatol Int, 2013, 33（4）: 1005-1011.

［7］BRAUN J, VAN DEN BERG R, BARALIAKOS X, et al. 2010 update of the ASAS/EULAR recommendations for the management of ankylosing spondylitis［J］. Ann Rheum Dis, 2011, 70（6）: 896-904.

［8］DITUNNO J F, Jr, YOUNG W, DONOVAN W H, et al. The international standards booklet for neurological and functional classification of spinal cord injury. American spinal injury association［J］. Paraplegia, 1994, 32（2）: 70-80.

［9］DENIS F, DAVIS S, COMFORT T. Sacral fractures: an important problem. Retrospective analysis of 236 cases［J］. Clin Orthop Relat Res, 1988, 227: 67-81.

第二节　骶骨及髂骨螺钉固定术

【发展历史】

牢固的腰骶骨盆固定和骨性融合, 一直是脊柱外科医师重视的问题。1891 年 Berthold Hadra 在国际上首次报道, 使用钢缆捆绑固定颈椎棘突治疗颈椎骨折脱位。1910 年德国 Fritz Lange 报道置入金属棒固定治疗腰椎滑脱。1911 年 Hibbs 报道了 3 例脊柱结核的脊柱固定融合治疗, 并提出脊柱稳定性的概念。1914—1919 年, Hibbs 为 59 例脊柱侧凸患者施行脊柱矫形融合手术, 并于 1924 年报道其中 45 例患者的随访结果（有 14 例患者丢失随访）。Hibbs 指出躯干运动时, 腰骶骨盆交界处是整个正常脊柱中应力最大的部位。因此, 在脊柱侧后凸合并 L_5 椎体倾斜时, 应该融合腰骶骨盆。在他的 59 例患者中, 有 3 例施行腰骶骨盆固定融合。随后几年中, Hibbs 推行的脊柱固定融合技术得到了脊柱外科领域的广泛认可。美国 Frederick Albee 和加拿大 Alexander MackKenzie Forbes 开始改良 Hibbs 医生的融合技术。Albee 在术中显露椎板和棘突, 在矢状位劈开棘突并植入来自胫骨的骨皮质骨桥。Forbes 在椎板表面和棘突侧方施行去皮质化操作, 增加脊柱融合概率。

1933 年, 梅奥诊所的 Ralph Ghormley 从生物力学层面上指出, 腰骶部位于活动的脊柱和固定的骨盆之间, 所以受到的应力最大。腰痛的一个重要来源是腰骶部的小关节, 可以通过腰骶部融合手术治疗顽固复发的腰骶部退行性病变引起的腰痛。Ghormley 还提出使用自体髂骨植骨达到骨融合的目标, 这种方式至今仍在广泛使用。1940 年人们开始使用经小关节的螺钉固定技术促进腰骶部融合。

1960 年 Paul Harrington 提出了著名的"椎板钩＋支撑棒"技术治疗脊柱侧凸, 但是这项技术在腰骶部手术应用中效果令人不满意, 假关节形成的报道高达 40%。1970 年墨西哥 Eduardo Luque 提出脊柱分节段固定概念, 通过多个固定位点, 将脊柱的压缩和牵张应力分散在直径 0.64cm 的支撑棒上。虽然应用 Luque 技术后腰骶部假关节的发生率有所下降, 但仍旧达不到满意疗效（6%～41%）。1980 年, Cotrel-Dubousset 开始应用单轴螺钉加椎板钩固定腰骶部。但是这种固定方式过于坚固, 文献报道腰骶部螺钉拔出率为 44%, 假关节形成率为 33%。为此, Ben Allen 和 Ron Ferguson 在 Galveston 技术的基础上改良提出髂骨棒固定技术, 将金属棒通过髂后上棘置入髂骨内板和外板之间, 开启了现代腰骶骨盆固定技术的里程碑。

【适应证及禁忌证】

1. 适应证

（1）脊柱长节段固定（≥5 个节段。）

（2）腰椎部位的三柱截骨手术。

（3）骶骨骨折合并脊柱骨盆脱位。

（4）腰椎退变合并严重骨质疏松。

（5）严重腰椎滑脱患者（Meyerding Ⅲ度或更高）。

（6）腰骶部畸形和倾斜骨盆的矫形手术。

2. 禁忌证　主要包括骨盆环的稳定性和支撑能力不足，如骨盆骨折、严重畸形，骶骨及其周围肿物，骶骨及其周围感染等。

【手术步骤】

（一）Galveston 髂骨棒

Galveston 技术使用预弯成型的金属棒，贴附在髂骨表面和椎旁肌深层，从髂后上棘处插入髂骨。应用于脊柱畸形矫正手术，获得较高融合率（88%～94%）。该技术的缺点在于髂后上棘位置表浅，内置物搁到皮肤引起患者不适，另外。弯棒成型也比较困难。需要三柱截骨和去旋转矫形的脊柱侧凸患者，Galveston 金属棒的可靠性不如现代广泛应用的椎弓根螺钉系统。

（二）髂骨螺钉

髂骨螺钉是在 Galveston 技术的基础上发展演变而来，将螺钉置入髂骨形成独立的锚定点，然后利用支撑棒与腰椎的椎弓根螺钉或椎板钩连接。髂骨螺钉从髂后上棘指向髂前下棘，成年患者螺钉长度通常可达 100mm。髂骨螺钉能够提供骨盆的坚强有力固定，但是需要剥离显露髂后上棘，内置物的占位效应也可能引起长期疼痛不适。Tsuchiya 报道，术后 5 年时间，23%～67% 的脊柱矫形患者因为皮肤挤压需要取出髂骨螺钉。

（三）Jackon 骶骨内金属棒

1993 年 Jackson 和 McManus 通过 50 例患者研究，提出将金属棒插入骶骨的腰骶骨盆固定方式。通过 CT 测量，他们发现 92% 的患者中骶骨两侧有足够的骨骼，允许插入直径 7mm 的金属棒，达到腰骶骨盆固定的目的。这种固定方式的优点在于保留了骶髂关节。但是术中置入双侧 S_1 椎弓根螺钉后，继续将金属棒插入骶骨的操作很困难，并且理论上存在骶骨骨折的风险。另外，在生物力学方面，这种骶骨内金属棒与传统骶骨螺钉技术相比也没有明显优势。

（四）Kostuik 经髂骨金属棒

John Kostuik 腰骶骨盆固定技术起源于 Paul Harrington 固定方式，在髂后上棘前方 1～2cm 处髂骨中置入金属棒，并与双侧 S_1 椎弓根螺钉相连。应用这项技术，Kostuik 报道长节段脊柱侧凸固定融合手术中，腰骶部的融合率达到 93%。

（五）S_2- 骶骨翼 - 髂骨固定技术

S_2- 骶骨翼 - 髂骨技术首次报道于 2007 年，入点位于骶骨翼，S_1 和 S_2 背侧骶后孔之间，两个骶后孔外侧缘连线上。此点位于椎弓根入点的连线上。与髂后上棘的髂骨螺钉技术不同，S_2- 骶骨翼 - 髂骨技术不需要剥离髂嵴表面的皮下组织和骶骨周围的椎旁肌肉，钉尾的位置也比传统的髂骨螺钉平均低 15mm。这项技术对成人和儿童都是安全的。相比于传统髂骨螺钉，该技术的优势在于钉尾的隆起更浅、剥离显露更少、操作更简便、对取髂骨植骨操作的影响更小、钉尾位于 L_5 和 S_1 椎弓根螺钉的连线上。另外，S_2-骶骨翼 - 髂骨螺钉可以采用经皮微创置入方式。

（六）导航技术在腰骶骨盆固定中的应用

S_2- 骶骨翼 - 髂骨技术是目前十分受脊柱外科医师推崇的腰骶骨盆固定技术。螺钉入点选取在骶骨翼背侧，S_1～S_2 背侧骶后孔外侧缘连线中点，钉尖指向髂前下棘，置钉时触摸股骨大转子有助于定位。术中行闭孔斜位透视（30° 尾倾 +30° 外倾），透视图像上能看到完整的"泪滴"结构，并能显示髂后上棘 - 髂前下棘通道。在透视辅助下置入导丝（图 6-2-6），用中空的丝攻沿着导丝建立螺钉通道，然后再沿着导丝置入空心螺钉。最常用的是 9mm×90mm 空心螺钉。

【手术要点】

以 S_2- 骶骨翼 - 髂骨技术为例进行介绍。

1. 注意丝攻的直径应该比螺钉小 1mm，丝攻进入的深度比螺钉长 10～15mm，以便于将钉尾埋入髂骨翼，减少术后挤压皮肤的情况。

2. 建议螺钉直径尽可能≥8mm，减少螺钉断裂的风险，增加骨盆锚定力度。

3. 置钉困难最常见的原因是顶到髂骨的外侧皮质。入点选择稍偏外一些、钉道垂直一些、紧贴坐骨切迹,有助于克服上述困难。

4. 最好同时固定患者双侧 L_5 和 S_1 椎弓根,这些锚定点在同一条线上,连棒很容易。

【典型病例】

患者,34 岁,女性。因 L_5 椎体肿瘤,计划行 L_5 椎体切除,钛网 + 骨水泥置入,$L_3 \sim S_1$ 椎弓根螺钉 +S_2- 骶骨翼 - 髂骨螺钉固定治疗。术中在计算机导航辅助手术(computer-assisted minimally invasive spine surgery,CAMISS)中,显露过程与徒手置钉一致。准备置钉前,在近端腰椎棘突上放置导航示踪器,并检验其与棘突骨骼接触的牢固程度(图 6-2-1)。注册导航手术工具(尖锥、开路器、指点器等),术中 C 臂花费 2～3 分钟采集患者透视数据,同时构建三维立体导航图像。置钉全过程无须再次透视,导航仪可以对注册过的手术工具施行实时引导监测,术者通过观察髂骨三维立体图像,直接看到螺钉入点的最佳位置和计算机模拟计算出的螺钉轨迹,建立螺钉通道(图 6-2-2)。降低了置钉时穿透皮质骨、损伤骨盆周围血管神经的风险(图 6-2-3)。

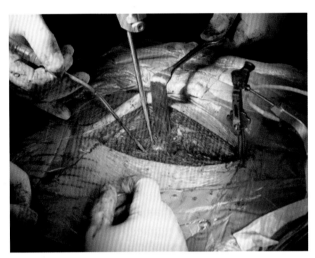

图 6-2-1　准备置钉前在腰椎棘突上放置导航示踪器

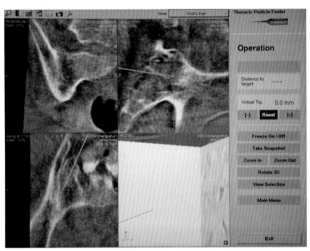

图 6-2-2　三维导航显示术中骶骨螺钉最佳入点和计算机模拟螺钉轨迹

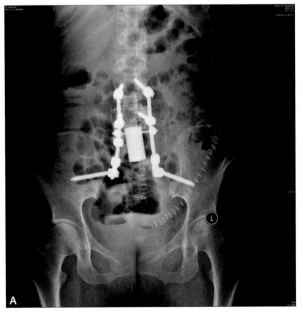

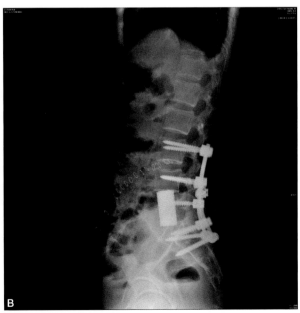

图 6-2-3　3D 导航下行 L_5 椎体切除,钛网 + 骨水泥置入,$L_3 \sim S_1$ 椎弓根螺钉 +S_2- 骶骨翼 - 髂骨螺钉固定

A. 正位片;B. 侧位片。

（韦祎）

参 考 文 献

［1］JAIN A, HASSANZADEH H, STRIKE S A, et al. Pelvic fixation in adult and pediatric spine surgery: historical perspective, indications, and techniques: AAOS exhibit selection［J］. J Bone Joint Surg Am, 2015, 97(18): 1521-1528.

［2］MOSHIRFAR A, RAND F F, SPONSELLER P D, et al. Pelvic fixation in spine surgery. Historical overview, indications, biomechanical relevance, and current techniques［J］. J Bone Joint Surg Am, 2005, 87 Suppl 2: 89-106.

第三节　腰骶部畸形矫形术

【发展历史】

腰骶部畸形是一种综合畸形，脊柱外科医师在分析畸形时要统筹考虑患者双下肢的临床情况，注重体格检查及步态分析，切莫仅凭腰骶部局部 X 线片而妄下结论。腰骶部畸形大体上可以分为冠状面畸形及矢状面畸形，同时在这两种畸形基础上合并有旋转畸形。对患者来说综合体现为冠状面及矢状面外观异常并最终导致失平衡。

脊柱侧凸研究会（scoliosis research society, SRS）对脊柱平衡分析提出了公认的 X 线测量指标，除 Cobb 角外，在冠状面上注意 C_7 铅垂线（C_7 plumb line, C_7PL）与骶骨正中垂线（central sacral vertical line, CSVL）的关系，正常两者应重合。在矢状面上注意 C_7PL 与 S_1 椎体后上角之间的垂直距离（sagittal vertical axis, SVA），正常应为小于 5cm。

当患者出现脊柱失平衡时首先应该分析患者的病因，特别要注意这些病因可能是腰骶部以外疾病。患者出现冠状面畸形，可能是由于下肢不等长，脊柱近端畸形，臀中肌无力导致的摇摆步态，髋膝关节病变导致的关节活动障碍或负重障碍，全身性疾病的骨关节表现（强直性脊柱炎、类风湿关节炎等）。患者矢状面畸形，可能是由于骨折畸形愈合导致的后凸，强直性脊柱炎导致的后凸，近端畸形导致的腰骶部代偿表现，可髋关节屈曲挛缩或膝关节伸直首先导致的腰部代偿。这些都需要多学科全面认真评估。

正确诊断的第一步就是体格检查，特别要强调步态以及关节活动度的检查。静态 X 线片，常掩盖患者的关节活动受限与肌力障碍。脊柱局部 X 线片，常导致忽视患者远近端的始发疾病。认真的体格检查可以发现日常患者不易察觉的问题。托马斯征（Thomas sign）可以明确腰前突增大与髋关节屈曲挛缩的因果关系。肢体长度测量可以提示腰椎侧凸为原发性还是代偿性。高弓足和爪状趾通常代表合并神经畸形。皮肤的咖啡牛奶斑和皮下结节要排除神经纤维瘤病。发现口周溃疡与排便异常，要想到腰椎活动受限可能是炎性肠病引起的脊柱炎，而非强直性脊柱炎。这些细节的发现需要系统的学习与长期的临床经验积累，但是认真翔实的体格检查是最重要的第一步。

分析腰骶部畸形第二步就是影像学的测量。应获得患者站立与仰卧位的脊柱全长 + 双下肢全长的 X 线片，并且需要屈伸位与左右侧屈位的 X 线片。在冠状面上腰骶部畸形的测量与国际脊柱侧凸研究学会（Scoliosis Research Society, SRS）对脊柱侧凸的测量并无区别，在矢状面上重点要关注骨盆测量参数与腰椎角度的匹配关系。这其中比较重要的是 PI、PT 和 SS。比较重要的 PI 是患者骨盆的解剖参数，不随患者的姿势发生变化，PI 大的患者骶骨相对比较水平。而 PT 与 SS 是随患者姿势发生变化的，PT+SS=PI，因此 PT 与 SS 之间呈互补关系。正常情况下 PT 小于 20°，且 PT 小于 SS，一般来说 PI 越大 SS 也越大，那么 S_1 上表面的倾斜就越大，在直立状态下 $L_5 \sim S_1$ 椎间隙的剪切力就越大，从而发生滑脱的风险也越高。北京积水潭医院的经验认为发生 Ⅱ 度以上滑脱的患者 PI 均大于 60°。SRS 提出正常的成人腰骶部 X 线矢状面测量指标为 SVA 小于 5cm，PT 小于 20°，腰前突角（lumber lordosis, LL）与 PI 之间的差值应在 ±9° 以内。

【适应证及禁忌证】

腰骶部的测量异常可能是原发疾病的代偿表现。治疗的重点应是对原发疾病的分析，而不是拘泥于测量角度的纠正，腰骶部测量异常可能是远 / 近端畸形的代偿表现。这些代偿表现依畸形发生的严重程度在临床上具有如下规律（表 6-3-1）。

表 6-3-1　脊柱后凸畸形的代偿规律

原发畸形	一级代偿	二级代偿	三级代偿
胸椎及近端的后凸（TK↑）	腰前突增大（LL↑）	骨盆后倾（PT↑）	屈膝↑
腰椎后凸（LL↓）	胸椎后凸减小（TK↓）	骨盆后倾（PT↑）	屈膝↑
腰椎滑脱	腰前突增大（LL↑）	骨盆后倾（PT↑）	屈膝↑
髋关节屈曲挛缩（PT↓）	腰前突增大（LL↑）	屈膝↑	
膝关节屈曲挛缩（屈膝↑）	髋关节屈曲（PT↓）	腰前突减小（LL↓）	

如果按照解剖部位，将局部畸形/弯曲对于重力线 C_7PL 的效果来分类，可归类如下（表6-3-2）。

表 6-3-2　重力线移位相应可能的局部畸形

部位	平衡前移（C_7PL 前移）	平衡后移（C_7PL 后移）
胸椎	TK↑	TK↓
腰椎	LL↓	LL↑
髋关节	PT↓	PT↑
膝关节	屈膝↓	屈膝↑

综合这两个表，发现如果患者出现二级或二级以上代偿时，分析胸椎、腰椎、髋关节、膝关节这几个指标，只有一个的平衡（C_7PL）移动效果与其他不一致，那么这个不一致的就可判断为原发畸形。如果患者只出现了一级代偿，就要通过屈伸位以及临床体格检查，较为僵硬的就是原发畸形。

临床上还有一些特殊情况，如强直性脊柱炎，胸椎、腰椎、髋关节、膝关节均受累，并且其严重程度随年龄进行性加重。总的治疗原则还是处理原发畸形或僵硬畸形，但是要全面考虑后续可能出现的情况，为以后的治疗留有余地。如患者胸腰椎后凸，骨盆后倾，无屈膝畸形，整体平衡好，按照前文所述分析患者的原发畸形是髋关节所致的骨盆后倾，那么可以用全髋关节置换来治疗。但是该患者全髋关节臼杯置放的位置，如果放在正常位置，由于骨盆后倾，患者术后容易出现后方撞击以及前方覆盖不足，最终导致关节过早磨损及前脱位；如果臼杯放在前倾的位置，以后患者胸腰椎后凸进一步加重行脊柱截骨手术，此时臼杯的位置会造成前方撞击和后方覆盖不足，导致后脱位。从人工关节的角度来说，如果术前能够恢复正常的脊柱序列肯定是最好的，但是如果患者全身状况差不考虑以后再行脊柱截骨矫正手术，并且患者没有出现三级代偿（屈膝）表现且整体平衡好的情况下也可以只做髋关节置换术，但是术中一定要根据患者的具体情况决定臼杯的前倾角度。如果患者术前出现了整体失平衡或三级代偿（屈膝）的表现，就一定要优先进行胸腰椎截骨术，再进行髋膝关节置换术。

腰骶部的复合畸形是临床上需要综合分析的疾病，通常需要由脊柱外科、关节外科、风湿科、麻醉科、重症医学科的多学科团队治疗，注重畸形的综合分析，与患者全身评估相结合，制订合理完善的诊疗计划，才能取得好的临床效果。

【手术步骤】

（一）Galveston 技术

Allen 和 Ferguson 于 1982 年首先报道，是鲁克技术在腰骶部固定的一种衍生方式，具体方法是将鲁克棒插入双侧髂骨内，近端通过椎板下钢丝与腰椎固定。因为鲁克棒此时需要折弯成 L 形，故又称 L 棒技术。最初主要用于长节段脊柱侧凸矫形固定手术。Galveston 技术是其他脊柱-骨盆稳定术的基础。手术要点如下。

1. 入点　髂后上棘下缘。

2. 方向　L 棒从入点斜向下外插入，尽可能靠近髂骨最远段，以获得最大、最长的骨内通道，远端约在坐骨大切迹上方 1.5cm 以内。

3. 选棒原则　标准的 Galveston 技术选择用的是 6.25mm 直径的光滑棒,但根据患者髂骨厚度及大小,棒的直径也可选择 4.75~6.35mm,插入深度至少 6cm 以上,理想深度为 9~10cm(图 6-3-1)。

（二）Dunn-McCarthy 技术

在 Galveston 技术出现之后 Dunn 和 McCarthy 于 1989 年提出 Dunn-McCarthy 技术,又称为 S 棒技术。其方法是将哈氏棒或脊柱钉棒系统连接杆在远端折成 S 形,并将其骑跨在双侧骶骨翼上。利用哈氏棒的椎板钩在骶骨翼与近端锚定部位之间进行撑开。手术方法如下。

1. 骶骨翼的松解与显露　双侧 L$_5$ 横突和骶骨之间松解腰骶韧带后,将椎板钩骑跨在骶骨翼上方。

2. 脊柱近端锚定装置　可通过椎弓根钉或椎板钩与脊柱近端连接固定。

（三）髂骨钉固定术

第一代脊柱骨盆稳定技术 Galveston 的光滑棒在髂骨内"雨刷器样"微动导致内置物髂骨拔出或切出。于是有

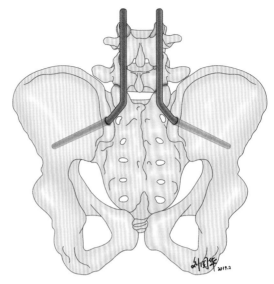

图 6-3-1　Galveston 技术

学者将髂骨内的光滑棒改进为螺钉并将其直径增大,从而克服了 Galveston 技术的这种缺陷。手术方法如下。

1. 入钉点　髂骨进钉点在髂后上棘上 2cm,此处需咬除部分髂嵴以埋头。

2. 方向　钉头指向坐骨大切迹,也有学者建议进顶点自髂后上棘(posterior superior iliac spine,PSIS)、钉头指向髂前下棘,可提供最长的置入通道。螺钉直径 6~8mm,置入深度 50~70mm。

3. 近端连接　近端通过椎弓根钉及连接棒与 L$_5$、S$_1$ 固定;髂骨钉通过侧向短横联与双侧纵向脊柱棒连接。

（四）改良 Galveston- 髂骨螺钉技术

1996 年由 King 提出。L 形棒末端有螺纹设计,通过螺母固定在髂骨,在 S$_2$ 水平穿过髂后上嵴,双侧棒间在下腰部通过横联进行连接,近端使用椎弓根螺钉固定。其融合了骶骨螺栓与 Galveston 技术的理念,克服了光滑棒在髂骨内"雨刮器样"微动及拔出。其主要缺陷是骶部隆起的内置物对皮肤软组织的磨损,甚至形成骶部溃疡。

（五）S$_2$- 骶骨翼 - 髂骨钉技术

2009 年 O'Brien 等首先报道 S$_2$- 骶骨翼 - 髂骨钉技术。目前是最热门与流行的骶髂固定技术。手术方法如下。

1. 入钉点　螺钉进钉点可以选择在 S$_1$ 后孔下方 1mm,外侧 1mm 处,或者 S$_1$ 后孔和 S$_2$ 后孔外侧的中点。不能偏外或偏内,偏外易导致骶骨处螺钉吃骨量少,偏内易导致角度过浅,置钉困难。

2. 进钉角度、深度　螺钉的方向是向患者同侧的髂前下棘,术中可以通过触摸患者股骨大转子估计入钉的方向。对准患者大转子向头端两个横指上面处。同时术中 X 线透视定位非常重要,术中 C 臂头倾 20°~30°,外倾 40°~60°,C 臂下可见患者真骨盆缘呈泪滴形。螺钉导针或开路锥应置于泪滴中心点稍偏前下方,在保证螺钉不穿出骨外的情况下尽可能偏前、偏下。螺钉长度一般为 80~100mm 比较合适,直径选择 8.5mm 比较合适。

【手术要点】

1. Galveston 技术　是最早使用的腰骶部内固定技术,该固定原理的出现具有里程碑意义。其既可以重建骨盆后环垂直稳定和同时可以对抗腰骶部屈伸应力,且内置物切迹较低。但是该技术本身也具有十分明显的缺陷,鲁克棒为光棒表面没有螺纹,在髂骨内把持力差,随骶髂关节的微动在髂骨内、外板之间的骨松质内易出现"雨刮器样"活动,容易拔出;手术中需要根据患者的腰骶部形状进行费时的弯棒;且其跨越了非融合的骶髂关节,可能造成术后疼痛;两棒间无横向连接导致抗旋转差;无骶骨连接固定部

件等缺陷。但是随着时代的发展,在 Galveston 技术基础上改进的腰骶部钉棒内固定系统已逐渐取代了 Galveston 技术最初使用的光滑鲁克棒及椎板下钢丝。

2. Dunn-McCarthy 技术　该方法的优点是无须干扰髂骨及骶髂关节,对生长发育期的青少年的生长潜力影响小,手术创伤相对创伤较小。该技术在生物力学上主要起到纵向牵伸和支撑作用外,但是在骶骨翼与近端之间无法产生加压作用。同时由于椎板钩与骨结构之间不是稳固连接,可能会出现"脱钩"的情况,不能提供足够的侧屈、旋转及过伸稳定性;哈氏棒之间无法横向加压,骨盆后环骨折、脱位所致的开书型不稳定及垂直不稳定无能为力。另外,L$_5$ 神经根紧贴骶骨翼上表面行走,在松解腰骶韧带并且安置椎板钩时,S 棒技术有 L$_5$ 神经根损伤风险。随着现代钉棒系统、骶髂螺钉及三角固定等技术的发展,Dunn-McCarthy 技术现在也较少使用。

3. 髂骨钉固定术　髂骨螺钉减少了内置物松动及切出的风险。配合使用 S$_1$ 椎弓根钉在骨盆后环产生了 4 个坚强的锚定点,并且螺钉的方向不同形成三维几何结构,对骨盆后环骨折及腰骶部不稳定形成非常可靠的内固定。

4. S$_2$ 骶骨翼髂骨钉　该技术的骶骨进钉点与骶岬平齐、纵向与椎弓根钉入点在一直线,对连接棒的安装较为方便。此进钉点低于髂后上棘约 15mm,内置物切迹较低,较 Galveston 技术及髂骨钉,可减少突出的钉尾对骶部皮肤、软组织摩擦和破溃等并发症。骶骨翼 - 髂骨螺钉较髂骨钉更倾斜、也较髂骨钉对骨有更好的抓持力,因此,抗拔出力量较髂骨钉大。但该螺钉经骶骨翼而未经椎弓根,有松动及干扰骶髂关节导致骶髂关节疼痛等风险。

(江晓舟)

参 考 文 献

[1] O'BRIEN J R, YU W D, BHATNAGAR R, et al. An anatomic study of the S$_2$ iliac technique for lumbopelvic screw placement[J]. Spine, 2009, 34(12): E439-E442.

[2] CHANG T L, SPONSELLER P D, KEBAISH K M, et al. Low profile pelvic fixation: anatomic parameters for sacral alar-iliac fixation versus traditional iliac fixation[J]. Spine, 2009, 34(5): 436-440.

[3] O'BRIEN J R, YU W, KAUFMAN B E, et al. Biomechanical evaluation of S$_2$ alar-iliac screws: effect of length and quad-cortical purchase as compared with iliac fixation[J]. Spine, 2013, 38(20): E1250-E1255.

[4] SUTTERLIN C E, 3rd, FIELD A, FERRARA L A, et al. Range of motion, sacral screw and rod strain in long posterior spinal constructs: a biomechanical comparison between S$_2$ alar iliac screws with traditional fixation strategies[J]. J Spine Surg, 2016, 2(4): 266-276.

[5] SPONSELLER P D, ZIMMERMAN R M, KO P S, et al. Low profile pelvic fixation with the sacral alar iliac technique in the pediatric population improves results at two-year minimum follow-up[J]. Spine, 2010, 35(20): 1887-1892.

[6] ELDER B D, ISHIDA W, LO S L, et al. Use of S$_2$-alar-iliac screws associated with less complications than iliac screws in adult lumbosacropelvic fixation[J]. Spine, 2017, 42(3): E142-E149.

第七章 脊柱肿瘤及手术

第一节 常见脊柱肿瘤

一、原发性脊柱肿瘤

【概念及病因】

原发性脊柱肿瘤相对少见,Weinstein 等报道的单中心回顾研究,50 年间原发性脊柱肿瘤仅 82 例,其中良性 37.8%,恶性 62.2%。位于椎体的原发性肿瘤中恶性肿瘤占 75%,而位于脊柱附件的原发性肿瘤多为良性肿瘤,恶性仅占 35%。

常见的脊柱原发良性肿瘤包括骨软骨瘤、骨母细胞瘤、骨样骨瘤、动脉瘤样骨囊肿、骨巨细胞瘤、骨血管瘤、骨嗜酸性肉芽肿等。常见的脊柱恶性肿瘤包括骨肉瘤、尤因肉瘤、脊索瘤、软骨肉瘤等。

【临床表现及诊断】

良性肿瘤通常无明显症状,多为偶然发现。活跃性或侵袭性良性肿瘤以及恶性肿瘤可引起局部疼痛、神经压迫或刺激症状。骨样骨瘤相对特殊,属于自限性良性肿瘤,有特异性的影像学表现(瘤巢和明显的骨膜反应),临床表现以疼痛为主,夜间痛明显,服用水杨酸类解热镇痛抗炎药可缓解。

肿瘤性疾病的诊断非常重要,要根据病史、体格检查、影像学检查,必要时要结合病理活检作出明确诊断,根据肿瘤的性质、Enneking 分期、放化疗敏感性、脊柱稳定性、神经受累情况,以及患者全身一般情况等制订治疗方案。

【治疗】

1. 良性肿瘤

(1)自限性肿瘤:绝大多数可临床观察定期随访,特殊情况如骨样骨瘤,若疼痛症状严重可考虑刮除。

(2)活跃性肿瘤:如骨母细胞瘤(瘤巢>1.5cm),若无神经压迫,手术切除原则为囊内切除,若存在神经压迫则需要神经减压。

(3)侵袭性肿瘤:如骨巨细胞瘤,需要广泛切除。

2. 恶性肿瘤 肿瘤的性质及分期对恶性原发性脊柱肿瘤的治疗至关重要。不同的肿瘤有着不同的恶性程度及放化疗敏感性,肿瘤学控制要寻求肿瘤科医师的治疗建议。早期恶性肿瘤,即尚未远处转移的恶性肿瘤,最有效的长期控制方法为手术切除,切除边界是广泛切除,通常的手术方法是 en bloc 全脊椎切除。晚期恶性肿瘤,即已远处转移的恶性肿瘤,此时的治疗原则为姑息治疗,提高患者生活质量,通常的治疗方法包括系统性化疗、局部放疗、神经减压、脊柱固定等。以骨肉瘤为例,若肿瘤尚未远处转移,治疗原则为新辅助化疗加肿瘤 en bloc 切除,以提高远期生存率。

二、转移性脊柱肿瘤

【概念及病因】

脊柱是最常见的骨转移部位,常见的转移性骨肿瘤原发灶包括乳腺癌、肺癌、前列腺癌、肾癌、甲状腺癌、膀胱癌及胃肠道腺癌等。脊柱转移性肿瘤的发病率是原发性肿瘤的 25 倍。在所有的转移性肿瘤中,脊柱受累占到 30%～70%,其中 10%～40% 的病例是以脊柱症状为首发症状的。脊柱转移性肿瘤的转移途径主要包括直接侵袭、经动脉系统血行播散、经 Batson 静脉丛逆行性播散。Batson 静脉丛是一个高容量低压的无静脉瓣系统,是转移性脊柱肿瘤相对特殊的一个播散途径。

【临床表现及诊断】

转移性脊柱肿瘤几乎均以疼痛为首发症状,疼痛通常是隐匿起病,逐渐加重,持续性疼痛,疼痛的特点是静息痛、夜间痛,若肿瘤压迫神经,还伴有神经症状(如感觉和运动障碍、大小便障碍等)。转移性脊柱肿瘤的诊断流程:①首先确定原发灶,明确肿瘤的性质及放化疗敏感性;②确定有无神经功能障碍;③是否合并脊柱不稳定;④确定转移性脊柱肿瘤的范围,是单节段受累还是多节段受累;⑤评估患者的全身一般状况,能否耐受手术;⑥估计患者的预期生存时间从而确定治疗目标。通常转移性脊柱肿瘤的治疗目标包括缓解疼痛、维持或改善神经功能、稳定脊柱、局部肿瘤控制及改善生活质量等。

【治疗】

传统的治疗原则是通过 Tomita 评分或 Tokuhashi 评分来估计患者的预期生存时间,从而制订相应的治疗方案。Tomita 评分是根据原发灶肿瘤性质、转移性肿瘤重要脏器累及情况和骨转移数量来评估:低于 4 分建议肿瘤 en bloc 切除;4～5 分建议瘤体减容手术,即边缘切除或囊内切除;6～7 分建议姑息手术,即短期局部控制,包括缓解疼痛、神经减压、脊柱固定等,以改善生活质量为目的;8～10 分建议仅支持治疗,临终关怀。Tokuhashi 评分较 Tomita 评分更为复杂,加入了更多的因素,如患者全身一般状况、脊髓功能障碍等:0～8 分预期生存时间小于 6 个月,建议非手术支持治疗;9～11 分预期生存时间为 6 个月到 1 年,建议姑息性手术治疗;12～15 分预期生存时间大于 1 年,建议肿瘤 en bloc 切除,以获得肿瘤远期控制。

然而,上述提到的 Tomita 评分和 Tokuhashi 评分均存在一定的局限性,它们提出的时间是在靶向治疗时代之前,随着肿瘤学治疗手段的提高,患者的实际生存时间已远远超过了 Tomita 评分或 Tokuhashi 评分所预计的生存时间,因此其实际临床应用价值已有所下降。目前较新的治疗转移性脊柱肿瘤的理念是 2013 年提出的 NOMS(neurological oncological mechanical systemic)框架。NOMS 框架包括四个方面:①神经受累情况,即脊髓受硬膜外压迫的程度;②肿瘤学因素,即肿瘤对放疗的敏感性;③机械性因素,即脊柱稳定性的情况,通过脊柱肿瘤脊柱不稳评分(spinal instability neoplastic score, SINS)来量化判断;④系统性因素,即患者的全身一般状况。通过以上四个方面因素以流程图形式指导具体的治疗方案。治疗方法包括传统放疗、脊柱立体定位放疗、神经减压、脊髓与瘤体的分离手术及脊柱固定等。通过多学科合作,多方面因素综合考虑,制订个体化治疗方案,最大限度地提高患者生活质量和生存时间。

(阎凯)

参 考 文 献

[1] WEINSTEIN J N, MCLAIN R F. Primary tumors of the spine[J]. Spine, 1987, 12(9): 843-851.

[2] SPIEGEL D A, RICHARDSON W J, SCULLY S P, et al. Long-term survival following total sacrectomy with reconstruction for the treatment of primary osteosarcoma of the sacrum. A case report[J]. J Bone Joint Surg Am, 1999, 81(6): 848-855.

[3] OZAKI T, FLEGE S, LILJENQVIST U, et al. Osteosarcoma of the spine: experience of the cooperative osteosarcoma study group[J]. Cancer, 2002, 94(4): 1069-1077.

[4] SUNDARESAN N, ROSEN G, HUVOS A G, et al. Combined treatment of osteosarcoma of the spine[J]. Neurosurgery, 1988, 23(6): 714-719.

[5] SCIUBBA D M, OKUNO S H, DEKUTOSKI M B, et al. Ewing and osteogenic sarcoma: evidence for multidisciplinary management[J]. Spine, 2009, 34(22 Suppl): S58-S68.

[6] NEWMAN C B, KESHAVARZI S, ARYAN H E. En bloc sacretomy and reconstruction: technique modification for pelvic fixation[J]. Surg Neurol, 2009, 72(6): 752-756; discussion 756.

[7] BATSON O V. The role of the vertebral veins in metastatic processes[J]. Ann Intern Med, 1942, 16(2): 166-170.

[8] BUBENDORF L, SCHÖPFER A, WAGNER U, et al. Metastatic patterns of prostate cancer: an autopsy study of 1,589 patients[J]. Hum Pathol, 2000, 31(5): 578-583.

[9] TOMITA K, KAWAHARA N, KOBAYASHI T, et al. Surgical strategy for spinal metastases[J]. Spine, 2001, 26(3): 298-306.

［10］TOKUHASHI Y, MATSUZAKI H, ODA H, et al. A revised scoring system for preoperative evaluation of metastatic spine tumor prognosis［J］. Spine, 2005, 30（19）: 2186-2191.

［11］LAUFER I, RUBIN D G, LIS E, et al. The NOMS framework: approach to the treatment of spinal metastatic tumors［J］. Oncologist, 2013, 18（6）: 744-751.

第二节　胸椎肿瘤椎体整块切除术

【发展历史】

在治疗脊柱肿瘤时,由于手术入路困难及病变邻近重要血管等原因,传统手术方法多为刮除术或切刮术,即使恶性肿瘤也是以分块的方式去除。传统手术方法的不利之处是显而易见的,如肿瘤细胞污染周围结构,难以分辨肿瘤组织与正常组织之间的分界区等因素会导致肿瘤切除不彻底及脊柱恶性肿瘤术后复发。

为了降低脊柱恶性肿瘤的局部复发率,多位学者都曾描述过椎体整块切除术,取得了良好的临床效果。1989 年,Tomita 等描述了全椎骨切除术（total en bloc spondylectomy, TES）,与前人技术所不同的是,TES 将整个椎骨（包括椎体和后侧附件）作为一个间室完整切除。

TES 能够以广泛或边缘性的手术边界（有时在椎弓根部位只能达到病变内边界）将肿瘤整块切除,达到降低局部复发率和提高患者生存率的目的。因此,自该技术出现以来,在脊柱外科医师中得到越来越多的认可。

【适应证及禁忌证】

TES 的适应证为原发恶性肿瘤,良性侵袭性肿瘤,未扩散或侵袭邻近脏器的单发脊柱转移病灶,与腔静脉或主动脉没有或仅有轻度粘连,无多发转移。肿瘤累及连续 3 个或以下椎骨是 TES 的相对适应证。

转移性脊柱肿瘤手术治疗的指征为神经功能障碍、难以控制的疼痛及脊柱不稳定。需要考虑的肿瘤学因素包括原发性肿瘤是否得到成功治疗,脊柱转移灶是否为单发且局限,总体转移灶数量是否有限且可控,患者的预期寿命是否至少可达 12 个月。

Tomita 等根据肿瘤累及的解剖部位和侵袭范围设计了一种手术分类方法,这种方法可以提供较多的分期信息。根据肿瘤累及的解剖部位分为:椎体（解剖部位 1）、椎弓根（解剖部位 2）、椎板和棘突（解剖部位 3）、椎管（硬膜外隙）（解剖部位 4）、椎旁区（解剖部位 5）（图 7-2-1）。代表解剖部位的数字反映了肿瘤进展的常见顺序,也与这里所要描述的手术分类有关。该分类方法即根据肿瘤的解剖部位进行（图 7-2-2）。分期概念是由 Enneking 等的外科分期系统改良而来。如分类系统中的 3 型病变累及椎体（解剖部位 1）、椎弓根（解剖部位 2）和椎板（解剖部位 3）。将 1～3 型病变归为间室内,4～6 型为间室外,7 型病变为多发的跳跃病灶。建议对 2～5 型病变采用 TES,1 型和 6 型是相对适应证,而 7 型病变则是 TES 的禁忌证。

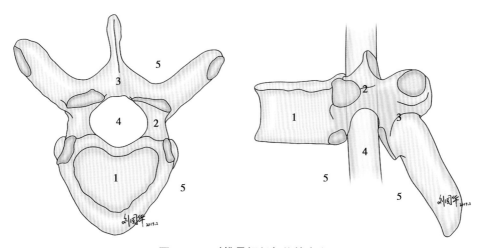

图 7-2-1　对椎骨解剖部位的定义

1. 椎体;2. 椎弓根;3. 椎板和棘突;4. 椎管（硬膜外间隙）;5. 椎旁区。

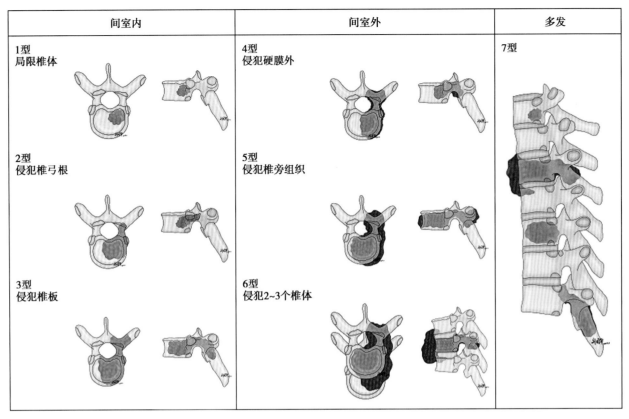

间室内	间室外	多发
1型 局限椎体	4型 侵犯硬膜外	7型
2型 侵犯椎弓根	5型 侵犯椎旁组织	
3型 侵犯椎板	6型 侵犯2~3个椎体	

图 7-2-2　脊柱肿瘤的外科分类

【手术步骤】

TES 手术包括整块切除后侧结构和整块切除前部两个步骤。下面对每个步骤进行详述。

（一）椎板整块切除（即椎骨后部结构的整块切除）

1. 显露　患者俯卧位，置于四点支撑手术床上，以避免压迫腔静脉。沿棘突做后正中直切口，切口起止于病变椎骨上下各三个节段。从棘突和椎板表面剥离椎旁肌，向两侧拉开。如果患者术前曾行后侧活检，应采用与保肢手术相似的方式切除活检通道。仔细显露关节突关节，然后以较大的带有关节的牵开器维持显露，向两侧的显露必须足够宽以便于解剖横突下表面。显露胸椎时，附着于病变椎体的肋骨要从肋横突关节以外截除 3~4cm，然后将胸膜从脊柱表面钝性分离（图 7-2-3）。截断病变椎体近侧相邻椎骨的下关节突和棘突，去除附着于其上包括黄韧带在内的软组织，即可显露病变椎体的上关节突。

2. 置入 T-Saw 导向器　将 T-Saw 导向器从神经根管穿出，需先切断和去除附着于峡部下面的软组织，然后将 C 形 T-Saw 导向器由头向尾侧从椎间孔穿出，此操作要非常小心以免损伤神经结构，在进行此步操作时，导向器的尖端要始终沿着椎板和椎弓根的内侧皮质推入，可以降低脊髓和神经根损伤的风险（图 7-2-4）。置入导向器后，可以在峡部的下缘神经根管出口处找到

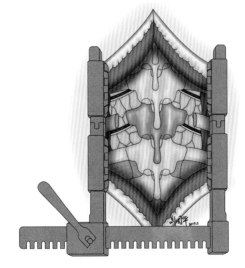

图 7-2-3　后侧显露

其尖端。然后，将 T-Saw（由多根柔软的金属丝编织而成，直径 0.54mm，见图 7-2-5）穿入导向器的孔，用持器夹持 T-Saw 导向器的两端。维持 T-Saw 在一定的张力下取出导向器。如果需要切除 2 或 3 个椎骨，则将 T-Saw 插入细的聚乙烯导管内，然后从椎板下穿出。对侧进行同样的操作。

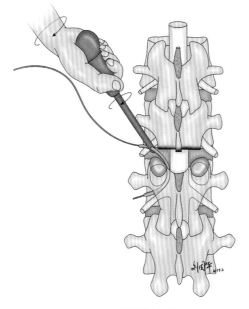

图 7-2-4　放置导向器

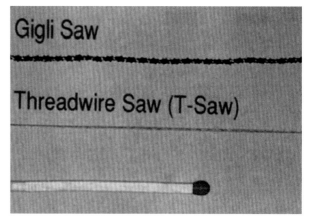

图 7-2-5　编织线锯（T-Saw）与 Gigli 线锯（Gigli Saw）、火柴的比较

3. 切断椎弓根去除后侧结构　使用特制的操控器将 T-Saw 导向器置于上关节突和横突下方，并维持一定的张力，经此操作，T-Saw 即在椎板下面绕在椎弓根上，反复拉动 T-Saw，可将双侧椎弓根锯断，整个后侧结构（包括棘突、上下关节突、横突及椎弓根）即被整块取下（图 7-2-6）。用骨蜡封闭椎弓根断面以减少出血和肿瘤细胞的污染。为了维持前柱切除后脊柱的稳定性，需要行后路临时固定（图 7-2-7）。如果只切除 1 节椎骨，一般建议远近端各固定 2 个节段。但是，如果切除 2 个或 3 个椎骨，则远近端需各固定 2 个以上的节段。

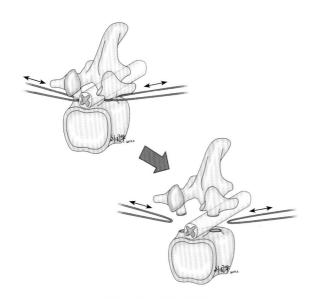

图 7-2-6　椎弓根切断

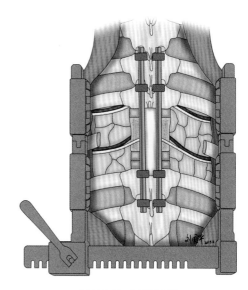

图 7-2-7　后路固定

（二）椎体整块切除（切除椎骨前部）

1. 沿椎体周围行钝性分离　进行第二步操作前，首先需找到双侧的节段动脉。找到沿神经根走行的节段动脉的脊柱分支后将其结扎切断。节段动脉恰位于椎弓根断面的外侧。在胸段脊柱，可切断一侧的神经根，其后椎体即从该侧取出。沿胸膜（或髂腰肌）与椎体之间的界面进行钝性分离。通常，用一个弯形的脊柱挡板可以很容易地将椎体侧方分离出来。然后，将节段动脉从椎体表面分开。继续沿椎体两侧向前方分离，用手指或挡板将主动脉与椎体前面分开（图 7-2-8）。术者的手指在椎体前方会师后，用从小

到大不同型号的挡板扩大分离范围。最后,将一对最大号的挡板放在椎体前方以隔开周围组织和器官,防止医源性损伤并维持椎体前方有足够的操作空间。

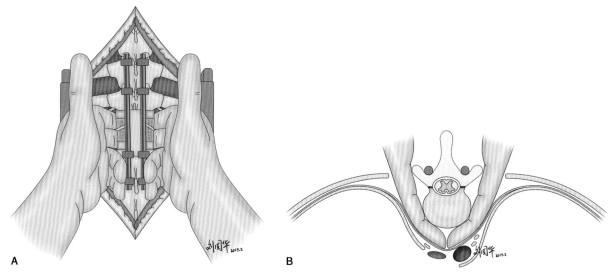

图 7-2-8 椎体前方分离

2. 椎体周围的血管解剖 了解椎体周围的血管解剖非常重要。头侧 4 对节段动脉(肋间后动脉)直接向上方走行离开脊柱,然后横向越过肋横突关节(图 7-2-9)。T₄头侧的奇静脉向上走行离开脊柱(图 7-2-10)。上胸椎血管结构的这种解剖特点提示行上胸椎全脊柱切除时,在分离椎体和椎间盘的过程中,损伤这些血管的可能性较小。

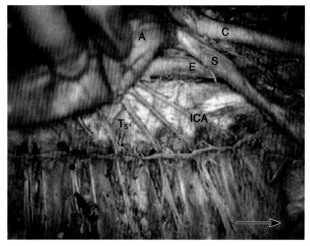

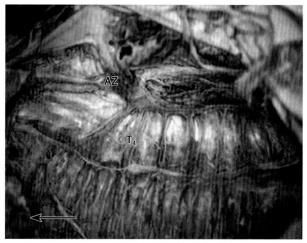

图 7-2-9 尸体标本显示上胸椎右侧主动脉弓与后侧肋间动脉

C:颈总动脉;S:锁骨下动脉;E:食管;A:主动脉弓;T₅:T₅椎体;ICA:肋间动脉。
主动脉弓最高点位于 T₃～T₄水平,胸主动脉随后在 T₅或以远水平紧贴胸椎下行。第 2～4 肋间后动脉在 T₅水平发自主动脉

图 7-2-10 尸体标本显示向上走行的奇静脉。奇静脉在 T₄或以远水平贴近胸椎

AZ:奇静脉;T₄:T₄椎体。

在 T₄以远,胸主动脉和腹主动脉紧贴脊柱前方向下走行。此部位必须非常小心避免损伤血管,但术中通常可以用手指尖清晰地感触主动脉搏动,因此将主动脉从椎体前方牵开在技术要求上并不困难。尸体研究发现,滋养椎骨的节段动脉有一些变异情况:所研究 17 具标本的 308 个节段动脉中,有 48 个起自相同水平的肋间动脉,而不是起自胸主动脉,其中 38 个变异发生于 T₄及以近节段,10 个变异发生于 T₅及

以远节段。Adachi 发现研究的 977 个肋间动脉中有 88 个（9%）没有起自胸主动脉，其中 28 个发生于 T_5 及以远节段。Adachi 得出结论认为，在日本人中，约 4% 的胸椎节段动脉没有直接起自胸主动脉，在中段和下段胸椎中，约 8% 的椎体没有节段动脉。在进行全椎骨切除时，在病变椎骨周围没有发现节段动脉时，必须要想到有这种解剖变异的可能。

3. 穿过线锯　先用针头确定椎间盘的位置，然后用骨刀沿着计划截骨线凿出一个沟，在拟截除的椎骨远近处将线锯穿入。

4. 将脊髓分离开取出椎骨　用脊髓分离器将脊髓与周围静脉丛及韧带组织分开。置入带齿的脊髓保护器（这个工具的两侧边缘有齿状结构，可以防止线锯滑出）。用 T-saw 将前后纵韧带及前柱锯断（图 7-2-11），锯断前柱之后，检查一下椎骨的活动性以确保椎骨可以整块取出。将已游离的椎骨沿脊髓表面小心地旋转取出，避免损伤脊髓。手术至此，脊髓的前侧和后侧完全减压（360°减压），椎骨肿瘤的整块切除完成。

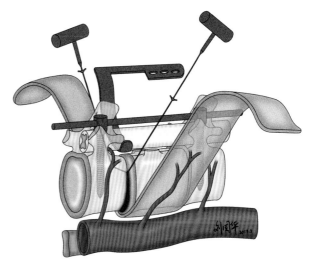

图 7-2-11　锯断椎骨前部

将一对挡板置于受病变累及的椎体周围，以保护周围组织及器官，避免医源性损伤，并维持足够大的操作空间。置入带齿的脊髓保护器，用 T-saw 将前后纵韧带及前椎锯断。

5. 前侧重建和后侧固定　应该彻底止血，出血主要来自椎内静脉丛。在两端的椎骨上各做一个孔用于固定植骨块，然后将植骨块（可选用自体骨、新鲜或冷冻异体骨、磷灰石 - 钙硅石玻璃陶瓷、钛网）可靠地插入两端椎骨的固定孔内。透视确认植骨块的位置良好后，调整后侧内固定对前侧植骨块进行适度加压。如果切除 2 个或 3 个椎骨，则建议在前侧植骨块和后侧连杆之间使用连接装置（图 7-2-12）。

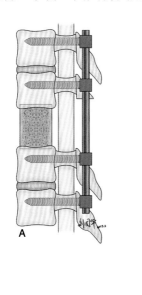
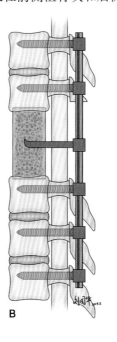
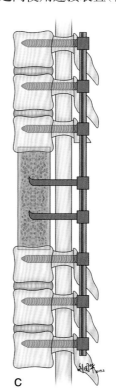

图 7-2-12　脊柱重建

A. 当只切除 1 个椎骨时，远近端各固定 2 个节段即足够；B、C. 如果切除 2 个或 3 个椎骨，则远近端必须固定至少 3 个节段，并建议在前侧植骨块和后侧连杆之间使用连接装置。

【术后处理】

负压引流保留至术后 2～3 天,术后 1 周患者可以下地走动。患者佩戴胸腰骶支具 2～3 个月,直至植骨块愈合。

【手术要点】

椎骨呈环形,其内包含着脊髓,因此难以达到肿瘤学上广泛的外科边界。椎骨周围的软组织、大血管、相邻内脏等都是造成切除困难的原因。大部分的脊柱肿瘤可以行刮除或分块切除,但病变内切除会造成切除不彻底和肿瘤细胞污染。

多位学者为了提高肿瘤的局部控制均曾描述过全椎骨切除术,并取得了较好的临床效果。与他们所描述的手术方法相比,本文所描述的手术方法是将椎骨整块切除,从而将肿瘤污染的风险降至最低。

全椎骨整块切除术的主要风险包括:①在切断椎弓根时对相邻神经结构造成机械性损伤;②在切除椎弓根时有可能造成肿瘤污染;③椎体前方钝性分离时可能造成大血管损伤;④影响手术节段脊髓的血液供应;⑤进行第二步操作时硬膜外静脉丛大量出血。T-saw 由多根不锈钢丝编织而成,其表面光滑,可以切割质地坚硬的骨组织,却极少损伤周围软组织。如果能将 T-saw 恰当地置入神经根管并向后方拉动,则不会损伤神经根。脊髓被包绕在环形的椎骨内,因此在不将此环形结构切开的情况下将椎骨整块切除是不可能的。椎弓根是切开此环形结构的最佳部位,原因如下:①椎弓根是连接椎骨前后侧结构的最细部位,因此即使在椎弓根处有肿瘤,切断椎弓根造成的污染也最小;②可以将脊髓和神经根比较容易地游离,而不损伤神经结构。因此从解剖上看,椎弓根切断是打开椎骨环形结构的最合理部位。但是,有时椎弓根并不是安全的切开部位,特别是当椎弓根被恶性肿瘤侵袭时,在这样的情况下,可能需要将同侧的椎板与对侧的椎弓根一起切除。当然,具体的切除水平需要根据每例患者的实际情况决定。

在行椎骨整块切除时,椎体前方钝性分离是另一个高风险步骤。术者需要对椎骨与周围大血管及内脏之间的解剖关系了如指掌。根据对尸体的解剖研究,T_1～T_4 的全椎骨整块切除不大可能损伤胸主动脉。但是,行 T_5 以远的全椎骨切除时,在对受累椎骨进行操作前,必须先小心地将主动脉向前方牵开。硬膜外静脉丛常大量出血,此部位的出血可以用止血材料或纤维蛋白胶进行填塞止血。除了低压麻醉以外(收缩压 60～80mmHg),其他控制出血的方法也应采用。

当病变位于间室内(1～3 型),特别是当切开椎板或椎弓根的部位尚未被肿瘤侵袭时,椎骨整块切除可以达到广泛或至少是边缘性外科边界。肿瘤已侵袭椎管(4 型)或椎旁组织(5 型)的病例,如果肿瘤仍被反应性纤维组织包裹,边缘性外科边界也是有可能达到的。6 型病变,在脊柱远近端截骨区仍可能达到广泛的边界,但是椎旁肿瘤有时与周围组织、大血管、相邻内脏粘连,甚至侵袭其中,在这种情况下,有必要先经前路进行分离,然后再从后侧行全椎骨切除。

【典型病例】

患者,男性,15 岁。诊断:T_3～T_4 透明细胞肉瘤(图 7-2-13)。

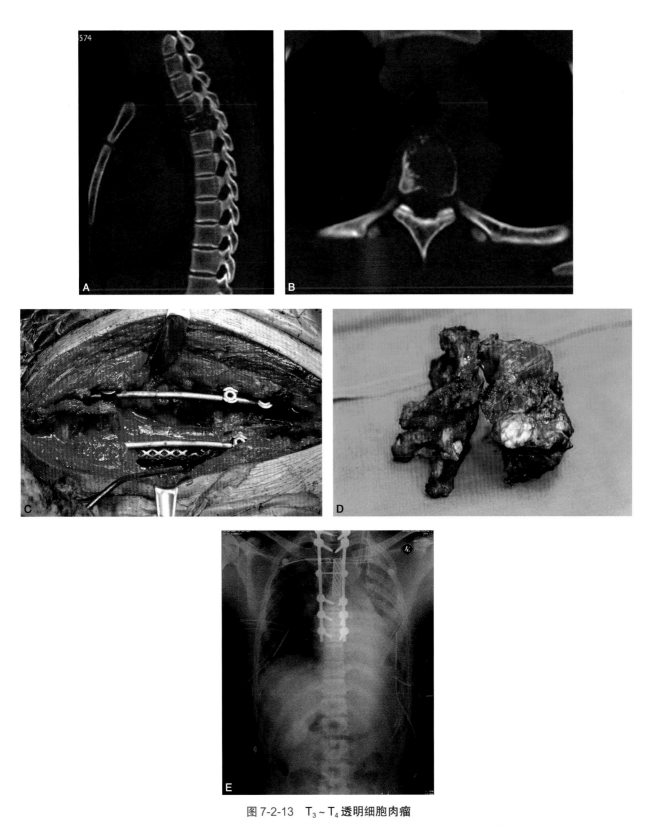

图 7-2-13 $T_3 \sim T_4$ 透明细胞肉瘤

A、B. CT 示肿瘤累及 $T_3 \sim T_4$ 椎体并有椎旁肿块；C. 肿瘤切除后以钛网重建缺损；D. 整块切除的病变椎体标本；E. 术后 X 线片。

（孙宇庆）

参 考 文 献

[1] BORIANI S, WEINSTEIN J N, BIAGINI R. Primary bone tumors of the spine. Terminology and surgical staging[J]. Spine, 1997, 22(9): 1036-1044.

[2] BRUDER E, ZANETTI M, BOOS N, et al. Chondromyxoid fibroma of two thoracic vertebrae[J]. Skeletal Radiol, 1999, 28(5): 286-289.

[3] ROY-CAMILLE R, SAILLANT G, BISSERIÉ M, et al. Total excision of thoracic vertebrae(author's transl)[J]. Rev Chir Orthop Reparatrice Appar Mot, 1981, 67(3): 421-430.

[4] ENNEKING W F, SPANIER S S, GOODMAN M A. A system for the surgical staging of musculoskeletal sarcoma. 1980[J]. Clin Orthop Relat Res, 2003, 415: 4-18.

[5] STENER B. Total spondylectomy in chondrosarcoma arising from the seventh thoracic vertebra[J]. J Bone Joint Surg Br, 1971, 53(2): 288-295.

[6] BORIANI S, BIAGINI R, DE IURE F, et al. En bloc resections of bone tumors of the thoracolumbar spine. A preliminary report on 29 patients[J]. Spine, 1996, 21(16): 1927-1931.

[7] KAWAHARA N, TOMITA K, MURAKAMI H, et al. Total en bloc spondylectomy for spinal tumors: surgical techniques and related basic background[J]. Orthop Clin N Am, 2009, 40(1): 47-63.

[8] CHI J H, SCIUBBA D M, RHINES L D, et al. Surgery for primary vertebral tumors: en bloc versus intralesional resection[J]. Neurosurg Clin N Am, 2008, 19(1): 111-117.

[9] MURAKAMI H, KAWAHARA N, DEMURA S, et al. Neurological function after total en bloc spondylectomy for thoracic spinal tumors[J]. J Neurosurg Spine, 2010, 12(3): 253-256.

第三节 腰椎肿瘤椎体整块切除术

【发展历史】

广泛性、根治性肿瘤切除是骨肿瘤手术治疗的目标,但由于脊柱复杂的解剖关系、重要的生物力学功能、有限的手术空间,通常无法做到像肢体肿瘤一样的边界。传统的分块切除方法会导致肿瘤切除不彻底、肿瘤细胞污染、术后复发率高。近年来,TES 成为脊柱肿瘤手术的标准。TES 的研究始于 1968 年,但很长时间没有被广泛接受。之后,Stener 等先驱不断改良优化手术方法,取得了较好的临床效果,降低了局部复发率,提高了肿瘤患者的生存率。

【适应证及禁忌证】

原发性恶性肿瘤,良性侵袭性肿瘤,未扩散或侵袭邻近脏器的单发脊柱转移病灶,与下腔静脉、降主动脉及其分支没有或仅有轻度粘连,无多发转移。肿瘤累及连续 3 个或以下椎骨是 TES 的相对适应证。

四肢肿瘤的 Enneking 分期不适用于脊柱,1994 年,Weinstein 等提出了 WBB 分期系统。全脊柱肿瘤指的是累及椎体和后方结构。1994 年,Tomita 等设计了后路 TES,并提出指导手术的 Tomita 分期,按照肿瘤侵袭范围分为 7 型,1~3 型病变归为间室内,4~6 型为间室外,7 型病变为多发的跳跃病灶。2~5 型是 TES 的适应证,1 型和 6 型是相对适应证,7 型是禁忌证(见图 7-2-2)。

【手术步骤】

(一)后路椎板整块切除

1. 显露 患者取俯卧位,做后正中切口,延伸至病变节段上下各 3 个节段的长度。从棘突和椎板上剥离椎旁肌,向两侧牵拉。为了显露病变节段的上关节突,切除其近端邻近节段的棘突、下关节突及附着此区域的软组织、黄韧带。

2. 置入 T-saw 为了打开 T-saw 在神经根孔的出口,分离并切除椎弓峡部下方附着的软组织,此过程需小心保护神经根。将弯曲的 T-saw 导向器从头端置入,从椎间孔穿出。将 T-saw 置入导向器,撤出导向器,用血管钳或特制控制器夹紧两端,在此过程中需要维持一定的张力。

3. 椎弓根切断 将 T-saw 移动至椎弓根部,反复拉动,切断椎弓根,对侧给予相同处理。整体后方结构(含棘突、上下关节突、横突、椎弓根)可完整取出。两侧椎弓根切断处用骨蜡封闭,减少出血,同时降低肿瘤污染可能(图 7-3-1)。

4. 术野浸泡　将蒸馏水倒入手术野内,持续 3 分钟,然后用 0.5mg/ml 的高浓度顺铂溶液浸泡术野 3 分钟,杀灭残余肿瘤细胞。

5. 分离硬膜与椎体后缘　为前路椎体切除做准备。分离硬膜与椎体后缘、后纵韧带、肿瘤包膜等,如连接硬膜和后纵韧带的霍夫曼韧带(Hoffmann ligament)。同样分离神经根周围组织,注意保护进入腰大肌的神经根分支。

6. 内固定　椎弓根钉固定切除节段上下各 2 个节段。

7. 暂时关闭伤口。

（二）前路椎体整块切除

1. 显露　包括两种入路。

（1）腹前外侧经腹膜后入路:患者取侧卧位,做腹前外侧斜向切口,分离皮肤、皮下组织、筋膜、腹外斜肌、腹内斜肌、腹横肌;腹膜外间隙钝性分离,从腹膜后和腰大肌之间进入;分离显露节段动脉(肿瘤节段、上下邻近节段)并结扎;3 个节段椎体和 2 个椎间盘可显露清楚。

（2）腹正中经腹入路:多用于 L_5 节段。患者取仰卧位,做腹正中切口,分离皮肤、皮下组织、腹白线、腹横筋膜、腹膜;经腹膜腔找到后腹壁,定位切除节段(图 7-3-2)。

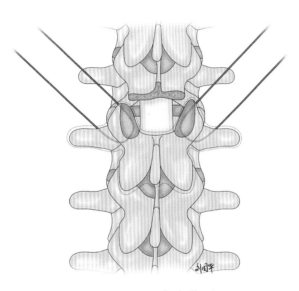

图 7-3-1　T-saw 切断椎弓根

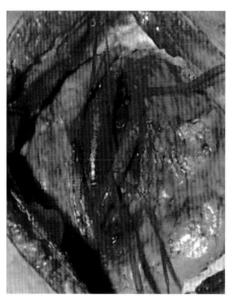

图 7-3-2　经腹入路
可见 L_4 椎体肿瘤前方有下腔静脉和主动脉分叉。

2. 血管处理

（1）前外侧入路:分离显露节段动脉(肿瘤节段、上下邻近节段)并结扎;3 个节段椎体和 2 个间盘可显露清楚;用手沿大血管钝性分离至对侧椎弓根,注意保护对侧节段动脉;保护并牵拉大血管向对侧。

（2）经腹入路:结扎切断两侧节段动脉。分离显露降主动脉、下腔静脉、髂总动静脉等大血管,牵拉以暴露腰椎。

3. 椎体切除　骨刀切除肿瘤椎体和上下椎间盘,用骨刀和骨膜起子逐渐从软组织中剥离椎体并去除(图 7-3-3)。

4. 间隔物置入　制作钛笼行椎间融合,可使用异体骨或自体骨。

（三）后路加压固定

调整椎弓根钉系统使得前方有适当的加压,必要时横向连接器等辅助固定(图 7-3-4)。

【术后处理】

负压引流保留至术后 2~3 天,术后一周患者可以下地走动。患者佩戴胸腰骶支具 2~3 个月,直至植骨块愈合。

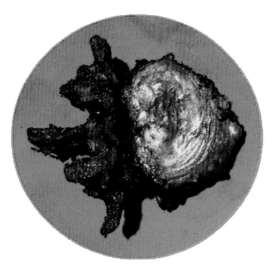
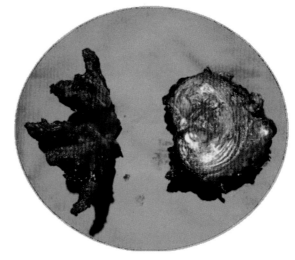

图 7-3-3　完整切除的椎体标本

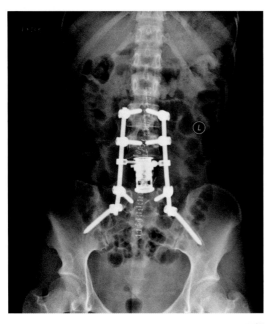
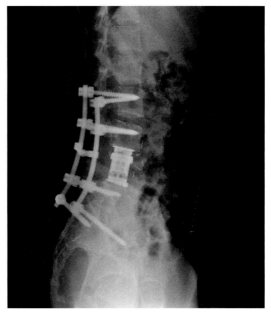

图 7-3-4　腰椎肿瘤术后 X 线片

【手术要点】

1. 入路的选择　如胸椎肿瘤章节所述,单纯后路 TES 可以缩短手术时间及减少围手术期并发症,同时也要破坏一侧的神经根。文献研究显示,胸腰段肿瘤也可以用单纯后路切除,Kawahara 等认为 $T_1 \sim L_2$ 节段适用,Hsieh 等认为最好的适应证是 $T_3 \sim L_1$ 节段的间室内肿瘤。因此,胸腰段肿瘤可按胸椎肿瘤处理,在此章不再赘述。下腰椎肿瘤,TES 技术要求高,要保证广泛或边缘切除,则有较高的可能损伤大血管、腰骶丛,更有可能导致脊柱稳定性丧失。并且,下腰椎神经根功能重要,牺牲单侧单根神经有可能导致严重的功能障碍。通常手术入路是后路加前路,才能保证完整、安全地切除肿瘤。如果肿瘤椎体外侵袭过大,或肿瘤切除后复发,也会选择后路加前路手术。

2. 预后

(1) 手术并发症:Cloyd 等发表的系统综述统计并发症发生率为 36.3%;其中包括肿瘤复发、伤口感染、血管和神经损伤、内固定失效等。

(2) 局部复发:TES 术后局部复发的概率为 21.5%,较瘤内切除明显降低。原发性肿瘤的中位复发时间为 10 年左右,转移性肿瘤的中位复发时间为 2 年;骨肉瘤、单发转移性肿瘤的复发率较高,预后较差。

（3）生存率：原发性肿瘤，1年生存率为96.3%，5年生存率为82.2%；转移性肿瘤，1年生存率为80.8%，5年生存率为56.6%。

【典型病例】

患者，女性，25岁。主诉：腰痛半年、加重1个月。既往身体健康，无感染、肿瘤、创伤等病史。体格检查：腰椎局部叩击痛，双下肢肌力、感觉正常。辅助检查：术前CT示L_5椎体骨破坏伴病理性骨折并累及后方结构（图7-3-5），实验室检查未发现血液源性肿瘤、转移性肿瘤证据。诊断：结合病史及影像学检查，考虑骨原发性良性侵袭性肿瘤的可能性大，转移性肿瘤、原发性恶性肿瘤不除外。治疗：行前后路联合TES，术中经椎弓根截骨后，将L_5节段分步整体切除，前路置入Cage，后路钉棒系统固定至骨盆（S_2骶髂螺钉）（图7-3-6）。术后：术后病理提示骨巨细胞瘤。术后3个月、6个月复查，患者症状完全缓解，影像学检查提示无肿瘤复发表现、内固定位置良好、$L_4 \sim S_1$椎体出现骨融合表现（图7-3-7）。

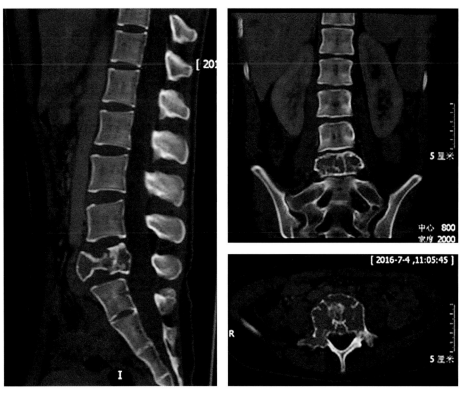

图7-3-5　术前CT显示L_5节段骨巨细胞瘤

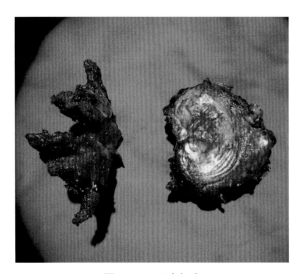

图7-3-6　手术标本

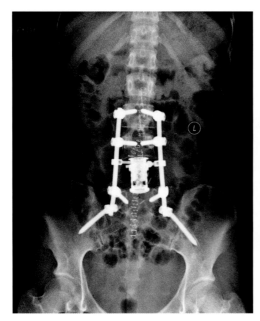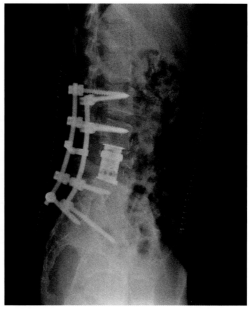

图 7-3-7 术后正侧位 X 线片

（王含）

参 考 文 献

［1］LIÈVRE J A, DARCY M, PRADAT P, et al. Giant cell tumor of the lumbar spine: total spondylectomy in 2 states[J]. Rev Rhum Mal Osteoartic, 1968, 35(3): 125-130.

［2］STENER B. Total spondylectomy in chondrosarcoma arising from the seventh thoracic vertebra[J]. J Bone Joint Surg Br, 1971, 53(2): 288-295.

［3］ROY-CAMILLE R, SAILLANT G, BISSERIÉ M, et al. Total excision of thoracic vertebrae(author's transl)[J]. Rev Chir Orthop Reparatrice Appar Mot, 1981, 67(3): 421-430.

［4］TOMITA K, KAWAHARA N, BABA H, et al. Total en bloc spondylectomy for solitary spinal metastases[J]. Int Orthop, 1994, 18(5): 291-298.

［5］TOMITA K, KAWAHARA N, BABA H, et al. Total en bloc spondylectomy. A new surgical technique for primary malignant vertebral tumors[J]. Spine, 1997, 22(3): 324-333.

［6］KAWAHARA N, TOMITA K, MURAKAMI H, et al. Total en bloc spondylectomy of the lower lumbar spine: a surgical techniques of combined posterior-anterior approach[J]. Spine, 2011, 36(1): 74-82.

［7］KAWAHARA N, TOMITA K, BABA H, et al. Cadaveric vascular anatomy for total en bloc spondylectomy in malignant vertebral tumors[J]. Spine, 1996, 21(12): 1401-1407.

［8］HSIEH P C, LI K W, SCIUBBA D M, et al. Posterior-only approach for total en bloc spondylectomy for malignant primary spinal neoplasms: anatomic considerations and operative nuances[J]. Neurosurgery, 2009, 65(6 Suppl): 173-181; discussion 181.

［9］ABE E, KOBAYASHI T, MURAI H, et al. Total spondylectomy for primary malignant, aggressive benign, and solitary metastatic bone tumors of the thoracolumbar spine[J]. J Spinal Disord, 2001, 14(3): 237-246.

［10］DE CARVALHO CAVALCANTE R A, SILVA MARQUES R A, DOS SANTOS V G, et al. Spondylectomy for giant cell tumor after denosumab therapy[J]. Spine, 2016, 41(3): E178-E182.

［11］CLOYD J M, ACOSTA F L, Jr, POLLEY M Y, et al. En bloc resection for primary and metastatic tumors of the spine: a systematic review of the literature[J]. Neurosurgery, 2010, 67(2): 435-444; discussion 444-445.

第四节 骶骨肿瘤整块切除术

【发展历史】

骶骨肿瘤切除若要达到无瘤的边界是非常有挑战性的。有些低度恶性的肿瘤（如脊索瘤或软骨肉瘤），即使在原发部位呈侵袭性生长，也很少会发生转移，因此若不能达到无瘤的切除边界局部复发几乎是必然的。由于骶骨与腰骶丛、血管及盆内脏器的解剖关系,切除骶骨肿瘤要达到治愈的目的可能比较困难。重建骨盆与脊柱的连续性同样困难。但是,骶骨整块切除术,可以降低肿瘤致命的局部复发,因此适用于骶骨肿瘤的治疗。下文将介绍用 T-saw 进行部分和全部骶骨整块切除的方法。

【适应证及禁忌证】

对骶骨恶性肿瘤而言,尽管希望手术能够达到广泛的切除边界,但有时为了防止骶骨切除术后发生膀胱 - 直肠功能障碍或丧失脊柱骨盆的稳定性而仅将肿瘤进行不彻底切除。肿瘤切除不彻底可能造成局部肿瘤复发,进而危及患者生命,因此即使牺牲稳定性和腰骶丛也应彻底地切除骶骨肿瘤。Enneking 提出了骨骼肌肉系统肿瘤的外科分期系统,可以根据此分期系统决定手术治疗的方式。良性 3 期侵袭性肿瘤,如骨巨细胞瘤可以行边缘或囊内切除;而低度恶性肿瘤,如脊索瘤和软骨肉瘤,理想状态下应行广泛切除或至少边缘性切除,否则仅行病变内切除必将出现局部复发导致治疗失败或危及生命;高度恶性肿瘤,如骨肉瘤、恶性纤维组织细胞瘤、尤因肉瘤,如果可行的话应该在反应区外进行更彻底地切除,除手术切除之外,综合治疗还应包括化疗和 / 或放疗。

骶骨整块切除术适用于良性侵袭性、低度或高度恶性骶骨肿瘤。

【手术步骤】

根据肿瘤的范围和骶骨切除的水平,将骶骨肿瘤手术分为 4 型:1 型(骶骨低位切除),经 S_2 以远水平切除骶骨;2 型(骶骨高位切除),经 S_1 或 $S_1 \sim S_2$ 水平切除骶骨;3 型(全骶骨切除),如果肿瘤侵袭 S_1,则经 $L_5 \sim S_1$ 水平将整个骶骨切除;4 型(骶骨扩大切除),如果肿瘤侵袭范围超过骶髂关节或向腰椎蔓延,则在行全骶骨切除的同时切除受累的髂骨、椎骨或骨盆内器官(图 7-4-1)。骶骨整块切除术包括后侧入路和前后联合入路两个主要入路。后侧入路适用于 1 型和 2 型切除,前后联合入路适用于 3 型和 4 型切除。

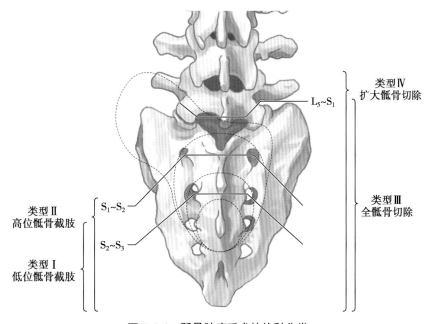

图 7-4-1　骶骨肿瘤手术的外科分类

1. 1 型(骶骨低位切除)　患者取俯卧位,在下腰部采用奔驰切口(又称倒 Y 形切口)或后正中直切口(图 7-4-2)。沿尾骨和骶骨切断提肛肌和肛尾韧带。在骶髂关节水平切断双侧臀大肌的止点。在此以远,用电刀切断梨状肌、骶结节韧带和骶棘韧带。此时可显露腹膜和骶骨前膜性组织,可用手将其从骶骨前面分离开。完成这些步骤后,骶髂关节以远的骶骨部分即与周围组织游离。切除 S_1、S_2 椎板,结扎并切断硬膜和马尾。分别经每侧的 S_2 神经孔导入 T-saw,从同侧坐骨大孔穿出,从两侧将骶骨翼截断,然后经已有的截骨线,从 S_2 椎体前方导入 T-saw,将 S_2 椎体从腹侧向背侧截断。位于 S_2 以下的病变,用 T-saw 行简单的横向截骨即可。手术并未累及骶髂关节,因此没有必要进行重建。但当 S_3 以远的骶神经被切除后,患者的性功能或罕见的情况下患者的膀胱功能会出现不同程度的障碍。

2. 2型(骶骨高位切除) 后侧入路同样采用奔驰切口或纵向切口,以获得广泛显露。用 T-saw 导向器将其从 S_1 神经孔穿入再从坐骨大切迹穿出(图 7-4-3),然后往复拉动 T-saw,将髂骨翼外侧部截断(图 7-4-4)。进行此步操作时,应特别小心臀上血管,必要时可将此血管结扎。用手将骶骨前面与腹膜和骶骨前膜分开后,将 T-saw 用导向器从 S_1 神经孔穿出置于骶骨前方,然后将 $S_1 \sim S_2$ 椎间盘切开。经过这些步骤后,骶骨即可从 $S_1 \sim S_2$ 水平截断。曾有行 S_1 以远切除术后发生 S_1 椎体疲劳性骨折的病例,因此通常在切除术后,用双腓骨和骶骨棒置于后侧髂骨翼之间进行重建(图 7-4-5)。

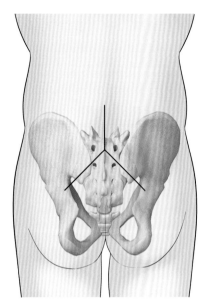

图 7-4-2 后路奔驰切口

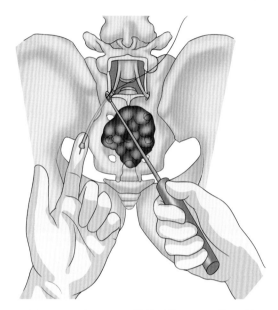

图 7-4-3 在 $S_1 \sim S_2$ 截骨时将 T-saw 从 S_1 神经孔穿入从坐骨大切迹穿出

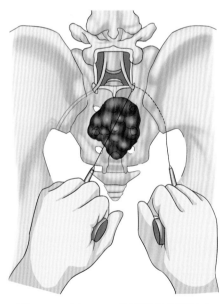

图 7-4-4 用 T-saw 将骶骨和髂骨翼后侧锯断

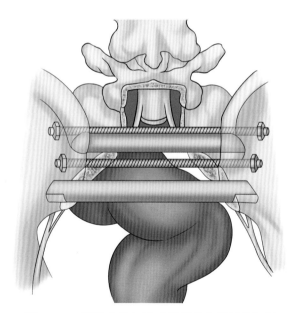

图 7-4-5 骶骨高位切除后用腓骨和骶骨棒加强骨盆环

3. 3型(全骶骨切除) 全骶骨切除是一个非常困难和具有挑战性的手术,需要术者具有全面且高超的肿瘤、骨盆和脊柱手术技术。全骶骨切除包括三个步骤:①前侧手术;②后侧手术,将骶骨整块切除;③重建骨盆环和脊柱的连续性。

(1)前侧手术:通常采用双侧侧腹部切口,从腹直肌旁经腹膜后到达肿瘤部位,也可采用正中纵向切口或横弧形切口(图 7-4-6)。结扎骶正中动脉和双侧髂内动脉,必要时,发自腰椎节段动脉的肿瘤血管也要结扎。但是,应尽可能避免结扎髂内静脉,以防止后路手术时因回流差而大量出血。用电刀切断骶髂前韧带、前纵韧带,切开 $L_5 \sim S_1$ 椎间盘(图 7-4-7)。在可行的情况下,将 S_1 和 S_2 神经根在骶前孔水平切断。将 T-saw 置于 $L_5 \sim S_1$ 椎间盘的裂隙内、骶髂关节上或髂骨的截骨线上。T-saw 的两端在后路手术时均可很容易地被找到。

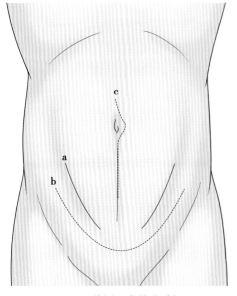

图 7-4-6 前侧手术的皮肤切口

a. 双侧侧腹部切口;b. 横弧形口;c. 正中纵形切口。

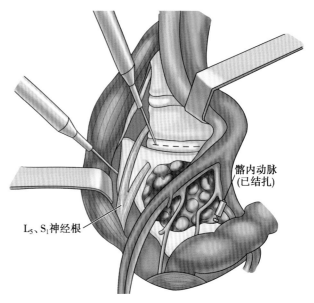

髂内动脉
(已结扎)

L_5、S_1神经根

图 7-4-7 骶前区显露

(2)后侧手术:取后侧奔驰切口,广泛显露整个骶骨后面。先行 L_5 椎板切除,然后在 $L_5 \sim S_1$ 水平双结扎硬膜囊,再切断所有附着于骶骨上的韧带。找到 T-saw 的上端并拉出,往复拉动由内向外将骶髂关节或髂骨锯断(图 7-4-8),用 T-saw 将 $L_5 \sim S_1$ 椎间盘锯开(图 7-4-9)。提起骶骨,用电刀将所有仍然与骶骨相连的组织切断。进行此步操作时,应小心避免撕裂髂总静脉和静脉丛。完成这些步骤后,即可将整个骶骨连同肿瘤从后侧一整块取出。

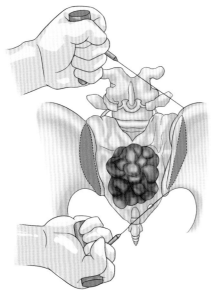

图 7-4-8 用 T-saw 将骶髂关节锯断

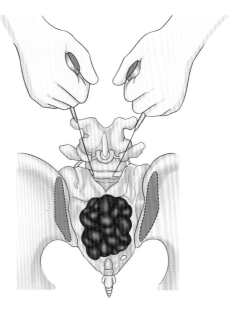

图 7-4-9 用 T-saw 将 $L_5 \sim S_1$ 椎间盘锯断

（3）重建骨盆环和脊柱的连续性：以三角框架结构（金字塔形）为基础进行脊柱与骨盆间的重建。先于 L_3～L_5 置入椎弓根钉，然后将脊柱向下牵引使 L_5 靠近双侧髂骨，将骶骨棒穿入 L_5 椎体，并与脊柱内固定相连接，从而使脊柱与骨盆固定到一起。然后用自体腓骨或异体骨松质进行大量植骨（图 7-4-10）。

4. 4 型（骶骨扩大切除）　当肿瘤累及骶骨以外的结构（如累及 L_5 或髂骨）时，则有必要行骶骨扩大切除。虽然手术技术与 3 型切除相似，但 4 型切除范围更广、破坏更大、技术要求更高。为了达到无瘤的切除边界，手术时需将骶骨连同髂骨和盆腔内脏器一并切除。有的病例，需要由普通外科或泌尿外科医师行直肠或尿道造瘘。

骶骨低位切除手术时间为 2～3 小时，骶骨高位切除则需 3～6 小时，全骶骨切除则需 6～12 小时，因为每一步骤（前侧手术、后侧手术以及重建）均需 2～4 小时。术中出血量因肿瘤的病理类型、大小以及血供的丰富程度而异，一般而言，骶骨高位切除失血量为 1 500～3 000ml，全骶骨切除失血量为 5 000～8 000ml。有的患者术后有必要入重症监护病房。

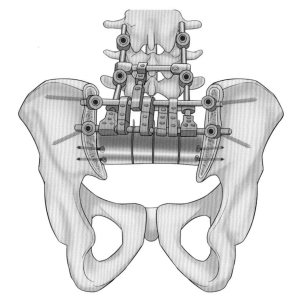

图 7-4-10　金字塔形框架重建脊柱与骨盆的连续性

骶骨肿瘤切除术由于手术时间长、肿瘤切除后造成较大的死腔、大量金属内固定物置入、伤口邻近肛门和会阴等不利因素，术后伤口极易发生感染。为减少感染的发生，负压引流（通常从后面每侧各置入 1 根引流管）应保留至每天引流量少于 50ml（通常需保留至术后 10～14 天）。应严格注意避免伤口被粪便或尿液污染。

5. 骶骨切除术后的功能障碍　根据骶骨切除水平的不同，术后可能造成不同程度的神经功能障碍和骶髂关节稳定性丧失（图 7-4-11）。

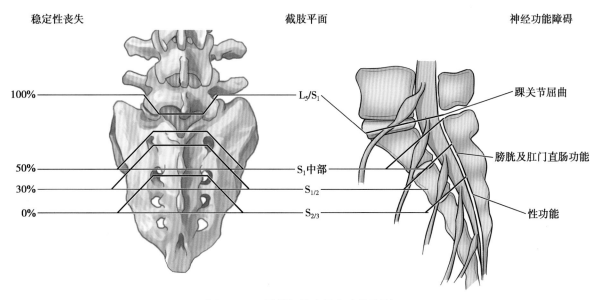

图 7-4-11　骶骨切除水平和功能障碍

（1）神经功能障碍：在 S_2～S_3 切除骶骨，损失 S_3 以下的骶神经，因此术后可导致性功能障碍；在 S_1～S_2 切除则损失 S_2 以下的骶神经导致膀胱直肠功能障碍；在 L_5～S_1 将骶骨完全切除，可导致骶神经功能的全部丧失，若 L_5 以上的神经可以保留，则术后仍有行走功能。在 S_3 下缘以远切除骶骨不会引起尿道和肛门括约肌功能障碍，但若损失双侧的 S_2～S_4 神经根，则可导致二便失禁和勃起功能障碍。应该将这些风险告知拟行高位骶骨切除术的患者。若仅保留一侧的 S_2 神经根,则尿道和肛门括约肌的控制功能减弱但仍可存在,而同时保留一侧的 S_2 和 S_3 神经根却显然没有这样的效果。患者可以通过自行导尿或增加腹压控制排尿,通过使用灌肠剂控制排便。有学者认为保留单侧的 S_2 神经根即可保持完全的肛门直肠控制力,但还有学者认为当双侧 S_2 神经根都保留时,尿道和肛门括约肌功能障碍才是轻度并可恢复的。因此,导致这些功能障碍的确切机制目前仍有争议。最后,术后早期开始康复治疗,经过 1 年左右可能恢复正常的膀胱功能。

（2）稳定性丧失:骶骨肿瘤切除后,需要根据脊柱与骨盆之间稳定性损失的程度进行相应重建。骶髂关节保留与否对脊柱与骨盆之间的稳定性有重大的影响。Gunterberg 等用尸体标本进行的研究表明,从 S_1 以远切除骶骨,骨盆后弓的稳定性下降约 30%,而从 S_1 水平切除骶骨,则稳定性下降约 50%。如果在 S_2 以远行骶骨切除,骨盆后环的自身稳定性可得以保持。Tomita 等的经验是经过 S_1 切除骶骨后,建议采用植骨和骶骨棒进行稳定性的重建,以防骶骨体由剪力导致骨折。骶骨整块切除后,骶骨与骨盆之间的稳定性需要脊柱内固定和植骨结合进行重建。

【手术要点】

良性侵袭性、低度或高度恶性骶骨肿瘤,如果进行病变内切除,则肿瘤局部复发率几乎为 100%。$L_5 \sim S_1$ 椎间盘和骶髂关节是很强的阻隔肿瘤侵袭的屏障,因此有时需要行骶骨全切或扩大的骶骨全切。在这类病例中,必须重建脊柱与骨盆之间的连续性和稳定性,但是尚未确定何种重建方式是最为有效的。金字塔形框架式重建结构,是相对理想的重建方式。大量出血需要很好地控制,为了减少来自骨盆静脉丛的出血,有人认为结扎髂内静脉是必须的,但结扎髂内静脉可导致骨盆和硬膜外静脉丛淤血从而对止血造成不利影响,因此手术时只结扎髂内动脉而避免结扎髂内静脉。在可行的情况下,显露骶骨前面时,只结扎进入骶前孔的节段静脉。T-saw 的出现使骶髂关节、$L_5 \sim S_1$ 或髂骨的截骨变得容易,截骨可以从内向外进行(即从椎管向椎板、从腹侧向背侧截骨),而在此之前,用骨刀进行传统方式的截骨只能从外向内进行。T-saw 的使用使截骨过程变得安全和准确。S_3 椎体以远水平截骨不会影响肛门和膀胱的控制功能。骶骨全切则会丧失双侧所有的骶神经根,患者会出现 S_1 以远的感觉障碍、距小腿关节(踝关节)不能屈曲及二便功能障碍,但尽管如此,患者在短腿支具的辅助下可以行走、用自行导尿或进行腹部加压的方式可以控制排尿、使用灌肠剂可以排便。骶骨切除手术时间长且需要较高的手术技巧,但为了挽救患者的生命和避免肿瘤复发,治疗骶骨肿瘤时应该以肿瘤学原则为基础。骶骨肿瘤只有充分切除患者才能获得较好的预后和生活质量。骶骨肿瘤在手术步骤、重建方法和处理神经功能障碍方面还需进一步完善。

（孙宇庆）

参 考 文 献

［1］TOMITA K, KAWAHARA N. The threadwire saw: a new device for cutting bones［J］. J Bone Joint Surg, 1996, 78(12): 1915-1917.

［2］TOMITA K, KAWAHARA N, BABA H, et al. Total en bloc spondylectomy for solitary spinal metastases［J］. Int Orthop, 1994, 18(5): 291-298.

［3］ENNEKING W F. A system of staging musculoskeletal neoplasms［J］. Clin Orthop Relat Res, 1986(204): 9-24.

［4］KAISER T E, PRITCHARD D J, UNNI K K. Clinicopathologic study of sacrococcygeal chordoma［J］. Cancer, 1984, 53（ 11): 2574-2578.

［5］GUNTERBERG B, KEWENTER J, PETERSÉN I, et al. Anorectal function after major resections of the sacrum with bilateral or unilateral sacrifice of sacral nerves［J］. Br J Surg, 1976, 63(7): 546-554.

［6］STENER B, GUNTERBERG B. High amputation of the sacrum for extirpation of tumors, principles and technique［J］. Spine, 1978, 3(4): 351-366.

［7］SHIKATA J, YAMAMURO T, KOTOURA Y, et al. Total sacrectomy and reconstruction for primary tumors. Report of two cases［J］. J Bone Joint Surg Am, 1988, 70(1): 122-125.

［8］TOMITA K，TSUCHIYA H. Total sacrectomy and reconstruction for huge sacral tumors［J］. Spine，1990，15（11）：1223-1227.

［9］ANDREOLI F，BALLONI F，BIGIOTTI A，et al. Anorectal continence and bladder function. Effects of major sacral resection［J］. Dis Colon Rec，1986，29（10）：647-652.

［10］GENNARI L，AZZARELLI A，QUAGLIUOLO V. A posterior approach for the excision of sacral chordoma［J］. J Bone Joint Surg，1987，69（4）：565-568.

［11］TORELLI T，CAMPO B，ORDESI G，et al. Sacral chordoma and rehabilitative treatment of urinary disorders［J］. Tumori，1988，74（4）：475-478.

［12］GUNTERBERG B，ROMANUS B，STENER B. Pelvic strength after major amputation of the sacrum. An exerimental study［J］. Acta Orthop Scand，1976，47（6）：635-642.

［13］HATA M，KAWAHARA N，TOMITA K. ligation of the internal iliac veins on the venous plexuses around the sacrum［J］. J Orthop Sci，1998，3（5）：267-271.

第五节　硬膜外肿瘤切除术

【发展历史】

脊髓肿瘤根据与脊髓、硬膜的关系，大致分为硬膜外肿瘤、硬膜内髓外肿瘤及脊髓内肿瘤。但也存在特殊形态的肿瘤，同时位于椎管内外，通过椎间孔，形似沙漏样，称为沙漏样肿瘤。

临床所遇到的椎管内肿瘤，主要指椎管内神经来源肿瘤（脊髓、马尾、神经根和髓膜来源），椎管内占位性脊椎肿瘤、椎管内转移性肿瘤及椎管内囊肿性肿物。椎管内肿瘤的历史最早可追溯到18世纪。1762年Morgagni，1792年Phillips分别发表了他们进行椎管内肿瘤切除的临床报道。1887年Horsley和Gowers进行了神经纤维瘤摘除手术。1905年Cushing，1911年Elsberg又成功进行了髓内肿瘤切除。随着检查技术的飞速发展，椎管内肿瘤的临床检查也有了长足进步。1908年Nonne开始了脑脊液检查。1922年Sicard和Foristier报道了脊髓造影。1967年Dichiro开创了选择性脊髓血管造影。这些手段使椎管内肿瘤的诊断变得容易和准确。

硬膜外肿瘤约占脊髓肿瘤总数的11%。肿物位于硬膜外腔，从硬膜外压迫脊髓。转移性肿瘤占大多数，乳腺癌、肺癌及淋巴瘤较为多见。原发性肿瘤中，神经鞘瘤和脂肪瘤多见。

【适应证及禁忌证】

1. 适应证

（1）肿物位于椎管内，对硬膜或神经根造成压迫。

（2）肿物与神经组织无来源关系。

2. 禁忌证

（1）患者身体对手术的不能耐受。

（2）术前判定术中无法区分肿瘤和正常神经组织，手术会造成神经的严重损伤，出现患者无法接受的神经功能障碍。

【手术步骤】

1. 取俯卧位，全身麻醉，经过正常的消毒、显露，暴露需要切除的手术节段的椎板。

2. 从背侧椎弓根位置打入椎弓根钉。

3. 切除椎板进行减压。

4. 相应节段的硬膜和神经根减压充分后，小心仔细地分离肿瘤与神经组织的粘连。

5. 注意在保护硬膜和神经组织前提下，彻底切除咱俩。

6. 椎弓根钉连接拧紧，进行脊柱的融合操作。

7. 防粘连的处理，以防粘连膜或生物蛋白胶覆盖。视情况放置引流，逐层关闭伤口。

【手术要点】

1. 术中需要切除椎体、小关节等力学稳定结构，术后可能产生继发性不稳定的情况，应当进行相应节段的脊柱固定融合。

2. 肿瘤彻底切除，避免残留，以减少远期复发的可能。

3. 肿瘤切除后检查局部的神经组织，是否有压迫神经的肿瘤残留。

（李志宇）

参 考 文 献

［1］户村则昭.脊椎.脊髓の画像诊断［J］.日本医放会志，2000，60：302-311.

［2］岩崎喜信，飛驒一利，阿部弘.砂时计形神经鞘肿の手术手技［J］.脊椎脊髓ジセ-ナル，1997，10（2）：105-108.

［3］国分正一，左藤哲朗.后方进入による胸椎，腰椎砂时计形肿疡の摘出手术［J］.のノウハウ脊椎脊髓ジセ-ナル，1997，10（2）：117-123.

［4］LEVINE A M, NAFF N, DIX G, et al. Frameless stereotactic radiosurgery for the treatment of spinal tumors［J］. Ortho Proceedings, 2005, 87-B（S Ⅲ）: 295-297.

［5］EHARA S, DUPUY D E, Goldberg N S. Radiofrequency ablation of spinal tumors［J］. Am J Roentgenol, 2001, 177（1）: 246-250.

第六节　髓外硬膜内肿瘤切除术

【发展历史】

硬膜内髓外肿瘤位于硬膜内脊髓外，即硬膜下腔及蛛网膜下腔。脊髓受外来压迫导致脊髓功能障碍。约占脊髓肿瘤总数的 65%，神经鞘瘤、神经纤维瘤及脊膜瘤多见，约占髓外肿瘤的 80%，终丝室管膜瘤约占 15%，其他的还包括不属于真性肿瘤的蛛网膜囊肿、脊髓动脉畸形等。肿瘤大多偏于脊髓背侧，硬膜切开后即可切除。神经鞘瘤大多来源于后根的施旺细胞（Schwann cell），摘除较为容易。脊膜瘤来源于神经根轴附近的硬膜内层，摘除时发生部位的部分硬膜部分切除是防止复发的重要步骤。硬膜内髓外肿瘤在脊髓造影中可表现为脊髓影局部增宽。

上述神经组织来源的肿瘤及血管等附属结构来源的肿瘤，都可能在硬膜内对脊髓或神经根造成压迫，导致神经症状。在临床上，可以通过 MRI、椎管造影、增强 MRI、CT、X 线片等多种检查方法，了解肿瘤对神经组织产生的压迫情况，与神经组织的关系，对局部脊柱结构的影响，以及脊柱结构本身的力学稳定性。综合这些临床资料，根据不同的临床特点制订相应的手术方案。临床常用的手术方法包括椎板回植肿瘤摘除、椎板减压肿瘤摘除脊柱融合内固定等，术中 B 超的应用，可以准确地确定肿瘤位置、减小手术范围、增加脊柱稳定性。同时，术中导航和机器人等新技术的应用，不仅能更准确地进行脊柱内固定，而且能最大限度地降低复杂情况下并发症的产生。

【适应证及禁忌证】

1. 适应证

（1）年龄小于 40 岁的患者。

（2）脊柱结构无明显退行性病变，影像学及临床检查无脊柱生物力学不稳定的患者。

（3）肿瘤范围在 2 个椎体以内，可以采取椎板回植的手术方式进行肿瘤切除的患者。

2. 禁忌证

（1）身体对手术不能耐受的患者。

（2）严重的退行性病变或脊柱生物力学不稳定的患者。

【手术步骤】

（一）椎板回植手术

1. 患者全身麻醉，取俯卧位。

2. 充分暴露相应节段的椎板及两侧小关节，以小刮匙剥离回植节段椎板的上下侧黄韧带，分别从两侧自椎板上缘经椎间孔穿入 T-Saw。

3. 锯断双侧峡部,然后小心切开关节囊,将椎板取下保留。

4. 切开硬膜,暴露肿瘤和神经组织,完整摘除肿瘤。

5. 在锯断的峡部两端及小关节两侧,用细磨钻打四个对应的小孔,穿入钛缆并固定牢靠。

6. 冲洗干净后放置引流,逐层缝合伤口。

(二)导航内固定手术

如果患者术前检查发现有严重的退行性病变或脊柱生物力学的不稳定,在制订手术方案时,一定要进行全面分析,避免出现术后并发症。在内固定的使用上,尽量通过术中导航或机器人使用,准确进行,对骨结构存在异常变化的患者尤为重要。

1. 全身麻醉,取俯卧位。

2. 消毒、显露,暴露需要减压的手术节段的椎板。

3. 首先经过导航从背侧椎弓根位置打入椎弓根钉。

4. 然后进行融合节段的小关节处理,剪下减压节段的脊柱棘突,用于融合植骨。

5. 用微型磨钻和椎板咬骨钳进行全椎板减压,保证充分和必要的减压范围。

6. 同样用术中微型 B 超确定肿瘤在硬膜内的位置,确保手术范围充分以后,小心切开硬膜,以 5-0 无创线悬吊,暴露肿瘤和神经组织,轻柔分离肿瘤与神经组织的粘连,避免正常脊髓或神经纤维损伤,将肿瘤完整摘除。肿瘤来源的神经纤维,用锋利的刀具切断,避免远期神经瘤的发生。

7. 止血后,冲洗,严密缝合硬膜,防止脑脊液漏。

8. 硬膜防粘连的处理,以防粘连膜或生物蛋白胶覆盖。连接内固定并上紧,冲洗伤口后进行小关节植骨融合。放置引流后逐层缝合切口。

【手术要点】

1. 术中微型 B 超确定肿瘤在硬膜内的位置,确保手术范围充分后小心切开硬膜,5-0 无创线悬吊,暴露肿瘤和神经组织,轻柔分离肿瘤与神经组织的粘连,避免正常神经纤维损伤,将肿瘤完整摘除。

2. 肿瘤来源的神经纤维,用锋利的刀具切断,避免远期神经瘤的发生。

3. 冲洗后严密缝合硬膜,防止脑脊液漏。

【典型病例】

1. 病例一 髓外硬膜内肿瘤切除,椎板回植(图 7-6-1～图 7-6-15)。

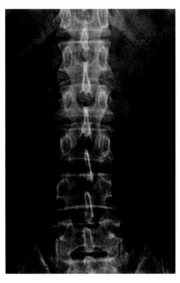

图 7-6-1 术前正位 X 线片

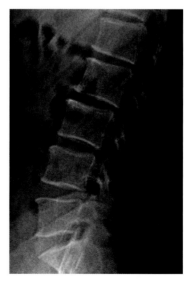

图 7-6-2 术前侧位 X 线片

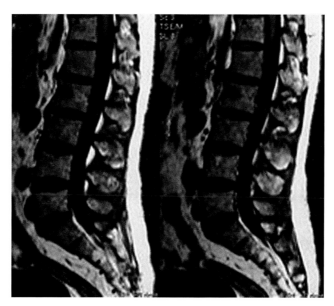

图 7-6-3　术前矢状位 MRI T$_1$ 加权像

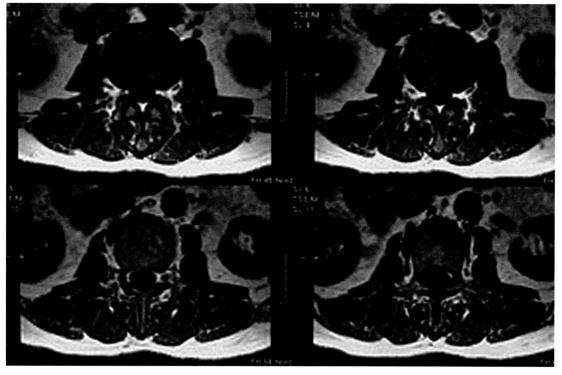

图 7-6-4　术前横断位 MRI T$_1$ 加权像

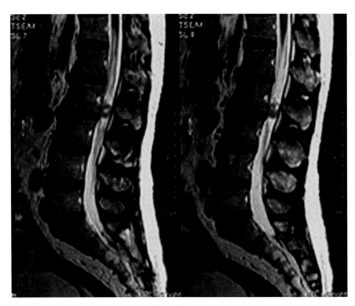

图 7-6-5　术前矢状位 MRI T_2 加权像

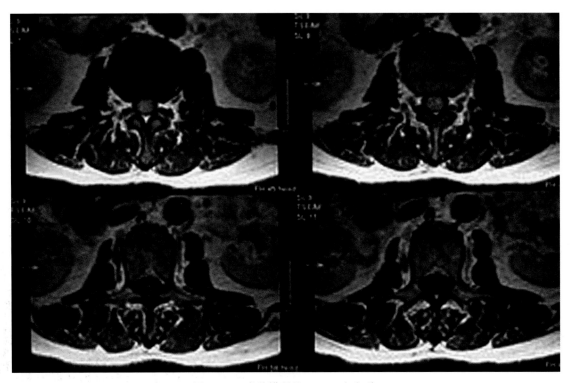

图 7-6-6　术前横断位 MRI T_2 加权像

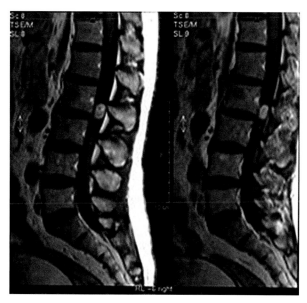

图 7-6-7　术前矢状位增强 MRI

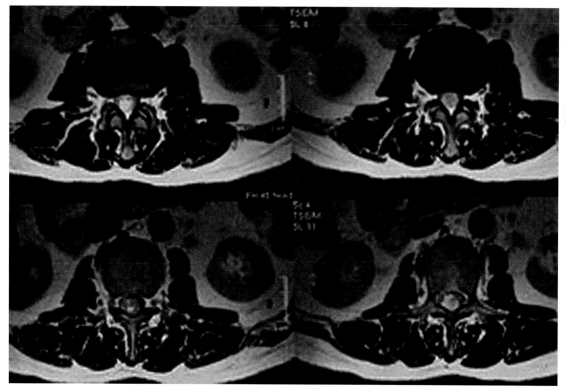

图 7-6-8　术前横断位增强 MRI

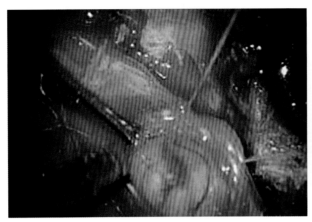

图 7-6-9 暴露肿瘤和神经组织

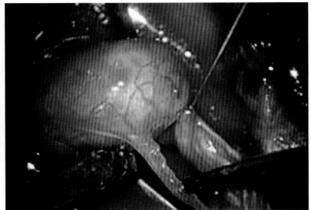

图 7-6-10 肿瘤完整摘除

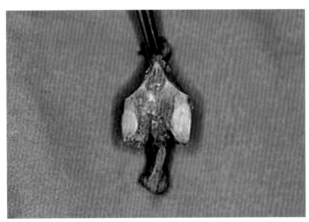

图 7-6-11 肿瘤大体标本

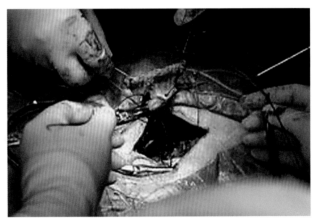

图 7-6-12 穿入钛缆并固定牢靠

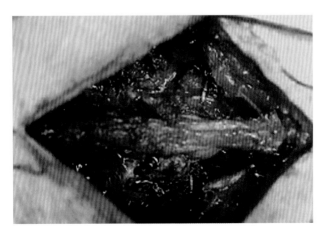

图 7-6-13 椎板回置后术中所见

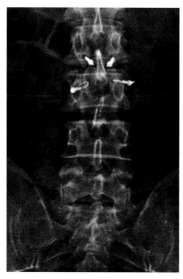

图 7-6-14　术后正位 X 线片

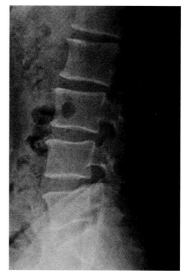

图 7-6-15　术后侧位 X 线片

2. 病例二　椎板减压、肿瘤切除、椎弓根螺钉内固定(图 7-6-16～图 7-6-26)。

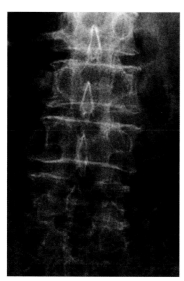

图 7-6-16　术前正位 X 线片

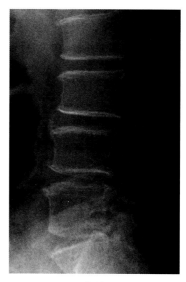

图 7-6-17　术前侧位 X 线片

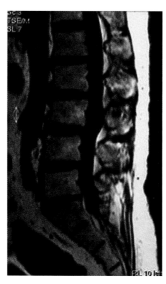

图 7-6-18　术前矢状位 MRI T_1 加权像

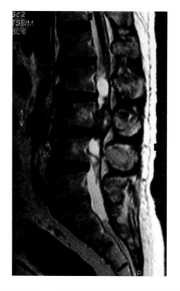

图 7-6-19　术前矢状位 MRI T_2 加权像

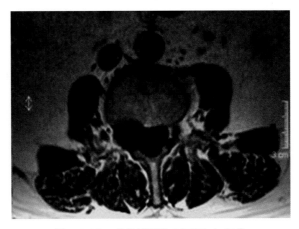

图 7-6-20　术前横断位 MRI T$_1$ 加权像

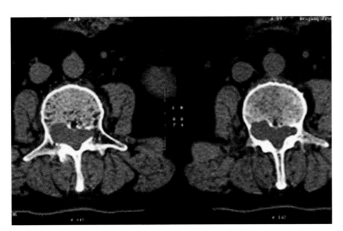

图 7-6-21　术前横断位 CT

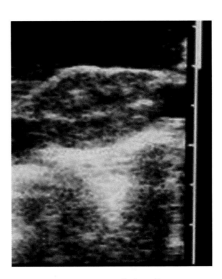

图 7-6-22　术中 B 超
可见髓外硬膜内肿物。

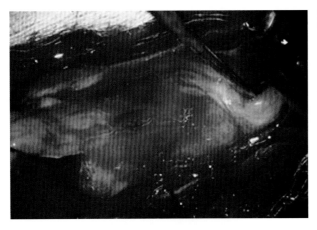

图 7-6-23　轻柔分离肿瘤与神经组织的粘连,将肿瘤完整摘除

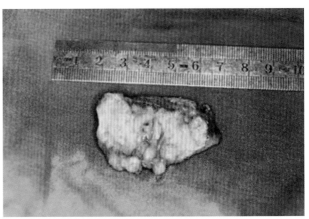

图 7-6-24　肿瘤大体标本

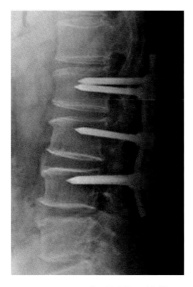

图 7-6-25　术后侧位 X 线片

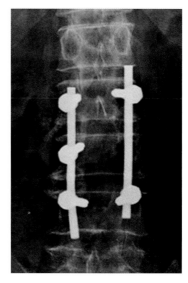

图 7-6-26　术后正位 X 线片

　　椎管内肿瘤是脊柱外科中一类特殊的疾病,因此术前必须在完善各种影像检查后,准确了解肿瘤部位和范围,以及有无其他脊柱合并疾病,合理制订手术方案。术中超声定位能有效减小损伤范围,避免对脊柱稳定性不必要的破坏。手术时要正确分析判断肿瘤范围,与组织相互关系,以确保治疗完整切除。近年来术中显微镜的应用,术中导航和机器人的出现很大程度避免了神经和脊柱结构损伤,大大减少了并发症的发生。

（李志宇）

参 考 文 献

[1] ZACHARIOU K, TSAFANTAKIS M, BOUNTIS A, et al. Spinal tumors：surgical treatment[J]. Ortho Proceedings, 2004, 86-B(S Ⅱ)：186-187.

[2] SAMSON S K, JOSEPH T P, SOLOMON T, et al. Spinal tumour with raised intracranial pressure[J]. Postgrad Med J, 2002, 78(924)：628-630.

[3] AMLASHI SEYED F A, RIFFAUD L. Papilledema and spinal cord tumor[J]. N Engl J Med, 2004, 350(20)：e18-e21.

第八章　脊柱诊断性介入手术

第一节　颈椎间盘造影术

【发展历史】

颈椎间盘源性疼痛（cervical discogenic pain，CDP）是由颈椎间盘病变引起的头、颈、肩胛区域或上肢放射痛、麻木，但不伴有神经根分布区域的放射痛。颈椎间盘源性疼痛不包括因椎间盘退变、突出压迫颈神经根导致的有明确解剖分布区域的疼痛。其疾病名称经历了很长时间的演变，最早于 1963 年 Cloward 将其定义为"painful disk"，随后 1967 年 Cauchoix 等提出"painful disk degeneration"，1976 年 Roth 又提出了"painful-disk syndrome"的概念。直到 1996 年，随着对疾病研究的深入和理论的规范，Schellhas 等正式提出"cervical discogenic pain"这个概念并沿用至今。

椎间盘造影术是明确诊断颈椎间盘源性疼痛的一项有效措施。Lindbolm 在 1944 年首先介绍了椎间盘造影术。此项技术特别是针对非手术治疗无效、需要考虑外科手术干预的患者，对确定责任椎间盘、指导外科治疗十分重要。颈椎间盘 X 线造影术可以显示颈椎间盘形态学改变，从而直观判断损害或退变情况，更重要的是可以激发椎间盘产生疼痛从而确认责任椎间盘。

【适应证及禁忌证】

1. 适应证

（1）进一步评价异常椎间盘的程度与范围，或这些异常与临床症状的关系。

（2）研究与 MRI 及 CT 表现不一致，且持续性、严重疼痛的患者。

（3）当 MRI 或 CT 显示多节段椎间盘异常时，确定症状椎间盘水平。

（4）在融合术前准确定位责任节段，并确定是否邻近节段是正常的。

（5）明确慢性颈椎间盘源性疼痛及颈椎间盘囊肿诊断。

（6）在其他微创手术前评价，如明确颈椎间盘突出，或在髓核消融术前了解对比剂的分布。

（7）评价外科手术后失败综合征，包括鉴别再发椎间盘疝出与假关节疼痛；或确认在后融合节段内的痛性椎间盘。

2. 禁忌证

（1）出血性疾病或正在抗凝治疗。

（2）妊娠期全身感染或穿刺部位感染。

（3）注射药物过敏，尤其是对比剂过敏。

（4）术后椎间盘固体骨融合术后不能进入椎间盘。

（5）在拟评价椎间盘水平存在严重脊髓压迫。

【手术步骤】

1. 入路　一般采用颈前外侧入路，与前路颈椎间盘切除融合术（anterior cervical discectomy and fusion，ACDF）的 Smith-Robinson 入路基本一致，局部操作需要避开颈部重要神经、大血管，以及食管、气管、甲状腺等颈部脏器（图 8-1-1，图 8-1-2）。X 线透视下定位目标节段椎间盘并标记，触及颈动脉搏动后标记血管位置，将标记点连线，连线之间为操作区，可在操作区进针穿刺（图 8-1-3，图 8-1-4）。

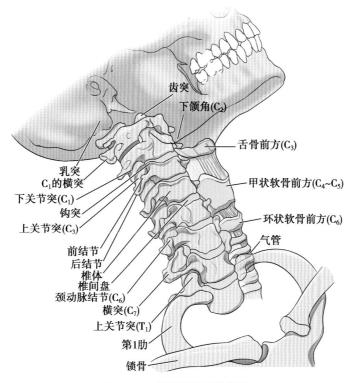

图 8-1-1 颈椎前路骨性解剖

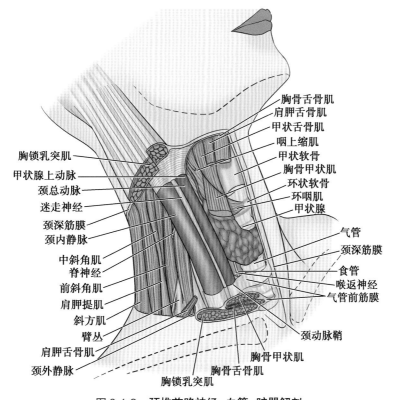

图 8-1-2 颈椎前路神经、血管、脏器解剖

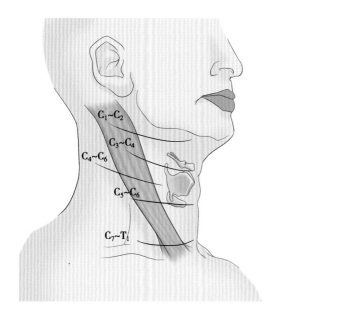

图 8-1-3　颈椎间盘造影节段选择

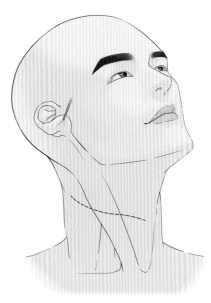

图 8-1-4　颈椎间盘造影操作区标记

2. 手术操作

（1）患者取仰卧位，头略偏向操作侧对侧，确定操作区并画线标记。用手轻柔地将气管食管鞘推向对侧（图 8-1-5A），确定内脏鞘已避开穿刺针后，立即穿刺造影，即时透视确认穿刺针位置（图 8-1-5B），待明确已进入目的椎间盘后，立即放松气管食管等脏器，随时与患者沟通进程避免患者不适紧张感加重。

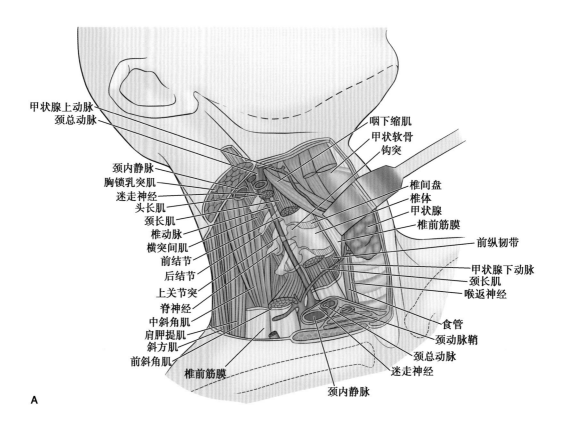

甲状腺上动脉
颈总动脉
颈内静脉
胸锁乳突肌
迷走神经
头长肌
颈长肌
椎动脉
横突间肌
前结节
后结节
上关节突
脊神经
中斜角肌
肩胛提肌
斜方肌
前斜角肌
椎前筋膜

咽下缩肌
甲状软骨
钩突
椎间盘
椎体
甲状腺
椎前筋膜
前纵韧带
甲状腺下动脉
颈长肌
喉返神经
食管
颈动脉鞘
颈总动脉
迷走神经
颈内静脉

A

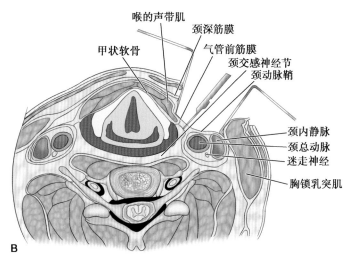

图 8-1-5　颈椎间盘造影手术入路

（2）穿刺针尖最终位于椎间盘中央 1/3，透视下加以一定的压力注入碘海醇对比剂，注意注射阻力、观察患者的疼痛反应及影像学表现并拍片，造影后 2 小时内行 CT 平扫，层厚 2mm，无层间隔。椎间盘造影髓核形态图，早期的椎间盘造影主要注重腰椎正侧位片的表现，具体参见腰椎间盘造影术 Bernard 分型。

3. 造影过程记录及结果分析

（1）注射的阻力。

（2）注入对比剂的量。

（3）对比剂的分布格局。

（4）疼痛反应（不疼、不典型或与症状相符）。

【术后护理】

常规椎间盘造影术是一种门诊术式。

1. 在椎间盘造影术后，患者应门诊观察至少 30 分钟。

2. 如果术后患者疼痛明显，可给予镇痛药物。

3. 患者镇静恢复后，在疼痛控制情况下，可转送至 CT 室扫描。

4. 应嘱咐患者出院后一些常规注意事项，包括椎间盘炎的症状。

5. 发作性疼痛可能持续数天，椎间盘炎的症状包括发热、盗汗及疼痛明显加重等。

6. 留下患者联系信息，以防出现术后并发症。

【手术要点】

1. 减少椎间盘造影假阳性结果的策略

（1）注意一些增加假阳性的相关因素：①非正常疼痛分布；②慢性颈部疼痛；③异常心理测试结果；④手术史。

（2）操作过程不要给予暗示，注意分散患者注意力，聊天或放音乐使其放松。

（3）当某一节段诱发疼痛结果不清，先行另一节段椎间盘造影，反过来再加药。

2. 椎间盘造影的安全疑问

（1）造影后间盘退变加速。

（2）神经损伤。

（3）椎间盘感染。

3. 颈椎间盘造影的临床应用　根据以往的文献及本对比研究的结果，认为颈椎间盘造影及 CTD 在以下临床应用中是必要的。

（1）后纵韧带完整性的判断。

（2）对椎间盘内部结构改变的评价。

（3）椎间盘突出方向的明确诊断。

（4）疼痛或病变是否椎间盘来源的判断。

（5）固定融合术前对相邻椎间盘的阴性预测。

4. 主要并发症　除基础并发症之外，食管和气管损伤、颈动静脉损伤、迷走神经损伤、甲状腺损伤等手术入路不当导致的并发症应特别注意。

（于杰）

参 考 文 献

［1］MERSKEY H，BOGDUK N. Cervical discogenic pain［M］// MERSKEY H，BOGDUK N. Classification of chronic pain：descriptions of chronic pain syndromes and definition of pain terms［M］. 2nd ed. Seattle：IASP Press，1994：108.

［2］BOGDUK N. Cervical disc stimulation（provocation discography）［M］//. BOGDUK N. Practice guidelines for spinal diagnostic and treatment procedures. San Francisco：ISIS，2004：95-111.

［3］FALCO F J，IRWIN L，ZHU J，et al. Cervical discography［M］// MANCHIKANTI L，SINGH V. Interventional techniques in chronic spinal pain. Paducah，KY：ASIPP Publishing，2007：567-580.

［4］SINGH V. The role of cervical discography in interventional pain management［J］. Pain Physician，2004，7（2）：249-255.

［5］SMITH G W，NICHOLS P，Jr. The technic of cervical discography［J］. Radiology，1957，68（5）：718-720.

［6］SMITH G W. The normal cervical diskogram；with clinical observations［J］. Am J Roentgenol Radium Ther Nucl Med，1959，81（6）：1006-1010.

［7］CLOWARD R B. Cervical discography［J］. Acta Radiol Diagn，1963，1（3）：675-688.

［8］CLOWARD R B. Cervical diskography. A contribution to the etiology and mechanism of neck，shoulder and arm pain［J］. Ann Surg，1959，150（6）：1052-1064.

［9］CLOWARD R B. Cervical discography；technique，indications and use in the diagnosis of ruptured cervical discs［J］. Am J Roentgenol Radium Ther Nucl Med，1958，79（4）：563-574.

［10］BOGDUK N，WINDSOR M，INGLIS A. The innervation of the cervical intervertebral discs［J］. Spine，1989，13（1）：2-8.

［11］GROEN G J，BALJET B，DRUKKER J. Nerves and nerve plexuses of the human vertebral column［J］. Am J Anat，1990，188（3）：282-296.

［12］MENDEL T，WINK C S，ZIMNY M L. Neural elements in human cervical intervertebral discs［J］. Spine，1992，17（2）：132-135.

［13］HOLT E P，Jr. Fallacy of cervical discography. Report of 50 cases in normal subjects［J］. JAMA，1964，188（9）：799-801.

［14］KLAFTA L A，Jr，COLLIS J S，Jr. An analysis of cervical discography with surgical verification［J］. J Neurosurg，1969，30（1）：38-41.

［15］KLAFTA L A，Jr，COLLIS J S，Jr. The diagnostic inaccuracy of the pain response in cervical discography［J］. Cleve Clin Q，1969，36（1）：35-39.

［16］SIMMONS J W，APRILL C N，DWYER A P，et al. A reassessment of Holt's data on：the question of lumbar discography［J］. Clin Orthop，1988，237：120-124.

［17］HOLT E P，Jr. The question of lumbar discography［J］. J Bone Joint Surg Am，1968，50（4）：720-726.

［18］SCHELLHAS K P，SMITH M D，GUNDRY C R，et al. Cervical discogenic pain. Prospective correlation of magnetic resonance imaging and discography in asymptomatic subjects and pain sufferers［J］. Spine，1996，21（3）：300-311.

［19］PARFENCHUCK T A，JANSSEN M E. A correlation of cervical magnetic resonance imaging and discography/computed tomographic discograms［J］. Spine，1994，19（24）：2819-2825.

［20］ODA J，TANAKA H，TSUZUKI N. Intervertebral disc changes with aging of human cervical vertebra. From the neonate to the eighties［J］. Spine，1988，13（11）：1205-1211.

［21］ROTH D A. Cervical analgesic discography. A new test for the definitive diagnosis of the painful disc syndrome［J］. JAMA，1976，235（16）：1713-1714.

［22］KOFOED H. Thoracic outlet syndrome［J］. Clin Orthop Rel Res，1981，156：145-148.

［23］RILEY L H，Jr，ROBINSON R A，JOHNSON K A，et al. The results of anterior interbody fusion of the cervical spine. Review of ninety-three consecutive cases［J］. J Neurosurg，1969，30（2）：127-133.

［24］WHITECLOUD T S，3rd，SEAGO R A. Cervical discogenic syndrome. Results of operative intervention in patients with positive discography[J]. Spine, 1987, 12(4): 313-316.

[25] SLIPMAN C W, PLASTARAS C, PATEL R, et al. Provocative cervical discography symptom mapping[J]. Spine J, 2005, 5(4): 381-388.

[26] SCHELLHAS K P, GARVEY T A, JOHNSON B A, et al. Cervical diskography: analysis of provoked responses at C_2-C_3, C_3-C_4, and C_4-C_5[J]. AJNR Am J Neuroradiol, 2000, 21(2): 269-275.

[27] MEYER R R. Cervical diskography. A help or hindrance in evaluating neck, shoulder, arm pain?[J]. Am J Roentgenol Radium Ther Nucl Med, 1963, 90: 1208-1215.

第二节　腰椎间盘造影术

【发展历史】

腰椎间盘造影术是指将对比剂注入腰椎间盘髓核内再对相应节段进行影像学评估的技术。腰椎间盘造影术作为一项侵入性诊断技术,自 1948 年 Lindblom 首次报道以来,其临床应用始终存在一定的争议,而且随着 CT、MRI 等无创性影像学诊断技术的临床广泛应用,腰椎间盘造影术的临床价值一度受到较大的质疑。但随着对腰椎间盘退行性疾病病理生理学变化认识的不断提高,尤其是 20 世纪 70 年代,Crock 对椎间盘源性腰痛的深入研究,使腰椎间盘造影术的临床应用得到了长足发展,逐渐成为判断腰痛症状来源的重要诊断方法之一。

腰椎间盘造影术是在 X 线透视或 CT 引导下将一定剂量的对比剂注入椎间盘髓核内,通过观察髓核形态,判断椎间盘的病理特点,同时可以出现疼痛复制现象,通过与原有疼痛相似程度的对比,可对多椎间隙腰椎间盘突出症的"责任椎间隙"进行确定。目前对这种疼痛复制机制的解释最主要有两种理论:一种理论认为注入对比剂后引起椎间盘内压升高,刺激纤维环或椎体终板内的神经末梢引起疼痛;另一种理论认为注射对比剂引起化学刺激并产生疼痛。椎间盘造影术对椎间盘源性腰痛诱发原有症状有特异性,有报道称特异性可达 100%,但改检查为有创性检查,并需要注射对比剂,可能引起对比剂过敏等相关不良反应,并存在椎间隙感染等风险。

【适应证及禁忌证】

腰椎间盘造影的临床优势:①可以观察腰椎间盘的内部形态改变,可进行椎间盘内压力的测试;②可诱发疼痛反应以定位症状性病变;③诊断的准确率高,以往报道为 94%~99.55%,北京积水潭医院的研究中手术证实 96.4%。

1. 适应证

(1)进一步评价异常椎间盘的程度与范围,或这些异常与临床症状的关系。

(2)研究与 MRI 及 CT 表现不一致,且持续性、严重疼痛的患者。

(3)当 MRI 或 CT 显示多节段椎间盘异常时,确定症状椎间盘水平。

(4)在融合术前准确定位责任节段,并确定是否邻近节段是正常的。

(5)明确椎间盘源性腰痛及颈椎间盘囊肿诊断。

(6)在其他微创手术前评价,如明确腰椎间盘突出位置和形态,或在化学消融术前了解对比剂的分布。

(7)评价外科手术后失败腰部综合征,包括鉴别再发椎间盘疝出与假关节疼痛;或确认在后融合节段内的痛性椎间盘。

2. 禁忌证

(1)出血性疾病或正在抗凝治疗。

(2)妊娠期全身感染或穿刺部位感染。

(3)注射药物过敏,尤其是对比剂过敏。

(4)术后椎间盘固体骨融合术后不能进入椎间盘。

(5)在拟评价椎间盘水平存在严重脊髓压迫。

【手术步骤】

1. 操作方法

（1）放射科于透视下行腰椎间盘造影术。患者取侧45°俯卧位,透视下定位(图8-2-1,图8-2-2)。

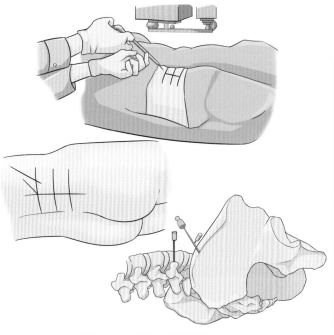

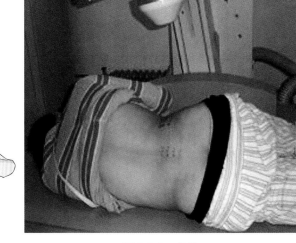

图8-2-1　椎间盘造影的穿刺方法

图8-2-2　体位

（2）透视下穿刺拍片,穿刺针正好经过靶椎间盘水平的上关节突外侧面的外侧,针尖最终位于椎间盘中央1/3,透视下加以一定的压力注入碘海醇对比剂,注意注射阻力、观察患者的疼痛反应及影像学表现并拍片(图8-2-3)。

（3）造影后2小时内行CT平扫,层厚2mm,无层间隔(图8-2-4)。

（4）椎间盘造影髓核形态图,早期的椎间盘造影主要注重腰椎正侧位片的表现(图8-2-5)。

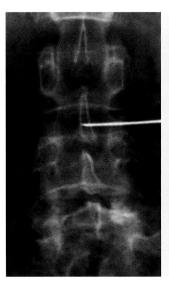
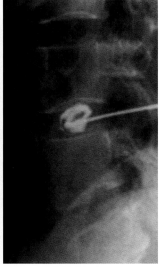

图8-2-3　透视下穿刺拍片

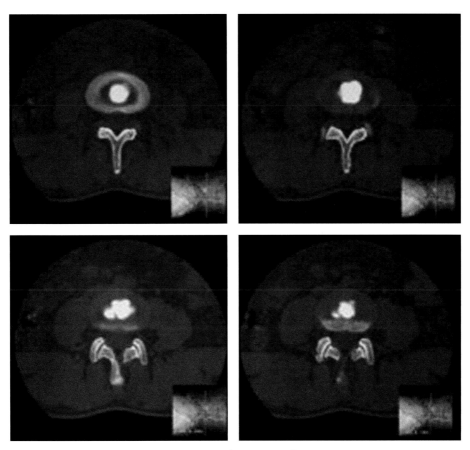

图 8-2-4　造影后 CT 平扫

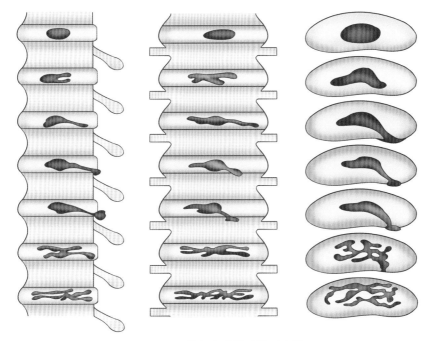

图 8-2-5　椎间盘造影髓核形态图

2. 造影过程记录及结果分析

（1）注射的阻力。

（2）注入对比剂的量。

（3）对比剂的分布格局。

（4）疼痛反应（不疼、不典型或与症状相符）。

Bernard 临床分型

Ⅰ型：正常，对比剂位于椎间盘中央，注入对比剂的阻力、量均正常，无疼痛反应。

Ⅱ型：纤维环撕裂，对比剂位于椎间盘中央，注入对比剂的阻力、量均正常，有疼痛反应。可能为椎间盘退变的早期，撕裂的纤维环未汇合形成放射性裂隙，髓核组织仍在纤维环内，疼痛来源于压力传导至痛觉敏感的外层纤维环，多为不典型疼痛（图 8-2-6）。

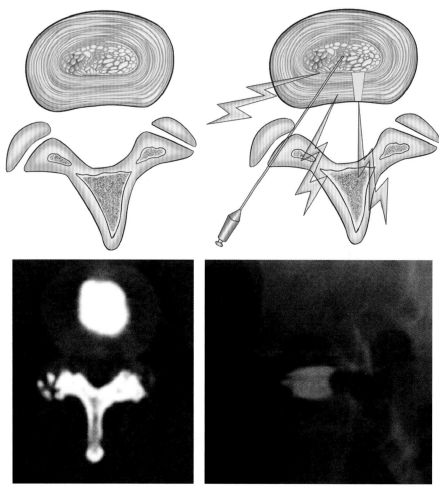

图 8-2-6　Bernard 分型Ⅰ型和Ⅱ型

Ⅲ型：放射性裂隙，对比剂注入的阻力、量均异常，有疼痛反应，对比剂从裂隙进入外层纤维环区，但外层纤维环完整，无突出影响椎管（图 8-2-7）。

Ⅳ型：膨出，放射性裂隙至外层纤维环边缘，髓核组织可造成外层纤维环膨出，侧位片髓核影可进入硬膜腔（图 8-2-8）。

Ⅴ型：突出，外层纤维环破裂，髓核组织突出至后纵韧带下并可直接压迫硬膜或神经根。造影时对比剂溢出呈海绵状，注入的量异常，可诱发与症状相同的疼痛（图 8-2-9）。

Ⅵ型：脱出，突出组织与椎间隙脱离。对比剂注入阻力、量及分布均异常，与症状相似的疼痛只有在压力达到一定程度通过游离块刺激疼痛敏感结构才可诱发（图 8-2-10）。

Ⅶ型：椎间盘退化的终末期为椎间盘内崩解，多处纤维环撕裂，对比剂注入阻力、量及分布异常，可有或无疼痛反应。通常对比剂混乱地充满整个椎间隙（图 8-2-11）。

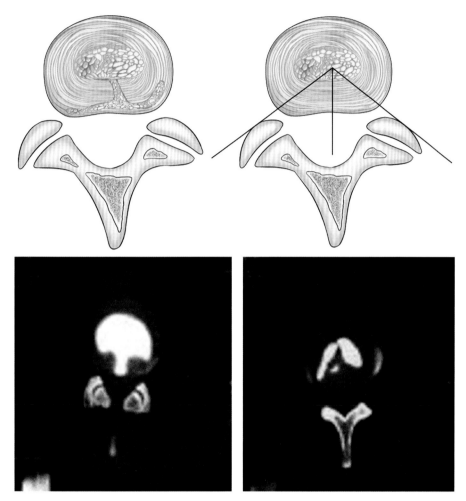

图 8-2-7　Bernard 分型Ⅲ型

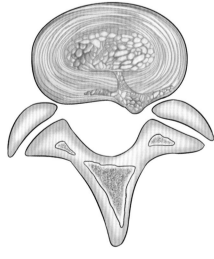

图 8-2-8　Bernard 分型Ⅳ型

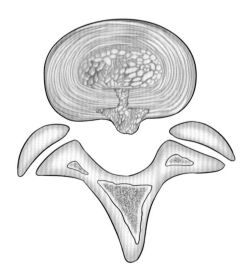

图 8-2-9　Bernard 分型Ⅴ型

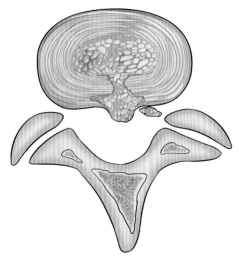

图 8-2-10　Bernard 分型Ⅵ型

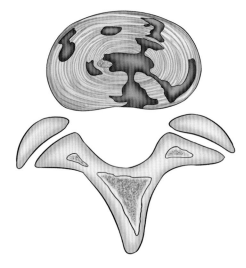

图 8-2-11　Bernard 分型Ⅶ型

3. 术后护理　常规椎间盘造影术是一种门诊术式。

（1）在椎间盘造影术后，患者应门诊观察至少 30 分钟。

（2）如果术后患者疼痛明显，可给予镇痛药物。

（3）患者镇静恢复后，疼痛控制情况下，可转送至 CT 室扫描。

（4）应嘱咐患者出院后一些常规注意事项，包括椎间盘炎的症状。

（5）发作性疼痛可能持续数天，椎间盘炎的症状包括发热、盗汗及疼痛明显加重等。

（6）留下患者联系信息，以防出现术后严重并发症。

【手术要点】

1. 减少椎间盘造影假阳性结果的策略

（1）加做一个正常椎间盘的椎间盘造影作为对照。

（2）注意一些增加假阳性的相关因素：①非正常疼痛分布；②慢性脊柱或非脊柱性疼痛；③异常心理测试结果；④手术史。

（3）操作过程不要给予暗示，注意分散患者注意力，聊天或放音乐使其放松。

（4）当某一节段诱发疼痛结果不清，先行另一节段椎间盘造影，反过来再加药。

2. 椎间盘造影的安全疑问

（1）造影后椎间盘退变加速。

（2）神经损伤——双针穿刺。

（3）感染——预防性抗生素的使用。

3. 腰椎间盘造影的临床应用　根据以往的文献及本对比研究的结果，认为腰椎间盘造影在临床应用中是必要的。

（1）后纵韧带完整性的判断：是椎间盘融合术、椎间孔镜等微创手术前判断包容性间盘突出的关键。

（2）对椎间盘内部结构改变的评价。

（3）椎间盘突出方向尤其是极外侧型椎间盘突出的诊断。

（4）疼痛或病变是否椎间盘来源的判断。

（5）固定融合术前对相邻椎间盘的阴性预测。

【典型病例】

1. 病例一　患者腰腿痛放射至右小腿外侧，伸趾肌力差，MRI 上 $L_4\sim L_5$ 和 $L_5\sim S_1$ 的表现相似（图 8-2-12）。椎间盘造影时 $L_4\sim L_5$ 为不典型疼痛，$L_5\sim S_1$ 注入少量对比剂即诱发右侧腿痛（图 8-2-13）。CTD 平扫则更明显显示 $L_4\sim L_5$ 间盘后纤维环完整而 $L_5\sim S_1$ 椎间盘后纤维环裂隙并有椎间盘突出至后外侧（图 8-2-14）。

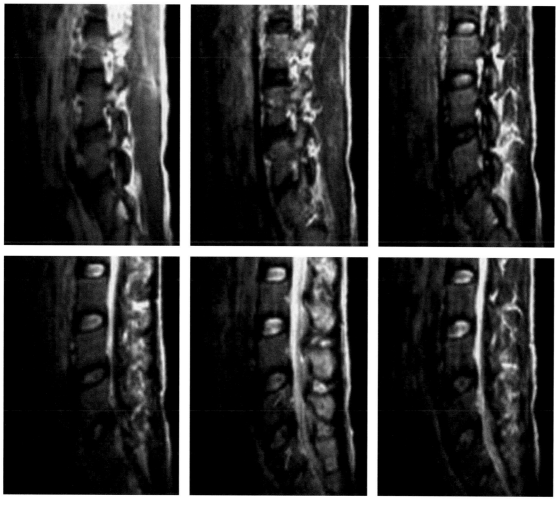

图 8-2-12　病例一患者 MRI

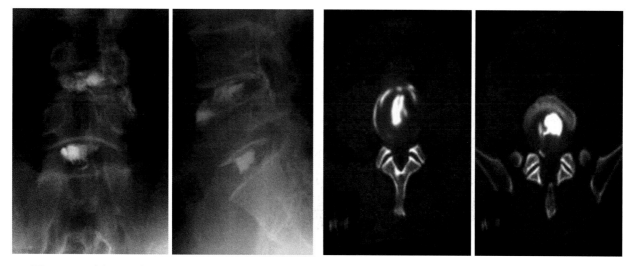

图 8-2-13　病例一患者 L₄~L₅ 及 L₅~S₁ 椎间盘造影　　　　图 8-2-14　病例一患者 CTD 平扫

2. 病例二　患者,男性,46岁。腰椎管造影可见 L_5~S_1 有硬膜和神经根受压表现,但患者临床上同时有右侧 L_4 神经根的症状(图8-2-15)。在 MRI 虽然可见 L_4~L_5 椎间盘退变,右侧梨状孔可疑,但不能明确椎间盘突出(图8-2-16)。因此,行 L_4~L_5 椎间盘造影,对比剂注入过程中诱发 L_4 神经根症状,从 CTD 上可明显显示右后极外侧已形成椎间盘突出,术中从外侧开窗证实了是极外侧椎间盘造成的 L_4 神经根受压(图8-2-17)。

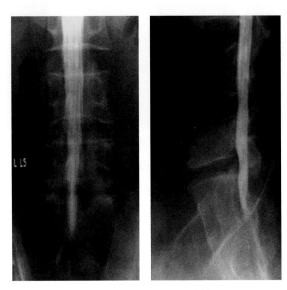

图 8-2-15　病例二患者腰椎管造影

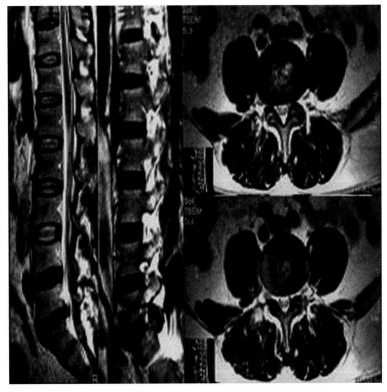

图 8-2-16　病例二患者 MRI

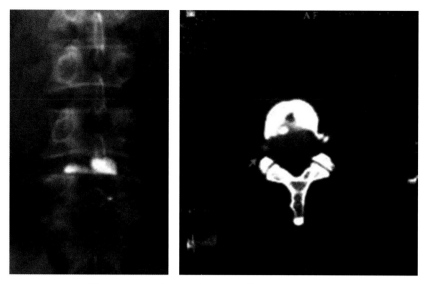

图 8-2-17　病例二患者 L$_4$ ~ L$_5$ 椎间盘造影及 CTD

（于杰）

参 考 文 献

［1］ BERNARD T N. Lumbar discography and post-discography computerized tomography：refining the diagnosis of low-back pain［J］. Spine, 1990, 15：690-707.

［2］ LINDBLOM K. Diagnostic puncture of intervertebral disks in sciatica［J］. Acta Orthop Scand, 1948, 17（3-4）：231-239.

［3］ SAAL J S. General principles of diagnostic testing as related to painful lumbar spine disorders：a critical appraisal of current diagnostic techniques［J］. Spine, 2002, 27（22）：2538-2545.

［4］ MILETTE P C, FONTAINE S, LEPANTO L. Differentiating lumbar disc protrusions, disc bulges, and discs with normal contour but abnormal signal intensity：magnetic resonance imaging with discographic correlations［J］. Spine, 1999, 24（1）：44-53.

［5］ SCHELLHAS K P, POLLEI S R, GUNDRY C R, et al. Lumbar disc high-intensity zone：correlation of magnetic resonance imaging and discography［J］. Spine, 1996, 21（1）：79-86.

［6］ VANHARANTA H, GUYER R D, OHNMEISS D D, et al. Disc deterioration in low back syndromes：a prospective, multi-center CT/discography study［J］. Spine, 1988, 13（12）：1349-1351.

［7］ 方国华, 欧阳甲. 椎间盘造影与脊髓造影用于腰椎间盘突出症的对比分析［J］. 中国脊柱脊髓杂志, 1994, 4（5）：215-217.

［8］ HOLT E P, Jr. The question of lumbar discography［J］. J Bone Joint Surg Am, 1968, 50（4）：720-726.

［9］ WALSH T R, WEINSTEIN J N, SPRATT K F, et al. Lumbar discography in normal subjects［J］. J Bone Joint Surg Am, 1990, 72（7）：1081-1088.

［10］ CARRAGEE E J, TANNER C M, KHURANA S, et al. The rates of false-positive lumbar discography in select patients without low back symptoms［J］.Spine, 2000, 25（11）：1373-1381；discussion 1381.

［11］ DERBY R, HOWARD M W, GRANT J M, et al. The Ability of pressure-controlled discography to predict surgical and nonsurgical outcomes［J］. Spine, 1999, 24（4）：364-371.

［12］ COHEN S P, LARKIN T, FANT G V, et al. Does needle insertion site affect discography results? A retrospective analysis［J］. Spine, 2002, 27（20）：2279-2283；discussion 2283.

［13］ 张晓阳, 茂手木三男, 董宏谋. 腰椎间盘造影及其临床意义（附 69 例 83 个椎间盘分析）［J］. 中华骨科杂志, 1995, 15（10）：664-666.

［14］ GUYER R D, OHNMEISS D D. Contemporary concepts in spine care lumbar discography：position statement from the north american spine society diagnostic and therapeutic committee［J］. Spine, 1995, 20（18）：2048-2059.

［15］ FLANAGAN M N, CHUNG B U. Roentgenographic changes in 188 patients 10-20years after discography and chemonucleolysis［J］. Spine, 1986, 11（5）：444-448.

［16］ TEHRANZADEH J. Discography 2000［J］. RadiolClin North Am, 1998, 36（3）：463-495.

［17］ CARRAGEE E J, CHEN Y, TANNER C M, et al. Can Discography cause long-term back symptoms in previously asymptomatic subjects?［J］Spine, 2000, 25（14）：1803-1808.

［18］MIN K, LEU H J, PERRENOUD A. Discography with manometry and discographic CT：their value in patient selection for percutaneous lumbar nucleotomy［J］. Bull HospJt Dis, 1996, 54（3）：153-157.

［19］JUNTURA T L, DANIELS C. The diagnostic value of discography［J］. RadiolTechnol, 1998, 70（2）：127-128.

［20］ZUCHERMAN J, DERBY R, HSU K, et al. Normal magnetic resonance imaging with abnormal discography［J］. Spine, 1988, 13（12）：1355-1359.

［21］ITO M, INCORVAIA K M, YU S F, et al. Predictive signs of discogenic lumbar pain on magnetic resonance imaging with discography correlation［J］. Spine, 1998, 23（11）：1252-1258; discussion 1259-1260.

［22］CHIBA K, TOYAMA Y, MATSUMOTO M, et al. Intraspinal cyst communicating with the intervertebral disc in the lumbar spine：discal cyst［J］. Spine, 2001, 26（19）：2112-2118.

［23］MADAN S, GUNDANNA M, HARLEY J M, et al. Does provocative discography screening of discogenic back pain improve surgical outcome?［J］J Spinal Disord Tech, 2002, 15（3）：245-251.

［24］MAROON J C, KOPITNIK T A, SCHULHOF L A, et al. Diagnosis and microsurgical approach to far-lateral disc herniation in the lumbar spine［J］. J Neurosurg, 1990, 72（3）：378-382.

［25］SCHECHTER N A, FRANCE M P, LEE C K. Painful internal disc derangements of the lumbosacral spine：discographic diagnosis and treatment by poster lumbar interbody fusion［J］. Orthopedics, 1991, 14（4）：447-451.

［26］WETZEL F T, LAROCCA H. The failed posterior lumbar interbody fusion［J］. Spine, 1991, 16（7）：839-845.

［27］BERNARD T N, Jr. Using computed tomography/discography and enhanced magnetic resonance imaging to distinguish between scar tissue and recurrent lumbar disc herniation［J］. Spine, 1994, 19（24）：2826-2832.

［28］HEARY R F. Intradiscal electrothermal annuloplasty：the IDET procedure［J］. J Spinal Disord, 2001, 14（4）：353-360.

［29］FALCO F J, MORAN J G. Lumbar discography using gadolinium in patients with iodine contrast allergy followed by post-discography computed tomography scan［J］. Spine, 2003, 28（1）：E1-E4.

［30］SLIPMAN C W, ROGERS D P, ISAAC Z, et al. MR lumbar discography with intradiscal gadolinium in patients with severe anaphylactoid reaction to iodinated contrast material［J］. Pain Med, 2002, 3（1）：23-29.

［31］HUANG T S, ZUCHERMAN J F, HSU K Y, et al. Gadopentetatedimeglumine as an intradiscal contrast agent［J］. Spine, 2002, 27（8）：839-843.

［32］HORTON W C, DAFTARI T K. Which disc as visualized by magnetic resonance imaging is actually a source of pain：a correlation between magnetic resonance imaging and discography［J］. Spine, 1992, 17（6 Suppl）：S164-S171.

［33］VIDEMAN T, MALMIVAARA A, MOONEY V. The value of the axial view in assessing discograms. An experimental study with cadavers［J］. Spine, 1987, 12（3）：299-304.

［34］MURTAGH F R, ARRINGTON J A. Computer tomographically guided discography as a determinant of normal disc level before fusion［J］. Spine, 1992, 17（7）：826-830.

［35］HUANG J, KWA A. Lumbar discogram resulting from lumbar interlaminar epidural injection［J］. J Clin Anesth, 2004, 16（4）：296-298.

第三节　透视引导下神经根封闭术

【发展历史】

尽管现代影像学技术已非常成熟，然而肢体疼痛的来源并非总是非常明确。肢体疼痛可能是髋关节、臀部或肩关节等结构内在病变引起的牵涉痛，也可能是神经根性疼痛。神经根性疼痛可能来自骨赘、韧带、椎间盘等结构对神经根造成的机械性压迫，也可能来自椎间盘或小关节释放的炎症因子对神经根造成的化学性刺激，也可能来自节段性失稳造成对背根神经节的反复动态刺激。而 MRI 仅能提供形态学相关信息，在很多情况下仅通过 MRI 并不能明确地找到肢体疼痛的原因，如 MRI 发现多节段病变、MRI 发现的病变与患者症状不相符等，而且很多时候患者的疼痛方式和疼痛区域并不典型。

在考虑手术干预之前，需要诊断明确，要有与症状相一致的影像学检查显示存在可通过手术改善的神经压迫，疼痛放射区域及物理检查要与影像学检查显示的病变相匹配。大多数单节段的病变都是非常明确且容易判断的。在一些特殊情况下，影像学信息与症状体征不匹配时，就需要进一步的诊断信息，选择性神经根封闭术是非常有用的一种诊断方式。

选择性神经根封闭术是在椎间孔附近将局部麻醉药注射至怀疑为疼痛来源的神经根周围，通过疼痛的缓解情况来判断该神经根是否为疼痛来源。目前辅助定位的方式包括透视引导和超声引导，本节仅介绍透视引导。若注射的药物中加入中长效激素,神经根封闭术还可以起到治疗的作用。

关于诊断性神经根封闭术的准确性,高证据等级的研究并不多,Yeom 等通过前瞻性对照研究得出评判神经根封闭术效果的最佳界值为疼痛缓解 70%,疼痛缓解大于 70% 即认为封闭有效,小于 70% 即认为封闭无效,这样可以最大限度地减少假阴性和假阳性结果的出现。造成神经根封闭假阴性结果的原因包括药物在神经周围弥散得不好、药物无法作用至病变部位、稀释效应及瘢痕粘连使药物无法扩散至病变部位。目前的研究表明神经根封闭术的灵敏度为 71%,特异度为 91%。

脊柱外科医师在 20 世纪 60 年代开始使用神经根封闭术来辅助判断根性疼痛的来源。通过诱发症状、疼痛放射区域及疼痛缓解情况来确认隐藏病变,并通过手术探查验证。神经根封闭阳性结果与术中发现具有高度一致性。随着 CT、MRI 技术的成熟,结构性的神经根压迫可以很容易地发现,但很多医师仍然选择通过神经根封闭术确定手术节段,而且发现影像学表现与疼痛来源并不具有高度相关性。复杂多节段的病例,神经根封闭术相对于 CT、MRI,具有更高的诊断定位价值。自 20 世纪 60 年代以来,很多学者发表了关于神经根封闭的研究成果。所有研究奠定了神经根封闭术的诊断意义。

【适应证及禁忌证】

1. 适应证

(1)诊断性神经根封闭术的适应证:①不典型腰腿痛;②影像学表现和临床表现不符;③肌电图和 MRI 检查结果不确定或模棱两可;④神经分布异常,如神经根联合或分叉变异;⑤腰椎术后不典型腰腿痛;⑥移行椎患者节段及神经根支配区域的明确。

(2)治疗性神经根封闭术的适应证:①影像学检查不明确或仅有轻微异常者;②影像学检查有多节段椎间盘病变,但还不需要手术治疗者;③手术后患者重新出现难以解释的复杂疼痛;④神经系统体检不确定者;⑤不愿意接受手术或者不能接受手术者;⑥要求短时间缓解疼痛的根性疼痛患者,如椎间盘脱出患者术前镇痛。

2. 禁忌证　神经根封闭术的禁忌证:①脊柱骨性畸形;②腰椎椎体不稳定;③严重的脊髓受压合并神经症状者;④神经损害症状严重或进展迅速者;⑤穿刺途径有感染灶;⑥对注射液任何一种成分有严重过敏反应者;⑦其他,如出血、妊娠等。

【手术步骤】

1. 用品　脊柱穿刺针、2ml 注射器、无菌棉球、碘伏棉球、无菌巾、无菌手套、X 线透视机及铅衣等。

2. 药物　非离子型对比剂(碘海醇)、2% 利多卡因、倍他米松注射液。

3. 操作方法

(1)$L_1 \sim L_4$ 神经根:患者俯卧位于 X 线透视机的检查床上,常规消毒铺单。将透视机球管向患侧神经根方向旋转使 X 线以倾斜方向投照,显示腰椎斜位"苏格兰狗"影像,继续调整透视机球管的位置,使目标神经根与对应的椎体上终板重叠,上关节突("苏格兰狗耳朵")位于椎体上终板前后缘的中点。神经根走行于椎弓根("苏格兰狗眼睛")的下方。在透视下调整针尖位置使其正对椎弓根下缘,调整穿刺针方向使其平行于 X 射线(图 8-3-1),透视下缓慢进针,在针尖接近神经根时患者会诉有异感或放射性疼痛,此时询问患者异感或放射性疼痛的区域及性质,并询问与之前症状是否一致,用来辅助诊断。椎体可以作为穿刺的深度界限,避免穿刺过深损伤椎体前方的重要结构。若穿刺针已至椎体,患者未诉异感或放射性疼痛,说明穿刺针并未到达目标神经根,可适度退针后向外向下调整穿刺针的位置,直至诱发根性疼痛。回抽注射器确认无血液或脑脊液回流后,注射少量非离子型对比剂(0.5ml 左右),在透视下神经根充分显影,验证确认穿刺位置准确,注射 0.5~1ml 2% 的利多卡因,若以治疗为目的,注射 1ml 利多卡因 +1ml 倍他米松的混合液。注意注射药物的量不能过大,注射速度不能过快,否则药物会进入硬膜外隙,干扰对效果的判断。

(2)L_5 神经根:与 $L_1 \sim L_4$ 神经根封闭类似,不同之处在于存在髂骨的遮挡,在标准体位上进针方向可能被髂嵴完全阻挡。因此,要通过旋转透视机球管,使透视图像上出现一个倒三角影像,此倒三角的上边

为 L_5 横突下缘,外侧边为髂嵴边缘,内侧边为 S_1 上关节突。该倒三角形窗口即为穿刺针通过的区域(图8-3-2)。

(3) S_1 神经根:患者俯卧位于检查床,将透视机球管旋转至患者正上方轻度偏患侧偏头侧,使 X 射线轻度向尾侧倾斜,这样可以将骶孔显示更清晰。骶孔穿刺没有深度界限,穿刺过深会进入盆腔,因此笔者建议首先将穿刺针穿刺至目标骶孔的外下缘骨皮质,明确进针深度后,随后调整穿刺针方向进入骶孔,继续进针 4~5mm,诱发出异感后,回抽注射器确认无血液或脑脊液回流后,注射少量非离子型造影剂, S_1 神经根充分显影后,注射药物(图8-3-3)。

(4) 颈椎神经根:颈椎周围结构复杂,损伤重要的毗邻结构如颈动脉、椎动脉、脊髓等会造成严重的并发症,透视下颈椎神经根封闭术虽可行但风险非常大,笔者不推荐采取透视引导下颈椎神经根封闭术。目前最为安全的穿刺方法为 CT 引导和超声引导,其中超声引导的优势更为明显,操作时间短患者痛苦小。

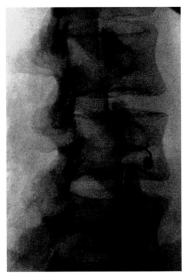
图 8-3-1 L_4 右侧神经根封闭

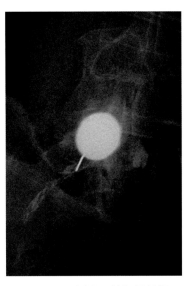
图 8-3-2 左侧 L_5 神经根封闭

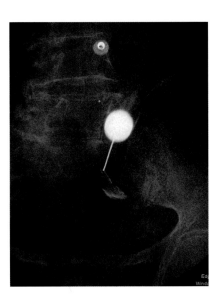
图 8-3-3 右侧 S_1 神经根封闭

【手术要点】

1. L_1~L_4 神经根 关键在于 X 线投照的方向,显示腰椎斜位"苏格兰狗"影像,对应椎体上终板重叠,上关节突("苏格兰狗耳朵")位于椎体上终板前后缘的中点。穿刺针针尖正对椎弓根("苏格兰狗眼睛")下缘,方向要平行于 X 射线。若穿刺针已至椎体,患者未诉异感或放射性疼痛,可适度退针后向外向下调整穿刺针的位置,直至诱发出根性疼痛。注射药物时要注意用量不能过大,注射速度不能过快,否则药物会进入硬膜外隙,干扰对效果的判断。

2. L_5 神经根 关键在于避开髂骨的阻挡,通过旋转透视机球管,使透视图像上出现一个倒三角的影像,此倒三角的上边为 L_5 横突下缘,外侧边为髂嵴边缘,内侧边为 S_1 上关节突。该倒三角形窗口即为穿刺针通过的区域(图8-3-2)。

3. S_1 神经根 关键在于通过调整透视方向(轻度向尾侧倾斜)使骶孔显示清晰,骶孔穿刺没有深度界限,穿刺过深会进入盆腔,因此建议首先将穿刺针穿刺至目标骶孔的外下缘骨皮质,明确进针深度后,随后调整穿刺针方向进入骶孔。

【典型病例】

患者,男性,18 岁。主诉:间断腰痛伴左下肢放射性疼痛 4 个月,疼痛范围为左侧臀部大腿、小腿后外侧。曾尝试卧床休息、牵引、口服抗炎镇痛药等非手术治疗,效果不佳,严重影响日常学习生活。专科体格检查:腰椎无抗痛性侧凸,活动度不受限,无活动痛,左侧直腿抬高试验阳性 40°,右侧直腿抬高试验阴性,双下肢感觉、肌力正常,膝腱反射、跟腱反射可正常引出。影像学检查:腰椎 MRI 可见 L_4~L_5,

$L_5 \sim S_1$ 双节段腰椎间盘突出（图 8-3-4），$L_4 \sim L_5$ 椎间盘突出偏左侧（图 8-3-5），$L_5 \sim S_1$ 椎间盘突出为中央型（图 8-3-6）。为确定责任节段，术前行诊断性左侧 L_5 神经根封闭术（图 8-3-7），注射药物前可复制患者症状，注射后半个小时患者症状可完全缓解。治疗：手术方案确定为 $L_4 \sim L_5$ 单节段左侧腰椎板开窗减压椎间盘切除术，术后患者症状完全消除，效果满意。

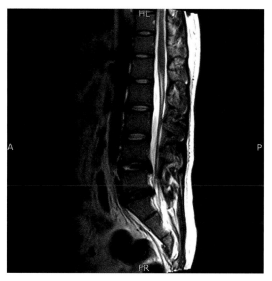

图 8-3-4 术前矢状位 MRI T_2 加权像

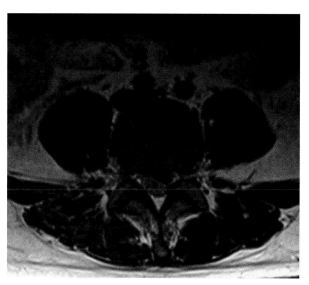

图 8-3-5 术前 $L_4 \sim L_5$ 节段横断位 MRI

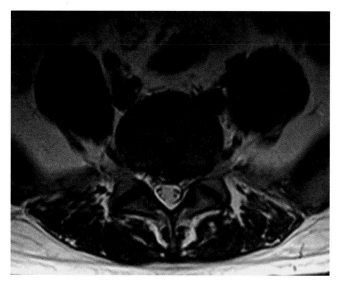

图 8-3-6 术前 $L_5 \sim S_1$ 节段横断位 MRI

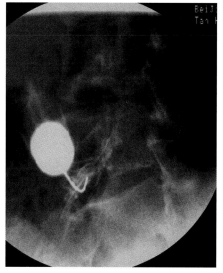

图 8-3-7 左侧 L_5 神经根封闭术

（阎凯）

参 考 文 献

[1] BENZEL E C, HART B L, BALL P A, et al. Magnetic resonance imaging for the evaluation of patients with occult cervical spine injury[J]. J Neurosurg, 1996, 85(5): 824-829.

[2] LEHTO I J, TERTTI M O, KOMU M E, et al. Age-related MRI changes at 0.1 T in cervical discs in asymptomatic subjects[J]. Neuroradiology, 1994, 36(1): 49-53.

[3] SIIVOLA S M, LEVOSKA S, TERVONEN O, et al. MRI changes of cervical spine in asymptomatic and symptomatic young adults[J]. Eur Spine J, 2002, 11(4): 358-363.

[4] ANDERBERG L, ANNERTZ M, BRANDT L, et al. Selective diagnostic cervical nerve root block—correlation with clinical

symptoms and MRI-pathology[J]. Acta Neurochir, 2004, 146(6): 559-565; discussion 565.

[5] SLIPMAN C W, PLASTARAS C T, PALMITIER R A, et al. Symptom provocation of fluoroscopically guided cervical nerve root stimulation. Are dynatomal maps identical to dermatomal maps?[J]. Spine, 1998, 23(20): 2235-2242.

[6] KIKUCHI S, HASUE M, NISHIYAMA K, et al. Anatomic and clinical studies of radicular symptoms[J]. Spine, 1984, 9(1): 23-30.

[7] YEOM J S, LEE J W, PARK K W, et al. Value of diagnostic lumbar selective nerve root block: a prospective controlled study[J]. AJNR Am J Neuroradiol, 2008, 29(5): 1017-1023.

[8] MACNAB I. Negative disc exploration. An analysis of the causes of nerve-root involvement in sixty-eight patients[J]. J Bone Joint Surg Am, 1971, 53(5): 891-903.

[9] KREMPEN J F, SMITH B S. Nerve-root injection: a method for evaluating the etiology of sciatica[J]. J Bone Joint Surg Am, 1974, 56(7): 1435-1444.

[10] SCHUTZ H, LOUGHEED W M, WORTZMAN G, et al. Intervertebral nerve-root in the investigation of chronic lumbar disc disease[J]. Can J Surg, 1973, 16(3): 217-221.

[11] TAJIMA T, FURUKAWA K, KURAMOCHI E. Selective lumbosacral radiculography and block[J]. Spine, 1980, 5(1): 68-77.

[12] DOOLEY J F, MCBROOM R J, TAGUCHI T, et al. Nerve root infiltration in the diagnosis of radicular pain[J]. Spine, 1988, 13(1): 79-83.

[13] STANLEY D, MCLAREN M I, EUINTON H A, et al. A prospective study of nerve root infiltration in the diagnosis of sciatica. A comparison with radiculography, computed tomography, and operative findings[J]. Spine, 1990, 15(6): 540-543.

[14] HERRON L D. Selective nerve root block in patient selection for lumbar surgery: surgical results[J]. J Spinal Disord, 1989, 2(2): 75-79.

[15] PORTER D G, VALENTINE A R, BRADFORD R. A retrospective study to assess the results of CT-directed peri-neural root infiltration in a cohort of 56 patients with low back pain and sciatica[J]. Br J Neurosurg, 1999, 13(3): 290-293.

[16] HAUEISEN D C, SMITH B S, MYERS S R, et al. The diagnostic accuracy of spinal nerve injection studies: their role in the evaluation of recurrent sciatica[J]. Clin Orthop Relat Res, 1985(198): 179-183.

[17] JÖNSSON B, STRÖMQVIST B, ANNERTZ M, et al. Diagnostic lumbar nerve root block[J]. J Spinal Disord, 1988, 1(3): 232-235.

[18] DERBY R, KINE G, SAAL J A, et al. Response to steroid and duration of radicular pain as predictors of surgical outcome[J]. Spine, 1992, 17(6 Suppl): S176-S183.

[19] SASSO R C, MACADAEG K, NORDMANN D, et al. Selective nerve root injections can predict surgical outcome for lumbar and cervical radiculopathy: comparison to magnetic resonance imaging[J]. J Spinal Disord Tech, 2005, 18(6): 471-478.

第四节　超声引导下神经根封闭术

【发展历史】

随着可视化技术的不断进展,超声已成为临床医师的第三只眼睛,在围手术期管理中的作用越来越重要。除了经食管超声心动图检查(trans-esophageal echocardiography, TEE)及 TTE 在术中监测中的应用,超声在疼痛治疗、周围神经阻滞、动静脉穿刺等方面的应用也日益广泛。

传统的选择性神经根阻滞(selective nerve root block, SNRB)多使用体表骨性标志定位或异感法定位,并使用放射线辅助引导,定位不精确,失败率高,并发症多(如刺破血管、胸膜、局部麻醉药误入血管中毒等)。神经刺激器引导的 SNRB,显著提高了阻滞成功率。但神经刺激器引导依然需依赖体表标志定位,对肥胖患者、解剖变异患者、存在周围神经病变(如糖尿病周围神经病变)患者阻滞的难度很大,成功率较低。

在 SNRB 中使用超声引导,可清晰显示神经及神经周围的血管、肌肉、骨骼及脏器(如内脏和胸膜);进针过程中可提供穿刺针行进的实时影像,以便在进针同时随时调整进针方向和进针深度,以更好地接近目标结构;注射药物时可以显示药液扩散,鉴别无意识的血管内注射和无意识的神经内注射。此外,有证据表明,与神经刺激器相比,使用超声引导可缩短感觉阻滞的起效时间、提高阻滞成功率、减少穿刺次数、减少神经损伤。

超声引导下 SNRB 技术的基础是超声图像的获取和组织结构的辨识。在日常工作中熟练使用超声，需要熟练掌握超声成像的基本原理和超声仪器的使用方法，熟悉扫描部位的解剖结构，并能选择适宜的扫描技术获得更好的超声影像，且熟练掌握进针技术，使穿刺针能顺利到达目标结构。

1. 超声仪器常用的参数设置

（1）图像深度的调节：选择适宜的深度可更好地显示目标结构，适宜的深度是指将目标结构置于超声图像的正中或比目标结构深 1cm。

（2）增益的调节：即时间 / 距离补偿增益。超声在穿过组织时会发生衰减，调节增益补偿衰减，能够使组织结构内部与表面的回声一致。

（3）焦点的调节：选择适宜的焦点数，并调节聚焦深度，使聚焦深度与目标结构深度一致。

（4）合理使用多普勒功能：利用多普勒效应帮助鉴别血管及药物扩散方向。

2. 探头的选择　根据探头内压电晶体的排列方式，探头可分为线阵探头、凸阵探头及扇形探头等。线阵探头获取的超声影像为方形；凸阵探头和扇形探头获取的超声影像为扇形。根据探头发出的超声波频率，可分为低频探头与高频探头。低频探头穿透性好，分辨率低；高频探头穿透性差，但分辨率高。推荐：①目标结构较表浅，选择高频线阵探头，适用于颈椎、胸椎结构的识别及相关神经阻滞；②目标结构位置较深时，选择低频凸阵探头，适用于腰椎、骶椎结构的识别及相关神经阻滞。

3. 扫描技术　即探头的运动方式，可总结为英文单词"PART"。

（1）P：pressure，加压，利用不同组织结构在不同压力下的不同表现加以区别，如静脉可被压闭而动脉不能。

（2）A：Alignment，沿皮肤表面滑动探头。一般用于追溯某结构的走行。

（3）R：Rotation，旋转探头，以获得目标结构的横断面或矢状面。

（4）T：Tilting，倾斜探头，改变探头与皮肤的夹角即改变超声的入射角度。超声束与目标结构成 90° 入射时，超声束可被完全反射并被探头接收，此时图像最清晰。

4. 进针技术　根据穿刺方向与探头长轴的关系分为平面内、平面外两种进针技术。

（1）平面内技术：是指穿刺方向与探头长轴一致，在超声影像上可看到针的全长。

（2）平面外技术：是指穿刺方向与探头长轴垂直，在超声影像上，穿刺针表现为一个高回声的点，但不能区分针尖与针体。

穿刺时可根据个人习惯选择进针技术。推荐行颈部 SNRB 时，应选择平面内技术，实时观察针尖位置，避免损伤邻近组织结构（如椎动脉、胸膜等）。

5. 超声引导下 SNRB 的一般不良反应和禁忌证

（1）不良反应

1）穿刺部位感染、血肿和神经损伤。

2）局部麻醉药毒性反应（中枢神经系统和 / 或心血管系统并发症）。

3）丙胺卡因导致的高铁血红蛋白血症。

4）局部麻醉药过敏（极罕见）。

（2）绝对禁忌证

1）穿刺部位感染。

2）穿刺部位远端拟刺激的神经受损。

3）凝血功能障碍。

4）患者拒绝。

（3）相对禁忌证：神经系统功能不全者，治疗前应进行仔细的神经系统检查。

【超声解剖】

1. 腰椎的超声解剖及影像　腰椎由 5 块椎骨构成，椎骨由椎体、椎弓和突起组成，突起包括棘突、上关节突、下关节突和横突。腰椎椎体大而厚，主要由骨松质组成。椎体和椎体之间由椎间盘连接。由于腰部神经根位置深度通常在距皮肤 6～8cm，需采用低频（1～5MHz）探头增加穿透性及视野，以显示骨髂、韧带及深部的椎管结构。根据探头位置的不同,将脊柱的超声影像分为正中矢状位棘突超声影像、旁矢状位椎板超声影像、旁矢状位关节突关节超声影像、旁矢状位关节突横突超声影像、旁矢状位横突超声影像、经棘突横断位超声影像、经棘突间隙横断位超声影像及经横突尾侧缘神经根横断位超声影像。超声下可以识别的结构包括棘突、椎板、关节突及其关节、横突、韧带、椎旁肌肉、椎管内容物、神经根及周围神经、腹部脏器及血管。

（1）腰椎的矢状位超声影像：腰椎矢状位扫查主要检查棘突、关节突、横突、韧带及腰部肌肉等。检查时,患者取侧卧位或俯卧位,一般用低频(1～5MHz)凸阵探头。需根据受试者情况调整机器参数以获得最优图像。检查前,可根据体表骨性标志,用标记笔在皮肤标记,初步定位腰椎节段。

1）正中矢状位棘突超声影像：超声探头平行于后正中线纵向置于腰部后正中线,从骶骨开始向头侧扫描,超声影像下可见一连续的强回声光带即可确定为骶骨,将探头向头端移动,见到上下间隔分布的驼峰状强回声光带伴声影代表腰椎棘突,此时显示为棘突长轴声像图,靠近皮肤的倒U形高回声为棘突,棘突间分别为棘上韧带、棘间韧带(图8-4-1),注意确定腰椎穿刺节段。

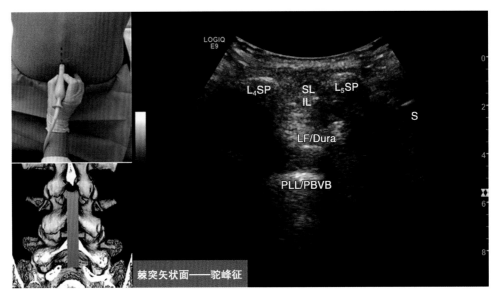

图 8-4-1　正中矢状位棘突超声影像

SP:棘突;LF:黄韧带;Dura:硬膜囊;PLL:后纵韧带;PBVB:椎体后缘;SL:棘上韧带;IL:棘间韧带;S:骶骨。

2）旁矢状位椎板超声影像：旁矢状倾斜位是将探头平行于脊柱放置,脊柱中线旁开1～3cm,通过缓慢滑动探头寻找到连续高回声波浪样结构(关节突关节影像),然后朝脊柱中线方向倾斜探头,寻找出高回声"锯齿状"图像,即椎板结构(图8-4-2)。在锯齿状结构之间的椎间隙即椎板间隙。在此间隙位置,从浅至深的结构为黄韧带、硬膜外隙、背侧硬膜囊、蛛网膜及蛛网膜下腔、腹侧硬膜囊、后纵韧带及椎体的后部。黄韧带、硬膜外腔、背侧硬膜囊被统称为"后复合体",在超声图像上呈一条高回声线状结构。前方的腹侧硬膜囊、后纵韧带、后部的椎体统称为"前复合体",也呈现一条高亮的线状结构。硬膜外隙及蛛网膜下腔的超声显像为低回声结构。

3）矢状位关节突关节超声影像：将探头向外侧滑动,可以看到患侧的上下关节突关节影像,呈现为足侧高头侧低的波浪状影像(波浪征)(图8-4-3),每一个波浪(关节突关节)由上一位椎体的下关节突和下一位椎体的上关节突构成,由于关节突关节为连续影像,其深部表现为声影脱失。

4）旁矢状位关节突横突超声影像：再向外滑动探头观察上下关节突及横突影像,横突位于上下关节突关节的尾侧深层,在横突与下一关节突关节的下关节突之间可以显示位于横突尾侧深面的低回声的神经根影像(图8-4-4),如在L_5横突尾侧及L_5下关节突之间寻找L_5神经根。

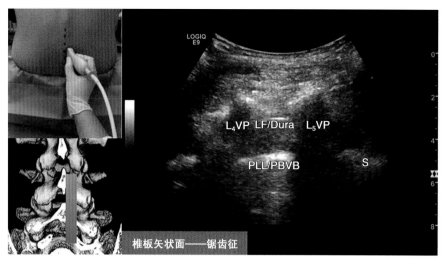

图 8-4-2　旁矢状位椎板超声影像

VP：椎板；LF：黄韧带；Dura：硬膜囊；PLL：后纵韧带；PBVB：椎体后缘；S：骶骨。

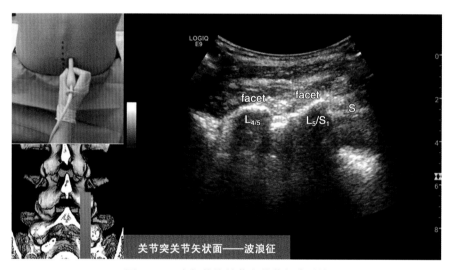

图 8-4-3　旁矢状位关节突关节超声影像

facet：关节突。

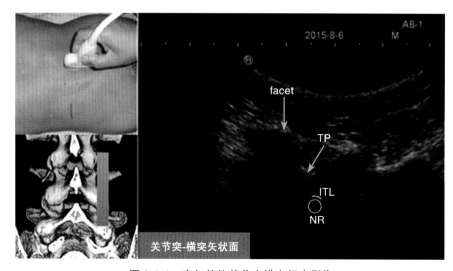

图 8-4-4　旁矢状位关节突横突超声影像

facet：关节突关节；TP：横突；ITL：横突间韧带；NR：神经根。

　　5）旁矢状位横突超声影像：探头继续向侧方进一步移动，在距离后正中线4cm左右位置，可显示横突长轴特征"三叉戟"征，横突之间低回声软组织为腰大肌，在腰大肌间隙内走行腰丛分支（图8-4-5）。

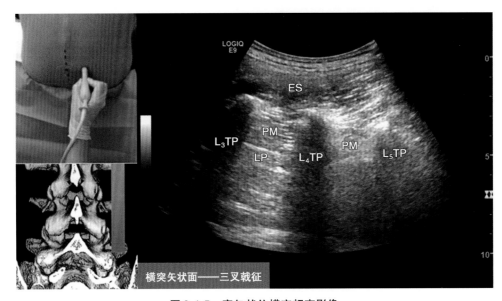

图8-4-5　旁矢状位横突超声影像

TP：横突；PM：腰大肌；ES：竖脊肌；LP：腰丛分支。

　　（2）腰椎的横断位超声影像：主要扫查经棘突横断位超声影像、经棘突间隙横断位超声影像及经横突尾侧缘神经根横断位超声影像。检查体位和腰椎纵向长轴检查相同。超声探头横向置于骶骨，从骶骨开始往头侧进行扫描。

　　1）经棘突横断位超声影像：可显示腰椎棘突、椎板的骨性结构，声像图中最表浅的高亮回声为棘突，底部延伸的高回声线为椎板，由于超声不能穿透椎板，其后的椎管内容物及椎体结构均声影脱失（图8-4-6）。

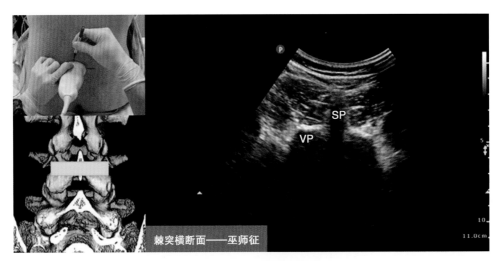

图8-4-6　经棘突横断位超声影像

SP：棘突；VP：椎板。

　　2）经棘突间隙横断位超声影像（猫脸征）：上、下微移动探头，当棘突从图像中消失时可获取经棘突间隙的横断位影像，此时超声束可以通过棘突间隙和椎板间隙进入椎管时，此图像即水平椎板间隙位图像，由于无棘突的声影阻挡，通过椎间隙可以显示两条平行的高回声结构，即为"前后复合体"。后复合体由黄韧带及背侧硬膜囊构成，前复合体由腹侧硬膜囊及后纵韧带构成，"前后复合体"之间的管状结构是低回声的椎管内容物,可在椎体外侧显示腰神经根背侧的横突间韧带(图 8-4-7),在此图像中可识别关节突关节及其关节面结构。

3)经横突尾侧缘神经根横断位超声影像:可显示腰椎椎体的三层结构,声像图中最表浅的高回声为棘突,底部外侧高回声结构为椎板,其外侧、深层的高回声线为横突间韧带,此时部分靠外侧横突可在图像中显示(图 8-4-8)。

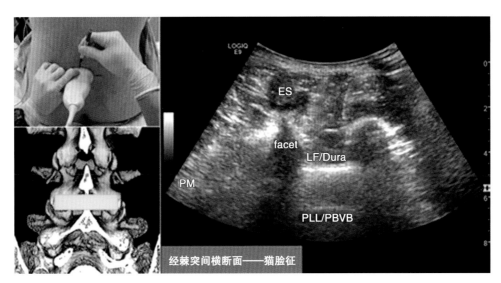

图 8-4-7 经棘突间隙横断位超声影像

facet:关节突;LF:黄韧带;Dura:硬膜;PLL:后纵韧带;PBVB:椎体后缘;ES:竖脊肌;PM:腰大肌。

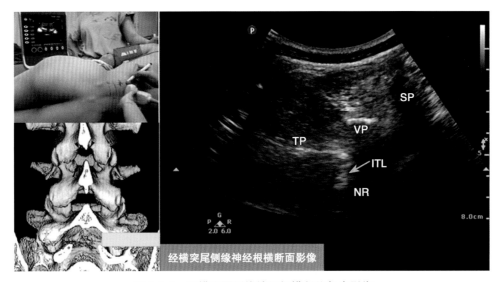

图 8-4-8 经横突尾侧缘神经根横断位超声影像

SP:棘突;TP:横突;VP:椎板;ITL:横突间韧带;NR:神经根。

2. 骶骨的超声解剖、影像及神经根节段的确定

(1)骶骨的失状位影像:首先将探头平行躯体长轴置于骶部区域后正中线纵向扫描获取脊柱的矢状面图像,见一连续的强回声光带即可确定为骶骨,将探头向头端移动,见到上下间隔分布的驼峰状强回声光带伴声影代表腰椎棘突,适当侧向移动探头以进一步确定棘突及棘突间隙,并确定腰椎穿刺节段。将探头向外侧滑动,可以看到患侧的上下关节突及横突影像,超声影像下可以识别的最后一个关节突关节及横突是 L_5 横突及其尾侧的 $L_5 \sim S_1$ 关节突关节,尾侧连续的强回声光带即为骶骨,将探头保持矢状位沿患者左右滑动,可见连续骨面中断结构即为骶孔(图 8-4-9),骨面处为骶后孔,超声束可透过骶管硬膜囊至骶前孔及

盆腔内,但是神经根结构通常无法视及,需使用神经刺激器辅助定位由骶前孔发出的神经根结构。在骶骨上可视及4个左右对称的骶孔结构,对应了S_1~S_4神经根,S_5孔只有一个,即为骶管裂孔结构。

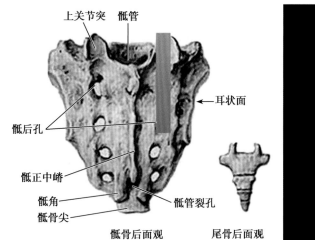

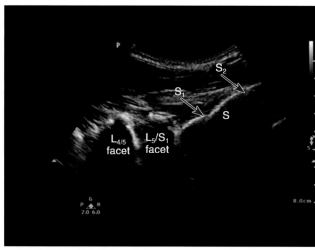

图 8-4-9　骶后孔矢状位超声影像

L_4~L_5:L_4~L_5关节突关节;L_5~S_1:L_5~S_1关节突关节;S:骶骨;S_1:S_1后孔;S_2:S_2后孔。

（2）骶骨的横断面影像:之后将探头置于骶区脊柱中线进行横断位扫描获取脊柱横断位影像以明确脊柱节段并获取神经根影像,由尾侧向头侧缓慢滑动探头并依此识别骶骨、髂骨、L_5棘突、L_5~S_1关节突关节、L_4~L_5关节突关节及L_5横突结构,在骶骨高回声骨面上可见高回声信号中断处即为骶后孔(图 8-4-10),深部为骶管硬膜囊及骶前孔神经根结构。从头侧至尾侧依此数出S_1~S_4孔结构,S_5处为骶管裂孔结构,骶管裂孔短轴声像图表现为两个U形的高信号,及中间稍高回声的骶尾背韧带和下方极高回声的骶骨,可见典型的"青蛙征"(图 8-4-11)。再将探头旋转90°显示骶管长轴,在声像图中可清晰显示骶尾背韧带和骶管硬膜外隙(图 8-4-12)。

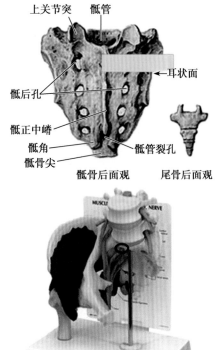

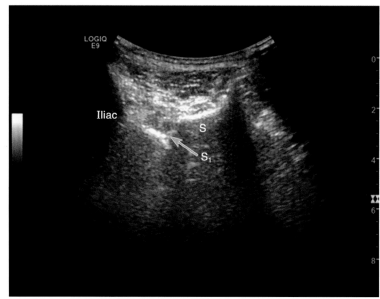

图 8-4-10　S_1孔横断位超声影像

Ilica:髂骨;S:骶骨;S_1:S_1后孔。

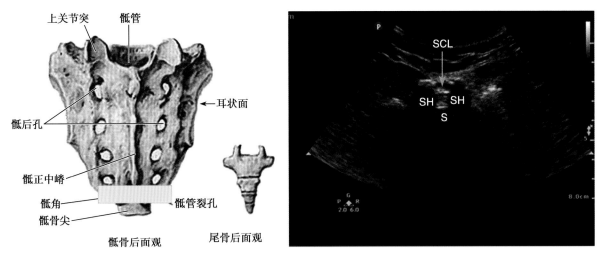

图 8-4-11　骶管横断位超声影像

SH：骶角；S：骶骨；SCL：骶尾背韧带。

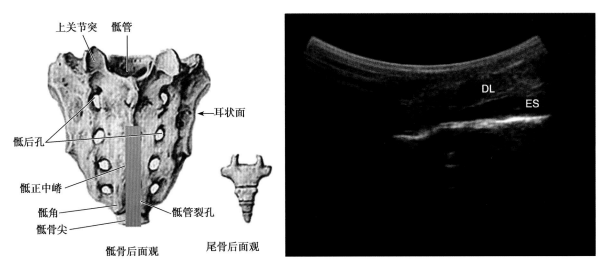

图 8-4-12　骶管矢状位超声影像

DL：骶尾背韧带；ES：骶管硬膜囊。

3. 颈椎超声解剖及影像　颈椎由 7 个椎体组成，每个椎体包含横突、关节突关节、棘突（C_1 缺如）等结构，其中横突是超声定位扫查中的重要解剖标志，颈部 7 个椎体的横突结构各有特点：C_1 横突较大，向外侧突出，C_2 横突通常发育不全，缺少前结节，$C_3 \sim C_6$ 横突有前后结节，且 C_6 的前结节最大，C_7 横突没有前结节或前结节发育不全；8 对颈神经根（$C_1 \sim C_8$）出椎间孔后走行于相应横突前后结节之间的结节间沟内或后结节的前方，$C_1 \sim C_7$ 由相应椎体上方穿出，C_8 则出自 C_7 椎体下方；椎动脉发出后，在各自相应钩状突水平位于神经孔的腹侧，自下而上越过 C_7 横突前方（椎前部），向上走行于 $C_6 \sim C_1$ 横突孔内（横突孔部），转而水平向内位于寰椎椎动脉沟内（寰椎部），进而经枕骨大孔入颅（颅内部）。需强调的是椎动脉进入横突孔的位置存在很多变异（图 8-4-13），由于颗粒状类固醇激素注入椎动脉后有影响脊髓前动脉血供的风险，在进行颈椎 SNRB 时，应仔细识别椎动脉并避免血管内注药。

超声下观察颈椎结构，一般多采用高频线阵探头，进行多节段矢状位扫描时可使用低频探头以增加成像的深度及广度。扫查方法上一般可采取后方或侧方扫描。后方扫描：患者可取俯卧位，从中线向两侧移动探头可观察到棘突、椎板、关节突关节和横突，其中棘突比较表浅，是理想的定位标志，从枕骨开始扫描，寰椎缺少典型的椎体和棘突，由前弓和后弓组成，这些骨性表面可被用作寰枕关节或寰枢关节入路以及枕大神经阻滞的定位标志；侧方扫描：患者仰卧位，颈部偏向对侧，主要观察横突（起始段、前后结节），以及颈部血管（包括颈总动脉、颈内静脉、椎动脉及一系列复杂的颈部血管结构）（图8-4-14）。

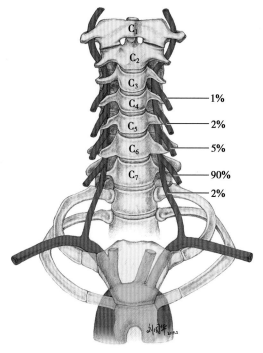

图 8-4-13　椎动脉由管外段向管内段移行位置点的变异

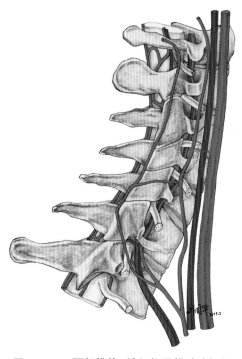

图 8-4-14　颈部椎体、神经根及椎动脉解剖

横突是定位颈神经根的重要解剖结构，不同节段的横突解剖特点不同（图8-4-15），超声上会表现为不同的影像学特征。探头长轴与胸锁乳突肌垂直平行于锁骨放置，顺序定位颈椎各节段横突，C_7横突没有前结节或前结节发育不全，只有后结节，超声下显示为"山坡样"影像，因此超声影像上很容易与其他横突鉴别，C_5、C_6横突结节较为宽大，因此超声影像下表现为"城垛样"结构；C_4水平超声影像中，可见C_4神经根穿出横突，横突前后结节构成"火山口样"结构（图8-4-16）。针对患者个体化定位靶神经根位置，每一个靶神经根的定位均需要从C_8神经根（在C_7尾侧、第1肋头侧水平出颈椎椎间孔）开始由下向上依次定位，待超声影像呈现圆形或椭圆形、低回声团，即神经根位置。如难以确定神经根位置，可依据椎动脉探查（90%的椎动脉在进入C_6横突孔之前走行于C_7前方）。

【神经解剖】

1. 腰骶部神经根支配区域及支配关键肌运动　下肢神经根感觉及运动支配分布情况如图8-4-17所示。表8-4-1列举了腰骶部神经的平面分布。表8-4-2列举了腰骶部神经根关键肌及运动。

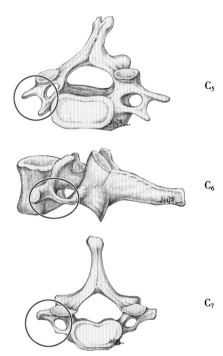

图 8-4-15　不同颈椎节段横突形态

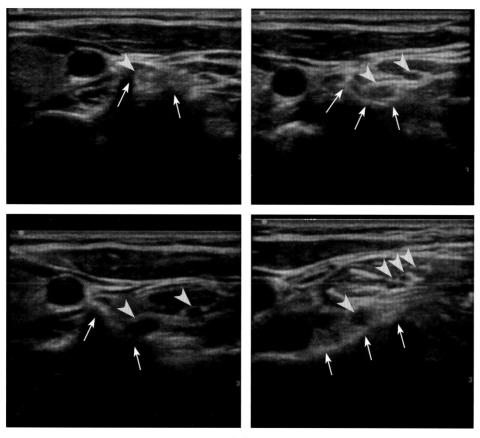

图 8-4-16　不同颈椎节段神经根超声影像

白色箭头所指处为横突前、后结节及横突骨性结构,其中 C_6 的横突前结节巨大, C_7 横突只有后结节, C_5 前后结节呈现火山口样结构;黄色箭头所指为相应节段的神经根影像(低回声圆形结构),及上位节段神经根移行为臂丛所呈现的影像学特征; C_7 水平在神经根内侧可见椎动脉。

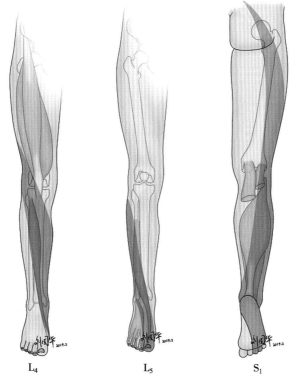

L_4　　　　　　　L_5　　　　　　　S_1

图 8-4-17　腰骶部神经根支配区域

表 8-4-1　腰骶部神经根分布

神经根	运动	感觉	反射
T_{12}		腹股沟韧带近端的下腹部	无
L_1		腹股沟韧带远端至大腿上段	无
L_2	收肌肌群（$L_2 \sim L_3$）	大腿中段	
L_3	股四头肌（$L_2 \sim L_4$）	大腿下段	
L_4	胫骨前肌	小腿内侧 - 足内侧	膝跳反射
L_5	踇长伸肌和趾长伸肌	小腿外侧 - 足背	胫后肌反射
S_1	腓骨肌	足外侧	跟腱反射
S_2		大腿后方, 纵向条形	

表 8-4-2　腰骶部神经根关键肌及运动

神经根	关键肌	运动
L_2	收肌肌群（含有 L_3 分支）	屈髋关节
L_3	髌腱跳动（含有 L_2、L_4 分支）	伸膝关节
L_4	胫骨前肌	足内翻
L_5	踇长伸肌	伸踇趾
S_1	比目鱼肌	足跖屈

2. 颈神经根支配区域及支配关键肌运动　上肢神经根感觉及运动支配分布情况如图 8-4-18 所示, 表 8-4-3 列举了颈部神经的平面分布。

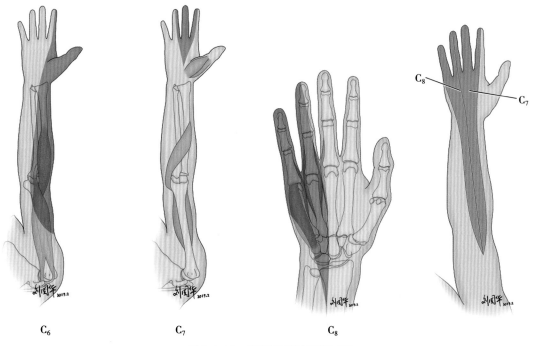

C_6　　　　　　C_7　　　　　　C_8

图 8-4-18　颈部神经根支配区域

表 8-4-3　颈部神经根分布

神经根	运动	感觉	反射
C_5	肩关节外展及屈肘关节	上臂外侧	肱二头肌反射
C_6	屈肘关节和伸腕关节	前臂外侧、拇指和示指	桡反射
C_7	屈腕关节和伸肘关节、伸指	中指（可有变异）	肱三头肌反射
C_8	屈指（中指远端）	前臂内侧、环指和小指	
T_1	指外展和内收	上臂内侧	

3. 神经刺激器的使用　设置参数为初始电流强度 1.5mA，频率 1Hz，波宽 0.1ms，当引出关键肌肌肉收缩时减小电流并调整针尖位置使引出肌肉收缩的最小阈值为 0.3～0.5mA，再将电流调大至 1.5mA，询问刺激器引起的异感区域与疼痛或麻木区域是否吻合。周围神经刺激仪可以通过刺激针释放一个小的电流，当针尖靠近神经时可以引起 A-α 运动神经纤维去极化并引起肌肉收缩，从而明确神经根定位是否准确。A-α 运动神经纤维去极化所需的电流要小于 A-δ 神经纤维或传导痛觉的 C 神经纤维去极化所需电流，因此在引起肌肉收缩时可以避免疼痛感。阻滞时将运动定位电流强度定为 0.3～0.5mA，这样不仅定位准确同时可以避免神经内注射药物，感觉定位电流强度设定为 1.5mA，因其在引起肌肉强烈收缩的同时可导致疼痛，从而明确是否与术前疼痛区域一致，痛性区域的复制为定位需治疗神经根节段的准确方法。不同类型神经刺激器参数的调定见表 8-4-4。

表 8-4-4　不同类型神经刺激器参数的调定

神经类型	频率	电流强度	波宽
运动神经	2Hz	0.3~0.5mA	0.2ms
感觉神经	1Hz	1~2mA	0.2ms

【适应证及禁忌证】

1. 适应证

（1）诊断性 SNRB 的适应证：①不典型腰腿痛；②影像学表现和临床表现不符；③肌电图和 MRI 检查结果不确定或模棱两可；④神经分布异常，如神经根联合或分叉变异；⑤腰椎术后不典型腰腿痛；⑥移行椎患者节段及神经根支配区域的明确。

（2）治疗性 SNRB 的适应证：①影像学检查不明确或仅有轻微异常者；②影像学检查有多节段椎间盘病变，但还不需要手术治疗者；③手术后患者重新出现难以解释的复杂疼痛；④神经系统体检不确定者；⑤不愿意接受手术或者不能接受手术者；⑥要求短时间缓解疼痛的根性疼痛患者，如椎间盘脱出患者术前镇痛。

2. 禁忌证　SNRB 的禁忌证：①脊椎骨性畸形；②腰椎椎体不稳定；③严重的脊髓受压合并神经症状者；④神经损害症状严重或进展迅速者；⑤穿刺途径有感染灶；⑥对注射液任何一种成分有严重过敏反应者；⑦其他，如出血、妊娠等。

【手术步骤】

（一）腰部超声引导腰部神经的介入操作

肌骨源性疼痛治疗通常分为：休息、物理治疗、药物治疗、封闭和手术五步。腰腿痛是以下腰部、臀部及下肢疼痛为表现的临床综合征，传统治疗方法包括非手术治疗和手术治疗，近年来影像引导下微创介入治疗逐渐成为与前两者并列的第三大治疗体系。超声引导在脊柱源性疼痛治疗中主要用于疼痛的诊断，或是疼痛的治疗。其中 SNRB 既可明确疼痛来源，同时治疗效果确切，临床应用日益广泛。选择性神经根注射和经椎间孔硬膜外注射应用的技术相似。实际上，并不好区别这两种技术，因为在神经根周围的筋膜鞘与硬膜外隙的硬膜是延续相连的。在神经根周围注射溶液很容易进入硬膜外隙，与注药前针尖是否穿过椎间孔关系并不大。但是许多操作者认为行选择性神经根注射时针尖邻近神经根附近，在椎间孔外侧，而行椎间孔注射时针尖则位于椎间孔内。注射类固醇激素的原理是消除神经炎症，炎症被认为是导致根性痛的基础。应用椎间孔路径而不是椎板路径的原因是药物可以直接输注至靶点神经，这样才能确保药物准确并以最大浓度到达病变处。目前SNRB最常用方法为放射线（C臂、CT或数字减影血管造影）引导下神经根阻滞术及超声引导放射线辅助定位神经根阻滞术，两者均无法避免放射线的使用。超声作为一种可视化影像学技术，可以辨别肌肉、血管及细小的神经；由于超声可视化图像下可以清晰地显示血管、神经、针的位置及药物扩散，从而提高了操作的安全性及注药的准确性。

鉴于超声引导技术在某些方面的局限性，如检测血管内注射、可视化穿刺路径、准确识别腰椎神经根等，目前放射线或CT引导依然是腰椎操作的"金标准"。腰椎神经根注射，涉及横突、横突间韧带、椎板和椎体后侧等解剖结构。最初的可行性研究认为穿刺成功率不到60%，但随后的研究证实临床应用的穿刺成功率接近90%。Gofeld等利用超声引导技术在尸体定位注药，并利用放射线观察药物扩散，结果发现90%以上的病例中出现了椎间孔内扩散，其余的仍在椎间孔外神经根周围。Loizides等通过识别目标节段的横突并寻找横突间韧带，可见横突间韧带即位于脊神经背侧，随后将药物注射于韧带深层，其结果表明超声和CT引导在腰椎神经根周围注射的穿刺准确性、疼痛缓解程度和患者舒适度方面均差异无统计学意义。2015年，Yang等首次将超声引导技术用于腰背痛患者，进行了经腰椎椎间孔硬膜外激素类注射治疗（epidural steroid injection，ESI），并在放射线下确认针尖位置。结果显示超声引导注射的操作时间更短，疼痛缓解程度与CT引导注射差异无统计学意义。

1. 神经根超声影像的识别 参阅前文超声解剖相关内容。

2. 阻滞实际操作

（1）腰部SNRB

1）阻滞前准备：为了避免错误识别穿刺间隙，阻滞前需进行正侧两个方位的腰椎放射线检查。首先需要明确患者椎体有无畸形，如腰椎骶化、骶椎腰化等、腰椎侧凸等情况，存在畸形患者可行SNRB，但在超声扫查定位节段及靶神经根位置时应注意这些变异情况的存在并予以调整。在X线片上识别双侧髂嵴连线对应的椎体或椎间隙节段，并大致测量神经根距中线距离［阻滞侧L_5横突起始部下缘距后正中线距离（d）］，在患者体表画出后正中线及双侧髂嵴连线（若患者肥胖无法触诊定位后正中线，则使用超声定位各节段棘突，其连线即为后正中线），并以d为垂直距离画出后正中线的平行线，此线为矢状位上神经根可能存在位置的体表投影（图8-4-19）。

2）超声图像的采集，如上文所述。

3）阻滞方法。①平面外进针技术。常规消毒铺巾，探头使用无菌保护套包裹。进针时选取旁矢状位扫描获取上下关节突、横突交界处影像获取横突尾侧的神经根影像，在L_5横突下缘深面1～2cm识别L_5神经根（位于横突间韧带深面），将神经根置于图像正中（相当于探头正中位置），于穿刺点使用5ml注射器及21G针头行皮肤表面麻醉，穿刺针紧邻探头上缘正中，进针朝向中线方向与皮肤成10°～15°进针。使用10cm神经刺激针按预定角度进针直至滑过横突间韧带并接近神经根（图8-4-20）。穿刺针尖直达目标靶点后，若遇到坚硬的骨组织，稍向头端调整针尖滑过骨组织。在进针过程中链接神经刺激器，确定针尖位置后给予相应试验药物：诊断性SNRB患者使用2%利多卡因0.5ml；神经根痛治疗患者使用1%罗哌卡因1ml+2%利多卡因1ml+倍他米松1ml混合液3ml。②平面

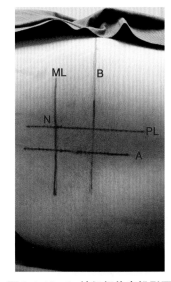

图8-4-19 L_5神经根体表投影图

A：后正中线；B：双侧髂嵴连线；PL：以d为垂直距离画出后正中线的平行线；ML：超声横断位扫描可获取神经根影像时探头中线；N：PL及ML交点，可能的神经根体表投影位置。

内进针技术。穿刺针平行于探头长轴的中间位置由外侧向内侧进针(图 8-4-21),穿刺针按拟定路径刺入,在进针过程中始终可以视及穿刺针全长,针尖接近靶点时需缓慢进入,并实时观察穿刺针方向有无偏离,使用神经刺激器复制痛性区域并引出相应关键肌收缩后证实针尖位置正确,再注入药物。注射药物时实时超声观察可见药液在靶神经根周围弥散。③侧方扫描腰椎横断位影像的获取及平面内进针技术。适用于获取 L_1～L_4 神经根影像,而 L_5 骶神经影像无法使用该技术获取。用低频凸阵探头进行侧方扫描腰椎横断位获取典型的"三叶草"影像。患者取侧卧位患侧肢体朝上。探头横向放置在患者髂嵴头侧,并依次寻找以下结构:腹横肌腱膜,腱膜向外侧移行为腰方肌,腰方肌插入 L_1～L_4 横突顶端,使用超声可以辨认出横突和椎体,腰大肌位于横突腹侧面,竖脊肌位于横突背侧面,腰方肌位于横突尖端,这 3 块肌肉以横突为中心构成一个容易识别的"三叶草"结构(图 8-4-22)。神经根位于横突尾侧腹侧面 1～2cm 处。探头略向尾端滑动直到横突在超声图像中消失可见位于椎间孔外侧的低回声神经根结构(有时扫描不清,儿童神经根可显示为高回声结构),向尾端扫描可见神经根向外侧移行部分分支进入腰大肌间隙形成腰大肌间隙内腰丛的分支。使用 10cm 神经丛阻滞针由患者背侧向腹侧以平面内技术进针。入针点位于后正中线旁开 3～4cm,穿刺针以平面内技术进针。观察针尖接近目标神经根,连接神经刺激器引出相应关键肌收缩并复制痛性区域,且最小有效电流在 0.3～0.5mA 时定义为针尖位置正确。需要强调的是由于髂骨的阻挡,"三叶草"影像进行神经根阻滞仅用于 L_1～L_4 SNRB,无法进行 L_5 SNRB。

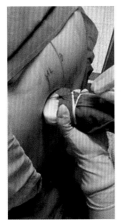 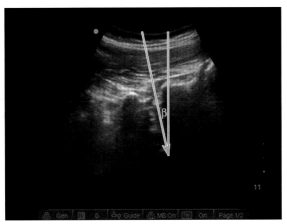 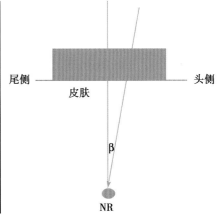

图 8-4-20　腰神经根阻滞的矢状位图像获取及操作

NR:神经根;β:平面外技术进针时的预定角度。

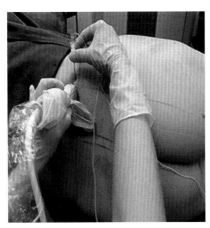 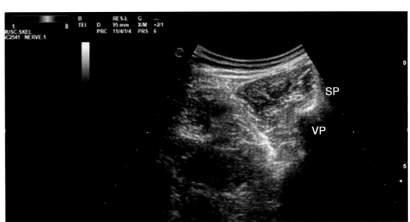

图 8-4-21　腰神经根阻滞的横断位影像获取及操作

SP:棘突;VP:椎板。

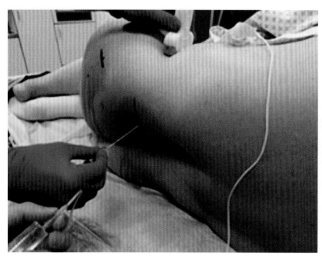 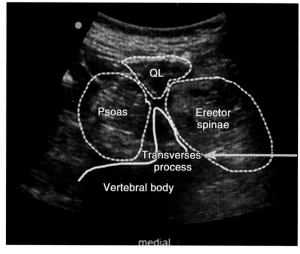

图 8-4-22 腰神经根阻滞的"三叶草"影像获取及操作

Psoas：腰大肌；QL：腰方肌；Erector spinae：竖脊肌；Transverses process：横突；Vertebral body：椎体。黄色箭头：椎间孔位置，向尾侧滑动探头至横突消失可以观察到位于椎体外侧缘的低回声神经根结构。

4）注意事项：SNRB 时通常使用平面内技术进针，因为这样便于识别穿刺针针尖位置。但对 L5 神经根阻滞来说，横突、髂骨、上关节突之间的间隙，比其他神经根区域要窄得多，因此必须使用平面外技术，这样才能在比较狭窄的间隙进针。使用平面外技术时很难识别针尖位置，但可以通过观察穿刺针进针或回退过程中周围软组织的移动间接判断针尖位置，当穿刺针的针尖进入超声束范围，可以看见一个清晰的原点，可以通过观察针尖这一点的位置，向中线或向外侧调节穿刺针的倾斜度。穿刺点通常位于中线旁开 4cm 左右，与俯卧位时放射线引导下神经阻滞的进针位置相同，更易于穿刺进针。穿刺针的进针角度通常要向内侧调节，如果神经根距皮深度 70mm，穿刺针需要朝向中线倾斜 13° 进针（因为探头的厚度为 2cm，即进针点距离探头中线 1cm，根据勾股定律，计算出此时进针角度为朝向中线与皮肤成 13° 进针）。进针时不需要直接接触神经，只需针尖位于神经根周围即可。

神经根走行于横突起始部内侧缘，神经根穿出椎间孔后向尾侧走行至横突起始部内侧缘，当超声无法识别神经根时，横突根部下缘即为目标结构，但其深度的调节很困难，因此需缓慢进针并注意目标肌肉收缩。

为了避免错误识别穿刺间隙，阻滞前需进行正侧两个方位的腰椎放射线检查。正位片可以识别 L4～L5 横突间的间隙，以及 L5 和骶骨之间的间隙，通过侧位片可以观察关节突的大小和角度。预扫描也很重要，超声束从外侧向内侧扫描时，超声束可以进入的最远端节段是 L5～S1 的椎板间隙，这是腰大池引流最佳的位置节段，横突的位置和角度也可作为参考。

超声引导腰骶部 SNRB 的不足：①当患者肥胖或骨质疏松时超声图像的质量会衰减，而且其方向调节会有困难；②为了获得进针方向或者操作方法需要长时间的练习；③超声以及神经刺激器设备价格昂贵；④需指出超声引导与放射线引导一样均无法清晰显示腰神经根周围的血供，而动静脉损伤是椎间孔注射后脊髓梗死导致截瘫的重要原因。

5）术后处理。诊断性 SNRB 阻滞后连续行走直至麻醉作用完全消失；治疗性 SNRB 进行阻滞治疗后予以腰托固定 3 周，辅助腰椎固定，减少腰椎过度活动，避免神经根动态压迫再次发生。待疼痛缓解后，患者在指导下进行适量腰背部肌肉锻炼，以增加腰椎本身的稳定性。

（2）腰脊神经后支注射：适用于腰脊神经后支及关节突关节病变引起疼痛的治疗（图 8-4-23）。脊神经后内侧支注射适用于口服药物治疗不缓解或脊柱手术后腰背部疼痛的患者，其注射位置为关节突横突交界处，此为脊神经后支穿出向其支配的竖脊肌、多裂肌走行的位置（图 8-4-24），将药物注射于本节段上关节突与本节段横突交界处即可。需强调的是，L4～L5 关节突关节的上部是由 L3 的后内侧支支配，而下部是由 L4 的后内侧支支配，但是 L3 的后内侧支走行于 L4 的上关节突与横突交界处，而 L4 的后内侧支走行于 L5 的上关节突与 L5 横突交界处。

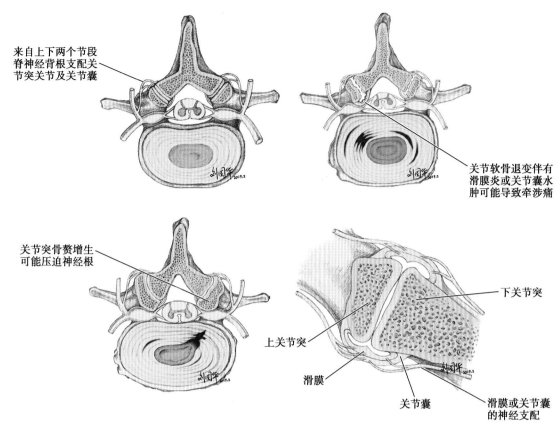

来自上下两个节段脊神经背根支配关节突关节及关节囊

关节软骨退变伴有滑膜炎或关节囊水肿可能导致牵涉痛

关节突骨赘增生可能压迫神经根

下关节突

上关节突

滑膜

关节囊

滑膜或关节囊的神经支配

图 8-4-23　可能刺激腰椎后支引起疼痛的原因分析

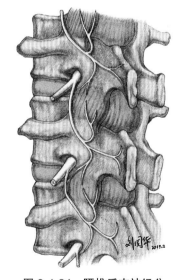

图 8-4-24　腰椎后支神经分布的解剖

患者俯卧位，腹部垫薄枕减少腰椎前凸，一般用低频（3～MHz）凸阵探头。需根据受试者体型调整机器参数以获得最优图像。按上述腰椎超声检查顺序扫描腰椎，根据患者症状、体征结合 MRI 结果，确定注射的靶节段。平面内成像法显示靶节段腰椎关节突关节短轴声像图，注射靶点为腰椎横突上缘、与相应椎体上关节突外侧的连接处（图 8-4-25）；在图像上模拟画出穿刺路径，并测量穿刺角度和深度，在皮肤上标记进针点；打开彩色多普勒，仔细辨认路径中有无较大的血管、神经。常规消毒皮肤，超声探头横向置于腰椎关节突关节水平，显示关节突关节短轴声像图，穿刺针平行于探头长轴的中间位置由外侧向内侧以平面内技术进针；22G 穿刺针按拟定路径刺入，接近靶点时需缓慢进入，并实时观察穿刺针方向有无偏离；可注入少量生理盐水用彩色多普勒确定针尖位置是否接近靶点；证实针尖位置正确后再注入药物（图 8-4-26）。注射药物时实时超声观察可见药液在靶脊神经后支周围弥散。

（二）超声引导下颈部神经根封闭术

1. 超声引导选择性颈神经根阻滞　超声引导下颈神经根注射的主要优势是避免损伤区域内的重要血管。Narouze 指出放射线引导技术可有效识别已发生的血管内注射，而超声引导技术可以有效避免发生血管内注射。根动脉穿行在颈椎脊髓神经附近，在放射线引导下进行颈部神经根注射时有被穿破的风险，并可能造成灾难性的后果，如脊髓梗死或椎动脉损伤。鉴于颈深动脉的变异以及椎动脉 - 颈动脉交通支的多样性，彩色多普勒模式在颈部注射时可发挥重要作用。彩色多普勒模式同样可以被用来识别穿刺路径和目标结构周围的血管，以避免刺破血管。Obernauer 等的一项随机对照试验证实，与 CT 引导注射相比，超声引导技术具备同样的准确性，但操作时间更短、操作过程患者疼痛评分更低。Jee 等对 120 例患者采用随机双盲试验也获得了同样的结果。

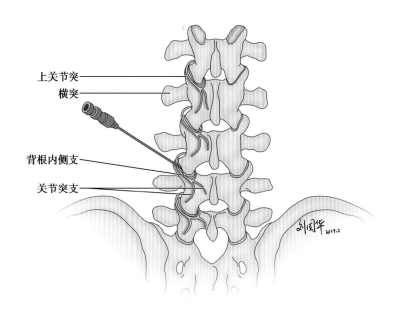

图 8-4-25　腰椎后内侧支阻滞

上关节突
横突
背根内侧支
关节突支

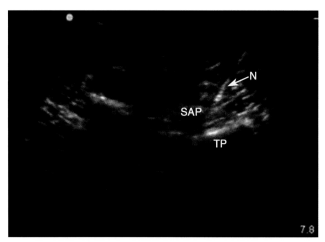

图 8-4-26　腰脊神经后内侧支注射声像图

SAP：关节突；TP：横突；N：脊神经后支。

（1）超声图像的获取及节段的识别：一般采用侧方扫描，患者仰卧，头偏向对侧，暴露待扫查部位，根据上述颈椎解剖特点，一般从中线向两侧，从下向上，运动对比，逐步对靶点进行扫描确证。以 C_6 为例，可以自环状软骨水平从中线向患侧扫描，浅部结构可依次扫查到气管、甲状腺、颈总动脉、颈内静脉、前中斜角肌等，深部结构可依次扫查到 C_6 椎体、横突起始段、高耸的前结节和相对较低的后结节（图 8-4-27），并通过上下微幅平移可以获得进出在前后结节之间的类圆形低回声结构，此即 C_6 神经根声像图；探头向下平移约 2cm，可以扫查到仅有后结节（前结节缺如或发育不全）的 C_7 横突，以及其前内侧方的 C_7 神经根和椎动脉（注意应用彩色多普勒鉴别），而原 C_6 神经根则参与组成臂丛，后者"斜躺"在 C_7 横突上；探头向上平移约 2cm，则可扫查到 C_5 横突前后结节以及在两结节之间的 C_5 神经根。$C_4 \sim C_2$ 神经根可同法依次扫查获得。

（2）阻滞实际操作：可以在实时超声引导下用神经刺激针从外侧向内侧穿刺，使用平面内技术向相应神经根（$C_3 \sim C_8$）穿刺（图 8-4-28），目标在于横突前、后结节之间的椎间孔外口（图 8-4-29）。在超声实时监测下可以观察到药物在神经根周围的扩散情况。

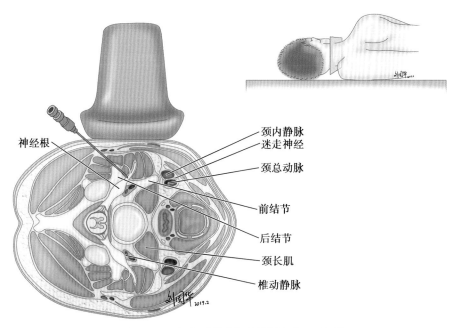

图 8-4-27 超声引导选择性颈神经根 C_6 阻滞

神经根

颈内静脉
迷走神经
颈总动脉
前结节
后结节
颈长肌
椎动静脉

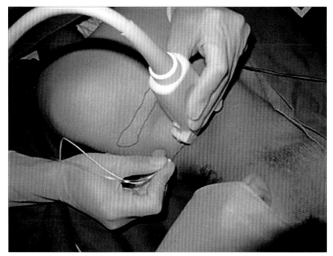

图 8-4-28 颈椎 SNRB 体位摆放及进针方向

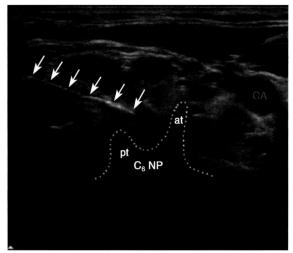

图 8-4-29 选择性颈神经根 C_6 阻滞声像图

at: 前结节; pt: 后结节; NP: 神经根; CA: 颈动脉。

（3）注意事项：从颈椎前外方向后内侧方穿刺，即使在超声引导下（特别是平面外技术）仍有可能误伤穿刺路径中的组织器官，尤其是重要脏器或可能已被恶性肿瘤细胞侵袭的淋巴结等结构，因此要熟悉解剖结构，并在穿刺前扫查周围组织，选择优化穿刺路径，尽可能选用平面内技术；椎动脉走行于 C_7 颈椎横突后结节前方神经根内侧，较易与 C_7 神经根混淆，注意采用彩色多普勒鉴别，同时横突孔部椎动脉与相应神经根的距离也较近，在横突间穿刺过深可能误伤椎动脉，如果试验性给药后，药液没有绕神经根扩散则提示可能出现意外的血管内注射；虽然理论上为提高"疗效"，应当将药液注射在横突前后结节根部，但此法存在误入蛛网膜下腔（经神经根袖）的风险，可造成全脊椎麻醉等严重后果，因此，注药前回抽以及先给少量试验剂量是必要的防范措施，治疗前均应备好抢救预案。

2. 超声引导下颈神经后内侧支阻滞

（1）超声影像的获取及节段的识别：从颅底部开始，使用高分辨率超声探头进行扫描，探头的头侧置于乳突上，纵向扫描。缓慢前后平移探头，距乳突尾侧几毫米处，可以看到 C_1 的横突，此为上颈段最表浅的骨性标志。再向尾侧移动并轻轻旋转探头，可在同一个超声图像中见到 C_2 横突，距 C_1 横突尾侧约 2cm。这三个骨性标志一般都相对表浅，并产生一个典型的带有骨性结构阴影的高亮反射。借助多普勒技术，在 C_1～C_2 横突、1～2cm 深的位置可看到椎动脉搏动，在此处动脉越过 C_1～C_2 关节的前外侧部。将探头向背侧移动约 6cm，可看到 C_1 后方和 C_2 关节柱（C_2～C_3 关节突关节的头侧部分）。保持探头与颈椎长轴平行，并继续向尾侧移动可以显示 C_2～C_3 和 C_3～C_4 的关节突关节影像。还可通过轻轻转动探头以辨别出越过 C_2～C_3 关节的第三枕神经。第三枕神经后支从 C_2～C_3 椎间孔处发自第三枕神经，向后绕 C_2～C_3 关节突关节下方的骨纤维管至横突间肌后内侧，然后向后上方走行至头半棘肌，在枢椎棘突水平穿过头半棘肌或斜方肌，在头半棘肌或斜方肌浅面竖直向上走行，并与枕大神经相交通，分布于枕部皮肤。第三枕神经卡压会出现颈部疼痛，也有颈椎侧凸及旋转活动受限，在此平面，第三枕神经从距骨面约 1mm 处越过 C_2～C_3 关节突关节，其典型表现为椭圆形低回声区域内出现被一圈高回声视野包围的高回声斑点（图 8-4-30）。从 C_2～C_3 开始沿纵轴继续向尾侧移动探头，可一次扫查到"山峰 - 山谷"征象，其中"山峰"即为颈椎关节突关节。继续向尾侧移动探头，可得到 C_3～C_4 及以下水平的图像（图 8-4-31）。将关节移到画面中心，还可以看到支配关节的两个后内侧支。值得注意的是，只有 C_2～C_3 的关节突关节被第三枕神经支配，所有更尾侧的关节突关节都由两个后内侧支支配，分别起源于关节突关节头侧和尾侧的两个神经的后内侧支。不像第三枕神经，这些后内侧支并不越过关节的最高点，而是从前向后穿过两个关节间的最低点。

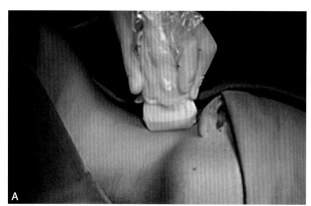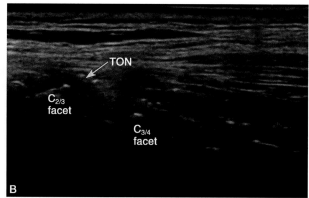

图 8-4-30　第三枕神经的超声影像

A. 旁矢状位扫描第三枕神经；B. 第三枕神经声像图，TON（third occipital nerve）：第三枕神经；$C_{2/3}$ facet：C_2～C_3 关节突关节；$C_{3/4}$ facet：C_3～C_4 关节突关节。

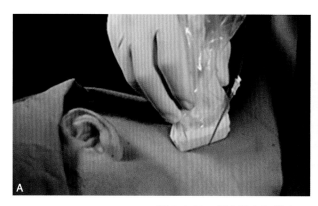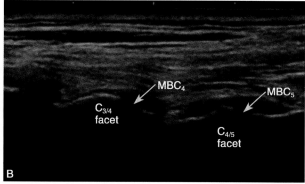

图 8-4-31　侧方纵向扫描 C_3～C_5 小关节及后内侧支的超声影像

A. 侧方纵向扫描 C_3～C_5 小关节及后内侧支；B. C_3～C_5 小关节及后内侧支声像图，$C_{3/4}$ facet：C_3～C_4 关节突关节；$C_{4/5}$ facet：C_4～C_5 关节突关节；MBC_4（medial branch of C_4）：C_4 后内侧支；MBC_5（medial branch of C_5）：C_5 后内侧支。

（2）阻滞实际操作：患者取侧卧位。在扫描颈部并确认目标神经后，常规消毒铺巾，探头覆以无菌塑料套，并涂抹无菌耦合剂，注意无菌操作。从探头稍前方进针并迎向超声束方向缓慢进针直至看到针尖到达神经旁边。在这个位置，局部麻醉药每次推注 0.1ml，直至其充分包绕神经，必要时可稍微调整针尖位置。Narouze 等经验表明，在超声引导下第三枕神经注射 0.5ml 局部麻醉药可获得满意的阻滞效果，而其他颈神经后内侧支注射通常只需要 0.3ml 局部麻醉药即可。总的用量取决于局部麻醉药的弥散范围。建议每一根神经给药不超过 0.5ml，因为过高的剂量会阻滞后内侧支周围可能引起疼痛的结构，降低阻滞的特异性。

（3）注意事项：由于颈神经后内侧支位于相应脊神经根出口与椎动脉稍后方，与选择性颈神经根阻滞一样，也存在误伤椎动脉以及硬脊膜的风险，应予充分重视与防范，特别建议从前向后进行穿刺，这会降低未能正确识别针尖位置误入这些组织的风险。然而并不建议缺乏超声引导注射经验的人执行此操作，这项操作应在接受足够的穿刺针引导训练后才能进行。同时采用此法治疗头痛的患者，建议术前先行头颈部 MRI 等检查，明确诊断，排除其他引起头痛的病变，如肿瘤等。

3. 超声引导下星状神经节阻滞

（1）超声图像的获取及节段的识别：星状神经节是由下段颈部交感神经节和上段胸部交感神经节融合而成，位于第 1 肋骨小头与 C_7 横突下缘之间，颈长肌表面，椎动脉内侧，颈总动脉的后方，紧邻胸膜顶部，负责支配上肢和部分头颈部的交感神经。星状神经节阻滞（stellate ganglionblock，SGB）可干预头颈部及上肢交感神经信号向节前和节后纤维的传导，有多种临床适应证，包括上肢的复杂区域疼痛综合征、幻肢痛、癌痛、带状疱疹后神经痛和颌面痛。Gofeld 等认为穿刺时体表定位法和放射线引导法的应用受限，因为效率低下和软组织损伤风险颇高。星状神经节位于颈部 $C_7 \sim T_1$ 水平，传统认为在体表定位法和放射线引导法中，穿刺针向 C_6 横突进针，触及后退针并向内下侧朝向 C_6 椎体的方向推进，当针尖后退 $1 \sim 2mm$ 后注射药物，这样可以相对降低椎动脉损伤的概率。有时麻醉药物可能扩散至迷走神经或颈动脉压力感受器，导致循环波动。这两种方法均可能损伤食管、甲状腺、甲状腺动脉和椎动脉。超声引导下 SGB 推荐使用平面内技术由外侧向内侧进针的方法，以免损伤食管和甲状腺动脉，因此穿刺针从颈动脉的后外侧和 C_6 横突前侧进针。药物注射于椎前筋膜和颈长肌之间。Jung 等认为超声引导下 SGB 注射 4ml 药物就足够了。霍纳综合征的出现代表阻滞成功，与体表定位法相比，超声引导下 SGB 更为精确（80%～90% vs. 100%）。超声引导的并发症很少，如组织损伤和血肿。

（2）阻滞实际操作：患者取仰卧位，颈部稍后仰。高频线阵探头置于 C_6 水平，观察该部位横断位解剖结构，包括横突和前结节、颈长肌和椎前筋膜、颈动脉和甲状腺（图 8-4-32）。采用侧入路使针尖直接达到椎前筋膜即颈总动脉与 C_6 横突前结节间或 C_7 横突近根部（图 8-4-33）。该进针入路可避免刺伤颈神经根。颈内静脉在探头压迫时消失，抬起探头时充盈。可注射 5ml 局部麻醉药，超声下可见药物在颈长肌浅层、椎前筋膜深面扩散（图 8-4-34）。实时扫描可见药物扩散是非常重要的，提示药物没有误入血管。

（3）注意事项：星状神经节位于 C_7 水平，因此理论上讲在 C_7 横突处行星状神经节阻滞可以取得更好的疗效，但肺尖位于 $C_7 \sim T_1$，星状神经节紧邻胸膜顶，此处穿刺较易引发气胸，而经 C_6 横突水平阻滞，少量药液即可以良好扩散至星状神经节周围，疗效与 C_7 水平阻滞相当，可降低并发气胸的风险，因此更多学者主张经 C_6 横突水平完成阻滞；同时椎动脉在 C_7 水平位于椎管外，因此在 C_7 水平注药会增加血管穿刺及血管内注药的风险；而迷走神经主干在颈椎水平位于颈动脉鞘内紧邻星状神经节，因此在椎前筋膜浅面或颈神经通路内给药会增加迷走神经主干及喉返神经阻滞的可能性。尽管超声引导显著提高了星状神经节阻滞的安全性，但操作不慎还仍有可能出现血管内注射、喉返神经阻滞等并发症，应予注意。

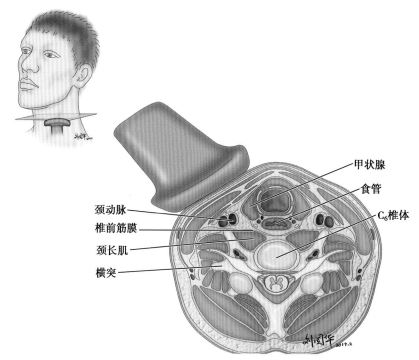

甲状腺
食管
颈动脉
椎前筋膜
颈长肌
横突
C₆椎体

图 8-4-32　横向扫描颈部 C₆ 水平

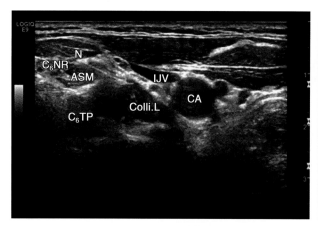

图 8-4-33　C₆ ~ C₇ 水平横断位超声影像

CA：颈动脉；IJV：颈内静脉；C₆TP：C₆ 横突；C₆NR：C₆ 神经根；ASM：前斜角肌；N：穿刺针。

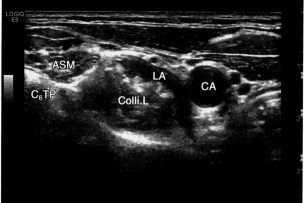

图 8-4-34　超声引导下注入局麻药

CA：颈总动脉；C₆TP：C₆ 横突；ASM：前斜角肌； LA：局部麻醉药。

（周雁）

参 考 文 献

[1] MACNAB I. Negative disc exploration. An analysis of the causes of nerve-root involvement in sixty-eight patients[J]. J Bone Joint Surg Am, 1971, 53(5): 891-903.

[2] KREMPEN J F, SMITH B S. Nerve-root injection: a method for evaluating the etiology of sciatica[J]. J Bone Joint Surg Am, 1974, 56(7): 1435-1444.

[3] TAJIMA T, FURUKAWA K, KURAMOCHI E. Selective lumbosacral radiculography and block[J]. Spine, 1980, 5(1): 68-77.

[4] KIM D, CHOI D, KIM C, et al. Transverse process and needles of medial branch block to facet joint as landmarks for ultrasound-guided selective nerve root block[J]. Clin Orthop Surg, 2013, 5(1): 44-48.

［5］GOFELD M，BRISTOW S J，CHIU S C，et al. Ultrasound-guided lumbar transforaminal injections：feasibility and validation study［J］. Spine，2012，37（9）：808-812.

［6］LOIZIDES A，GRUBER H，PEER S，et al. Ultrasound guided versus CT-controlled pararadicular injections in the lumbar spine：a prospective randomized clinical trial［J］. Am J Neuroradiol，2013，34（2）：466-470.

［7］YANG G，LIU J，MA L，et al. Ultrasound-guided versus fluoroscopy-controlled lumbar transforaminal epidural injections：a prospective randomized clinical trial［J］. Clin J Pain，2016，32（2）：103-108.

［8］SCHAFHALTER-ZOPPOTH I，MCCULLOCH C E，GRAY A T. Ultrasound visibility of needles used for regional nerve block：an in vitro study［J］. Reg Anesth Pain Med，2004，29（5）：480-488.

［9］MARHOFER P，GREHER M，KAPRAL S. Ultrasound guidance in regional anaesthesia［J］. Br J Anaesth，2005，94（1）：7-17.

［10］NAROUZE S N. Ultrasound-guided cervical spine injections：time to put "outcome" before "income"［J］. Reg Anesth Pain Med，2013，38（3）：173-174.

［11］NAROUZE S，PENG P W. Ultrasound-guided interventional procedures in pain medicine：a review of anatomy，sonoanatomy，and procedures. Part Ⅱ：axial structures［J］. Reg Anesth Pain Med，2010，35（4）：386-396.

［12］OBERNAUER J，GALIANO K，GRUBER H，et al. Ultrasound-guided versus computed tomography-controlled facet joint injections in the middle and lower cervical spine：a prospective randomized clinical trial［J］. Med Ultrason，2013，15（1）：10-15.

［13］JEE H，LEE J H，KIM J，et al. Ultrasound-guided selective nerve root block versus fluoroscopy-guided transforaminal block for the treatment of radicular pain in the lower cervical spine：a randomized，blinded，controlled study［J］. Skeletal Radiol，2013，42（1）：69-78.

［14］JUNG G，KIM B S，SHIN K B，et al. The optimal volume of 0.2% ropivacaine required for an ultrasound-guided stellate ganglion block［J］. Korean J Anesthesiol，2011，60（3）：179-184.

［15］BHATIA A，FLAMER D，PENG P W. Evaluation of sonoanatomy relevant to performing stellate ganglion blocks using anterior and lateral simulated approaches：an observational study［J］. Can J Anaesth，2012，59（11）：1040-1047.

［16］KAPRAL S，KRAFFT P，GOSCH M，et al. Ultrasound imaging for stellate ganglion block：direct visualization of puncture site and local anesthetic spread. A pilot study［J］. Reg Anesth，1995，20（4）：323-328.